COLUNA VERTEBRAL
LESÕES TRAUMÁTICAS

Nota: A Medicina é uma ciência em constante evolução. À medida que novas pesquisas e a própria experiência clínica ampliam o nosso conhecimento, são necessárias modificações na terapêutica, onde também se insere o uso de medicamentos. Os autores desta obra consultaram as fontes consideradas confiáveis, num esforço para oferecer informações completas e, geralmente, de acordo com os padrões aceitos à época da publicação. Entretanto, tendo em vista a possibilidade de falha humana ou de alterações nas ciências médicas, os leitores devem confirmar estas informações com outras fontes. Por exemplo, e em particular, os leitores são aconselhados a conferir a bula completa de todo medicamento que pretendam administrar, para se certificar de que a informação contida neste livro está correta e de que não houve alteração na dose recomendada nem nas precauções e contraindicações para o seu uso. Essa recomendação é particularmente importante em relação a medicamentos introduzidos recentemente no mercado farmacêutico ou raramente utilizados.

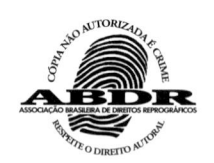

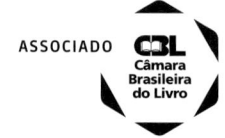

C683　Coluna vertebral : lesões traumáticas / Organizadores, Helton L. A. Defino, Edson Pudles, Luiz E. M. Rocha. – Porto Alegre : Artmed, 2020.
xiv, 369 p. il. ; 25 cm.

ISBN 978-85-8271-598-7

1. Coluna vertebral. 2. Ortopedia. 3. Traumatologia. I. Defino, Helton L. A. II. Pudles, Edson. III. Rocha, Luiz E. M.

CDU 617.3

Catalogação na publicação: Karin Lorien Menoncin – CRB 10/2147

HELTON L. A. **DEFINO**
EDSON **PUDLES**
LUIZ E. M. **ROCHA**

COLUNA VERTEBRAL
LESÕES TRAUMÁTICAS

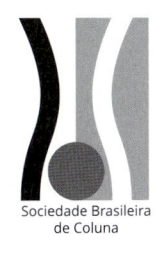

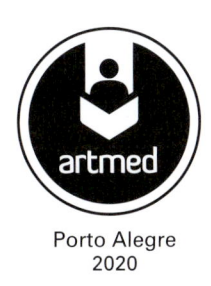

Sociedade Brasileira de Coluna

artmed

Porto Alegre
2020

© Grupo A Educação S.A., 2020

Gerente editorial
Letícia Bispo de Lima

Colaboraram nesta edição:

Editora
Simone de Fraga

Capa
Márcio Monticelli

Preparação de originais
Carine Garcia Prates

Leitura final
Caroline Castilhos Melo

Ilustrações
Gilnei da Costa Cunha

Editoração
Estúdio Castellani

Reservados todos os direitos de publicação ao GRUPO A EDUCAÇÃO S.A.
(Artmed é um selo editorial do GRUPO A EDUCAÇÃO S.A.)
Av. Jerônimo de Ornelas, 670 – Santana
90040-340 – Porto Alegre – RS
Fone: (51) 3027-7000 – Fax: (51) 3027-7070

SÃO PAULO
Rua Doutor Cesário Mota Jr., 63 – Vila Buarque
01221-020 – São Paulo – SP
Fone: (11) 3221-9033

SAC 0800 703-3444 – www.grupoa.com.br

É proibida a duplicação ou reprodução deste volume, no todo ou em parte, sob quaisquer formas ou por quaisquer meios (eletrônico, mecânico, gravação, fotocópia, distribuição na Web e outros), sem permissão expressa da Editora.

IMPRESSO NO BRASIL
PRINTED IN BRAZIL

Apresentação

É com muita honra que, em nome da Sociedade Brasileira de Coluna, apresento *Coluna vertebral: lesões traumáticas*. Esta obra, organizada pelos Profs. Helton L. A. Defino e Edson Pudles, teve início na gestão do Dr. Luiz E. M. Rocha e foi finalizada em 2019, ano em que nossa Sociedade comemora 25 anos de sua fundação. Trata-se de um marco e cumpre com o nosso objetivo de contribuirmos não somente para a divulgação como também para a criação do conhecimento científico no tratamento das doenças da coluna vertebral. Reunindo destacados profissionais do Brasil e do exterior, este livro contribui sobretudo para os jovens ortopedistas e neurocirurgiões que lidam com o tratamento das lesões traumáticas da coluna vertebral. De forma precisa, didática e objetiva, são abordadas questões do dia a dia, propondo-se soluções compatíveis com a realidade dos Serviços de Urgência brasileiros.

Parabenizamos seus organizadores e colaboradores e esperamos que contribua para o melhor atendimento aos pacientes vítimas de trauma raquimedular no Brasil.

Aluizio Augusto Arantes Junior
Presidente da Sociedade Brasileira de Coluna, gestão 2019/2020

Autores

Helton L. A. Defino
Professor titular do Departamento de Biomecânica, Medicina e Reabilitação da Faculdade de Medicina de Ribeirão Preto (FMRP) da Universidade de São Paulo (USP).

Edson Pudles
Médico ortopedista e traumatologista com área de atuação em Cirurgia da Coluna Vertebral.

Luiz E. M. Rocha
Médico ortopedista. Chefe do Serviço de Coluna do Hospital Pequeno Príncipe. Especialista em Ortopedia Pediátrica e Escoliose pelo Hospital Pequeno Príncipe, pelo Dallas Scottish Rite Hospital e pelo Atlanta Scottish Rite Hospital.

Alderico Girão Campos de Barros
Médico ortopedista. Preceptor do estágio em cirurgia da coluna vertebral do Instituto Nacional de Traumatologia e Ortopedia (Into). Mestre em Ortopedia pela USP. Scoliosis Research Society Fellow Candidate. Membro titular da Sociedade Brasileira de Coluna (SBC).

Alexandre Fogaça Cristante
Médico ortopedista. Professor associado da Faculdade de Medicina (FM) da USP. Professor livre-docente do Instituto de Ortopedia e Traumatologia do Hospital das Clínicas da Faculdade de Medicina da Universidade de São Paulo (IOT-HCFMUSP). Chefe do Grupo de Coluna do IOT-HCFMUSP. Livre-docência pelo IOT-HCFMUSP. Especialista em Ortopedia e Traumatologia pelo HC. Doutor em Ortopedia e Traumatologia pela FMUSP.

Allan Hiroshi de Araújo Ono
Médico ortopedista. Médico assistente do Grupo de Coluna do IOT-HCFMUSP. Especialista em Coluna Vertebral pelo IOT-HCFMUSP. Membro da North American Spine Society.

Aluizio Augusto Arantes Junior
Médico neurocirurgião. Professor adjunto do Departamento de Cirurgia da Universidade Federal de Minas Gerais (UFMG). Especialista em Neurocirurgia da Coluna Vertebral pelo Hospital das Clínicas da UFMG. Mestre em Neurocirurgia pela Universidade Federal de São Paulo (Unifesp). Doutor em Cirurgia pela UFMG.

Álvaro Diego Heredia Suarez
Médico ortopedista do Hospital São Vicente de Paula. Especialista em Cirurgia de Coluna Vertebral pelo IOT de Passo Fundo.

Ana Paula B. C. dos Santos
Médica fisiatra. Médica assistente do Ambulatório de Lesão Medular do HCFMRP-USP.

André Luís F. Andújar
Médico ortopedista pediátrico e cirurgião de coluna. Chefe do Serviço de Ortopedia Pediátrica do Hospital Infantil Joana de Gusmão.

André Luiz Loyelo Barcellos
Médico ortopedista e cirurgião de coluna. Especialista em Ortopedia e Cirurgia de Coluna pelo Into.

André R. Hübner
Médico ortopedista e cirurgião de coluna. Pesquisador. Especialista em Cirurgia de Coluna pelo Centre Hospitalier Universitaire – CHU Pellegrin Hospital Tripode.

Beatriz Guidolin Castiglia
Médica fisiatra.

Carlos Marcelo Donazar Severo
Médico neurocirurgião. Professor assistente da Escola de Medicina da Pontifícia Universidade Católica do Rio Grande do Sul (PUCRS). Preceptor do Instituto Gaúcho de Cirurgia da Coluna Vertebral. Mestre em Neurociências pela PUCRS.

Chiara Maria Tha Crema
Médica fisiatra do Hospital Angelina Caron, Instituto de Neurologia de Curitiba e Centro Hospitalar de Reabilitação do Paraná. Especialista em Medicina Física e Reabilitação pelo HCFMRP-USP. Pós-graduada em Medicina Tradicional Chinesa e Acupuntura pelo Centro de Estudo Integrado de Medicina Chinesa. Mestre pelo Programa de Ciências da Saúde Aplicadas ao Aparelho Locomotor da FMRP-USP. Membro da Sociedade Brasileira de Medicina Física e Reabilitação.

Douglas Kenji Narazaki
Médico assistente da Disciplina de Coluna do Instituto do Câncer do Estado de São Paulo (ICESP) da FMUSP. Especialista em Coluna Vertebral. Especialista em Ortopedia e Traumatologia pela FMUSP.

Erasmo Zardo
Professor da Faculdade de Medicina da PUCRS. Especialista pela Sociedade Brasileira de Ortopedia e Traumatologia (SBOT) e SBC. Mestre em Neurociências pela PUCRS. Doutor em Ortopedia e Traumatologia pela Unifesp. Diretor do Instituto Gaúcho de Cirurgia da Coluna Vertebral.

Fernanda Fortti
Biomédica. MBA em Gestão em Saúde. Mestranda da Faculdade de Saúde Pública da USP.

Guilherme Rebechi Zuiani
Médico ortopedista. Médico do Grupo de Coluna do Hospital Alemão Oswaldo Cruz. Especialista em Cirurgia da Coluna Vertebral pela Universidade de Campinas (Unicamp).

Herton Rodrigo Tavares Costa
Médico assistente do Departamento de Biomecânica, Medicina e Reabilitação do Aparelho Locomotor do HCFMRP-USP.

Ivan Dias da Rocha
Médico ortopedista. Especialista em Cirurgia de Coluna pelo IOT-HCFMUSP. Mestre em Cirurgia da Coluna pelo IOT-HCFMUSP.

Jean Carlo Frigotto Queruz
Cirurgião de coluna vertebral. Especialista em Patologias da Coluna: Adulto e Pediátrico pela Universidade de Oxford, Inglaterra, e Universidade de Washington, Estados Unidos.

Jean Dambrós
Médico ortopedista. Instrutor da Residência Médica em Ortopedia e Traumatologia do Hospital São Vicente de Paulo. Especialista em Cirurgia da Coluna Vertebral pelo Centre Hospitalier Universitaire – CHU Pellegrin Hospital Tripode.

Leonardo Oliveira
Biomédico. Médico. Especializando em Psiquiatria pelo Hospital Israelita Albert Einstein.

Leonardo Yukio Jorge Asano
Médico ortopedista. Especialista em Cirurgia de Coluna pela Faculdade de Medicina do ABC (FMABC).

Lucas Rocha Cavalcanti
Médico ortopedista. Cirurgião de coluna vertebral do Into. Mestrando em Ciências Aplicadas ao Sistema Musculoesquelético do Into.

Luciano Miller Reis Rodrigues
Médico ortopedista. Professor adjunto da FMABC. Especialista em Cirurgia da Coluna pela Universidade Salgado de Oliveira (Universo). Mestre e Doutor em Ciências da Saúde pela FMABC. Pós-doutorado em Biologia Molecular pela Unifesp.

Luís Eduardo Carelli Teixeira da Silva
Médico ortopedista. Coordenador do Programa de Pós-graduação em Cirurgia da Coluna pelo Into. Diretor técnico do Instituto da Coluna Vertebral do Rio de Janeiro. Especialista em Cirurgia da Coluna pelo Into/SBC. Mestre em Ortopedia pela Universidade Federal do Rio de Janeiro (UFRJ). Doutorando em Neurologia da Universidade Federal do Estado do Rio de Janeiro (UniRio).

Luis Marchi
Pesquisador. Mestre em Ciências pela Unifesp. Doutor em Radiologia pela Unifesp.

Luiz Gustavo Dal Oglio da Rocha
Médico ortopedista e traumatologista. Membro da equipe de Coluna e preceptor da Residência de Ortopedia e Traumatologia do Hospital Universitário Cajuru da Pontifícia Universidade Católica do Paraná (PUCPR). Especialista em Coluna Vertebral pelo Hospital Universitário Cajuru e pelo Harborview Medical Center, Seattle.

Luiz Pimenta
Médico neurocirurgião. Cirurgia da Coluna. Professor associado da Universidade da California San Diego (UCSD), Estados Unidos. Diretor médico do Instituto de Patologia da Coluna (IPC), Brasil. Doutor em Neurocirurgia pela Unifesp/Escola Paulista de Medicina (EPM).

Luiza Previato Trevisan
Médica fisiatra do Centro Especializado de Reabilitação da Associação de Pais e Amigos dos Excepcionais de Campo Grande (APAE/CG), MS.

Marcello Henrique Nogueira-Barbosa
Médico radiologista. Professor associado da FMRP. Especialista em Radiologia Musculoesquelética pela Universidade da California San Diego (UCSD), Estados Unidos. Mestre e Doutor em Medicina pela FMRP-USP.

Marcelo Italo Risso Neto
Médico ortopedista. Médico do Grupo de Coluna do Hospital Alemão Oswaldo Cruz. Professor colaborador da Área de Cirurgia de Coluna do Departamento de Ortopedia da Unicamp. Membro da SBOT e da SBC. Doutor em Ciências da Cirurgia pela Unicamp.

Marcelo Riberto
Médico fisiatra. Professor associado de Fisiatria da FMRP-USP. Mestre e Doutor em Ciências pela FMUSP. Livre-docência pela FMUSP.

Marco Túlio Reis
Médico neurocirurgião da equipe de Cirurgia Espinhal do Hospital BIOCOR/Vila da Serra. Pós-graduado em Cirurgia Espinhal pelo Hospital das Clínicas da UFMG. Pós-graduado em Anatomia e Biomecânica de Coluna pelo Barrow Neurological Institute, Phoenix, USA. Pós-graduado em Neurocirurgia pela Universidade de Toronto, Canadá.

Murilo T. Daher
Médico ortopedista. Chefe do Grupo de Coluna do Centro de Reabilitação e Readaptação Dr. Henrique Santillo (CRER). Diretor do Departamento de Ortopedia da Faculdade de Medicina da Universidade Federal de Goiás (UFG). Mestre em Ortopedia pela USP.

Nilo Carrijo Melo
Médico ortopedista e traumatologista. Especialista em Cirurgia de Coluna pelo CRER.

Paulo Tadeu Maia Cavali
Médico ortopedista. Médico assistente do Grupo de Escoliose do Hospital da Associação de Assistência à Criança Deficiente (AACD). Especialista em Cirurgia de Coluna pela Faculdade de Medicina da Unicamp. Mestre e Doutor em Ciências Médicas pela Unicamp.

Pedro Felisbino Junior
Médico ortopedista. Membro titular da SBC.

Rodrigo Amaral
Médico ortopedista. Especialista em Cirurgia da Coluna pela Santa Casa de São Paulo. *Fellow* em Deformidades da Coluna pelo San Diego Center for Spinal Deformities.

Rodrigo José Fernandes da Costa
Médico ortopedista. Especialista em Cirurgia de Coluna pelo Into. *Staff* do grupo de Patologias da Coluna Vertebral do Into.

Romulo Pedroza Pinheiro
Médico ortopedista. Pós-Graduando do Departamento de Biomecânica, Medicina e Reabilitação do Aparelho Locomotor da HCFMRP-USP. Especialista em Cirurgia da Coluna pela HCFMRP-USP.

Sérgio Daher
Médico ortopedista. Professor aposentado do Departamento de Ortopedia da Faculdade de Medicina da UFG. Consultor do Grupo de Cirurgia de Coluna do CRER. Especialista em Cirurgia de Coluna pela Santa Casa de São Paulo.

Vinicio Nunes Nascimento
Médico ortopedista. Especialista em Cirurgia da Coluna Vertebral pela UFG e pelo CRER.

William Gemio Jacobsen Teixeira
Médico ortopedista. Coordenador do Grupo de Coluna do ICESP. Especialista em Cirurgia de Coluna pelo IOT-HCFMUSP. Doutor em Ortopedia e Traumatologia pela USP.

Sumário

1 Semiologia das Lesões Traumáticas da Coluna Vertebral 1
Helton L. A. Defino

2 Diagnóstico por Imagem nas Lesões Traumáticas da Coluna Vertebral . 27
Marcello Henrique Nogueira-Barbosa e Helton L. A. Defino

3 Lesões Traumáticas da Coluna Cervical Alta 47
André R. Hübner, Jean Dambrós e Álvaro Diego Heredia Suarez

4 Fratura Cervical Subaxial (C3-C7) 93
Edson Pudles e Luiz Gustavo Dal Oglio da Rocha

5 Fraturas da Transição Cervicotorácica 121
Marcelo Italo Risso Neto, Guilherme Rebechi Zuiani e Paulo Tadeu Maia Cavali

6 Fraturas das Colunas Torácica e Lombar 137
Helton L. A. Defino e Herton Rodrigo Tavares Costa

7 Trauma do Sacro e da Pelve 189
Luís Eduardo Carelli Teixeira da Silva, Alderico Girão Campos de Barros e Lucas Rocha Cavalcanti

8 Trauma Raquimedular 211
Allan Hiroshi de Araújo Ono, Alexandre Fogaça Cristante e Ivan Dias da Rocha

9 Traumatismos da Coluna Vertebral na Criança 233
André Luís F. Andújar, Luiz E. M. Rocha e Jean Carlo Frigotto Queruz

10 Fratura Patológica 247
William Gemio Jacobsen Teixeira, Douglas Kenji Narazaki
e Alexandre Fogaça Cristante

11 Deformidades Pós-Traumáticas 257
Murilo T. Daher, Nilo Carrijo Melo, Pedro Felisbino Junior,
Vinicio Nunes Nascimento e Sérgio Daher

12 Reabilitação das Lesões Traumáticas da Medula Espinal 273
Marcelo Riberto, Beatriz Guidolin Castiglia, Luiza Previato Trevisan,
Chiara Maria Tha Crema e Ana Paula B. C. dos Santos

13 Fixação Occipitocervical 289
Aluizio Augusto Arantes Junior e Marco Túlio Reis

14 Técnicas de Fixação da Coluna Cervical Alta 297
Erasmo Zardo e Carlos Marcelo Donazar Severo

15 Técnicas de Fixação da Coluna Cervical Baixa 313
Luciano Miller Reis Rodrigues e Leonardo Yukio Jorge Asano

16 Técnicas de Fixação Posterior das Colunas Torácica e Lombar 323
Helton L. A. Defino e Romulo Pedroza Pinheiro

17 Fixação Espinopélvica 339
André Luiz Loyelo Barcellos, Alderico Girão Campos de Barros
e Rodrigo José Fernandes da Costa

18 Técnicas de Fixação Anterior das Colunas Torácica e Lombar 351
Rodrigo Amaral, Leonardo Oliveira, Fernanda Fortti, Luis Marchi
e Luiz Pimenta

Índice 361

Semiologia das Lesões Traumáticas da Coluna Vertebral

Helton L. A. Defino

O diagnóstico das lesões traumáticas da coluna vertebral é o evento inicial e fundamental para o sucesso terapêutico. Graves consequências para o paciente – como déficit neurológico, aumento da morbidade e morte – podem ser oriundas da falta de observação de alguns detalhes durante a sua avaliação inicial. Cerca de 30% das fraturas da coluna cervical e 4,9 a 17% das fraturas da coluna toracolombar não são diagnosticadas no primeiro atendimento. A não realização do diagnóstico tem sido observada em todos os níveis e etapas do atendimento aos pacientes, e até mesmo nos centros terciários[1-3] (Figs. 1.1, 1.2 e 1.3).

A avaliação dos pacientes deve seguir as orientações clássicas e já consagradas da semiologia médica: história, exame físico, exame neurológico e exames complementares. A avaliação clínica associada com a realização dos exames complementares deve ser ponderada, evitando-se a realização de exames desnecessários ou protocolos economicamente inviáveis. No entanto, todo esforço deve ser realizado para que as lesões traumáticas da coluna vertebral possam ser diagnosticadas por meio da associação da avaliação clínica e dos estudos de imagem durante o primeiro atendimento do paciente.

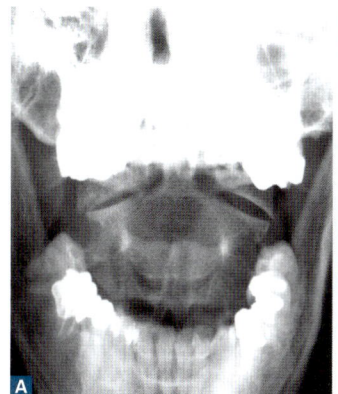

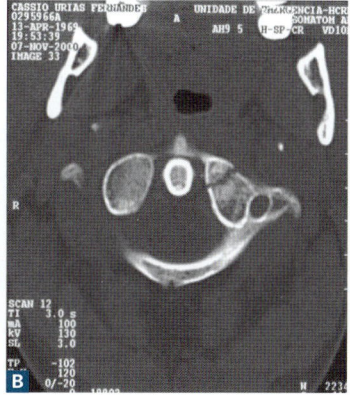

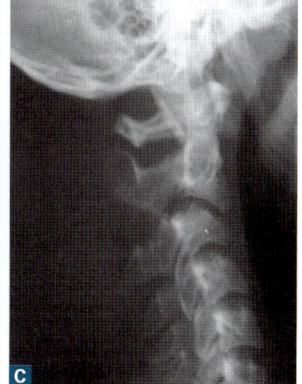

FIGURA 1.1 ■ Exames de imagem (**A, B**) de pai e (**C**) de filha vítimas de acidente automobilístico e que receberam atendimento hospitalar sem o diagnóstico das lesões no primeiro atendimento. Observe (**A, B**) a fratura do atlas e (**C**) a lesão ligamentar C2-C3.

2 Coluna Vertebral

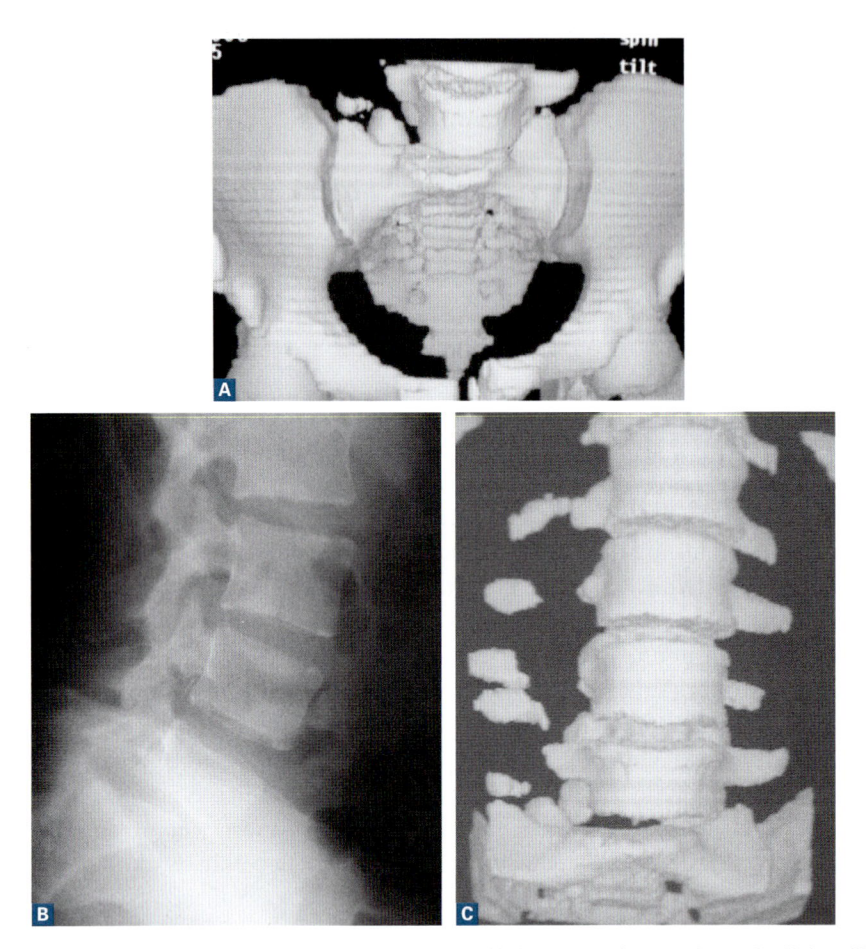

FIGURA 1.2 ■ **(A)** Paciente vítima de acidente automobilístico e com fratura do anel pélvico. **(B, C)** A fratura da coluna lombar (espondilolistese traumática L5-S1) foi diagnosticada somente 3 meses após o atendimento inicial devido à persistência da dor lombar.

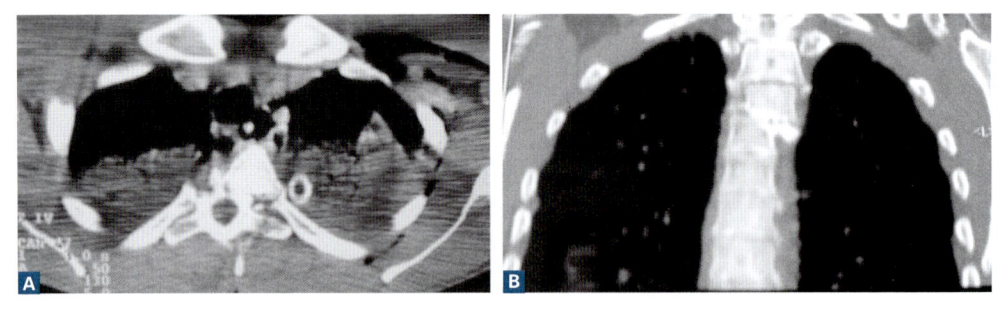

FIGURA 1.3 ■ Paciente vítima de acidente motociclístico. Ficou internado na unidade de terapia intensiva durante 2 meses. **(A, B)** A fratura da coluna torácica foi diagnosticada 2 meses após o atendimento inicial durante realização de exame para avaliar o tórax. Apesar do desvio da fratura, o paciente não apresentava déficit neurológico (Frankel E).

A **história** do tipo de trauma e os fenômenos correlatos são de grande importância. A hipótese de fraturas da coluna vertebral deve ser aventada nos pacientes que apresentam traumatismo craniencefálico, intoxicação alcoólica, perda da consciência, lesões múltiplas, traumas da face, lesões traumáticas acima da clavícula, ou outras lesões que possam provocar dor (queimaduras, fraturas dos ossos longos, lesões viscerais, lacerações) ou dificultar o exame físico. Nos pacientes comatosos, a retirada do colar cervical deve ser precedida da avaliação radiológica da coluna vertebral, pois cerca de 3 a 5% desses pacientes apresentam lesão traumática da coluna cervical.[1,4] A tomografia computadorizada (TC) é altamente confiável para a detecção das lesões significativas da coluna cervical. A confirmação da ausência de lesão da coluna cervical (*clearance*) com base no exame normal de TC nos pacientes intoxicados e sem déficit motor aparenta ser um método seguro e pode evitar a utilização prolongada de imobilização cervical desnecessária. A retirada do colar cervical nos protocolos de atendimento deve ser realizada somente após a confirmação da ausência da lesão, que resulta na imobilização prolongada ou em exames adicionais de imagem.[5] Aproximadamente um terço dos pacientes com fratura da coluna cervical apresentou lesões moderadas ou graves na cabeça, e as lesões encefálicas estão mais associadas com as fraturas da coluna cervical alta.[6] A associação da fratura das costelas proximais com a fratura da coluna cervical também tem sido observada, e cerca de um terço dos pacientes com fratura da coluna cervical apresentou fratura das costelas proximais, sendo a lesão de C7 e a fratura da primeira costela as associações mais frequentes.[7] A fratura da coluna cervical também foi observada em 36,3% dos pacientes com fratura da mandíbula, associada com traumatismos da face, acidente automobilístico ou ferimento por arma de fogo[8] (Fig. 1.4).

Apesar de rara, a lesão ou trombose da artéria vertebral pode estar associada às lesões traumáticas da coluna cervical, e esse tipo de lesão deve ser presumido na presença de sintomas de insuficiência vertebrobasilar (tontura, vertigem, cefaleia, visão borrada, nistagmo) nos pacientes com fratura da coluna cervical.[9,10]

Os pacientes que apresentam hiperostose difusa da coluna cervical, como espondilite anquilosante, ossificação do ligamento longitudinal posterior e outras doenças com semelhante acometimento do esqueleto axial, podem apresentar fraturas muito instáveis após trauma de pequena energia ou queda da própria altura (Fig. 1.5). Nesses pacientes, as fraturas devem ser pesquisadas, especialmente nos pacientes idosos que apresentam dor cervical após trauma, mesmo que de pequena intensidade. A presença da espondilose cervical com a consequente redução do diâmetro do canal vertebral torna esse grupo de pacientes mais vulneráveis à lesão da medula espinal, sendo a síndrome central da medula espinal o tipo de lesão neurológica mais frequente[11-13] (Fig. 1.6).

As queixas relacionadas às fraturas da coluna torácica e lombar apresentam grande espectro de variação, e estão diretamente relacionadas com a gravidade das lesões e o estado geral do paciente. Os sintomas podem variar desde dor moderada ou intensa após atividades habituais ou pequenos traumas (que ocorre nos pacientes com osteoporose ou nas fraturas estáveis) até sintomas de dor intensa, que podem estar associados com o déficit neurológico nos membros inferiores.[3] Os pacientes atendidos na sala de emergência com esse tipo de fratura devem ser tratados como politraumatizados, pois as lesões cardiopulmonares ocorrem em 40% dos pacientes; as abdominais, em 20%; as lesões da cabeça e

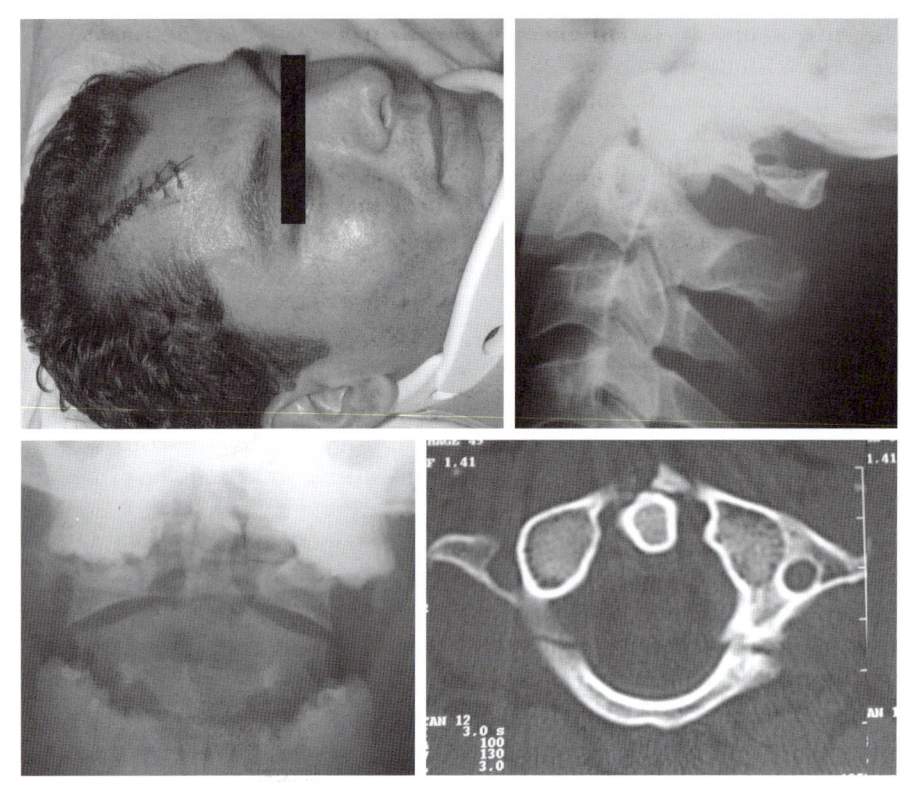

FIGURA 1.4 ■ Paciente com ferimento cortocontuso na região frontal, fratura do atlas e processo odontoide.

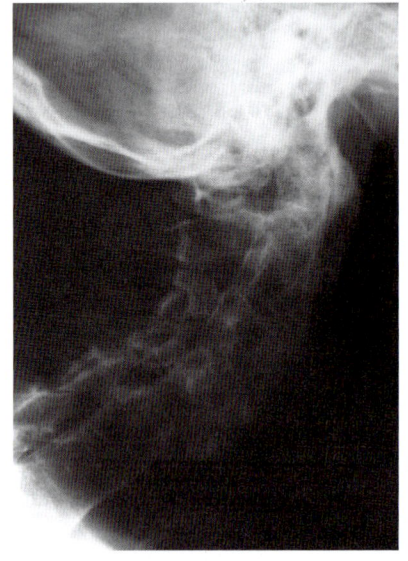

FIGURA 1.5 ■ Fratura da coluna cervical com trauma de baixa energia em paciente com espondilite anquilosante.

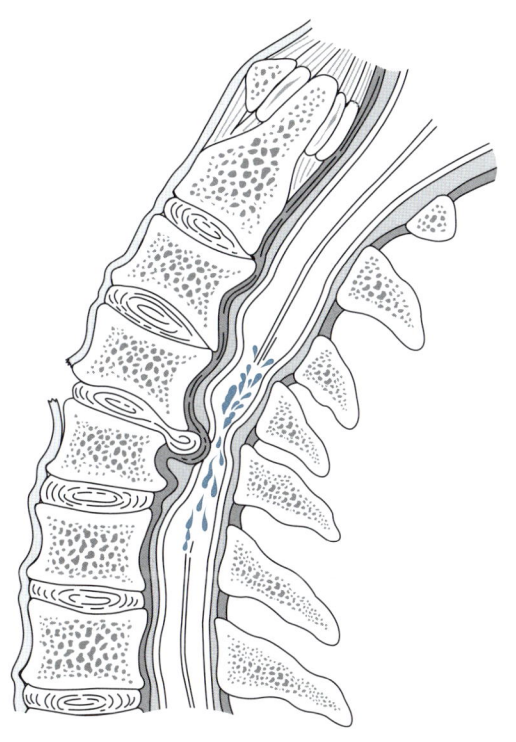

FIGURA 1.6 ■ Mecanismo de lesão da medula espinal nos pacientes com espondilose cervical.

ossos longos, em 10 a 50%; e as fraturas secundárias ou múltiplas da coluna vertebral, em 20%.[14] As fraturas da coluna torácica associadas à paraplegia possuem alta incidência de fraturas múltiplas das costelas e contusão pulmonar. As lesões por mecanismo de translação e cisalhamento podem estar associadas com lesão da aorta, e as fraturas por mecanismo de flexão-distração nos pacientes que utilizam o cinto de segurança podem causar lesões viscerais da cavidade abdominal. Cerca de 50 a 60% das fraturas da coluna vertebral estão associadas com outras lesões, cujo espectro varia desde fraturas simples do esqueleto apendicular até lesões graves do tórax ou abdome.[15] Os detalhes acerca das condições do trauma e seu mecanismo também permitem a identificação de outras lesões associadas, como ocorre nas quedas de altura, nas quais é frequente a associação com as fraturas do calcâneo, platô tibial e acetábulo, sendo o inverso também verdadeiro (Fig. 1.7).

De modo geral, as lesões traumáticas da coluna toracolombar são avaliadas por meio das radiografias simples (AP e perfil). A realização dos exames de imagem é recomendada para os pacientes que apresentam sinais, sintomas ou déficit neurológico. Nos pacientes sonolentos, intoxicados ou com lesões múltiplas ou dolorosas, as orientações básicas dos protocolos estabelecidos para a coluna cervical têm sido utilizadas de modo análogo.[3,16] Apesar da recomendação clássica para a realização das radiografias simples em AP e perfil para a identificação das fraturas da coluna toracolombar, existem evidências de que a utilização da reconstrução com a TC poderia ser a melhor alternativa.[3,17] A realização de exames de imagem da coluna toracolombar nos pacientes alertas e

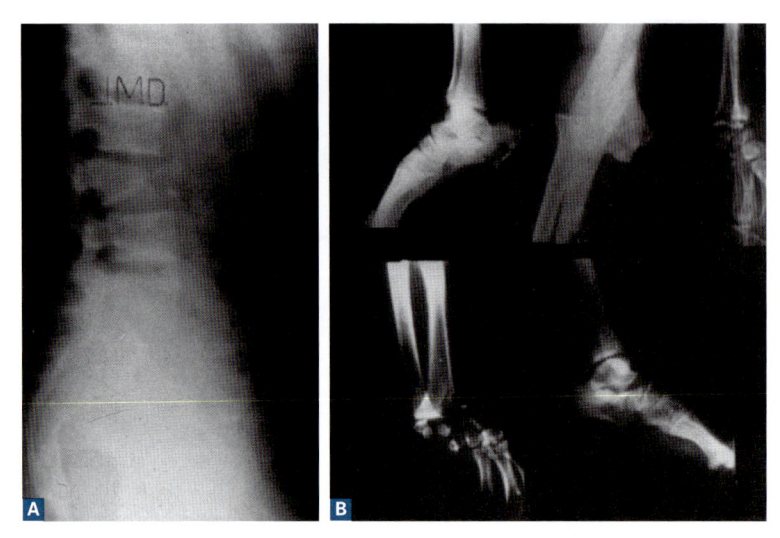

FIGURA 1.7 ■ Radiografias de paciente que sofreu queda de grande altura e apresentava **(A)** fraturas da coluna lombar associadas com **(B)** fraturas dos membros superiores e inferiores.

assintomáticos tem sido muito controversa, e há autores favoráveis e contrários a esse protocolo.³ No entanto, observa-se que o diagnóstico das fraturas da coluna toracolombar foi realizado por meio da TC com reconstrução de imagens em pacientes alertas e sem sinais clínicos. Nesse estudo, em 43% dos pacientes a fratura da coluna toracolombar não teria sido diagnosticada de acordo com a realização do protocolo clássico. Muitas dessas fraturas foram diagnosticadas em TC solicitada para o diagnóstico de lesões viscerais no tórax ou abdome.³

A baixa sensibilidade do exame clínico para a suspeita do diagnóstico dessas fraturas pode estar relacionada com a realização de avaliação clínica superficial por profissional não experiente e não motivado no âmbito das lesões traumáticas da coluna vertebral. Outro motivo consiste na exacerbação e na superposição de outros sintomas relacionados com outras lesões durante a mobilização do paciente e que podem ser erroneamente interpretados. Os pacientes com alto escore de trauma, hemodinamicamente instáveis ou com baixo escore de acordo com a escala de coma de Glasgow têm grande risco de apresentar fraturas da coluna vertebral sem sinais clínicos evidentes.³

A avaliação clínica isolada da coluna toracolombar pode não detectar as fraturas, e a TC pode auxiliar na redução da porcentagem das fraturas não diagnosticadas.

A incidência das fraturas não contíguas da coluna vertebral é de cerca de 5%. Fraturas contíguas são mais frequentes na coluna cervical, e nos pacientes politraumatizados a sua incidência aumenta para 10%. O diagnóstico da fratura de qualquer segmento da coluna vertebral indica a necessidade da exclusão de outras lesões traumáticas nos demais segmentos da coluna vertebral.[18] (Fig. 1.8).

A possibilidade de lesão neurológica deve ser sempre averiguada na história do paciente, e qualquer queixa relacionada à lesão neurológica, ainda que transitória, deve ser detalhadamente examinada.

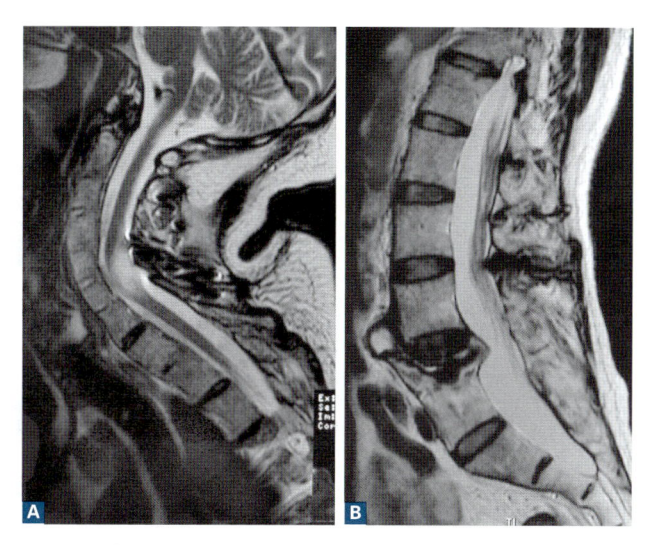

FIGURA 1.8 ■ Exemplos de fraturas não contíguas da coluna vertebral. Paciente apresentava **(A)** lesão traumática da coluna cervical **(B)** com lesão neurológica (tetraplegia) associada com fratura de L5.

O **exame físico** geral do paciente é iniciado pela avaliação das vias aéreas, da ventilação, da respiração e da circulação (ABC, do inglês *Airway, Breathing, Circulation*), pois a avaliação, a preservação e o tratamento das funções vitais básicas são prioritários no atendimento inicial.

A coluna vertebral deve ser inspecionada à procura de deformidade localizada, edema e áreas de equimose, que podem indicar lesão grave do segmento vertebral e da medula espinal (Figs. 1.9 e 1.10). A presença de ferimentos da face e do couro cabeludo pode estar associada com fraturas da coluna cervical (ver Fig. 1.4). A palpação da coluna vertebral deve ser realizada desde o occipital até o cóccix. Dor à palpação ou aos movimentos, abertura palpável entre os processos espinhosos, crepitação, depressão, edema, hematoma ou espasmo muscular são os sinais de alerta da presença de lesão da coluna vertebral (Fig. 1.11).

A presença de grande deformidade indica lesão grave dos ligamentos do segmento vertebral, geralmente acompanhada de acentuado desvio que pode ser facilmente reconhecido (Fig. 1.12). No entanto, em algumas situações, pode ocorrer a redução da lesão por meio do posicionamento ou da imobilização, e as lesões ligamentares graves podem não ser evidenciadas e observadas com facilidade (ver Fig. 1.10). A presença de edema local, palpação de falha nos elementos posteriores do segmento vertebral e sinais de desvios rotacionais nas radiografias (posição do pedículo, fratura do processo espinhoso, costelas) indicam esse tipo de lesão.

Os pacientes com fratura da coluna vertebral e sem lesão neurológica apresentam dor local (que pode irradiar-se para os membros) e incapacidade funcional associada com espasmo da musculatura adjacente. Nos pacientes que apresentam lesão da medula espinal, podem ser observados respiração diafragmática, perda da resposta ao estímulo doloroso, incapacidade de realizar movimentos voluntários nos membros, alterações do controle dos esfíncteres, priapismo e presença de reflexos patológicos (Babinski,

8 Coluna Vertebral

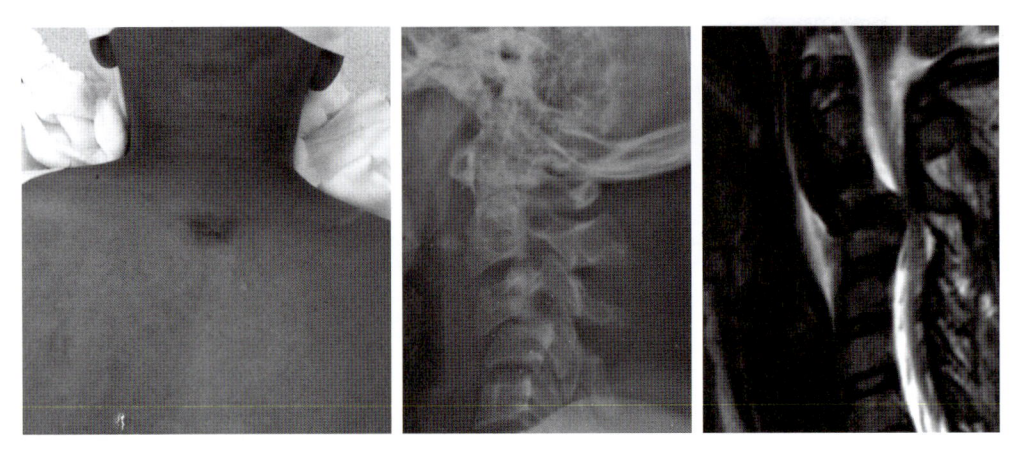

FIGURA 1.9 ■ Aspecto da pele da região dorsal da coluna cervical em paciente com luxação em C3-C4 e déficit neurológico (Frankel A).

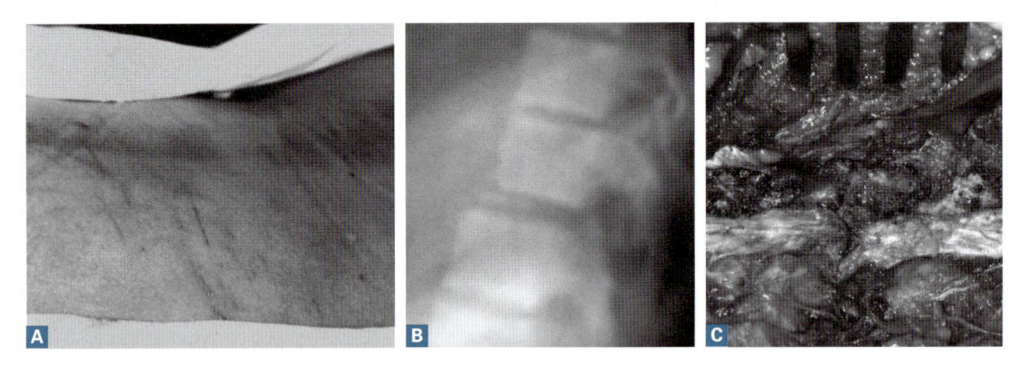

FIGURA 1.10 ■ **(A)** Aspecto da pele da região dorsal. **(B)** Paciente com fratura toracolombar. **(C)** Observe as lesões dos ligamentos após a exposição do segmento fraturado.

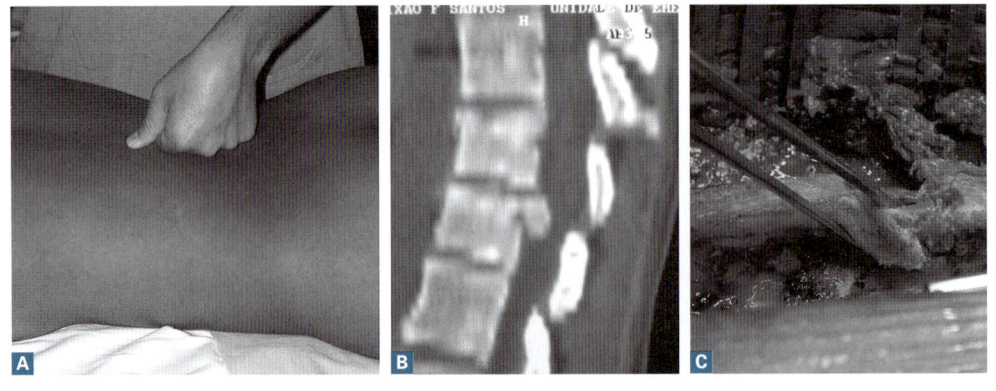

FIGURA 1.11 ■ **(A)** Fotografia do dorso do paciente ilustrando a palpação de abertura dolorosa; **(B)** a radiografia em perfil mostra a fratura do corpo vertebral e o afastamento dos elementos posteriores; **(C)** aspecto intraoperatório evidenciando a lesão dos ligamentos posteriores.

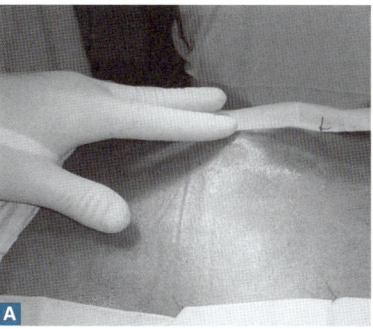

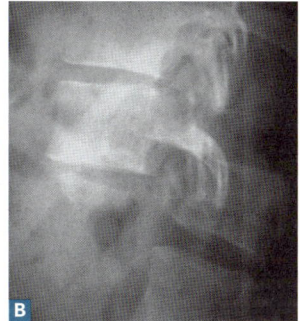

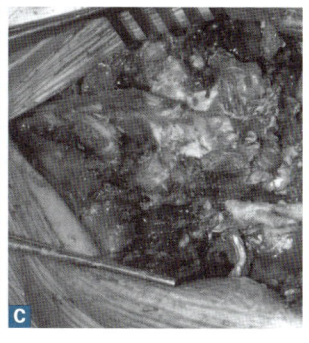

FIGURA 1.12 ■ **(A)** Lesão traumática da coluna toracolombar apresentando deformidade na região dorsal. **(B)** A radiografia em perfil mostra a luxação do segmento vertebral e **(C)** a fotografia intraoperatória mostra a grave lesão ligamentar.

Oppenheim), indicando lesão do neurônio motor superior. Os pacientes com lesão medular também podem apresentar queda da pressão arterial acompanhada de bradicardia, que caracteriza o denominado **choque neurogênico**. Nesses pacientes, a lesão das vias eferentes do sistema nervoso simpático medular e a consequente vasodilatação dos vasos viscerais e das extremidades, associadas à perda do tônus simpático cardíaco, não permitem a elevação da frequência cardíaca. Essa situação deve ser reconhecida e diferenciada do **choque hipovolêmico**, no qual a pressão arterial está diminuída e acompanhada de taquicardia. A reposição volêmica deve ser evitada no choque neurogênico, para não sobrecarregar a volemia.

O **exame neurológico** é realizado por meio da avaliação da sensibilidade (superficial e profunda), da motricidade e dos reflexos (normais e patológicos), e tem como objetivos a detecção das lesões das estruturas nervosas, a diferenciação das lesões totais e parciais da medula espinal, o diagnóstico do choque medular e a determinação do nível da lesão. Conhecer as relações anatômicas da medula espinal com as vértebras auxilia na interpretação dos achados do exame neurológico. Nos adultos, a medula espinal termina ao nível da borda inferior do corpo vertebral de L1. Os segmentos lombares da medula espinal estão localizados ao nível de T10-T12, e os segmentos sacrais (reflexo vesical), ao nível de T12-L1, de modo que as lesões da coluna vertebral ao nível de L2-L5 ou distais a esses segmentos não comprometem a medula espinal, mas os nervos da cauda equina, cujo prognóstico de recuperação funcional é mais favorável. Na coluna torácica, a diferença entre a localização do segmento medular e do segmento ósseo é de somente 2 a 3 níveis, ocorrendo aumento dessa diferença no sentido craniocaudal. Na coluna cervical e na coluna torácica alta, o segmento medular está localizado apenas um nível abaixo do segmento ósseo (Fig. 1.13).

O exame neurológico deve ser iniciado pela avaliação da sensibilidade dolorosa superficial, não sendo necessária a mobilização do paciente para a sua realização. A sensibilidade dolorosa superficial é pesquisada no sentido craniocaudal a partir da região cervical, por meio da utilização de um instrumento pontiagudo que exerce estímulos leves sobre a pele. Esse exame é rápido e eficiente para determinar as áreas com alteração da sensibilidade, pois a sensibilidade pode estar presente, mas ser anormal. As áreas com alteração da sensibilidade devem ser demarcadas, e é importante o registro temporal das alterações da sensibilidade, pois elas podem apresentar alteração durante a evolução dos pacientes. A demarcação na pele do limite da área afetada é um recurso útil, principalmente em situações nas quais o paciente é acompanhado por diferentes profissionais. O exame da sensibilidade é complementado com a pesquisa da sensibilidade térmica, utilizando um recipiente de vidro contendo água fria e outro com água quente; e da

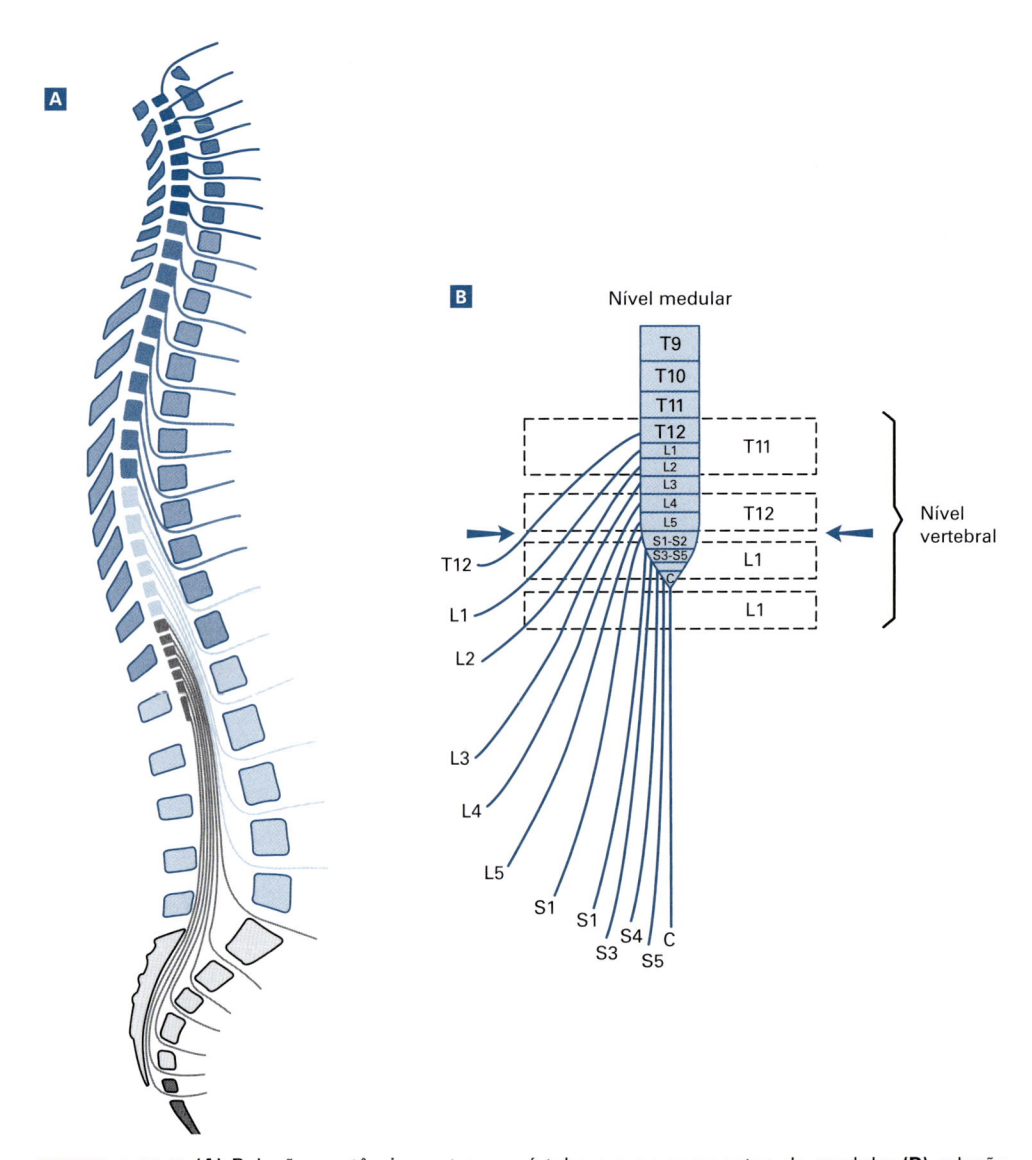

FIGURA 1.13 ▪ **(A)** Relação anatômica entre as vértebras e os segmentos da medula; **(B)** relação anatômica entre as vértebras do segmento toracolombar, o segmento distal da medula espinal e as raízes nervosas.

Semiologia das Lesões Traumáticas da Coluna Vertebral 11

sensibilidade tátil, que é realizada por meio da estimulação da pele com algodão ou pincel. A sensibilidade dolorosa superficial, térmica e tátil (sensibilidade superficial) é mediada pelo trato espinotalâmico lateral, cujas fibras estão localizadas na porção anterolateral da medula espinal. A sensibilidade profunda é avaliada por meio da sensibilidade vibratória, utilizando o diapasão, e também pela posição espacial dos membros, que avalia as condições do trato posterior da medula espinal (funículos grácil e cuneiforme). O dermátomo corresponde à área de sensibilidade cutânea inervada por um determinado segmento medular. (A distribuição dos dermátomos está ilustrada na Figura 1.14). Algumas regiões

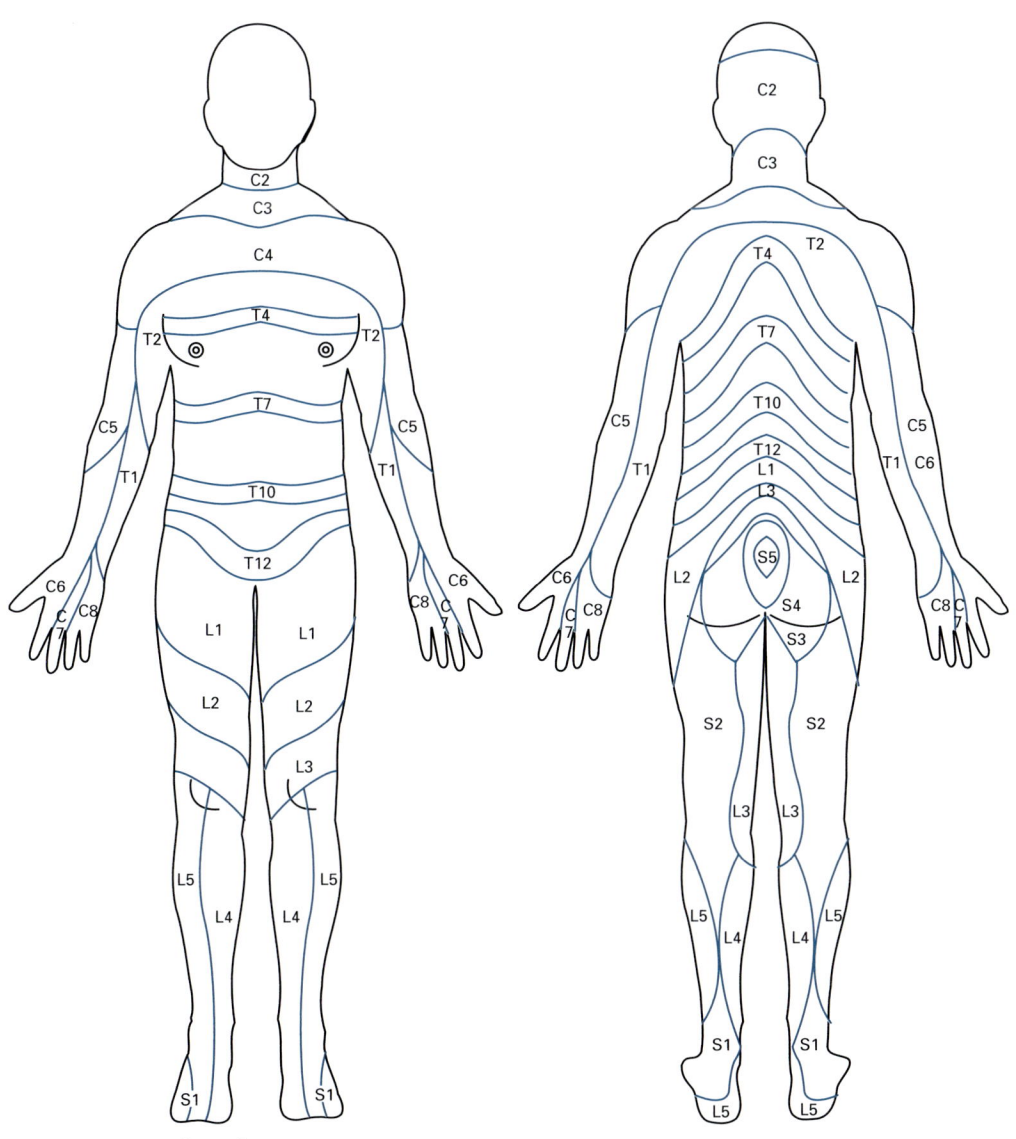

FIGURA 1.14 ■ Dermátomos.

anatômicas possuem relação com esses dermátomos e são de importância semiológica especial: mamilos (T4), processo xifoide (T7), umbigo (T10), região inguinal (T12-L1) e região perineal (S2-S4) (Fig. 1.15).

A avaliação da **função motora** é realizada solicitando-se, inicialmente, que o paciente movimente os dedos dos pés em flexão e extensão (L5-S2 e L4-S1) e, a seguir, as demais articulações proximais dos membros inferiores e superiores. A avaliação da função motora está diretamente relacionada com a integridade do trato corticospinal e determina o grau de movimento ativo que o paciente possui. Apenas a determinação da presença ou ausência do movimento nas extremidades é insuficiente, devendo ser quantificado o grau da força muscular, que é determinado por meio de uma escala que varia de 0 a 5. A paralisia total é considerada 0; a presença de contração muscular palpável ou visível, 1; a presença de movimento ativo, mas que não vence a força da gravidade, 2; movimento ativo que vence a força da gravidade, 3; movimento ativo que vence alguma resistência, 4; e movimento ativo normal, 5.

Os músculos podem receber fibras nervosas de mais de uma raiz (Fig. 1.16), e esse fato deve ser considerado na avaliação motora.[12] Outros fatores, como a dor, o posicionamento do paciente, a hipertonicidade ou a fraqueza muscular decorrente da falta de atividade muscular, podem influenciar na avaliação motora, e o examinador deve estar atento para esses fatores.

As avaliações da sensibilidade perianal e genital (S2-S4), do tônus e da contração involuntária do esfíncter anal (reflexo do esfíncter anal, S2-S4), apesar de serem negligenciadas com muita frequência na avaliação inicial, são muito importantes e permitem a diferenciação das lesões medulares completas e incompletas. A flexão e a extensão dos dedos dos pés (S1) também devem ser examinadas com atenção, pois

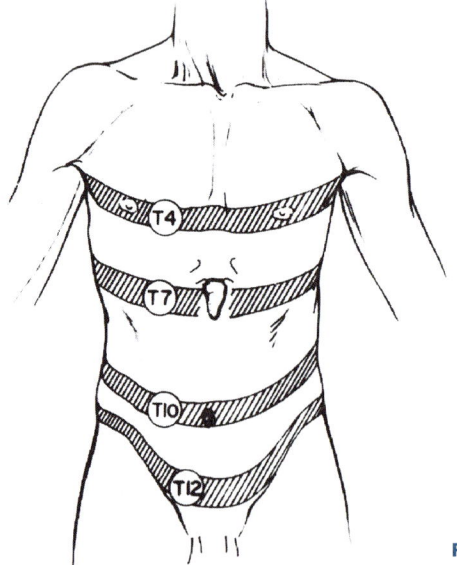

FIGURA 1.15 ■ Referências anatômicas e dermátomos correspondentes.

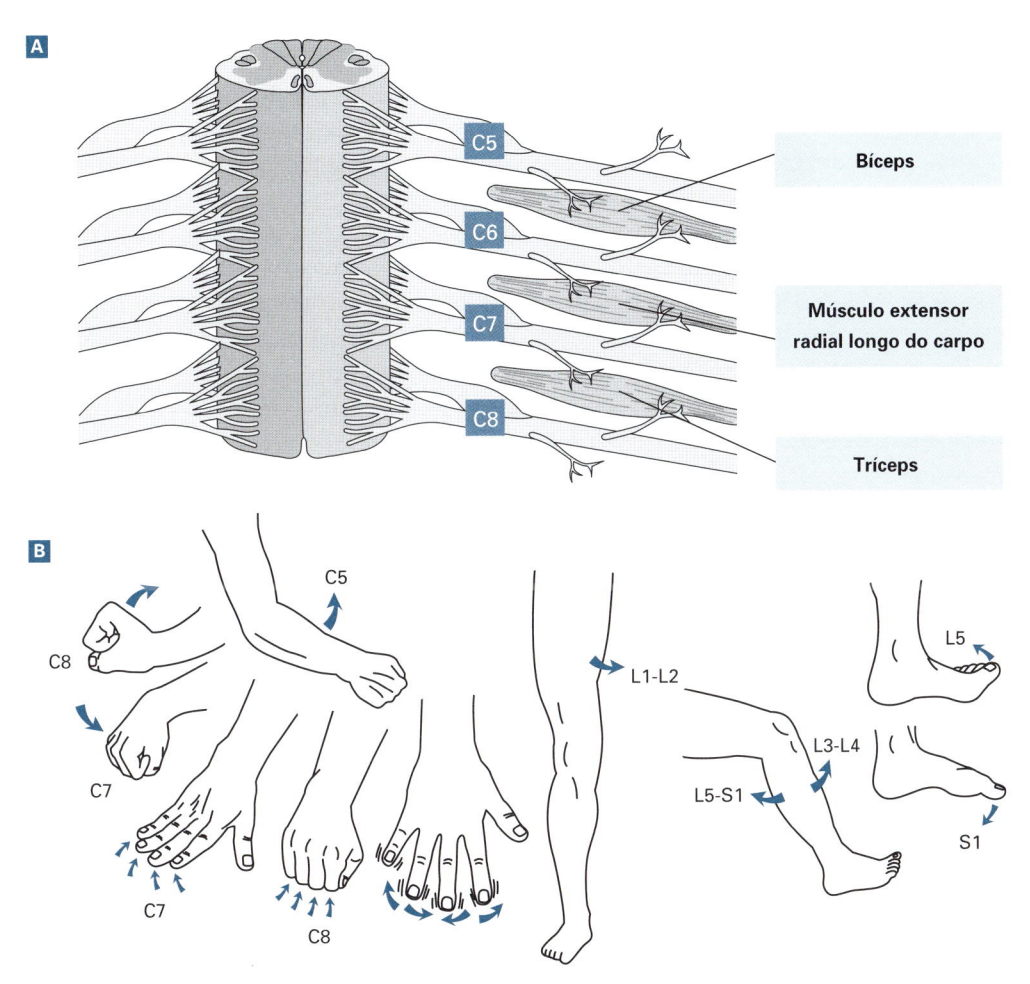

Semiologia das Lesões Traumáticas da Coluna Vertebral

FIGURA 1.16 (A) Inervação de músculos por mais de uma raiz nervosa e (B) principais movimentos dos membros superiores e inferiores e raízes correspondentes.

podem ser os únicos movimentos preservados nos pacientes com lesão incompleta da medula espinal e que aparentam possuir lesão completa. A preservação das vias de condução para os segmentos sacrais (*sacral sparing*) é definida como a permanência da função dos neurônios motores sacrais inferiores no cone medular e as suas conexões por meio da medula espinal e do córtex cerebral, sendo demonstrada pela presença da sensibilidade na região perianal, da função motora do esfíncter retal e da flexão do hálux. A observação desses sinais clínicos indica que há continuidade parcial do trato corticospinal e espinotalâmico (Fig. 1.17). A observação da preservação das vias de condução para os segmentos sacrais diagnostica a lesão incompleta da medula espinal, e a sua presença ou ausência é muito importante no exame inicial do paciente.

De acordo com os padrões estabelecidos pela American Spinal Injury Association (ASIA), a **lesão completa da medula espinal** é diagnosticada quando não existe função

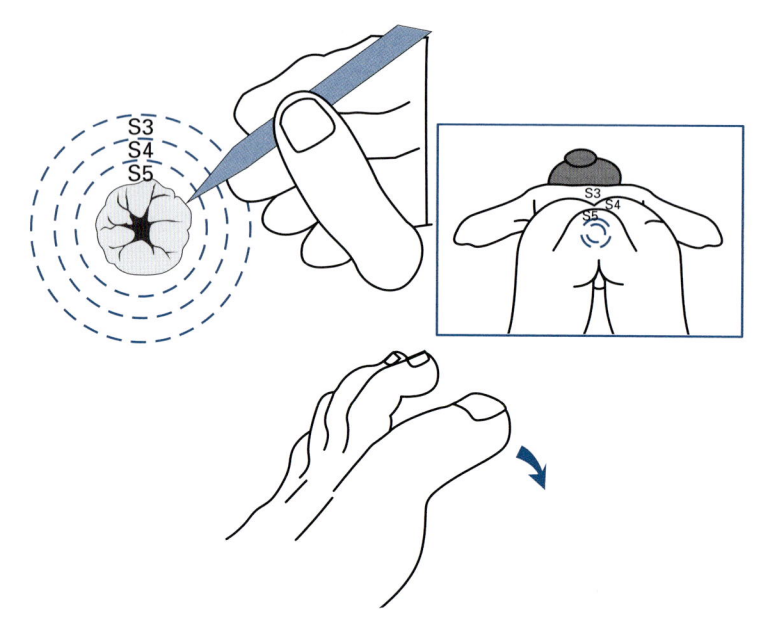

FIGURA 1.17 ■ A sensibilidade perianal, a contração do esfíncter anal e a flexão do hálux são os sinais clínicos observados na preservação dos segmentos sacrais da medula espinal.

motora e/ou sensitiva em mais de três segmentos abaixo do nível da lesão. Na **lesão medular incompleta**, existe alguma função motora e/ou sensitiva em mais de três segmentos abaixo do nível da lesão. A definição de lesão completa tem causado discussão e recebido críticas, e a presença ou ausência das funções das raízes sacrais é considerada o método mais confiável e prático para a indicação da extensão da lesão da medula espinal.

REFLEXOS

Os **reflexos tendinosos** profundos atuam na manutenção do tônus muscular e são mediados pelas células do corno anterior da medula espinal e pelo córtex cerebral, que exerce uma ação inibidora para evitar a resposta exacerbada aos estímulos recebidos. A ausência desse reflexo pode indicar lesão do nervo periférico interrompendo o arco reflexo, ou a presença do **choque medular**. Na presença do choque medular, todos os reflexos estão ausentes, sendo substituídos após o seu término por hiper-reflexia, espasticidade muscular e clônus. Nos pacientes com déficit neurológico associado a traumatismo craniencefálico, deve ser realizada a diferenciação entre a lesão do neurônio motor superior e a do inferior. A presença do reflexo de estiramento das extremidades nos pacientes que não apresentam movimentação voluntária das extremidades ou resposta aos estímulos nociceptivos indica a lesão do neurônio motor superior, enquanto a ausência desses reflexos nas mesmas condições indica a lesão do neurônio motor inferior da medula espinal. Os reflexos tendinosos profundos de maior importância clínica são o bicipital (C5), o estilorradial (C6), o tricipital (C7), o patelar (L4) e o aquileu (S1).

Alguns importantes reflexos são mediados pelo sistema nervoso central por meio da estimulação cutânea, como o reflexo abdominal, o cremastérico, o do esfíncter anal e o bulbocavernoso (Fig. 1.18). A estimulação da pele ao redor do ânus (reflexo do esfíncter anal) estimula a contração do esfíncter anal e testa a integridade do nível neurológico S4-S5.

As lesões do neurônio motor superior também podem ser diagnosticadas pela presença de reflexos patológicos evidenciados pelo teste de Babinski ou Oppenheim.

O reflexo bulbocavernoso avalia o arco reflexo de S2-S4, e é pesquisado por meio da compressão da glande ou do clitóris, que provoca a contração do esfíncter anal. Esse reflexo permite a diferenciação da lesão medular completa e a do **choque medular**. O choque medular é definido como um estado de completa arreflexia da medula espinal, que ocorre após traumatismo grave da medula espinal. Durante o choque medular, que pode ocorrer imediatamente após o traumatismo da medula espinal, mesmo que a lesão medular não seja completa e permanente, o paciente apresenta ausência total da sensibilidade, dos movimentos e do reflexo bulbocavernoso, que está presente em condições normais. O retorno desse reflexo indica o término do choque medular, permitindo a determinação da lesão neurológica causada pelo trauma. O choque medular geralmente apresenta a duração de 48 horas, e a sua persistência após esse período está, de modo geral, associada com o mau prognóstico da recuperação da lesão neurológica.

A interpretação da presença ou da ausência do reflexo bulbocavernoso deve ser realizada considerando-se a possibilidade da lesão do cone medular ou do choque medular.

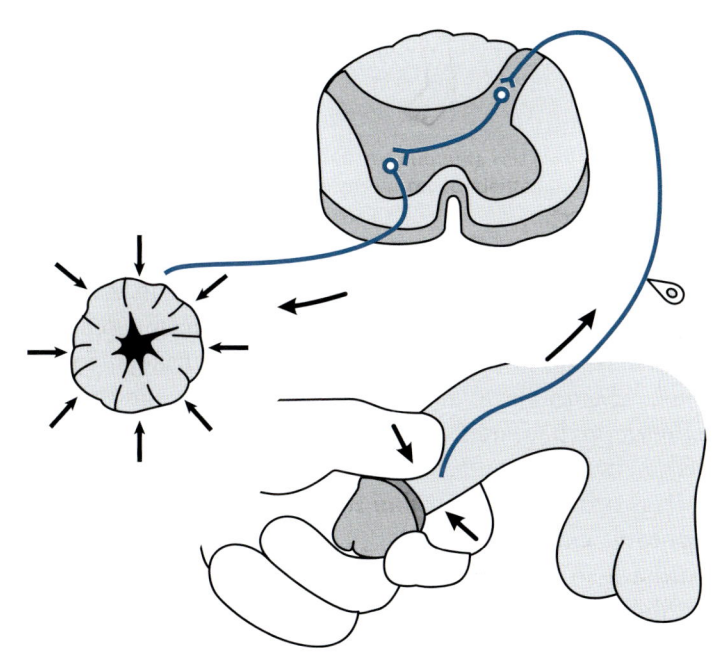

FIGURA 1.18 ■ Reflexo bulbocavernoso.

A lesão do cone medular pode romper as conexões do arco reflexo e o reflexo bulbocavernoso pode estar ausente, de modo que a simples ausência desse reflexo não é confiável para o diagnóstico do choque medular.

A presença do reflexo bulbocavernoso associado com déficit neurológico indica que a lesão medular está localizada acima do cone medular e que o paciente não está em choque medular. A ausência do reflexo bulbocavernoso e do reflexo do esfíncter anal associada com a alteração da sensibilidade ou dos movimentos voluntários indica que a lesão está localizada ao nível do cone medular, ou que o paciente está em choque medular se a localização da lesão estiver acima do cone medular.

O exame do tônus muscular pode fornecer importantes informações nos pacientes comatosos ou que não colaboram na realização do exame. O tônus da musculatura é caracterizado pela resistência apresentada durante a realização passiva dos movimentos dos membros, podendo ser observada **hipotonia** (diminuição da resistência) na lesão das raízes ventrais, seção das raízes dorsais que transmitem os impulsos aferentes, ou nas lesões cerebelares. A **hipertonia** corresponde ao aumento da resistência e pode apresentar-se de duas formas: espasticidade ou rigidez, ambas relacionadas com a lesão do neurônio motor superior.

Os reflexos bulbocavernoso e do esfíncter anal (reflexos perianais) são os primeiros que retornam após o término do choque medular. A presença desses reflexos associados com a anestesia e a paralisia completa indicam lesão acima do cone medular e ausência de choque medular. O próximo reflexo a reaparecer é o reflexo dos músculos flexores plantares, que muitas vezes é erroneamente interpretado como sinal de recuperação motora. A contração dos flexores dos dedos dos pés por meio da manobra de Valsalva, da respiração profunda ou da distensão do tronco deve ser considerada como reflexa, a menos que o paciente possa efetuá-la sob comando voluntário. Os reflexos tendinosos profundos do joelho e do tornozelo são os últimos que reaparecem após o término do choque medular.

A **avaliação urológica** por meio da cistometria permite analisar a capacidade e a força da bexiga, o controle esfincteriano e o sinergismo do esfíncter detrusor nos pacientes com lesão da medula espinal. Esse exame é de grande valia nos pacientes que apresentam fratura vertebral e aparentemente não apresentam lesão neurológica. A lesão do cone medular pode produzir bexiga com reflexos irregulares durante a cistometria, incontinência e perda da ereção reflexa no sexo masculino, sem outras alterações neurológicas evidentes do tronco e das extremidades. Nos pacientes com lesão medular completa, pode-se determinar o tipo da lesão da bexiga: flácida (lesão do neurônio motor inferior) ou espástica (lesão do neurônio motor superior).[19]

A avaliação clínica dos pacientes determina o **nível de lesão neurológica**, que é definida como o segmento mais caudal da medula espinal que apresenta as suas funções sensitivas e motoras normais de ambos os lados. O **nível sensitivo** refere-se ao nível mais caudal da medula espinal que apresenta sensibilidade normal, podendo, do mesmo modo, ser definido como **nível motor**. O **nível esquelético** da lesão é determinado por meio de radiografias e corresponde à vértebra lesionada. Devido à diferença do ritmo de crescimento da medula espinal e da coluna vertebral, não existe correlação entre o nível neurológico e o nível esquelético das lesões (ver Fig. 1.10).

A lesão medular é denominada **completa** quando há ausência da sensibilidade e da função motora nos segmentos sacrais baixos da medula espinal, e **incompleta** nas situações em que é observada a preservação parcial das funções motoras abaixo do nível neurológico, incluindo os segmentos sacrais baixos da medula espinal. Os dermátomos e miótomos caudais ao nível neurológico e que permanecem parcialmente inervados são definidos como **zona de preservação parcial**, sendo esse termo utilizado apenas nas lesões completas.

Algumas **síndromes medulares** são descritas e apresentam quadro neurológico característico, dependendo da localização da lesão no interior da medula espinal (Fig. 1.19). A **síndrome da medula central** ocorre principalmente na região cervical e apresenta comprometimento mais acentuado dos membros superiores em relação aos membros

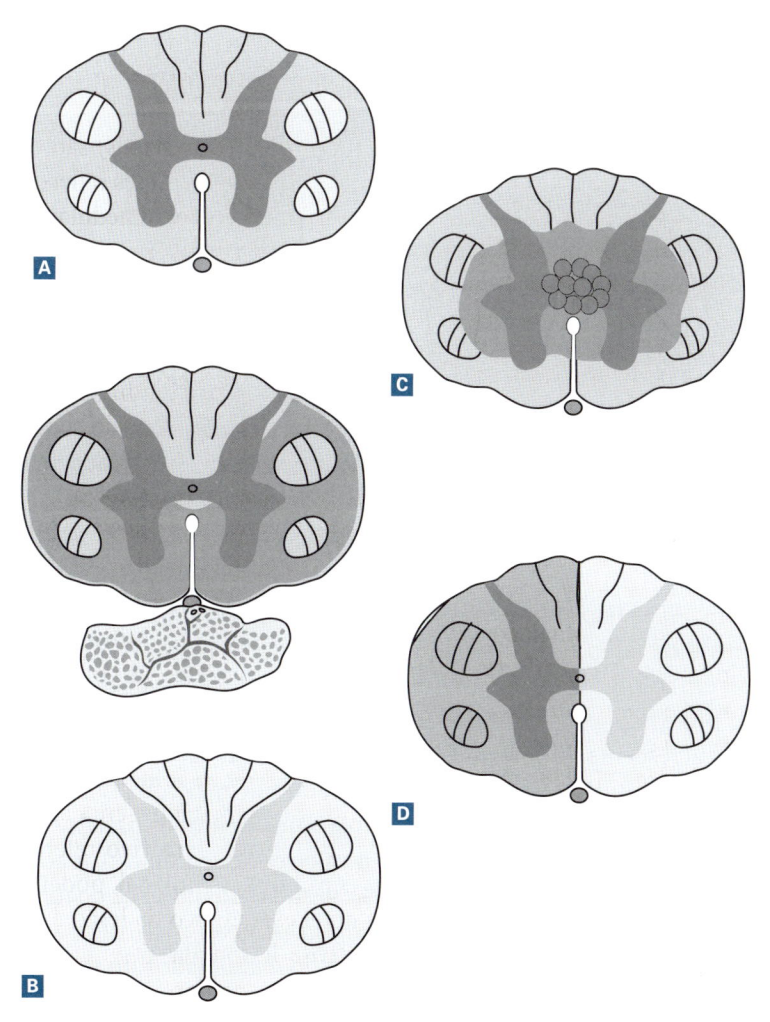

FIGURA 1.19 ■ Síndromes medulares: **(A)** posterior, **(B)** Brown-Sèquard, **(C)** anterior e **(D)** central.

inferiores. Na **síndrome da medula anterior**, existe preservação da propriocepção e perda variável da função motora e da sensibilidade à dor. Na **síndrome de Brown-Séquard**, a hemissecção da medula ocasiona perda da função motora e proprioceptiva do lado da lesão e perda da sensibilidade à dor e à temperatura do lado oposto. Na **síndrome da medula posterior**, a função motora e a sensibilidade à dor e ao tato estão preservadas, enquanto a propriocepção está alterada. A lesão da medula espinal ao nível sacral, geralmente ao nível ósseo de T12-L1 (**síndrome do cone medular**), resulta em incontinência fecal e vesical e alteração da função sexual. A sensibilidade está alterada nos 3 a 4 segmentos sacrais distais e nos segmentos coccígeos (anestesia em cela), e não há reflexo bulbocavernoso. A lesão isolada dos nervos espinais da cauda equina (**lesão da cauda equina**) no interior do canal vertebral geralmente ocorre nas fraturas distais a L1-L2, e não são lesões da medula espinal. O quadro clínico depende da raiz atingida, e podem ser observados paresia do membro inferior, arreflexia, distúrbios da sensibilidade e incontinências fecal e vesical.

O termo **tetraplegia** refere-se à perda da função motora e/ou sensitiva nos segmentos cervicais da medula espinal devido à lesão dos elementos neuronais no interior do canal vertebral. A tetraplegia resulta em alteração das funções dos membros superiores, do tronco, dos membros inferiores e dos órgãos pélvicos, não sendo incluídas nessa categoria de lesão as lesões do plexo braquial e dos nervos periféricos fora do canal vertebral.

A **paraplegia** refere-se à perda da função motora e/ou sensitiva nos segmentos torácicos, lombares e sacrais da medula espinal, secundária à lesão dos elementos neurais no interior do canal vertebral. Esse termo pode ser utilizado para definir as lesões da cauda equina e do cone medular, mas não para as lesões do plexo lombossacro e lesões dos nervos periféricos localizadas fora do canal vertebral.

AVALIAÇÃO DA AMERICAN SPINAL INJURY ASSOCIATION (ASIA)

A ASIA estabeleceu um protocolo de avaliação e classificação neurológica do trauma raquimedular (Fig. 1.20), sendo a avaliação neurológica baseada na sensibilidade e na função motora. A avaliação possui uma etapa compulsória, que é utilizada para determinar o nível da lesão neurológica, o nível motor e o nível sensitivo, e para obter números que, em conjunto, fornecem um escore. A outra etapa é opcional (avaliação da sensibilidade profunda, propriocepção, dor profunda) e não participa na composição do escore, mas acrescenta importantes informações na avaliação clínica dos pacientes.

O exame da sensibilidade do paciente é realizado por meio da avaliação da sensibilidade tátil e dolorosa, pesquisada nos 28 dermátomos de ambos os lados e também da região perianal, atribuindo-se uma avaliação numérica de acordo com o achado clínico: 0 – ausente; 1 – alterada; 2 – normal; e NT (não testada) quando por qualquer motivo a avaliação do dermátomo não puder ser realizada. O esfíncter anal externo também deve ser examinado por meio da introdução do dedo do examinador no orifício anal, com a finalidade de determinar se a lesão é completa ou incompleta (sensibilidade presente – sim, ou ausente – não).

Semiologia das Lesões Traumáticas da Coluna Vertebral 19

PADRONIZAÇÃO DA CLASSIFICAÇÃO NEUROLÓGICA DA LESÃO MEDULAR

MOTOR
Músculo-chave

Flexores do cotovelo
Extensores do punho
Extensor do cotovelo
Flexor profundo do 3º quirodáctilo
Abdutor do dedo mínimo

0 = Paralisia total
1 = Contração visível ou palpável
2 = Movimento ativo sem oposição da forma de gravidade
3 = Movimento ativo contra a força da gravidade
4 = Movimento ativo contra alguma resistência
5 = Movimento ativo contra grande resistência
NT = Não testável

Flexores do quadril
Extensores do joelho
Dorsiflexores do tornozelo
Extensor longo do hálux
Flexores plantares do tornozelo

Contração anal voluntária (sim/não)

ÍNDICE MOTOR (100)

SENSITIVO
Ponto-chave da sensibilidade

0 = Ausente
1 = Comprometida
2 = Normal
NT = Não testada

Palma
Dorso
• Ponto-chave da sensibilidade
Palma
Dorso

Contração por sensibilidade anal (sim/não)

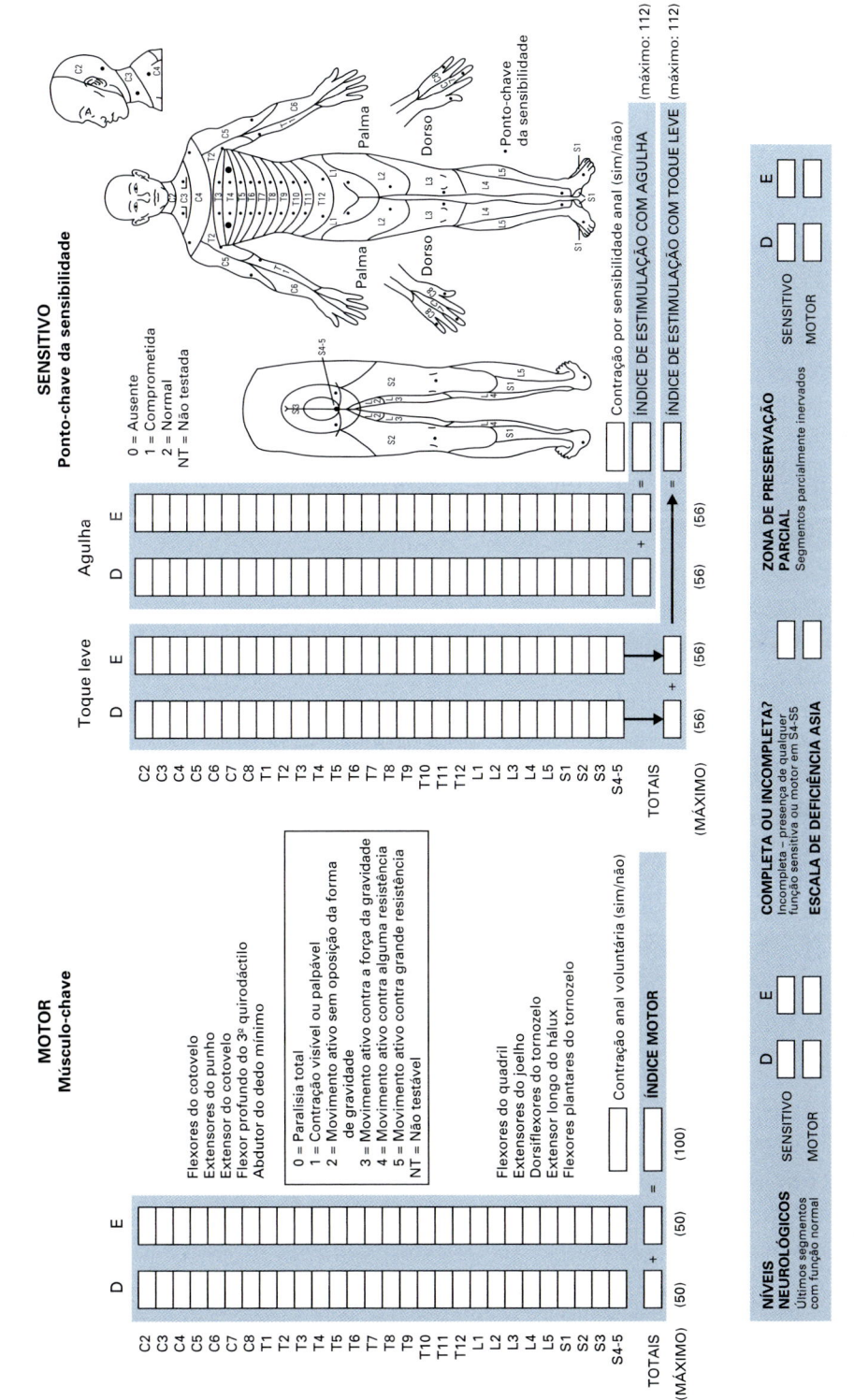

ÍNDICE DE ESTIMULAÇÃO COM AGULHA (máximo: 112)
ÍNDICE DE ESTIMULAÇÃO COM TOQUE LEVE (máximo: 112)

| NÍVEIS NEUROLÓGICOS Últimos segmentos com função normal | SENSITIVO D E MOTOR D E | COMPLETA OU INCOMPLETA? Incompleta – presença de qualquer função sensitiva ou motor em S4-S5 ESCALA DE DEFICIÊNCIA ASIA | ZONA DE PRESERVAÇÃO PARCIAL Segmentos parcialmente inervados SENSITIVO D E MOTOR D E |

FIGURA 1.20 ■ Esquema de avaliação neurológica preconizada pela American Spinal Injury Association (ASIA).

A avaliação da função motora é realizada pela avaliação de ambos os lados, dos músculos denominados "músculos-chave" em 10 pares de miótomos, e a força muscular é graduada de acordo com a seguinte escala: 0 – paralisia total; 1 – contração palpável ou visível; 2 – movimento ativo eliminado pela força da gravidade; 3 – movimento ativo que vence a força da gravidade; 4 – movimento ativo contra alguma resistência; 5 – normal; e NT (não testada). Os músculos selecionados para a avaliação e os correspondentes níveis neurológicos são:

- C5 – flexores do cotovelo;
- C6 – flexores do punho;
- C7 – extensores do cotovelo;
- C8 – flexores do dedo (falanges média e distal);
- T1 – abdutores (dedo mínimo);
- L2 – flexores do quadril;
- L3 – flexores do joelho;
- L4 – dorsiflexores do tornozelo;
- L5 – extensor longo dos dedos;
- S1 – flexores plantares do tornozelo.

Adicionalmente ao exame dos 10 pares de miótomos mencionados, o esfíncter anal externo também deve ser examinado para avaliar a capacidade de contração voluntária (sim ou não), que auxilia na diferenciação da lesão incompleta ou completa.

Opcionalmente, o diafragma, o deltoide, os abdominais, os isquiotibiais, os adutores do quadril e os músculos do jarrete (semitendinoso, semimembranoso e porção longa do bíceps) também são avaliados, e a sua força é anotada como ausente, diminuída ou normal.

A somatória dos diferentes valores numéricos referentes à força motora, à sensibilidade tátil e à sensibilidade dolorosa dá origem a escores, cujo valor máximo é 100 para a avaliação motora e 112 para a avaliação sensitiva.

A avaliação da deficiência é baseada na modificação da escala de Frankel e colaboradores,[20] que foi modificada pela ASIA e consiste em cinco graus de incapacidade (Quadro 1.1).

QUADRO 1.1 ■ Avaliação da deficiência com base nas modificações da escala de Frankel e colaboradores[20]

A – Lesão completa: não existe função motora ou sensitiva nos segmentos sacrais S4-S5

B – Lesão incompleta: preservação da sensibilidade e perda da força motora abaixo do nível neurológico, estendendo-se até os segmentos sacrais S4-S5

C – Lesão incompleta: função motora é preservada abaixo do nível neurológico, e a maioria dos músculos-chave abaixo do nível neurológico possui grau menor ou igual a 3

D – Lesão incompleta: função motora é preservada abaixo do nível neurológico, e a maioria dos músculos-chave abaixo do nível neurológico possui grau maior ou igual a 3

E – Normal: sensibilidade e força motora normais

A avaliação clínica é complementada, quando indicado, pelas diferentes modalidades de diagnóstico por imagem. Os exames de imagem permitem o diagnóstico da lesão do segmento vertebral, a sua localização, a sua extensão, e ainda fornecem detalhes morfopatológicos que orientam na compreensão do mecanismo do trauma e na elaboração do tratamento. As radiografias simples, a TC e a ressonância magnética (RM) são os exames rotineiramente mais utilizados.[21]

A avaliação dos pacientes sem a utilização de protocolos específicos para a detecção das lesões traumáticas da coluna vertebral fica baseada somente na avaliação e no julgamento clínico, e pode conduzir à não realização do diagnóstico das lesões traumáticas da coluna vertebral. A utilização de protocolos específicos de avaliação da coluna vertebral permite a redução da incidência das lesões não diagnosticadas. Protocolos foram estabelecidos para o *clearance* da coluna cervical,[22] e não estão bem estabelecidos para a coluna toracolombar como também na população de pacientes pediátricos. Os pacientes pediátricos apresentam mecanismos distintos de trauma com características anatômicas mais sensíveis e há maior preocupação com os efeitos nocivos da radiação que também não estão bem estabelecidos.[23]

O protocolo de confirmação da ausência de lesão da coluna vertebral denominado *spine clearance* não abrange a detecção ou a classificação da lesão, mas apenas o método preciso para confirmar a ausência da lesão traumática da coluna vertebral.

O protocolo clínico denominado NEXUS é validado e pode ser utilizado com segurança para descartar a ocorrência de fraturas da coluna cervical sem a utilização de exames de imagem nos pacientes vítimas de trauma e em estado de alerta e estáveis. Esse método apresentou sensibilidade que varia de 83 a 100%, com a maioria entre 90 a 100%,[1] e apresentou sensibilidade de 99,6% para a exclusão de lesões graves da coluna cervical.

A utilização desse método permite a redução da realização de exames de imagem em 12 a 36% dos pacientes com suspeita de diagnóstico de lesão traumática da coluna cervical, evitando a realização de exames desnecessários e reduzindo os custos.[1] De acordo com o protocolo NEXUS, os pacientes que não apresentam todos os parâmetros a seguir não necessitam de exames de imagem:

- déficit neurológico;
- dor na linha média da coluna;
- nível de consciência alterado;
- intoxicação;
- lesão por distração.

Quando indicada, a avaliação radiográfica é realizada por meio de radiografias em AP e perfil da coluna vertebral, e também da radiografia transoral para a observação do complexo occipitoatlantoaxial. A coluna cervical deve ser visualizada do occipital a T1 nas radiografias em perfil (Fig. 1.21). A realização da radiografia em perfil da coluna cervical na posição do nadador ou com a tração dos membros superiores permite a melhor visualização de toda a extensão da coluna cervical (Fig. 1.22).

22 Coluna Vertebral

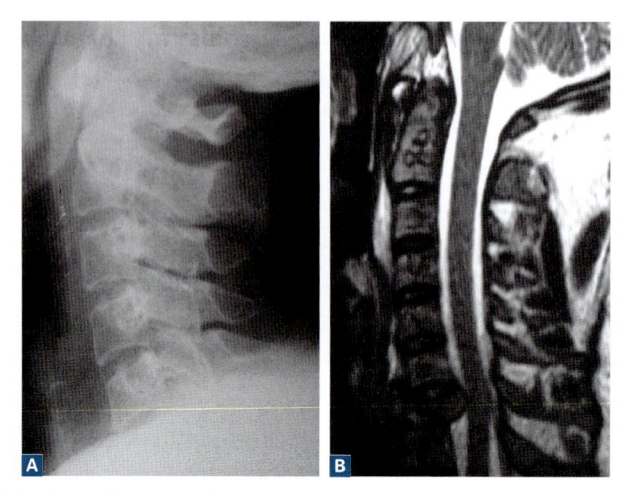

FIGURA 1.21 ■ **(A)** Radiografia em perfil e **(B)** ressonância magnética do mesmo paciente, ilustrando a importância da visualização de toda a extensão da coluna cervical para a realização do diagnóstico.

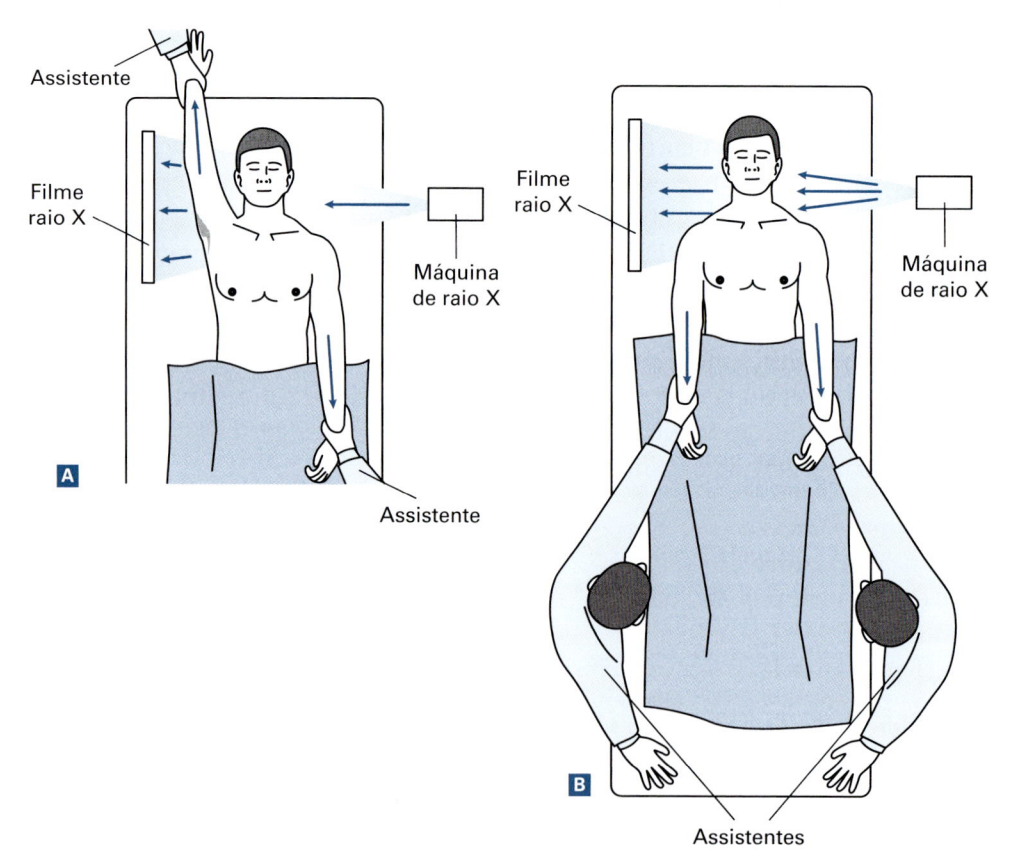

FIGURA 1.22 ■ Manobras utilizadas para a melhor visualização da coluna cervical nas radiografias em perfil.

Existe grande variação nos protocolos utilizados para o *clearance* da coluna cervical nos pacientes vítimas de trauma. Nos pacientes de baixo risco, os critérios clínicos podem ser utilizados para a realização dos exames de imagem, enquanto os pacientes de alto risco (intoxicados, com lesões múltiplas, com queimaduras, hemodinamicamente instáveis) requerem a TC para a realização do diagnóstico.

A TC apresentou efetividade na exclusão da presença de lesões significativas da coluna cervical com sensibilidade de 98,5%.[24]

Observa-se que a TC apresenta valor preditivo negativo em 99,2% de todos os traumas e 99,8% nas lesões cervicais instáveis.[1,15] A TC tem sido altamente confiável para a detecção das lesões significativas da coluna cervical. A confirmação da ausência de lesão da coluna cervical (*clearance*) com base no exame normal de TC nos pacientes intoxicados e sem déficit motor aparenta ser método seguro e pode evitar a utilização prolongada de imobilização cervical desnecessária, pois a retirada do colar cervical nos protocolos de atendimento deve ser realizada somente após a confirmação da ausência da lesão, que resulta em imobilização prolongada ou exames adicionais de imagem.[1,5]

As radiografias dinâmicas em hiperflexão e hiperextensão não contribuem para a acurácia do diagnóstico das lesões ligamentares nos pacientes com TC normal, e recomenda-se a sua exclusão dos protocolos de avaliação.[25]

Na coluna cervical, cerca de um terço das lesões traumáticas não é diagnosticado. A maioria das lesões não diagnosticadas da coluna cervical ocorre por falta de exames radiográficos adequados (três incidências: AP, perfil e transoral) que permitam a visualização de toda a extensão da coluna cervical e a transição cervicotorácica, pela interpretação incorreta dos exames de imagem ou pela falta da procura dos cuidados médicos. Tecnologias avançadas ou habilidades técnicas sofisticadas não são requeridas para o diagnóstico dessas lesões.[3,4]

A série de radiografias da coluna cervical para a realização do diagnóstico das lesões traumáticas permanece controversa. A realização das três incidências radiográficas da coluna cervical (AP, perfil e transoral) poderia não identificar a lesão em menos de 1% dos pacientes.[2,17]

Os pacientes com dor cervical e com exames radiográficos normais devem ser considerados como portadores de lesão oculta e mantidos sob cuidados especiais.[5,23] A presença do déficit neurológico, com exceção da coluna cervical alta, não reduz a porcentagem de fraturas não diagnosticadas. Em muitos pacientes, o déficit neurológico não foi observado porque não era grave.[2]

A utilidade da RM no diagnóstico das lesões instáveis não detectadas pela TC apresenta significativa heterogeneidade na literatura. A porcentagem do diagnóstico das lesões instáveis por meio da RM é extremamente baixa nos pacientes obtundos (0,12%) e em bom estado de alerta (0,72%), e apresenta alto índice de falso-positivo. Embora a RM seja frequentemente utilizada, a sua utilidade e seu custo-efetividade nos pacientes com TC sem alterações ainda necessitam de estudos.[25,26]

A avaliação clínica isolada da coluna toracolombar pode não detectar as fraturas da coluna toracolombar, e a realização da TC pode auxiliar na redução da porcentagem das fraturas não diagnosticadas.

A ocorrência de lesão com radiografias normais, ainda que rara, pode acontecer, e deve ser aventada a hipótese da ocorrência das lesões ligamentares ou luxações, que podem ser reduzidas por meio do posicionamento ou da imobilização.

REFERÊNCIAS

1. Cooper DJ, Ackland HM. Clearing the cervical spine in unconscious head injured patients – the evidence. Crit Care Resusc. 2005;7(3):181-4.
2. Reid DC, Henderson R, Saboe L, Miller JDR. Etiology and clinical course of missed spine fractures. J Trauma. 1987;27(9):980-6.
3. Venkatesan M, Fong A, Sell PJ. CT scanning reduces the risk of missing a fracture of the thoracolumbar spine. J Bone Joint Surg Br. 2012;94(8): 1097-100.
4. Harris BM, Kronlage SC, Carboni PA, Robert KQ, Menmuir B, Ricciardi JE, et al. Evaluation of the cervical spine in the polytrauma patient. Spine (Phila Pa 1976). 2000;25(22):2884-91.
5. Bush L, Brookshire R, Roche B, Johnson A, Cole F, Karmy-Jones R, Long W, Martin MJ. Evaluation of cervical spine clearance by computed tomographic scan alone in intoxicated patients with blunt trauma. JAMA Surg. 2016;151(9):807-13.
6. Iida H, Tachibana S, Kitahara T, Horiike S, Ohwada T, Fujii K. Association of head trauma with cervical spine injury, spine cord or both. J Trauma. 1999;46(3):450-2.
7. Logan PM. Is there an association between fractures of the cervical spine and first and second rib fractures? Can Assoc Radiol J. 1999;50(1):41-3.
8. Bayles SW, Abramson PJ, McMahon SJ, Reichman OS. Mandibular fracture and associated cervical spine fracture, a rare and predictable injury. Protocol for cervical spine evaluation and review of 1382 cases. Arch Otolaryngol Head Neck Surg. 1997;123(12):1304-7.
9. Schwrz N, Buchinger W, Gaudernak T, Russe F, Zechner W. Injuries to the cervical spine causing vertebral artery trauma: case. J Trauma. 1991; 31(1):127-33.
10. Weller SJ, Rossitch E Jr, Malek AM. Detection of vertebral artery injury after cervical spine trauma using magnetic resonance angiography. J Trauma. 1999;46(4):660-6.
11. Lee CK, Yoon DH, Kim KN, Yi S, Shin DA, Kim B, Lee N, Ha Y. Characteristics of cervical spine trauma in patients with ankylosing spondylitis and ossification of the posterior longitudinal ligament. World Neurosurg. 2016;96:202-8.
12. Lieberman IH, Web JK. Cervical spine injuries in the elderly. J Bone Joint Surg Br. 1994;76(6):877-81.
13. Spivak JM, Weiss MA, Cotler JM, Call M. Cervical spine injuries in patients 65 and older. Spine (Phila Pa 1976). 1994;19(20):2302-6.
14. Wyard G, Bradford D. Spinal injuries in a multiple trauma patient. Minn Med. 1975;58(7):536-9.
15. Beenson DR, Keenen TL, Antony J. Unsuspected associated findings in spinal fractures. J Orthop Trauma. 1989;3(3):160-9.
16. Kirkpatrick AW, McKevitt E. Thoracolumbar spine fractures: is there a problem? Can J Surg. 2002;45(1):21-4.
17. Sheridan R, Peralta R, Rhea J, Ptak T, Novelline R. Reformatted visceral protocol helical computed tomographic scanning allows conventional radiographs of the thoracic and lumbar spine to be eliminated in the evaluation of blunt trauma patients. J Trauma. 2003;55(4):665-9.
18. Keenen TL, Anthony J, Benson DR. Noncontiguous spinal fractures. J Trauma. 1990;30(4):489-91.
19. Huang YH, Chang HY, Tsai SW, Chou LW, Chen SL, Lin YH. Comparison of autonomic reactions during urodynamic examination in patient with spinal cord injuries and able-bodies subjects. PloS One. 2016;11(8):e0161976.

20. Frankel KL, Hancock DO, Hyslop G, Mezlack J, Michaelis LS, Unger GH, et al. The value of postural reduction in the initial management of closed injuries of the spine with paraplegia and tetraplegia. Paraplegia. 1969;7(3):179-92.
21. Shah LM, Ross JS. Imaging of spine trauma. Neurosurgery. 2016;79(5):626-42.
22. Patel MB, Humble SS, Cullinane DC, Day MA, Jawa RS, Devin CJ, et al. Cervical spine collar clearance in the obtunded adult blunt trauma patient: a systematic review and practice management guideline from the Eastern Association for Surgery of Trauma. J Trauma Acute Care Surg. 2015; 78(2):430-41.
23. Buckland AJ, Bressan S, Jowett H, Johnson MB, Teague WJ. Heterogeneity in cervical spine assessment in paediatric trauma: a survey of physicians' knowledge and application at a paediatric major trauma centre. Emerg Med Australas. 2016 Oct;28(5):569-74.
24. Inaba K, Byerly S, Bush LD, Martin MJ, Martin DT, Peck KA, et al. Cervical spinal clearance: a prospective Western Trauma Association Multi-institutional Trial. J Trauma Acute Care Surg. 2016;81(6): 1122-30.
25. Malhotra A, Wu X, Kalra VB, Nardini HK, Liu R, Abbed KM, et al. Utility of MRI for cervical spine clearance after blunt traumatic injury: a meta-analysis. Eur Radiol. 2017;27(3):1148-60.
26. Kirshblum SC, Burns SP, Sorensen FB, Donovan W, Graves DE, Jha A, et al. International standards for neurological classification of spinal cord injury (revised 2011). J Spinal Cord Med. 2011;34(6): 535-46.

Leitura recomendada

Waters RL, Adkins RH, Yahura JS. Definition of complete spinal cord injury. Paraplegia. 1991;29(9): 573-81.

2

Diagnóstico por Imagem nas Lesões Traumáticas da Coluna Vertebral

Marcello Henrique Nogueira-Barbosa e Helton L. A. Defino

As diferentes modalidades de diagnóstico por imagem devem complementar o exame inicial do paciente, assim como permitir o diagnóstico da lesão traumática do segmento vertebral, a sua localização e a sua extensão. Os achados de imagem fornecem detalhes morfopatológicos da lesão que auxiliam no esclarecimento do mecanismo de trauma e na elaboração do tratamento.

As radiografias simples, a tomografia computadorizada (TC) e a ressonância magnética (RM) são os exames mais frequentemente indicados e utilizados na avaliação dos pacientes com lesão traumática da coluna vertebral. A indicação de cada modalidade de diagnóstico por imagem será discutida neste capítulo. A tendência atual é recomendar a TC multidetectores como a modalidade de investigação inicial para os pacientes que apresentam indicação de investigação por imagem. Outros exames, como a mielografia, a mielotomografia, a angiografia ou a angiotomografia computadorizada (angio-TC), podem eventualmente ser necessários, mas apenas em situações clínicas específicas.

Apesar dos avanços do diagnóstico por imagem nas últimas décadas, persistem controvérsias acerca da avaliação por imagem no trauma da coluna. Entre as principais controvérsias estão os questionamentos a respeito de quais pacientes devem ser avaliados por imagem e qual(is) modalidade(s) de imagem deve(m) ser utilizada(s).

A indicação dos exames complementares deve estar diretamente relacionada com os achados do exame clínico e com as condições gerais do paciente, pois o espectro da gravidade das lesões traumáticas da coluna vertebral é amplo, variando desde lesões estáveis até lesões de maior gravidade, muitas vezes associadas com lesões de outros órgãos e que podem apresentar risco letal.

INDICAÇÃO DO DIAGNÓSTICO POR IMAGEM NAS LESÕES TRAUMÁTICAS DA COLUNA VERTEBRAL

A realização de exames de diagnóstico por imagem da coluna vertebral não é necessária para todos os pacientes na avaliação do trauma. A indicação de exames de diagnóstico por imagem no trauma da coluna sem critérios apropriados não contribui para o aumento da acurácia diagnóstica e eleva o custo do tratamento de modo desnecessário.

Além da questão de custo-efetividade da indicação dos exames de imagem, existe a preocupação com o uso indiscriminado da radiação ionizante.

Dois estudos se destacam por desenvolver instrumentos de tomada de decisão baseados em critérios clínicos e que permitem identificar os pacientes com risco significativo de lesão traumática da coluna cervical e, portanto, ajudam a definir quais pacientes efetivamente precisam da avaliação por imagem. Estes estudos são o estudo norte-americano NEXUS (National Emergency X-Radiography Utilization Study) e o estudo canadense CCR (Canadian C-spine Rule).[1,2] Os algoritmos e o resumo dos critérios de baixa probabilidade de lesão traumática utilizados nos estudos NEXUS e CCR estão resumidos nas Figuras 2.1, 2.2 e 2.3, respectivamente.

Uma comparação entre os critérios dos estudos NEXUS e CCR aplicados ao mesmo grupo de pacientes identificou melhor desempenho dos critérios do estudo CCR, mas ainda há controvérsia a respeito dessa conclusão.[3,4] O American College of Radiology (ACR) optou por não tomar posição em relação aos méritos relativos desses dois conjuntos de critérios em sua última revisão – realizada em 2012 – sobre os critérios de adequação para solicitação de exames de imagem na suspeita de trauma da coluna.[5]

Os estudos NEXUS e CCR foram publicados, respectivamente, nos anos 2000 e 2001. É natural que os dois estudos tenham investigado especificamente o uso das radiografias simples na avaliação do trauma da coluna cervical, porque na época esse era o padrão de referência na investigação diagnóstica das lesões traumáticas da coluna vertebral. Atualmente, quando há indicação da realização dos exames de imagem pelos critérios NEXUS e CCR, a recomendação do ACR é realizar um estudo por meio da TC multidetectores.[5]

De forma geral, a realização dos exames de diagnóstico por imagem pode ser dispensada nos pacientes que têm baixa probabilidade de lesão traumática da coluna vertebral. Pacientes de baixo risco são aqueles que apresentam amplitude normal de movimento da coluna vertebral, não apresentam dor ao longo da coluna vertebral, não têm dor

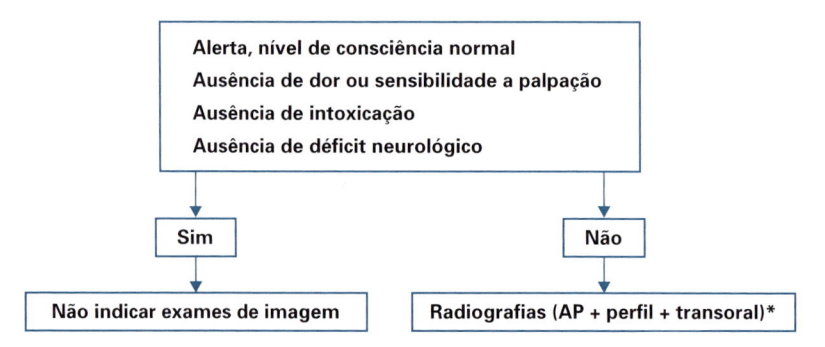

*Atualmente o American College of Radiology preconiza substituir as radiografias pela tomografia computadorizada multidetectores na investigação inicial do trauma agudo.

FIGURA 2.1 ■ Algoritmo para definir a necessidade de avaliação por imagem com base nos critérios de baixa probabilidade de lesão traumática da coluna cervical do estudo NEXUS (National Emergency X-Radiography Utilization Study).

Diagnóstico por Imagem nas Lesões Traumáticas da Coluna Vertebral

Fator de alto risco?
Idade ≥ 65 anos ou mecanismo de trauma de alta energia ou parestesias nas extremidades

- Não → **Baixo risco e avaliação confiável da amplitude de movimentos?** (Colisão com veículo de baixa energia ou paciente sentado ou atendimento ambulatorial/tardio ou ausência de sensibilidade à palpação da linha média)
- Sim → Radiografias*

Baixo risco e avaliação confiável:
- Não → Radiografias*
- Sim → **Amplitude de movimentos de rotação normal?** (45° direita e esquerda)
  - Não → Radiografias*
  - Sim → Não indicar exames de imagem

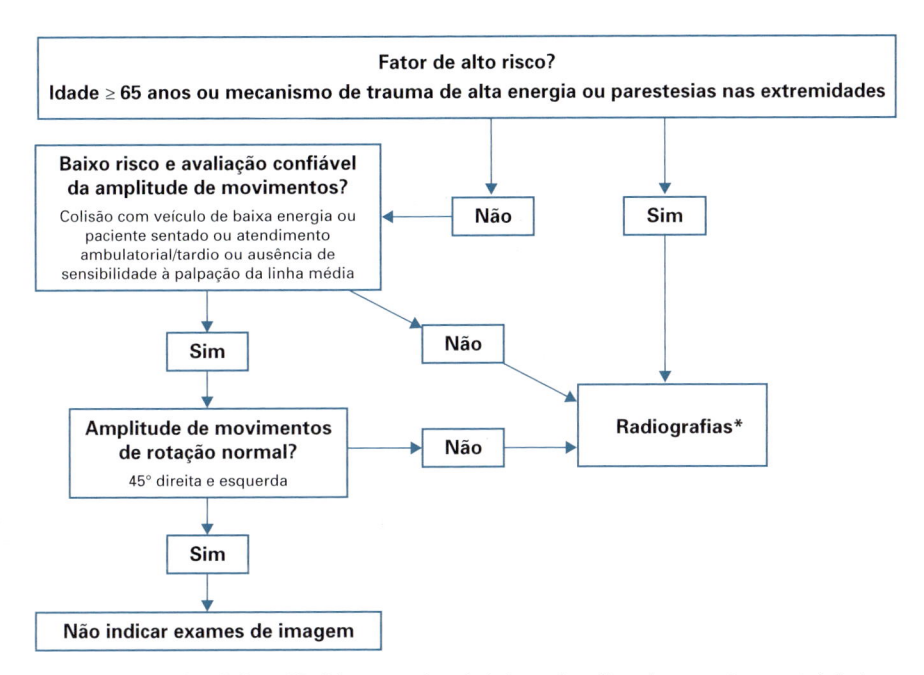

*Atualmente o American College of Radiology preconiza substituir as radiografias pela tomografia computadorizada multidetectores na investigação inicial do trauma agudo.

FIGURA 2.2 ■ Algoritmo para definir a necessidade de avaliação por imagem com base nos critérios de baixa probabilidade de lesão traumática da coluna cervical adaptado do estudo canadense CCR (Canadian C-spine rule).

Baixo risco de lesão traumática pelos critérios NEXUS e CCR

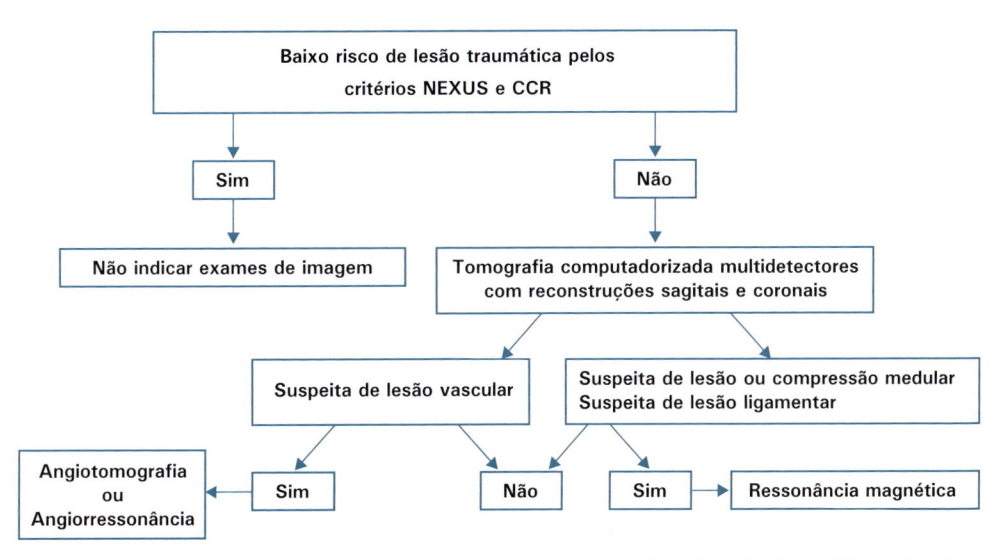

- Sim → Não indicar exames de imagem
- Não → **Tomografia computadorizada multidetectores com reconstruções sagitais e coronais**
  - Suspeita de lesão vascular
    - Sim → Angiotomografia ou Angiorressonância
    - Não
  - Suspeita de lesão ou compressão medular / Suspeita de lesão ligamentar
    - Sim → Ressonância magnética

FIGURA 2.3 ■ Algoritmo baseado nos critérios de adequação do American College of Radiology[5] para suspeita de trauma da coluna, combinando e resumindo os critérios de baixa probabilidade de lesão traumática da coluna cervical do estudo NEXUS (National Emergency X-Radiography Utilization Study) e do estudo canadense CCR (Canadian C-spine rule).

espontânea ou dor à palpação dos processos espinhosos, não estão intoxicados ou com sinais suspeitos para intoxicação, não apresentam alteração do nível de consciência (escore na escala de coma de Glasgow ≤ 14 pontos, desorientação com relação ao lugar ou tempo, resposta demorada ou inapropriada aos estímulos externos), não apresentam déficit neurológico e não apresentam outras lesões que provoquem dor e que possam dificultar o exame físico. Não se recomendam estudos por imagem em pacientes com esse perfil (Tab. 2.1).

TABELA 2.1 ■ Situações em que não é recomendada a avaliação por imagem em crianças	
Crianças < 3 anos	Crianças > 3 anos
■ Escala de Glasgow > 13 ■ Ausência de déficit neurológico ■ Ausência de dor ou sensibilidade na linha média ■ Ausência de lesão dolorosa por distração ■ Ausência de hipotensão sem explicação ■ Ausência de intoxicação ■ Mecanismo de trauma não relacionado a colisão automobilística ou trauma não acidental ou queda de altura > 3 metros	■ Alerta, nível de consciência normal ■ Ausência de déficit neurológico ■ Ausência de dor ou sensibilidade na linha média ■ Ausência de lesão dolorosa por distração ■ Ausência de hipotensão sem explicação ■ Ausência de intoxicação

MODALIDADES DE DIAGNÓSTICO POR IMAGEM

Na última década, houve significativa mudança na forma de avaliar as lesões traumáticas da coluna vertebral na fase aguda, com nítida tendência de substituição das radiografias simples pela TC multidetectores adquirida com cortes finos e reconstruções multiplanares de alta resolução espacial (isotrópicas). A TC multidetectores com técnica apropriada apresenta maior sensibilidade e acurácia no diagnóstico das lesões traumáticas da coluna vertebral e proporciona diagnóstico com maior rapidez em comparação ao uso das radiografias simples.[6-10] A tendência de utilizar a TC multidetectores se consolidou na década atual e é refletida nos critérios de adequação do ACR de 2012.[5]

Quando o cenário clínico incluir déficit neurológico ou suspeita de mielopatia, a recomendação é acrescentar avaliação por meio da RM, adicionalmente ao estudo por TC multidetectores. Há indicação de mielografia seguida de mielotomografia se houver suspeita de lesão ou compressão medular e a RM não puder ser realizada.

Outro cenário clínico em que há indicação da RM após a TC multidetectores é quando há suspeita de lesão ligamentar baseada nas informações clínicas e/ou de imagens. Há limitações em relação à interpretação da RM no estudo das lesões ligamentares traumáticas, uma vez que a RM é altamente sensível e nem todas as alterações detectadas apresentam relevância clínica. Apesar dessa consideração, a RM é o procedimento de escolha para avaliação das lesões ligamentares traumáticas.[5] A RM pode ser útil especialmente na avaliação de lesão do complexo ligamentar posterior; e, para essa indicação, é importante que o protocolo de estudo inclua pelo menos uma sequência adquirida no plano sagital, STIR ou sequência ponderada em T2 com supressão de gordura.

Não há indicação de uso do contraste intravenoso (IV) na avaliação do trauma por meio da TC ou da RM na fase aguda, exceto se houver suspeita de lesão arterial. No caso de suspeita de lesão arterial, são indicadas a angio-TC ou a angiorressonância magnética. Não há, até o momento, evidências científicas de superioridade ou inferioridade na comparação entre esses dois métodos; a indicação depende da preferência ou da disponibilidade institucional e/ou de necessidades específicas que devem ser avaliadas para cada paciente. Na avaliação tardia do trauma, o contraste IV auxilia na identificação de processo inflamatório nos tecidos moles e delimita a parede dos abscessos nos pacientes com hipótese diagnóstica de infecção.

Tomografia computadorizada nas lesões traumáticas da coluna vertebral

Conforme descrito anteriormente, a TC multidetectores ganhou posição de destaque na investigação diagnóstica do trauma da coluna vertebral em razão da maior sensibilidade na detecção de fraturas e luxações em comparação com as radiografias simples. Atualmente, a TC multidetectores com reconstruções multiplanares é o exame recomendado pelo ACR na investigação inicial do trauma da coluna vertebral tanto na suspeita de lesão cervical quanto na suspeita de lesão traumática das regiões torácica e lombar.[5]

O equipamento de TC multidetectores possui várias camadas paralelas de detectores, os quais permitem rápida aquisição volumétrica de dados e a obtenção de reconstruções multiplanares isotrópicas nos planos coronal e sagital com alta resolução espacial, semelhante à resolução espacial dos cortes axiais. Pelo mesmo motivo, as imagens tridimensionais (3D) obtidas com a TC multidetectores são superiores em qualidade às da tomografia helicoidal.

A aquisição de imagens da TC com cortes espessos e com reconstruções multiplanares sagitais e coronais de baixa qualidade pode dificultar o diagnóstico de fraturas orientadas na direção horizontal; nesse caso, a TC deve ser complementada com a radiografia na incidência lateral.[11] Em geral, esse problema não ocorre quando se utilizam equipamentos de TC multidetectores com mais de quatro camadas de detectores.

Radiografias na avaliação das lesões traumáticas da coluna vertebral

As radiografias simples foram o padrão de referência na avaliação inicial dos pacientes com suspeita de lesão traumática da coluna vertebral durante longo período, e, embora não sejam atualmente a melhor indicação de exame inicial, merecem atenção do ponto de vista didático. Na investigação do trauma da coluna cervical, o estudo por meio de três incidências foi o mais difundido, com a incidência lateral (perfil), a anteroposterior (AP) e a boca aberta (transoral); esta última para avaliação específica das vértebras C1 e C2. A incidência lateral da coluna cervical foi considerada adequada para o diagnóstico da maioria das fraturas da coluna cervical. Hoje, a avaliação primária do trauma deve ser feita preferencialmente por meio de imagens da TC multidetectores. Se a avaliação por meio da TC multidetectores estiver disponível, as incidências radiográficas adicionais, como as incidências oblíquas ou a incidência em posição de nadador, para avaliar a transição cervicotorácica tendem a cair em desuso.

A avaliação sistemática das radiografias em perfil da coluna cervical no trauma, assim como a avaliação das reconstruções multiplanares da TC, deve incluir a análise do alinhamento dos componentes anatômicos das vértebras cervicais, destacando-se o alinhamento das paredes anterior e posterior dos corpos vertebrais, das junções espinolaminares e dos processos espinhosos (Fig. 2.4). O alinhamento e a superposição das facetas articulares devem ser uniformes. No caso de não uniformidade da altura dos discos intervertebrais, com pinçamento anterior ou posterior do espaço discal, deve haver avaliação em conjunto com os demais achados de imagem, para interpretar se o pinçamento decorre de doença degenerativa prévia ou se corresponde a sinal indireto de lesão ligamentar e/ou discal (Fig. 2.5).

A retificação da lordose cervical fisiológica pode ser um sinal indireto de lesão traumática associada à contratura muscular, mas esse achado é pouco específico, podendo, inclusive, ser decorrente apenas do posicionamento e não apresentar relação com lesões. O aumento do volume de tecidos moles pré-vertebrais cervicais pode ser identificado pelo aumento da espessura anteroposterior dos tecidos moles e indicar a presença de lesão não visível nas radiografias. O aumento da espessura dos tecidos moles pré-vertebrais pode ser identificado na incidência lateral quando seu valor for > 7 mm nos níveis de C1 a C4 e > 14 mm em crianças ou 22 mm nos adultos, nos níveis mais caudais a partir de C5 (Fig. 2.6). Eventos não relacionados diretamente com o traumatismo da coluna cervical (p. ex., a intubação traqueal, a sonda nasogástrica ou o choro) também

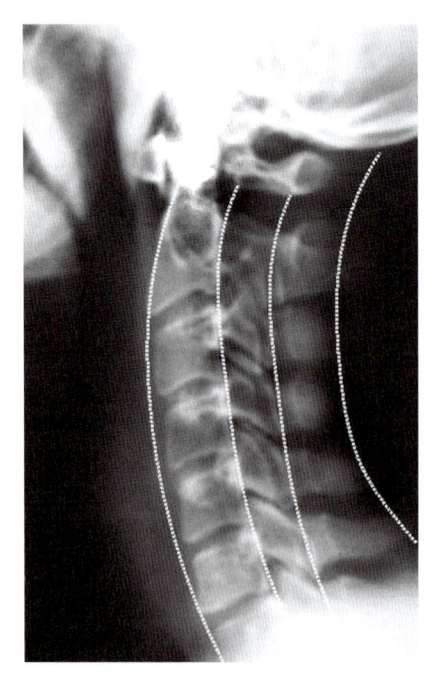

FIGURA 2.4 ■ Radiografia em perfil da coluna cervical ilustrando o alinhamento anterior e posterior dos corpos vertebrais, a linha espinolaminar e os processos espinhosos. Essas linhas devem representar curvas suaves e sem degraus quando o alinhamento dos corpos vertebrais e das massas articulares laterais estiver preservado.

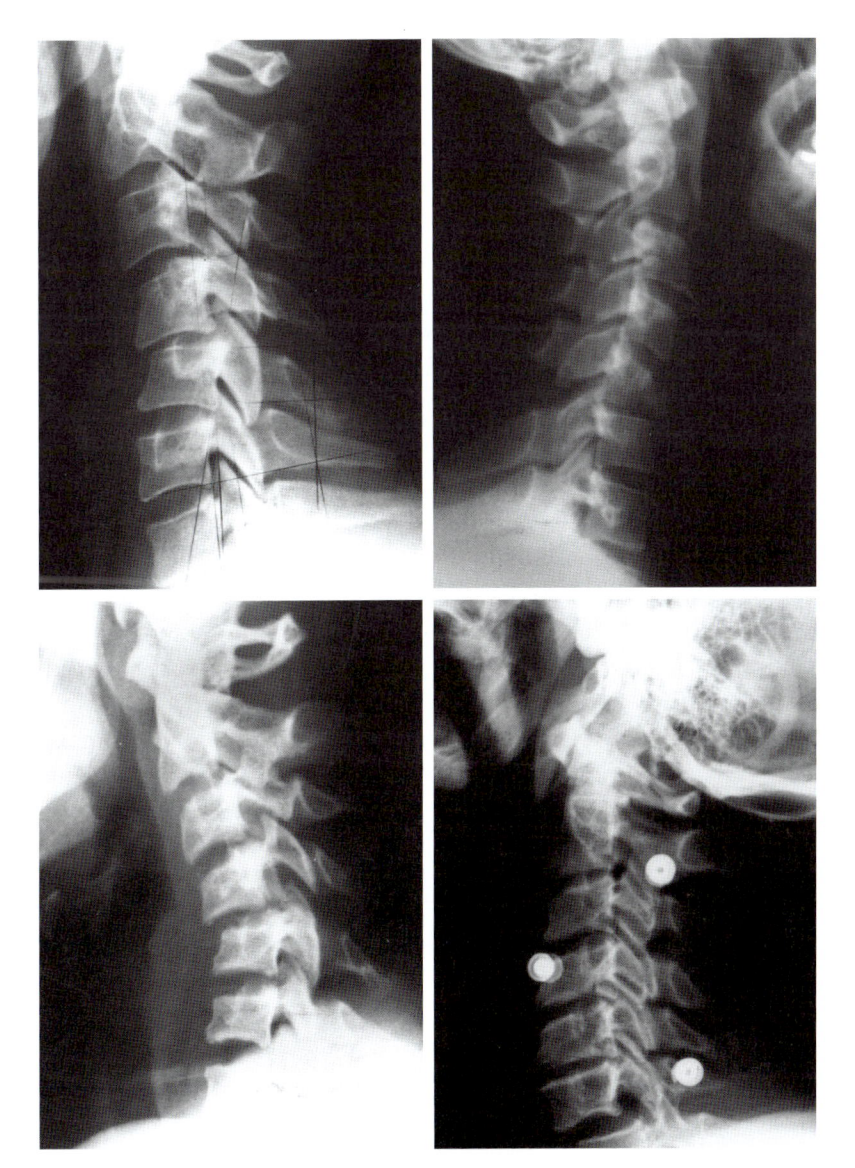

FIGURA 2.5 ■ Radiografias em perfil da coluna cervical ilustrando diferentes tipos de lesões.

podem associar-se ao aumento da espessura dos tecidos moles pré-vertebrais cervicais; portanto, a medida do valor absoluto desse espaço possui valor diagnóstico limitado. Miles e Finlay[12] observaram o aumento do espaço retrofaríngeo em somente 49% dos pacientes com lesões traumáticas da coluna cervical, de modo que esse parâmetro não pode ser utilizado para afastar a presença das lesões.

Há, também, outros parâmetros que devem ser avaliados de forma sistemática. O aumento da distância ou a divergência de orientação entre os processos espinhosos e o desalinhamento dos processos espinhosos são importantes para suspeitar de lesão ligamentar. O desalinhamento ou as angulações entre vértebras vizinhas também são importantes para diagnosticar lesões instáveis (ver Fig. 2.5). Outro aspecto importante é avaliar sistematicamente a continuidade e o alinhamento das superfícies das facetas articulares.

Nas radiografias em incidência AP, as vértebras devem ser examinadas de forma sistemática, por exemplo, no sentido craniocaudal, à procura de deslocamentos com translação ou angulação das vértebras no plano frontal, sinais em geral indicativos de lesão com instabilidade (Fig. 2.7). A diminuição difusa ou localizada da altura do corpo vertebral é suspeita de fratura por compressão axial. O aumento do diâmetro lateral do corpo vertebral e o aumento da distância interpedicular indicam suspeita de fratura por explosão do corpo vertebral no contexto clínico do trauma (Fig. 2.8). Também precisam ser avaliados o alinhamento dos processos espinhosos, o possível aumento da distância entre os processos espinhosos, a integridade das lâminas e das regiões interarticulares. A presença de fratura do processo transverso em geral sugere trauma com componente rotacional e, no caso da região lombar, tem associação com lesões de vísceras abdominais. Na coluna torácica, é importante avaliar a relação anatômica das costelas com a coluna vertebral e possíveis fraturas ou luxações das costelas. Em algumas situações em que ocorre deslocamento do segmento vertebral seguido do seu retorno à posição

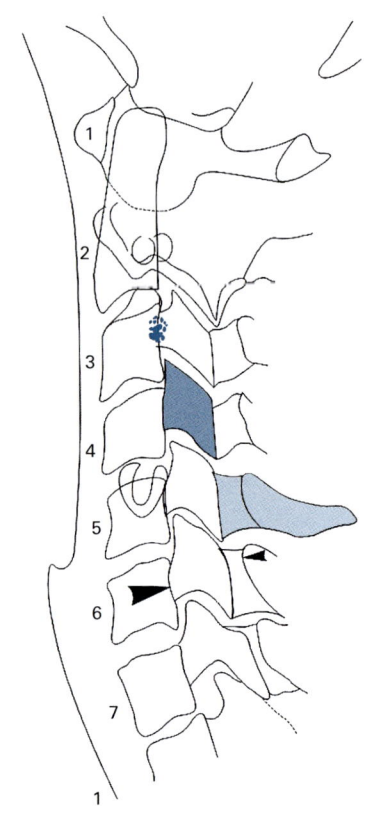

FIGURA 2.6 ■ Relação anatômica entre o espaço retrofaríngeo e as vértebras cervicais.

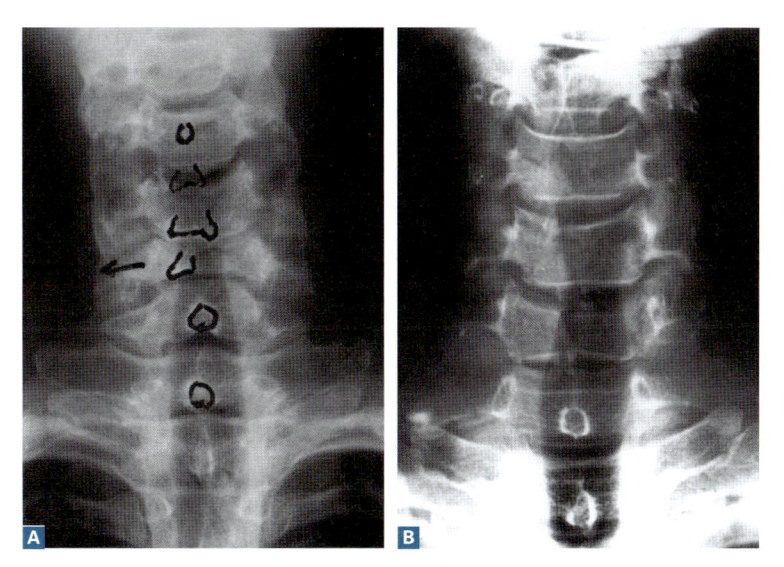

FIGURA 2.7 ■ Radiografias da coluna cervical em incidência anteroposterior evidenciando **(A)** o desalinhamento dos processos espinhosos e **(B)** a fratura do corpo vertebral.

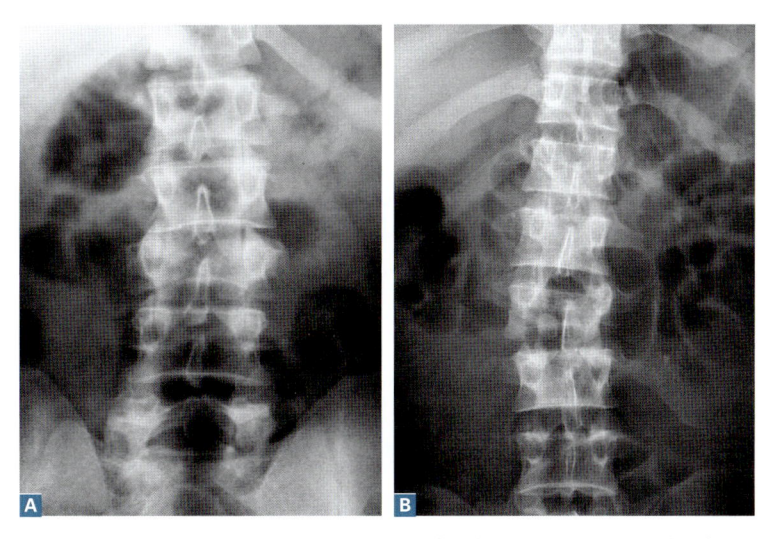

FIGURA 2.8 ■ Radiografias em incidência anteroposterior da coluna toracolombar ilustrando **(A)** fraturas com aumento da distância interpedicular e **(B)** redução da altura do corpo vertebral.

anatômica, o deslocamento ou a fratura das costelas pode ser o único sinal presente nas radiografias simples (Fig. 2.9).

A avaliação por imagem dos pacientes com suspeita de fratura da coluna torácica ou lombar também deve ser realizada preferencialmente por meio da TC multidetectores, sem a necessidade da utilização de contraste IV. A avaliação da coluna vertebral com base nas reconstruções multiplanares obtidas a partir da aquisição destinada ao estudo

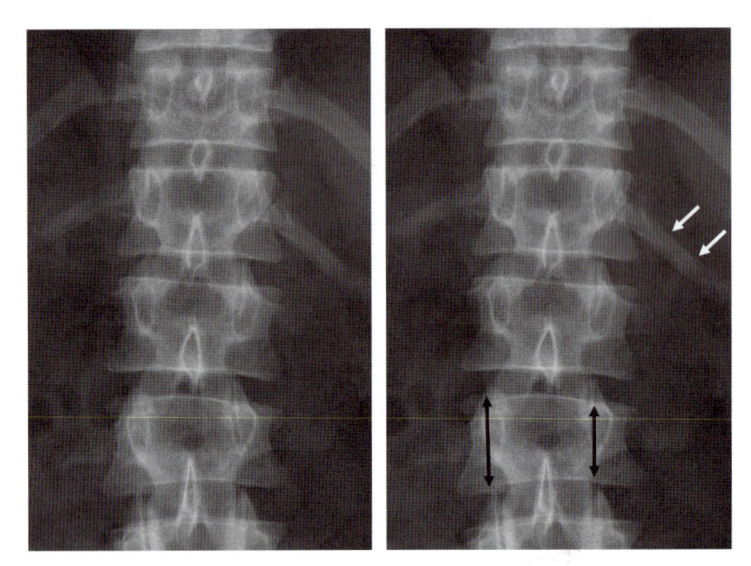

FIGURA 2.9 ■ Detalhe da incidência anteroposterior da transição toracolombar. As setas pretas mostram a diferença entre as alturas laterais direita e esquerda do corpo vertebral L2 indicativa de fratura compressiva. As setas brancas indicam a última costela esquerda deslocada inferiormente – sinal suspeito para luxação costovertebral.

do tórax e do abdome é aceitável desde que o exame seja feito em equipamento de TC multidetectores e com alta resolução espacial.

Assim como no estudo da coluna cervical, a avaliação por RM das regiões torácica e lombar é indicada quando alterações neurológicas estiverem presentes. A angio-TC é indicada se houver suspeita de lesão arterial. Nos pacientes com alterações neurológicas, a TC multidetectores e a RM proporcionam informações complementares, e as duas técnicas devem ser realizadas. Há indicação de mielografia seguida de mielotomografia apenas quando houver suspeita de lesão ou compressão medular e a RM não puder ser realizada.

Avaliação dinâmica – radiografias ou fluoroscopia

Parte substancial dos traumas clinicamente significativos da coluna vertebral envolve lesões ligamentares. As incidências radiográficas em flexão e extensão, assim como a avaliação dinâmica por fluoroscopia (intensificador de imagem), foram largamente utilizadas para o diagnóstico das lesões ligamentares traumáticas. A literatura atual, no entanto, é consensual em avaliar negativamente a utilidade do estudo dinâmico da coluna cervical na fase aguda do trauma raquimedular.[13-17] Em primeiro lugar, há relativa dificuldade na obtenção de técnica adequada, incluindo, nesse contexto, que parte dos exames não possibilita investigação adequada da transição cervicotorácica. O estudo com incidências radiográficas em flexão e extensão e o estudo dinâmico da coluna cervical por meio de fluoroscopia apresentam falsos-positivos e baixa sensibilidade. O estudo dinâmico ainda apresenta risco de produzir danos neurológicos.[5]

Na fase aguda do trauma, a presença do espasmo muscular limita a flexão e a extensão do segmento vertebral lesado, prejudicando a avaliação das lesões ligamentares por meio do estudo dinâmico. O único cenário para o qual a radiografia em flexão e extensão tem sido recomendada pelo ACR é na reavaliação tardia dos pacientes que não apresentaram sinais de instabilidade nos exames de imagem na fase aguda e que foram imobilizados com colar cervical devido à dor. Em resumo, a literatura recente não recomenda a realização de avaliação dinâmica por meio de imagens em flexão e extensão para os pacientes avaliados na fase inicial do trauma.

Ressonância magnética nas lesões traumáticas da coluna vertebral

A RM tem papel importante na avaliação complementar das lesões traumáticas da coluna vertebral, particularmente na identificação da lesão ou compressão do tecido nervoso, sendo a modalidade de diagnóstico por imagem mais indicada para detectar e caracterizar as lesões da medula espinal.[18,19] As imagens da RM são úteis para caracterizar a compressão da medula espinal por hérnia discal, por fragmentos ósseos ou hematomas. O exame permite a identificação e a caracterização das contusões medulares, evidenciando a presença e a extensão do edema ou da hemorragia intramedular, assim como pode demonstrar transecções parciais ou completas da medula espinal.

As imagens da RM permitem identificar as contusões hemorrágicas, uma vez que os produtos da degradação da hemoglobina alteram o contraste tecidual.[20] Na fase aguda da hemorragia, a lesão apresenta desoxi-hemoglobina intracelular e tende a apresentar redução da intensidade de sinal nas imagens ponderadas em T2. Na fase subaguda inicial da contusão hemorrágica, entre 2 a 7 dias do sangramento inicial, a lesão apresenta alta concentração de meta-hemoglobina intracelular e gradativamente apresenta aumento da intensidade de sinal nas imagens ponderadas em T1, enquanto permanece a tendência à redução da intensidade de sinal nas imagens ponderadas em T2. Na fase subaguda tardia, que ocorre de 7 a 14 a 28 dias, a lesão tem aumento da concentração de meta-hemoglobina extracelular, que contribui para o aumento da intensidade de sinal da lesão nas imagens ponderadas em T1 e T2 da RM. Na fase crônica da hemorragia, a lesão apresenta hemossiderina, que tende a diminuir a intensidade de sinal nas imagens ponderadas em T1 e T2.

Vários estudos demonstraram o potencial de aplicação de imagens ponderadas em difusão, imagem por tensores de difusão e tractografia por RM no estudo das lesões traumáticas da medula espinal.[21] Há, no entanto, dificuldades técnicas de aplicabilidade desses métodos, e o seu papel exato na avaliação das lesões medulares ainda não está estabelecido.

A avaliação por meio das imagens de RM também se destaca na investigação das lesões ligamentares e nas lesões traumáticas do disco intervertebral. Na fase aguda do trauma, as imagens de RM são recomendadas para complementar a avaliação clínica, quando há suspeita de lesão ligamentar[5] (Fig. 2.10).

No estudo das lesões ligamentares traumáticas por RM, é conveniente usar protocolo de aquisição incluindo sequências com supressão de gordura e sensíveis ao líquido, como STIR ou T2 com supressão da gordura, pois elas aumentam o contraste tecidual (Fig. 2.11).

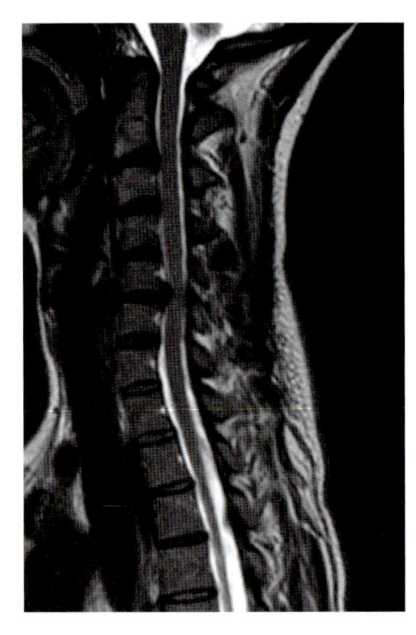

FIGURA 2.10 ■ Ressonância magnética da coluna cervical ilustrando a lesão do disco intervertebral e compressão da medula espinal.

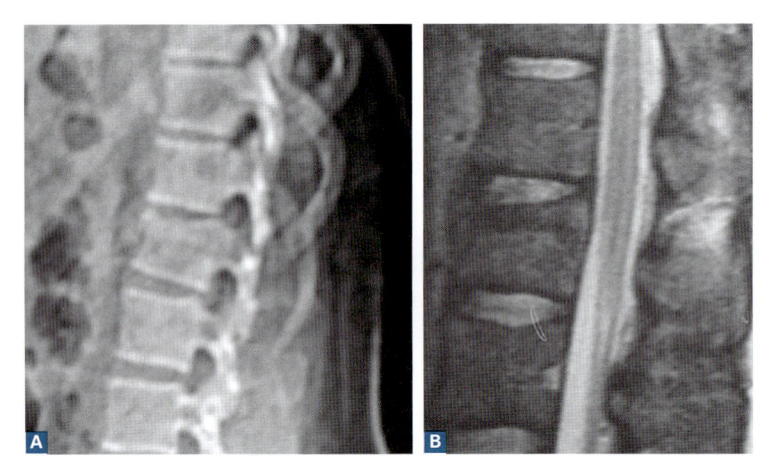

FIGURA 2.11 ■ **(A)** Radiografia em perfil e **(B)** ressonância magnética evidenciando a lesão do complexo ligamentar posterior.

A RM tem alta sensibilidade para detectar lesões ligamentares devido ao seu alto contraste tecidual e à sua sensibilidade para demonstrar a presença de líquido, porém parte das alterações demonstradas não apresenta relevância clínica. Não há critérios para estabelecer de forma definitiva quais alterações identificadas nas imagens de RM são significativas do ponto de vista clínico. Empiricamente, a tendência é valorizar a presença de descontinuidade inequívoca dos ligamentos nas imagens de RM como um indicativo de falência do ligamento, enquanto a simples presença de edema periligamentar tende a sugerir estiramento com microlesões ou lesões parciais de baixo grau, que podem ser insignificantes clinicamente.

LESÕES TRAUMÁTICAS DA TRANSIÇÃO CRANIOCERVICAL

A transição craniocervical é constituída pelo occipital, pelas duas primeiras vértebras cervicais e por um conjunto ligamentar complexo, sendo a região de maior mobilidade da coluna vertebral. As facetas articulares entre C1 e C2 são planas e horizontais, permitindo ampla liberdade de movimentos em múltiplas direções. A estabilidade dessa região depende, em grande parte, da integridade dos ligamentos.[22]

A luxação traumática atlantoccipital é rara, associada com alta mortalidade e morbidade e de difícil diagnóstico. Nos pacientes sobreviventes, é frequente a presença de lesão neurológica irreversível.[23] O ligamento alar e a membrana tectória são as principais estruturas envolvidas nessa lesão, embora vários outros ligamentos possam estar acometidos.[22]

Na transição craniocervical, a identificação de referências ósseas na fossa craniana posterior e nas vértebras cervicais superiores é necessária para a avaliação das relações anatômicas fisiológicas e integridade das estruturas. As referências anatômicas mais utilizadas da fossa craniana posterior são: o básio, a extremidade da base do clivo; e o opístio, a margem posterior do forame magno no plano sagital. Diferentes referências anatômicas do atlas e do áxis têm sido utilizadas, como a relação de Powers e a linha do clivo de Wackenheim (Figs. 2.12, 2.13 e 2.14).[24]

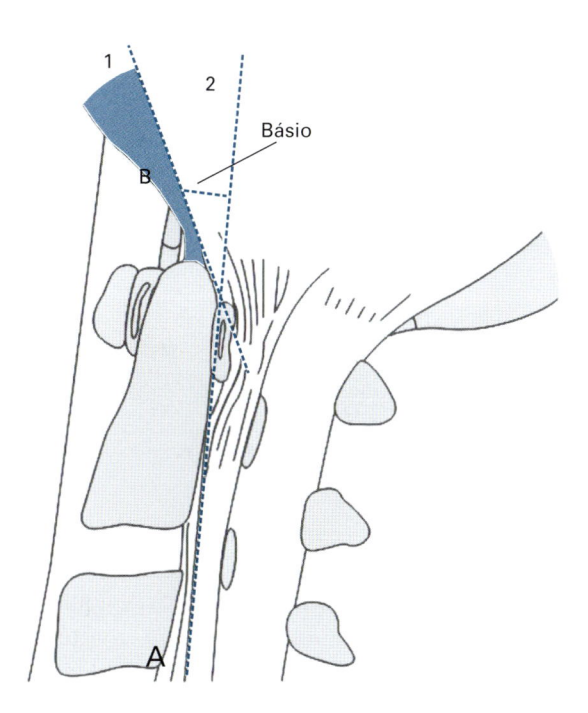

FIGURA 2.12 ■ Desenho ilustrando a linha de Wackenheim (**1**), a linha posterior do áxis (**2**), a distância basiodontoide (**A**) e a distância básio da linha posterior do áxis (**B**). A linha do clivo de Wackenheim deve estar tangente à porção posterior do processo odontoide.

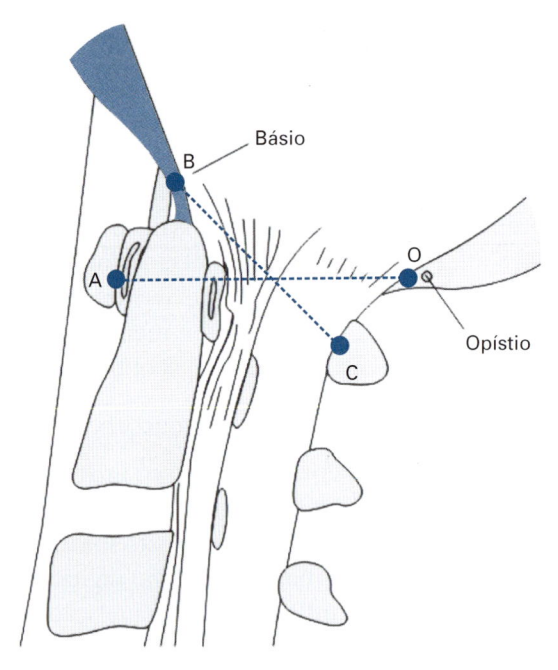

FIGURA 2.13 ■ Relação de Powers (quociente entre a distância do básio e a linha espinolaminar do atlas e a distância entre o arco anterior do atlas e o opístio). Valor normal: BC/OA < 1 (inferior a 1).

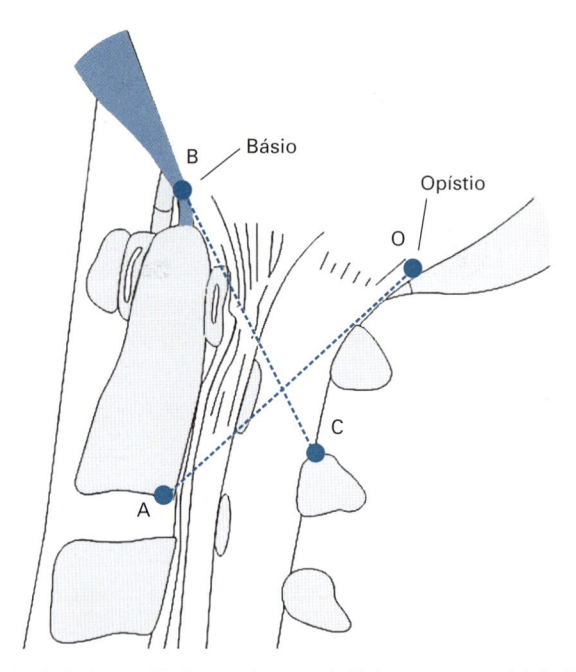

FIGURA 2.14 ■ Método da linha em X. Determinação da linha que une o básio à linha espinolaminar do áxis, e outra unindo o opístio ao canto posteroinferior do áxis. A primeira linha deve tangenciar o ápice do processo odontoide, e a segunda deve tangenciar a linha espinolaminar do atlas.

O diagnóstico da luxação traumática atlantoccipital por meio das radiografias simples apresenta baixa sensibilidade e baixa especificidade. A modalidade de escolha deve ser a TC multidetectores com reconstruções multiplanares sagitais e coronais. A RM tem sido utilizada para identificar as possíveis lesões associadas dos ligamentos ou da medula espinal.

A mensuração da distância entre o básio e o odontoide ou da distância do básio à linha posterior do áxis pode ser considerada o melhor método para identificar a dissociação atlantoccipital.[25] Uma distância ≥ 10 mm entre o básio e o processo odontoide sugere luxação atlantoccipital.[22] Nas crianças com idade < 13 anos, essas medidas não são confiáveis devido à variação da idade em que ocorre o término da ossificação do processo odontoide.

Outra alternativa para a avaliação da transição craniocervical é a linha de Wackenheim traçada em continuidade com a tangente posterior ao clivo, que normalmente deve tangenciar a ponta do odontoide. Em condições normais, a extremidade do processo odontoide deve estar situada a 1 a 2 mm dessa linha. Se o osso occipital estiver deslocado anteriormente, a linha irá intersectar parte substancial do odontoide; e se o occipital sofrer distração ou deslocamento posterior, a linha estará afastada do odontoide.

AVALIAÇÃO DAS LESÕES TRAUMÁTICAS DA COLUNA VERTEBRAL NAS CRIANÇAS

Avaliação por imagem não é recomendada para crianças entre 3 e 16 anos que tenham baixo risco de lesão raquimedular pelos critérios PECARN ou NEXUS.[27] O ACR recomenda o uso de radiografias da coluna cervical para avaliação inicial de crianças entre 3 e 16 anos com trauma da coluna cervical agudo se pelo menos um fator de risco estiver presente com base nos critérios de risco PECARN ou NEXUS. O uso de tomografia computadorizada sem contraste ou de ressonância magnética sem contraste na avaliação inicial dessas crianças é controverso, mas pode ser eventualmente adequado. No caso de trauma agudo da coluna cervical, as radiografias também estão indicadas para crianças abaixo de 3 anos de idade se a pontuação for maior ou igual a 2 a 8 pontos no score de Pieretti-Vanmarcke. Também não há literatura médica suficiente para suportar o uso de tomografia computadorizada sem contraste ou de ressonância magnética sem contraste na avaliação inicial dessas crianças, no trauma agudo da coluna cervical, mas o painel de especialistas do ACR menciona que eventualmente estes métodos podem ser adequados para este cenário. O ACR também considera adequado o uso de radiografias da coluna torácica e lombar na avaliação inicial do trauma agudo em crianças abaixo de 16 anos.

Considerando o aspecto da radiação ionizante, a indicação de tomografia deve ser realizada com prudência, e a decisão é individual para cada paciente. Na presença de instabilidade atlantoaxial, por exemplo, a tomografia computadorizada multidetectores pode ser utilizada como a modalidade de escolha. Se a suspeita diagnóstica for de instabilidade atlantoaxial rotatória, geralmente está indicada a aquisição de imagens de na posição neutra, com rotação da cabeça para a direita e para esquerda (Fig. 2.15).

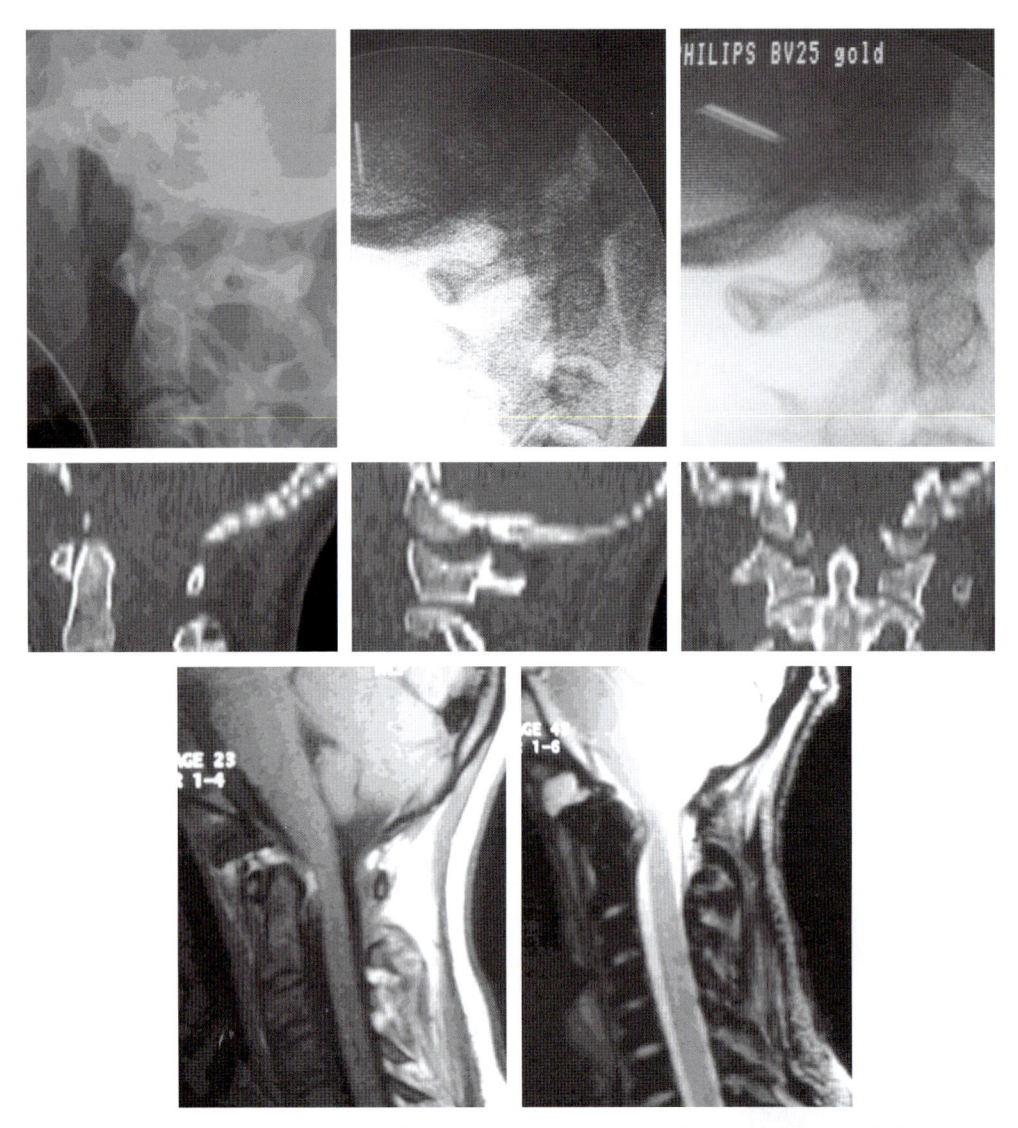

FIGURA 2.15 ■ Luxação craniocervical demonstrada por imagens de reconstrução sagital da tomografia computadorizada. Observar o aumento da distância entre o básio e o processo odontoide, e o alargamento não uniforme da articulação entre o côndilo occipital e a massa articular de C1.

As imagens da RM têm papel auxiliar na obtenção de informações adicionais sobre as lesões ligamentares, e deve ser considerada a modalidade de escolha de investigação complementar em pacientes com suspeita de lesão medular sem alterações radiológicas (SCIWORA, do inglês *Spinal Cord Injury Without Radiographic Abnormality*), ou com déficit neurológico.[27] Na avaliação do trauma da transição crânio cervical, a RM pode ser considerada o método de referência, sendo superior às radiografias e à tomografia computadorizada.[27] A tomografia computadorizada e a RM são superiores em relação às radiografias para o diagnóstico de fraturas do sacro.[28]

A interpretação das radiografias da coluna vertebral das crianças deve considerar as particularidades do esqueleto imaturo. Há achados frequentes nas radiografias da coluna cervical de crianças que podem ser equivocadamente interpretados como lesões traumáticas, gerando falsos-positivos. A presença da sincondrose radioluzente entre o processo odontoide e o corpo vertebral C2 pode mimetizar fratura. Outro achado relativamente frequente é a pseudoluxação da vértebra C2 sobre C3, em geral identificada por pequeno desalinhamento entre as margens posteriores dos respectivos corpos vertebrais. Para diferenciar o achado fisiológico da subluxação traumática verdadeira, é recomendado considerar uma linha que passa pela borda anterior dos arcos neurais de C1 e C3. No caso da pseudoluxação, a linha supradescrita passa sobre ou toca o arco neural de C2, ou fica a uma distância ≥ 1 mm da linha cortical anterior do arco de C2 (Fig. 2.16).

O espaço entre o arco anterior da vértebra C1 e o processo odontoide também é maior na população pediátrica, atingindo até 5 mm nas crianças com idade < 9 anos; nos adultos, o valor limítrofe de normalidade é considerado 3 mm.

CONSIDERAÇÕES FINAIS

Pacientes com baixo risco, com baixa probabilidade de lesão traumática, não precisam ser submetidos a exames de imagem. Atualmente, o exame de escolha para avaliar o trauma da coluna na população adulta é a TC multidetectores com reconstruções multiplanares sagitais e coronais de alta qualidade. Na população pediátrica de até 14 anos

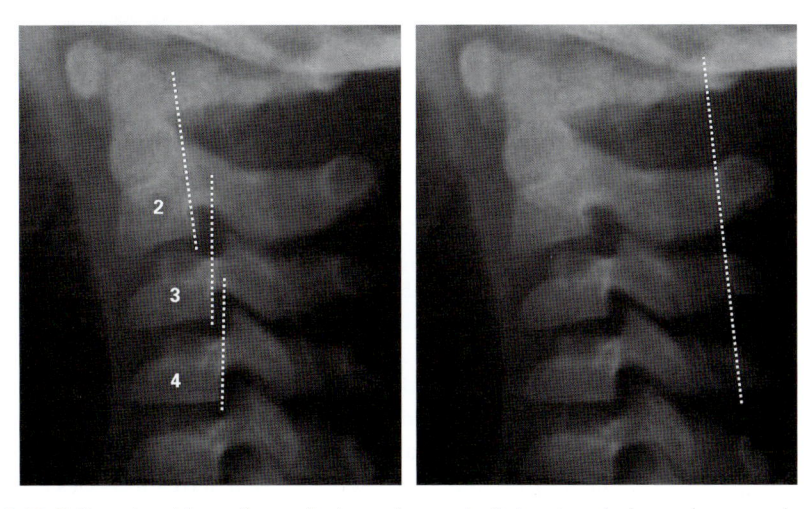

FIGURA 2.16 ■ Pseudosubluxação cervical na criança. As linhas tracejadas na imagem da esquerda tangenciam as paredes posteriores dos corpos vertebrais e ajudam a identificar o deslocamento anterior dos corpos vertebrais C2 e C3. Essa condição ocorre dentro de limites fisiológicos em algumas crianças de até cerca de 7 anos de idade. Na imagem da direita, a linha branca tracejada tangencia as junções espinolaminares no aspecto posterior do canal vertebral cervical, observando-se alinhamento adequado entre os elementos posteriores. Este último achado é importante para diferenciar a pseudoluxação da subluxação verdadeira.

de idade, o estudo com radiografias simples ainda pode ser considerado uma opção adequada, e a indicação de TC deve ser realizada com prudência devido aos riscos da radiação ionizante. Estudos com avaliação dinâmica em flexão e extensão são considerados de baixa utilidade no cenário agudo do trauma. A RM é a modalidade de escolha para avaliar lesões medulares ou compressão da medula espinal, assim como para identificar lesões ligamentares.

REFERÊNCIAS

1. Hoffman JR, Mower WR, Wolfson AB, Todd KH, Zucker MI. Validity of a set of clinical criteria to rule out injury to the cervical spine in patients with blunt trauma. National Emergency X-Radiography Utilization Study Group. N Engl J Med. 2000;343(2):94-99.
2. Stiell IG, Wells GA, Vandemheen KL, Clement CM, Lesiuk H, De Maio VJ, et al. The Canadian C-spine rule for radiography in alert and stable trauma patients. JAMA. 2001; 286(15):1841-8.
3. Stiell IG, Clement CM, McKnight RD, Brison R, Schull MJ, Rowe BH, et al. The Canadian C-spine rule versus the NEXUS low-risk criteria in patients with trauma. N Engl J Med. 2003; 349(26):2510-8.
4. Mower WR, Wolfson AB, Hoffman JR, Todd KH. The Canadian C-spinerule. N Engl J Med. 2004; 350(14):1467-9.
5. Daffner RH, Weissman BN, Wippold FJ, Angtuaco EJ, Appel M, Berger KL, et al. ACR appropriateness criteria: suspected spine trauma. Am Coll Radiol. 2012 :1-23.
6. Daffner RH. Cervical radiography for trauma patients: a time-effective technique? AJR Am J Roentgenol. 2000;175(5):1309-11.
7. Daffner RH. Helical CT ofthe cervical spine for trauma patients: a time study. AJR Am J Roentgenol. 2001;177(3):677-9.
8. Brohi K, Healy M, Fotheringham T, Chan O, Aylwin C, Whitley S, et al. Helical computed tomographic scanning for the evaluation o fthe cervical spine in the unconscious, intubated trauma patient. J Trauma. 2005;58(5):897-901.
9. Brown CV, Antevil JL, Sise MJ, Sack DI. Spiral computed tomography for the diagnosis of cervical, thoracic, and lumbar spine fractures: its time has come. J Trauma. 2005;58(5):890-6.
10. Holmes JF, Akkinepalli R. Computed tomography versus plain radiography to screen for cervical spine injury: a meta-analysis. J Trauma. 2005;58(5):902-5.
11. Daffner RH, Sciulli RL, Rodriguez A, Protetch J. Imaging for evaluation of suspected cervical spine trauma: a 2-year analysis. Injury. 2006;37(7):652-8.
12. Miles KA, Finlay D. Is prevertebral soft tissue swelling a useful sign in injury of the cervical spine? Injury. 1988;19(3):177-9.
13. Anglen J, Metzler M, Bunn P, Griffiths H. Flexion and extension views are not cost-effective in a cervical spine clearance protocol for obtunded trauma patients. J Trauma. 2002;52(1):54-9.
14. Freedman I, van Gelderen D, Cooper DJ, Fitzgerald M, Malham G, Rosenfeld JV, et al. Cervical spine assessment in the unconscious trauma patient: a major trauma service's experience with passive flexion-extension radiography. J Trauma. 2005;58(6):1183-8.
15. Davis JW, Kaups KL, Cunningham MA, Parks SN, Nowak TP, Bilello JF, et al. Routine evaluation of the cervical spine in head-injured patients with dynamic fluoroscopy: a reappraisal. J Trauma. 2001;50(6):1044-7.
16. Padayachee L, Cooper DJ, Irons S, Ackland HM, Thomson K, Rosenfeld J, et al. Cervical spine clearance in unconscious traumatic brain injury patients: dynamic flexion-extension

fluoroscopy versus computed tomography with three-dimensional reconstruction. J Trauma. 2006;60(2):341-5.
17. Spiteri V, Kotnis R, Singh P, Elzein R, Madhu R, Brooks A, et al. Cervical dynamic screening in spinal clearance: now redundant. J Trauma. 2006; 61(5):1171-7.
18. Miyanji F, Furlan JC, Aarabi B, Arnold PM, Fehlings MG. Acute cervical traumatic spinal cord injury: MR imaging findings correlated with neurologic outcome – prospective study with 100 consecutive patients. Radiology. 2007;243(3):820-7.
19. Parizel PM, van der Zijden T, Gaudino S, Spaepen M, Voormolen MH, Venstermans C, et al. Trauma of the spine and spinal cord: imaging strategies. Eur Spine J. 2010;19 Suppl 1:S8-17.
20. Bradley WG Jr. MR appearance of hemorrhage in the brain. Radiology. 1993;189(1):15-26.
21. Schwartz ED, Hackney DB. Diffusion-weighted MRI and the evaluation of spinal cord axonal integrity following injury and treatment. Exp Neurol 2003;184(2):570-89.
22. Riascos R, Bonfante E, Cotes C, Guirguis M, Hakimelahi R, West C. Imaging of atlanto-occipital and atlantoaxial traumatic injuries: what the radiologist needs to know. Radiographics. 2015; 35(7):2121-34.
23. Defino H, Porto MA, Herrero CFPS, Romeiro CFWE, Nogueira-Barbosa MH. Luxação traumática atlanto-occipital: relato de caso. Rev Bras Ortop. 2008;43(5):203-8.
24. Amaral DT, Amaral LLF, Hernandez Filho G, Puertas E. Avaliação das relações craniométricas da transição craniovertebral. Coluna/Columna. 2004;3(2):100-3.
25. Harris JH Jr, Carson GC, Wagner LK, Kerr N. Radiologic diagnosis of traumatic occipitovertebral dissociation: Comparison of three methods of detecting occipitovertebral relationships on lateral radiographs of supine subjects. AJR Am J Roentgenol. 1994;162(4):887-92.
26. Semelka RC, Armao DM, Elias Junior J, Huda W. Imaging strategies to reduce the risk of radiation in ct studies, including selective substitution with MRI. J Magn Reson Imaging. 2007;25(5):900-9.
27. Rozzelle CJ, Aarabi B, Dhall SS, Gelb DE, Hurlbert RJ, Ryken TC, et al. Management of pediatric cervical spine and spinal cord injuries. Neurosurgery. 2013;72 Suppl 2:205-26.
27. Expert Panel on Pediatric Imaging, Kadom N, Palasis S, Pruthi S, Biffl WL4, Booth TN5, Desai NK, et al. ACR Appropriateness criteria® suspected spine trauma-child. J Am Coll Radiol 2019, 16:S286-S289.
28. White JH, Hague C, Nicolaou S, Gee R, Marchinkow LO, Munk PL. Imaging of sacral fractures. Clin Radiol 2003; 58(12):914-21.

3

Lesões Traumáticas da Coluna Cervical Alta

André R. Hübner, Jean Dambrós e
Álvaro Diego Heredia Suarez

A coluna cervical alta é a zona de transição entre o crânio e a coluna vertebral, e é constituída pelos côndilos occipitais, pelo atlas (C1) e pelo áxis (C2). As características anatômicas desse segmento vertebral são distintas daquelas dos demais segmentos da coluna cervical (C3-C7), influenciam nas lesões e são, por isso, estudadas separadamente. A estabilidade da coluna cervical alta é fornecida por um complexo sistema ligamentar que conecta o atlas e o áxis à base do occipital.

A exata incidência das lesões traumáticas da coluna cervical alta não é conhecida devido à sua ocorrência também nas vítimas fatais de acidentes automobilísticos. No estudo de Goldberg e colaboradores,[1] a C2 foi a mais frequentemente acometida quanto ao nível da lesão (24%), um terço dessas lesões era de fraturas do odontoide. As lesões neurológicas foram observadas em 13% dos 122 pacientes. Em um estudo retrospectivo[2] realizado com 447 pacientes com lesões na cabeça, 24 pacientes (5,4%) sofreram lesão na coluna cervical, e 14 deles (58%) sofreram lesão da medula espinal. Alker e colaboradores[3] observaram 312 vítimas de acidentes de trânsito e encontraram lesões na coluna cervical de 24,4%; destas, 93% afetavam a coluna cervical alta. As fraturas combinadas do atlas e do áxis representam cerca de 3% de todas as fraturas da coluna cervical.[4]

As lesões traumáticas da coluna cervical alta são ocasionadas por meio do trauma indireto. As forças absorvidas pela cabeça são transmitidas indiretamente à coluna vertebral. As lesões na face e no couro cabeludo ou o traumatismo craniencefálico (TCE) alertam para a possibilidade da existência das lesões da coluna cervical alta.[5,6] Fraturas do côndilo occipital, luxação atlantoccipital, fratura do atlas, lesão do ligamento transverso, luxação rotatória atlantoaxial, fratura do processo odontoide e espondilolistese traumática do áxis são as principais lesões da coluna cervical alta, podendo ocorrer de maneira isolada ou combinada.[7]

ASPECTOS ANATÔMICOS E BIOMECÂNICOS

A estabilidade entre os componentes da coluna cervical é fornecida pelas suas articulações e mantida por um complexo sistema capsuloligamentar que conecta a base do crânio ao atlas e ao áxis.

Coluna Vertebral

A coluna cervical alta é o segmento da coluna vertebral que apresenta maior mobilidade.

A junção atlantoccipital permite, principalmente, a flexão e a extensão, e a rotação é limitada. A flexão é restringida pelo contato do esqueleto entre a margem anterior do forame magno à ponta do dente do áxis (Fig. 3.1). A flexão e a extensão também são limitadas pela membrana tectória, que é a continuação cefálica do ligamento longitudinal posterior.[8]

A rotação axial na junção craniocervical é limitada por estruturas ósseas e por estruturas ligamentares (Fig. 3.2).

Os côndilos occipitais articulam-se na superfície articular côncava superior do atlas. A articulação atlantoaxial é composta por massas laterais com cápsulas articulares que permitem grande mobilidade rotacional, sendo a articulação atlantoaxial o eixo da rotação.[9]

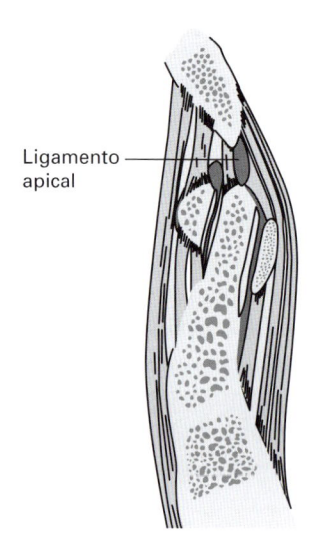

FIGURA 3.1 ■ Vista lateral ao nível do forame magno vendo o occipital, C1 e C2, demonstrando os ligamentos desta região

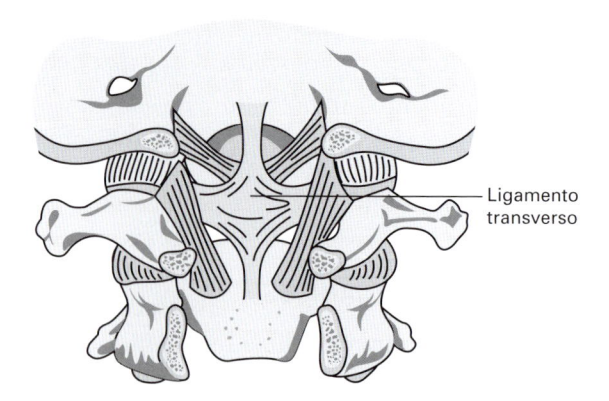

FIGURA 3.2 ■ Vista coronal do occipital C1 e C2, demonstrando os ligamentos desta região.

Os ligamentos alares conectam bilateralmente as massas laterais do atlas aos côndilos occipitais e limitam as rotações, enquanto o ligamento transverso é fundamental na estabilização durante a flexão cervical, evitando o deslocamento anterior do atlas.[10]

O ligamento transverso também protege as articulações atlantoaxiais de luxações rotatórias. A inclinação lateral é protegida por ambos os ligamentos alares.[8]

A frouxidão ligamentar e as articulações planas horizontalizadas na região atlantoccipital, juntamente com o peso da cabeça, explicariam por que a frequência dessas lesões nessa junção é maior nas crianças em relação aos adultos.[8]

As articulações atlantoccipitais são estabilizadas pela forma das superfícies articulares dos côndilos occipitais (convexa) e das superfícies articulares superiores do atlas (côncava, cápsulas articulares e pelos ligamentos atlantoccipitais anterior e posterior).[11,12] A estabilidade adicional é fornecida pelas conexões entre o occipital e o áxis, destacando-se a membrana tectória, os ligamentos alares e o ligamento apical. A membrana tectória estende-se desde a face posterior do processo odontoide até a borda anterior do forame magno e representa uma continuidade estrutural do ligamento longitudinal posterior. Essa membrana seria o estabilizador primário da articulação atlantoccipital. A hiperextensão é limitada pela membrana tectória e pelo contato entre o occipital e o arco posterior de C1. Ao nível da articulação atlantoccipital ocorre o movimento de flexoextensão (15°), pequena inclinação lateral com uma rotação quase nula.

A articulação atlantoaxial (C1-C2) apresenta pequena estabilidade intrínseca em razão da grande mobilidade atribuída à incongruência articular. As superfícies articular inferior do atlas e superior do áxis são convexas e não limitam os movimentos nos três eixos. O ligamento transverso, os ligamentos alares e o ligamento apical são os responsáveis pela estabilização dessa articulação no plano sagital. O arco anterior de C1 em conjunto com o dente do áxis impedem o deslocamento sagital anteroposterior, porém de forma única permitem a rotação sobre o eixo do dente do áxis. A rotação é o principal movimento da articulação atlantoaxial, correspondendo a cerca de 50% de toda a rotação da coluna cervical.[13-16]

As lesões traumáticas da coluna cervical representam cerca de um terço de todas as lesões na coluna vertebral. Goldberg e colaboradores[1] estudaram prospectivamente 34.069 pacientes com traumatismos da coluna cervical em 21 instituições para avaliar a prevalência, os tipos de lesões, sua distribuição na coluna cervical após trauma, e sua incidência, que não era bem conhecida, devido a várias situações, como a ocorrência em vítimas fatais nos acidentes automobilísticos.[17]

As lesões neurológicas podem não estar presentes nas fraturas e subluxações da coluna cervical alta, em virtude da relação entre o diâmetro do canal vertebral e o espaço ocupado pela medula espinal. No entanto, as lesões neurológicas no nível da coluna cervical alta podem ser fatais, devido à lesão das estruturas nervosas desse segmento da medula espinal. Fujimura e colaboradores[18] observaram lesão neurológica em 33% dos 247 pacientes vítimas não fatais com lesões traumáticas da coluna cervical alta (fratura do atlas, fratura do odontoide, fratura do corpo do áxis, espondilolistese traumática do áxis, luxação atlantocciptal e luxação atlantoaxial). As lesões neurológicas estavam relacionadas com a lesão da medula espinal, dos nervos espinais ou dos nervos cranianos.

A parestesia foi o sintoma mais frequente em 78 pacientes, que apresentaram boa evolução e recuperação, na maior parte dos pacientes desse grupo. Tetraplegia e óbito em razão de complicações respiratórias foram observados em quatro pacientes.[18]

O diagnóstico das lesões traumáticas da coluna cervical alta é muito difícil de ser realizado apenas com as informações fornecidas pelas radiografias simples. O desenvolvimento de novas tecnologias de imagem, como a tomografia computadorizada (TC) com capacidade de resolução alta e cortes finos em três planos espaciais, possibilitou a realização de maior número de diagnósticos e compreensão da complexidade das lesões, assim como a identificação de lesões que não eram anteriormente detectadas. Com esses novos conhecimentos, as classificações sofreram alterações, de acordo com a gravidade e complexidade das lesões. O diagnóstico precoce dessas lesões não é realizado em grande porcentagem dos pacientes, pela dificuldade da observação das lesões nas radiografias simples e, também, pela falta da suspeita do diagnóstico por parte do examinador durante o primeiro atendimento na admissão da emergência. Muitos fatores, como o paciente comatoso ou intoxicação por álcool ou drogas, contribuem para a não realização do diagnóstico no atendimento inicial.

INVESTIGAÇÃO COM EXAMES DE IMAGEM

A ressonância magnética (RM) é o exame de imagem de escolha para a exclusão das lesões dos tecidos moles, como o disco vertebral, os ligamentos e as estruturas neurais. A RM é indicada quando o estudo radiográfico da coluna cervical ou a TC são inconclusivos.[19]

A RM é o exame de escolha na avaliação dos pacientes com sinais ou sintomas de alterações neurológicas, demonstrando a extensão da lesão nos tecidos moles, na medula espinal, no disco intervertebral e nos ligamentos. De acordo com Richards,[19] a RM apresenta várias vantagens significativas na avaliação do trauma cervical e permite realizar o diagnóstico de lesões discoligamentares, lesões da artéria vertebral, compressão do canal vertebral pelo disco intervertebral, contusão da medula espinal, meningocele pós-traumática ou extravasamento de líquido cerebrospinal, fraturas vertebrais não contíguas e sequelas de lesões, como mielomalacia, cistos e seringomielia.

As sequências RM-STIR[19] são muito úteis na visualização das lesões dos tecidos moles posteriores e podem ajudar a diagnosticar os tipos de instabilidade das fraturas. No entanto, a RM dos indivíduos assintomáticos mostrou que a assimetria de ligamento e as alterações das articulações craniocervical e atlantoaxial são frequentes nos indivíduos assintomáticos. A relevância clínica desses resultados da RM é, portanto, limitada na identificação da origem da dor cervical nos pacientes traumatizados.[20]

Além disso, existe grande variação de movimento segmentar na coluna cervical superior. As instabilidades anteroposteriores e rotacionais podem ser observadas na população assintomática, mas também podem ser secundárias às alterações do trauma não diagnosticadas nos exames iniciais mais simples, como a radiografia. As medidas radiológicas utilizadas como parâmetros para o diagnóstico de normalidade ou das alterações patológicas podem não ser evidentes na posição neutra, sem a realização de exames dinâmicos em flexão, extensão ou sob tração. A realização de exames dinâmicos é contraindicada na avaliação preliminar do paciente, devido à possibilidade da presença de instabilidade mais grave, que pode ocasionar lesão adicional e piora do quadro neurológico.[21]

A RM é inadequada para os pacientes politraumatizados instáveis, em virtude das dificuldades da ventilação desses pacientes. Além disso, os aparelhos de RM estão frequentemente distantes da unidade de emergência, e a necessidade de transferência dos pacientes dificulta a sua viabilização, de modo que a TC é o exame de escolha nessas situações. As radiografias simples podem ser suprimidas nos pacientes com TCE e que apresentam indicação primária da TC. Nessas situações, a TC da coluna cervical e da transição cervicotorácica aumenta a acurácia em relação às radiografias simples. A RM complementa a TC para os diagnósticos específicos.

No momento, existem evidências científicas suficientes para apoiar protocolos ou diretrizes de diagnóstico e tratamento das lesões traumáticas da coluna cervical alta. No entanto, a experiência pessoal dos autores tem sido utilizada criticamente para preencher as lacunas existentes no âmbito da evidência científica. O leitor deve avaliar cada situação, características e personalidade das lesões, observando se existe identidade e adequação ao diagnóstico e qualquer recomendação ou protocolo antes de estabelecer o tratamento, sempre buscando a maior quantidade de informação, com apoio e qualidade científica.[22]

FRATURAS DO CÔNDILO OCCIPITAL

Inicialmente descritas em autópsias por Charles Bell, em 1817, as fraturas do côndilo occipital ainda são consideradas lesões raras.[23] Entretanto, em razão dos avanços nos cuidados ao paciente e das melhorias nos métodos de imagem, o seu diagnóstico tem sido mais frequente.

As fraturas do côndilo occipital geralmente são decorrentes de traumas de alta energia, e os acidentes automobilísticos correspondem a mais de 80% dos casos.[23] Muitas vezes, essas lesões ocorrem em associação com outras lesões, sobretudo as lesões encefálicas.[24]

As fraturas do côndilo occipital são, muitas vezes, acompanhadas de lesão dos nervos cranianos mais inferiores. O XII par craniano (nervo hipoglosso) é o mais frequentemente lesado (74%), em decorrência da extensão do traço de fratura ao canal do nervo hipoglosso. Quando há envolvimento dos quatro últimos nervos cranianos (IX-XII), o quadro clínico é descrito como síndrome de Collet-Sicard.[25]

A classificação mais utilizada é a proposta em 1988 por Anderson e Montesano[24] (Fig. 3.3), que dividem as lesões em três tipos, de acordo com o mecanismo do trauma e as características radiográficas:

- **tipo I** – fraturas impactadas do côndilo occipital, secundárias a compressão axial; geralmente há cominuição sem desvio dos fragmentos (Fig. 3.4);
- **tipo II** – fratura linear da base do crânio, com extensão ao côndilo occipital, também causada por compressão axial ou trauma direto na base do crânio;
- **tipo III** – fratura por avulsão de fragmento ósseo do côndilo occipital, secundária a estiramento do ligamento alar ipsilateral durante a rotação e/ou translação.

52 Coluna Vertebral

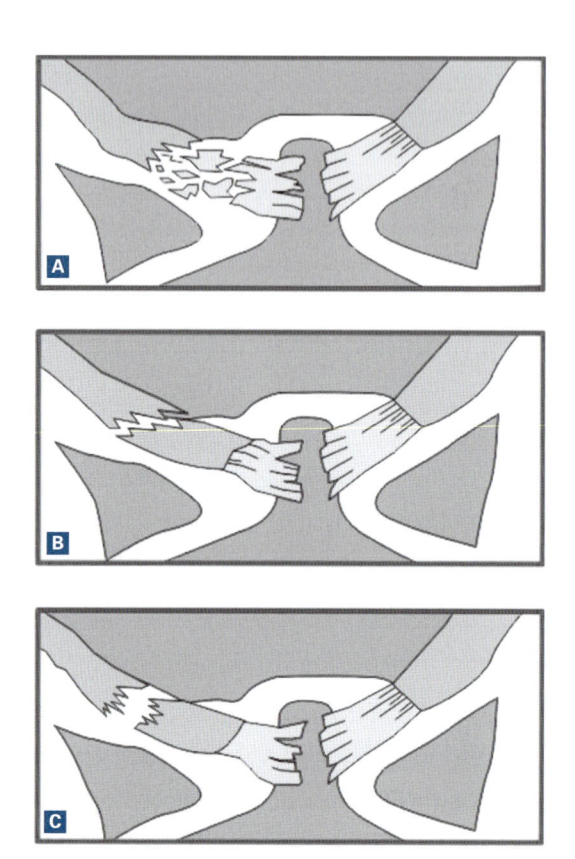

FIGURA 3.3 ■ Classificação de Anderson e Montesano.[24]

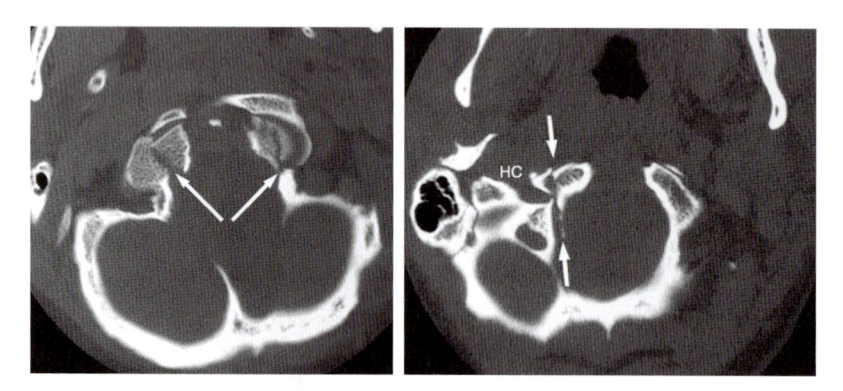

FIGURA 3.4 ■ Fraturas do côndilo occipital.

Para o diagnóstico, é necessário um alto grau de suspeição e a realização de TC, pois o diagnóstico por meio de radiografias simples é bastante improvável.

Com relação à classificação de Anderson e Montesano,[24] os tipos I e II são considerados estáveis, e o tipo III é considerado potencialmente instável.

Em 1997, Tuli e colaboradores[26] propuseram uma nova classificação, visando orientar o tratamento. A integridade do complexo ligamentar é avaliada por meio da RM, e as fraturas foram subdivididas em:

- **tipo 1** – fraturas sem desvio;
- **tipo 2A** – fraturas com desvio e com ligamentos intactos;
- **tipo 2B** – fraturas com desvio e com evidência radiográfica de instabilidade craniocervical.

Nessa classificação, os tipos I e II de Anderson e Montesano são agrupadas como tipo 1, pois são lesões estáveis que não requerem tratamento específico, sendo recomendado o uso de colar cervical por 1 a 3 meses.[23]

As lesões do tipo III de Anderson e Montesano[24] são classificadas por Tuli e colaboradores[26] como tipo 2 e subdivididas em dois grupos. As lesões do tipo 2A são consideradas estáveis e são tratadas por meio da utilização de colar cervical rígido por 3 meses.

As lesões do tipo 2B são instáveis e necessitam de estabilização cirúrgica ou imobilização por meio de colete halo. Em alguns casos, a descompressão cirúrgica pode ser necessária quando houver compressão do tronco encefálico por fragmentos ósseos.

INSTABILIDADE LIGAMENTAR OCCIPITOCERVICAL

As luxações do segmento atlantoccipital são lesões ligamentares pouco frequentes, resultantes de traumas de altíssima energia que combinam mecanismos de hiperflexão e distração ou sequenciais de flexão-extensão na maioria dos pacientes.[5] Nessa lesão, ocorrem ruptura completa da membrana tectória, ruptura das cápsulas articulares e ruptura da extensão cefálica do ligamento longitudinal posterior e dos ligamentos alares bilateralmente.[27]

São lesões instáveis e fatais, que geralmente estão associadas a lesões neurológicas por compressão da medula espinal e dos pares nervosos cranianos V, VI, VII e VIII, além de lesões cerebrovasculares das artérias carótidas e vertebrais, na maioria das vezes Biffl dos tipos I e II.[28-30] Também são frequentes as lesões tipo distração entre C1-C2 (Fig. 3.5) em

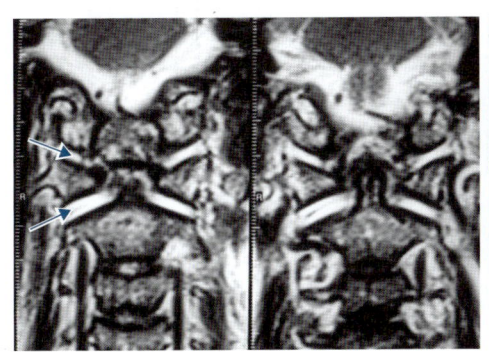

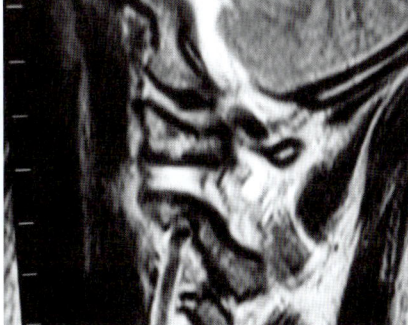

FIGURA 3.5 ■ Ressonância magnética coronal e sagital, demonstrando a lesão ligamentar por distração atlantoccipital occipital C1-C2.

virtude da perda da estabilidade ligamentar, cujos principais estabilizadores ligamentares se estendem desde o occipital até a segunda vértebra.

O diagnóstico e o tratamento precoce são imperativos para a sobrevivência do paciente e para a prevenção de lesões adicionais. As causas que retardam o diagnóstico dessa lesão são:

- baixa suspeita clínica;
- presença de múltiplas lesões concomitantes, às vezes com maior expressão clínica (trauma facial, hemorragias, queda do estado de consciência, trauma torácico ou abdominal);
- falta de experiência do médico assistente na interpretação das alterações das imagens da região cervical alta, devido à raridade das lesões.

O diagnóstico radiológico é realizado por meio de vários mecanismos[31] (Fig. 3.6):

- **índice de Powers** – a distância entre o vértice do **básio** até o arco posterior de C1 dividida pela distância do opístio até o arco anterior de C1. Valores desse índice ≤ 0,9 são considerados normais;
- **linha de Wackenheim** – é desenhada seguindo o eixo do **clivo**, o qual deverá interceptar o vértice do processo odontoide;
- **distância entre o básio e o vértice do processo odontoide** – considerada normal quando ≤ 12 mm.

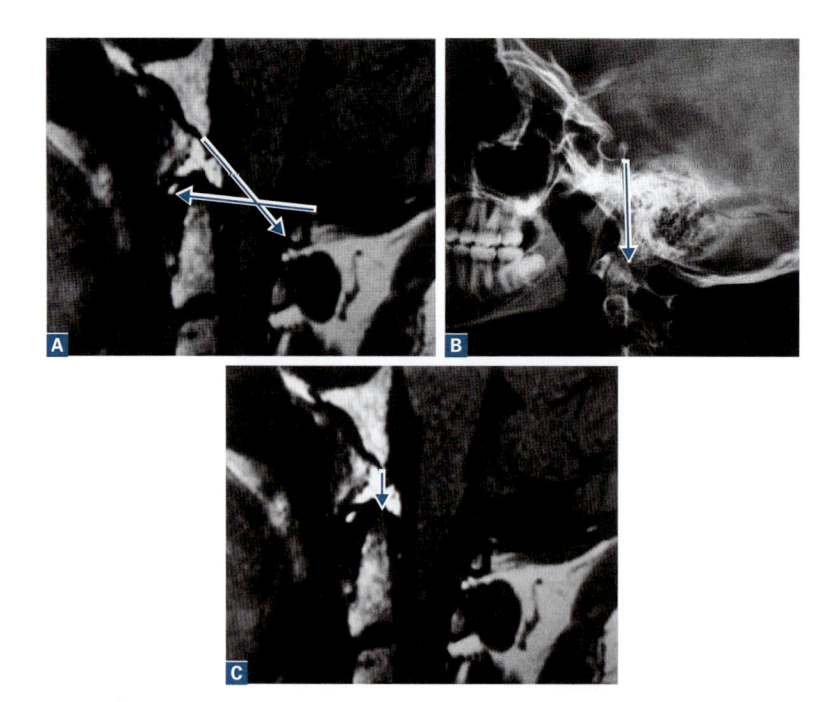

FIGURA 3.6 ■ **(A)** Índice de Powers; **(B)** linha de Wackenheim; **(C)** distância básio-odontoide.

Nas situações em que a imagem radiológica não permite a adequada identificação das estruturas anatômicas, pode ser utilizado como parâmetro o índice da distância entre os processos espinhosos de C1-C2/C2-C3, que, quando > 2,5 mm, indica a ruptura da membrana tectória.[32] A TC é um método de diagnóstico mais sensível e permite realizar as medidas, confirmar deslocamentos e observar a integridade/congruência das articulações atlantoccipitais. A RM ponderada em T2 evidencia a lesão do ligamento alar, a membrana tectória, as lesões no parênquima encefálico e as lesões da medula espinal, associadas ou não à fístula liquórica.[33,34]

Essas lesões foram classificadas por Traynelis e colaboradores[35] em tipo I (anterior), tipo II (longitudinal), tipo III (posterior) e, tipo IV (outras variantes) (Fig. 3.7). O deslocamento anterior é o tipo mais frequentemente observado, destacando-se pela sua incidência em relação aos outros tipos.

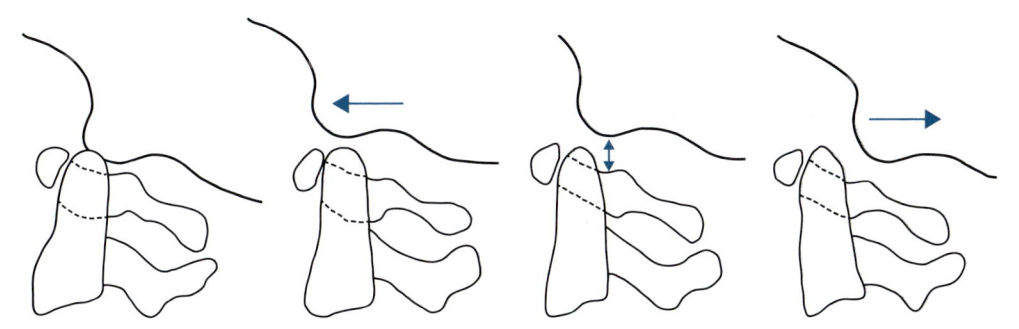

FIGURA 3.7 ■ Classificação de Traynelis. Imagem normal; deslocamento anterior; deslocamento axial; deslocamento posterior.

Recentemente, foi proposta a classificação de Harborview para os deslocamentos com base nas imagens da RM. As lesões são divididas em três estágios, e há sugestões em relação ao tipo de tratamento para cada estágio de lesão:[36]

- **tipo I** – definida como lesão estável ou não deslocada, existindo preservação parcial da integridade ligamentar, caracterizada por ruptura ou avulsão do ligamento alar unilateral, documentada pela RM. É passível de tratamento não cirúrgico;
- **tipo II** – luxação ou subluxação bilateral reduzida espontaneamente ou com deslocamento ≤ a 2 mm, no alinhamento craniocervical, com deslocamento maior no teste de tração (sob radioscopia). É passível de tratamento cirúrgico;
- **tipo III** – lesão de alta instabilidade, reservada à expressão de dissociação craniocervical, dispensa o teste de tração. É passível de tratamento cirúrgico.

A imobilização cervical é a conduta inicial, evitando o uso de colar cervical, pois ele pode gerar distração e piora do estado neurológico. A melhor imobilização é feita com halogesso. O tratamento definitivo consiste na redução e na fixação occipitocervical, respeitando o ângulo posterior occipitocervical de 114° ± 5,7°.[36,37]

LESÃO DO LIGAMENTO TRANSVERSO

O ligamento transverso é a principal estrutura ligamentar na estabilização da articulação atlantoaxial e atua impedindo o deslocamento de C1 sobre C2. É composto principalmente por fibras de colágeno, as quais o tornam rígido e inelástico.

A lesão do ligamento transverso geralmente é decorrente de força aplicada sobre a região posterior do crânio (p. ex., nas quedas com trauma occipital), gerando movimento de hiperflexão da coluna cervical. Nessas situações, ocorre uma força de deslocamento do atlas na direção anterior, gerando tração do ligamento pelo odontoide na direção posterior. Nos estudos experimentais, a ruptura do ligamento foi observada antes da fratura do odontoide.[38]

A lesão do ligamento transverso pode ser puramente ligamentar e ocorrer na substância do ligamento ou pode ser o resultado da avulsão do ligamento na sua inserção na massa lateral do atlas.

As lesões do ligamento transverso foram classificadas por Dickman e colaboradores[38] (Fig. 3.8) em:

- **tipo I** – lesões que ocorrem na substância do ligamento. O tipo I apresenta dois subtipos: Ia – lesão no corpo do ligamento; e Ib – lesão na inserção periostal;
- **tipo II** – fraturas e avulsões envolvendo a inserção do ligamento na massa lateral de C1. O tipo II apresenta dois subtipos: IIa – fratura cominutiva da massa lateral do atlas; e IIb – avulsão isolada do tubérculo de inserção do ligamento.

O quadro clínico varia de acordo com o grau de deslocamento do atlas. Muitos pacientes apresentam dor na região cervical e espasmo muscular paravertebral, sem apresentar alterações neurológicas. Graus variados de déficit neurológico podem ser associados à lesão do ligamento transverso, que pode ser fatal em virtude do nível da compressão da medula espinal e do comprometimento das funções vitais.[39]

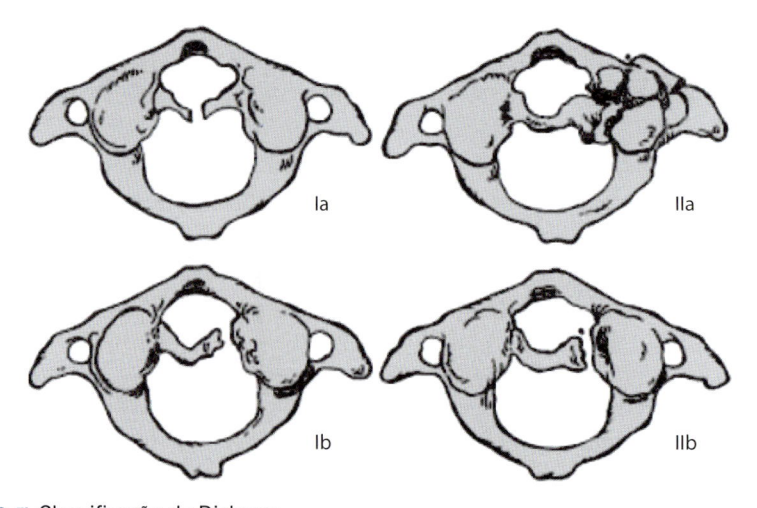

FIGURA 3.8 ■ Classificação de Dickman.

O deslocamento anterior de C1 pode ser visualizado nas radiografias laterais, principalmente na flexão. Durante a extensão, o deslocamento pode ser reduzido, podendo mascarar a lesão nessas condições.

As radiografias em perfil devem ser cuidadosamente observadas à procura de aumento do espaço retrofaríngeo e de pequenos fragmentos ósseos nas projeções das massas laterais de C1, que podem ser indicativos de avulsão pelo ligamento.

As radiografias simples são muitas vezes inadequadas para avaliar a suspeita de lesão, e a associação de TC, RM e radiografias dinâmicas pode ser necessária para o diagnóstico. O principal indicativo da presença de lesão do ligamento é a instabilidade C1-C2 nas radiografias em flexão e extensão. O aumento do intervalo C1-C2 de 3,5 mm (5 mm nas crianças) na reconstrução sagital da TC sugere insuficiência do ligamento transverso (Fig. 3.9).

Na TC, a avulsão de fragmento do atlas é mais facilmente visualizada (Fig. 3.10).[40]

As imagens em flexão e extensão devem ser realizadas sob supervisão médica, e o paciente deve ser monitorado para a ocorrência de alterações neurológicas ou no padrão respiratório. Contudo, a realização dessas imagens é contraindicada nas lesões recentes e nos pacientes com déficit neurológico.

Oda e colaboradores[41] demonstraram que, na maioria das lesões ligamentares, o intervalo atlantodental está aumentado nas radiografias dinâmicas, e propõem que as radiografias dinâmicas da coluna cervical constituem o mais importante método de imagem para o diagnóstico de instabilidade C1-C2. No entanto, os resultados do estudo

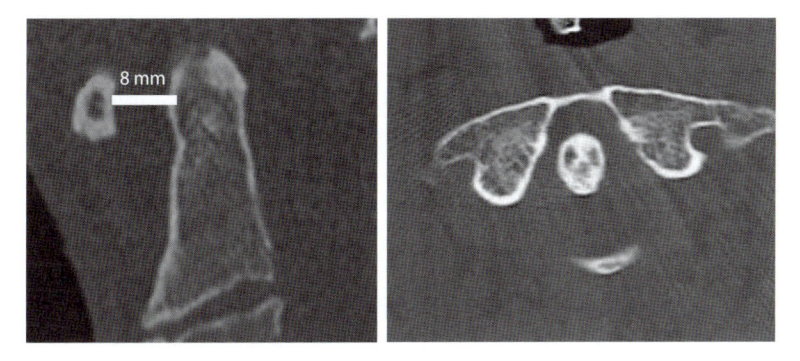

FIGURA 3.9 ■ Intervalo atlantodental aumentado.

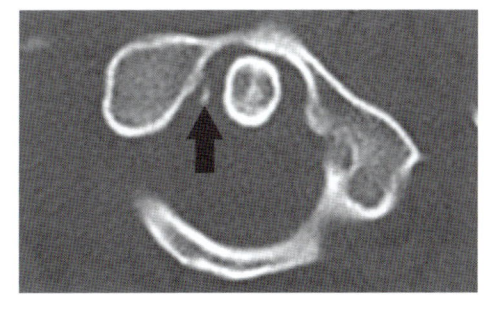

FIGURA 3.10 ■ Lesão do ligamento transverso, avulsão de fragmento ósseo.

de Dickman indicam que a RM é o principal exame para avaliação da integridade do ligamento transverso, e estabelecem que um intervalo C1-C2 normal não exclui a lesão ligamentar.[38] As lesões do ligamento transverso são tratadas de acordo com a sua localização. Aquelas localizadas na substância do ligamento não têm a capacidade de cicatrização e restabelecimento da estabilidade ligamentar. A restauração da estabilidade C1-C2 somente pode ser obtida nessas lesões por meio da artrodese C1-C2, que pode ser realizada por diferentes técnicas.

As lesões do tipo II que apresentam a avulsão de fragmento ósseo da inserção do ligamento transverso podem ser tratadas por meio da imobilização com halogesso por um período de 3 a 4 meses, pois existe a possibilidade da consolidação óssea dos fragmentos e do restabelecimento da estabilidade. Dickman e colaboradores[38] relataram índice de sucesso de 74% com essa modalidade de tratamento. A artrodese C1-C2 deve ser realizada nas situações em que a consolidação não ocorre.

DESLOCAMENTO ROTATÓRIO ATLANTOAXIAL

Classicamente denominada subluxação rotatória atlantoaxial, o termo mais apropriado parece ser deslocamento rotatório, tendo em vista que subluxações podem ocorrer dentro do espectro fisiológico de movimento da articulação atlantoaxial nas crianças. É uma das causas mais frequentes de torcicolo infantil e, caracteristicamente, um problema da população pediátrica, apesar de também ocorrer nos adultos jovens.

A característica que define a lesão é a presença de subluxação da articulação C1-C2, o que resulta em dor, perda de mobilidade cervical e posição anormal da cabeça e do pescoço.[1] Raramente apresenta déficit neurológico. Os sinais clínicos podem ser discretos, e a difícil visualização da lesão nas radiografias pode conduzir à demora na realização do diagnóstico. Na série de Fielding e Hawkins,[42] o tempo médio de demora no diagnóstico foi de 11,6 meses.

A dificuldade da realização do diagnóstico por meio das radiografias está relacionada com a subluxação fisiológica C1-C2 da criança que ocorre com a rotação da cabeça. A falta de cooperação da criança no momento da obtenção da radiografia pode alterar o posicionamento da cabeça e ocasionar a sobreposição de imagens.[43] A assimetria e o apagamento da imagem da articulação C1-C2 na incidência anteroposterior (AP) transoral são os achados radiográficos característicos. A massa lateral de C1 que se deslocou anteriormente aparece mais ampla e mais próxima da linha média (Fig. 3.11). O diagnóstico mais preciso pode ser realizado por meio da TC (Fig. 3.12).

Em 1977, Fielding e Hawkins[42] classificaram as lesões e as subdividiram em quatro tipos, que se correlacionam com a sua gravidade (Fig. 3.13):

- **tipo I** – subluxação facetária unilateral, sem deslocamento do atlas;
- **tipo II** – subluxação facetária unilateral, com deslocamento anterior do atlas de até 5 mm, o que implica algum grau de deficiência do ligamento transverso;
- **tipo III** – deslocamento anterior do atlas > 5 mm, associado com deficiência do ligamento transverso e demais ligamentos;
- **tipo IV** – rotação com deslocamento posterior.

Lesões Traumáticas da Coluna Cervical Alta

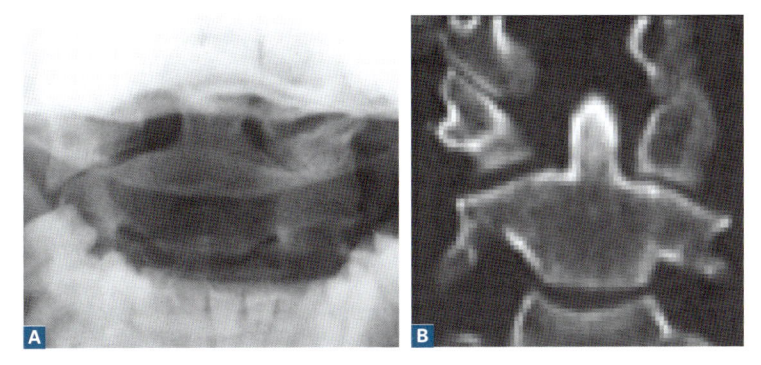

FIGURA 3.11 ■ **(A)** Radiografia transoral e **(B)** tomografia computadorizada em corte coronal; assimetria articular C1-C2 *(winksignal)*.

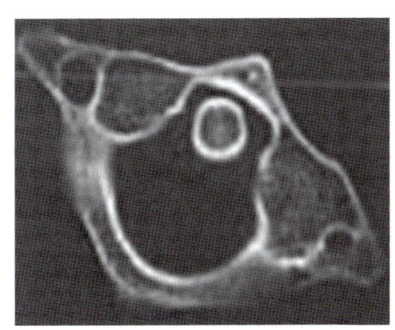

FIGURA 3.12 ■ Deslocamento rotatório de C1 sobre C2 – corte axial de tomografia computadorizada.

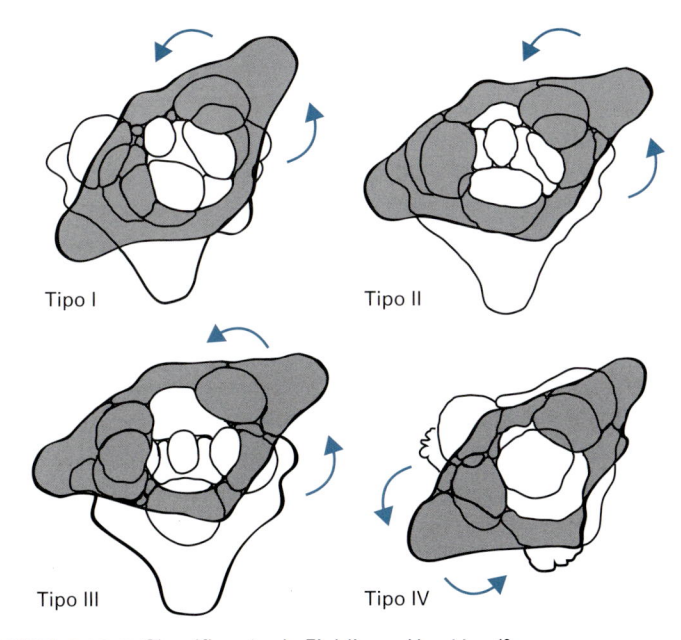

Tipo I

Tipo II

Tipo III

Tipo IV

FIGURA 3.13 ■ Classificação de Fielding e Hawkins.[42]

As lesões do tipo I são as mais frequentes na população pediátrica e apresentam resolução espontânea. Nessas lesões, o ligamento transverso está intacto. As lesões do tipo II são consideradas instáveis em razão da lesão do ligamento transverso, e apresentam risco.

As lesões dos tipos III e IV são muito raras, mas devido ao potencial de envolvimento neurológico e morte instantânea, o manejo deve ser feito com grande precaução. Na série de Fielding e Hawkins,[42] a única morte registrada ocorreu em paciente com lesão do tipo III.

A ocorrência da subluxação associada com inflamação dos tecidos adjacentes na região cervical é conhecida como síndrome de Grisel, e costuma ocorrer após infecções do trato respiratório. O paciente geralmente apresenta estado febril nessa condição.[44] Com frequência, a subluxação apresenta boa evolução e resolução espontânea na maioria dos pacientes, e corresponde às lesões do tipo I de Fielding e Hawkins.[42] O tratamento está diretamente relacionado com a duração dos sintomas. A imobilização com colar cervical e repouso é o tratamento inicial, e a redução da subluxação deve ser acompanhada.

O tratamento do deslocamento rotatório C1-C2 deve ser iniciado com tração craniana para a redução da lesão, que deve ser imobilizada por meio de halogesso ou gesso Minerva durante 12 semanas, após a obtenção da redução. A redução pode ser difícil em alguns pacientes, sendo necessária a realização de manobras sob anestesia geral. A palpação direta transoral da faceta desviada do atlas e sua redução manual, por meio da aplicação direta da força de redução, pode ser feita com o paciente anestesiado.

Após o período de 3 a 4 semanas, há ocorrência de alterações secundárias na articulação atlantoaxial e nos tecidos circunjacentes,[45] e a redução da subluxação deve ser obtida por meio da tração cervical, seguida de imobilização até a resolução dos sintomas.

O tratamento cirúrgico com artrodese C1-C2 está indicado na presença de instabilidade C1-C2 ou na presença de déficit neurológico. A presença da instabilidade C1-C2 deve ser avaliada rotineiramente no final do tratamento conservador, e a artrodese C1-C2 está indicada na presença de instabilidade residual C1-C2, deformidade presente há mais de 3 meses e recorrência da deformidade após adequadas tentativas de tratamento conservador.[46,47]

FRATURAS DO ATLAS
Considerações anatômicas

O atlas é a primeira vértebra da coluna cervical e apresenta características anatômicas próprias. É constituído por duas massas laterais conectadas pelo arco anterior e pelo arco posterior, que circunscrevem o canal vertebral. As superfícies articulares superiores articulam-se com os côndilos occipitais e apresentam aspecto riniforme, superfície côncava, com discreta orientação interna e superior, possuindo um estreitamento na sua parte média.

O côndilo occipital gira e desliza no sentido posterior, enquanto a superfície articular superior do atlas gira e desliza no sentido anterior para produzir movimentos de 10° de flexão e 15° de extensão. As superfícies articulares inferiores são mais planas e circulares, estão direcionadas no sentido caudal e articulam-se com as superfícies articulares superiores do áxis. A articulação entre o atlas e os côndilos occipitais é estabilizada por meio dos ligamentos capsulares e dos ligamentos atlantoccipitais anterior e posterior.

A fratura do atlas foi inicialmente descrita por Cooper, em 1823, durante a realização de autópsia.[48] Jefferson, cujo nome está relacionado com a fratura do tipo explosão do atlas, apresentou, em 1920, uma classificação com base na descrição de quatro casos e revisão da literatura daquela época.[49] As fraturas do atlas são lesões raras e correspondem a cerca de 2% de todas as fraturas da coluna vertebral.[50,51]

No entanto, a exata incidência dessas lesões não é conhecida devido à morte dos pacientes em decorrência das lesões complexas da transição craniocervical, ou pela não realização do diagnóstico, devido à falta de suspeição da fratura, à presença de lesões associadas (politrauma, TCE, intoxicação alcoólica) ou à avaliação radiográfica inadequada.[52] Um estudo prospectivo[53] utilizando a TC de rotina em 202 vítimas de traumatismos e inconscientes detectou fratura ao nível de C1-C2 em 28 pacientes (13,9%) e fratura do côndilo occipital em nove pacientes (4,4%).

A fratura do atlas pode estar associada a outras lesões, como fratura do côndilo occipital, lesão do ligamento transverso, fratura do áxis ou fratura das vértebras subaxiais. A fratura do arco posterior é a que apresenta maior porcentagem de lesões associadas, sendo a lesão mais frequente a fratura do odontoide, seguida pela espondilolistese traumática do áxis. A associação das fraturas do atlas e áxis é muito frequente e ocorre em cerca de 50% dos pacientes devido ao seu mecanismo comum de trauma. A lesão associada da artéria vertebral também pode ocorrer, mas é muito rara, devendo ser suspeitada na presença de sintomas de insuficiência vertebrobasilar (tontura, vertigem, cefaleia, visão borrada, nistagmo) concomitantes à fratura do arco posterior do atlas.[51,52,54]

As lesões neurológicas associadas às fraturas do atlas são raras, pois o mecanismo da fratura provoca alargamento do canal vertebral, e geralmente as lesões neurológicas estão relacionadas com a fratura associada do processo odontoide.[51,54]

As lesões do sistema nervoso central localizadas no nível do atlas interferem nas funções vitais e causam o óbito dos pacientes. As lesões neurológicas, quando presentes, estão relacionadas com alteração da sensibilidade, dor ou paresia temporária do nervo occipital maior ou nervo suboccipital. O afastamento das massas laterais pode afetar a função de alguns nervos cranianos, como glossofaríngeo (IX), vago (X) ou hipoglosso (XII).[51]

Mecanismo de trauma

Com exceção das fraturas produzidas pelos projéteis de arma de fogo, as fraturas do atlas são resultantes de forças aplicadas sobre a cabeça, sendo a energia do impacto absorvida pelo atlas, que se encontra encarcerado entre os côndilos occipitais e as facetas articulares superiores do áxis. As forças de compressão axial sobre o crânio são as mais frequentes na produção dessas fraturas, e podem estar associadas às forças adicionais, como a rotação, a hiperextensão ou a inclinação lateral (Fig. 3.14). Esse

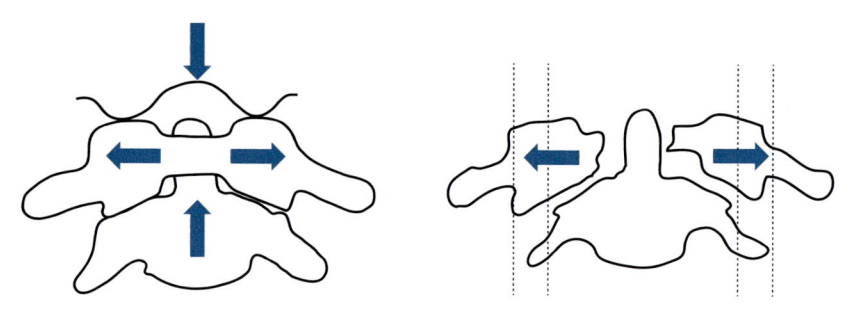

FIGURA 3.14 ■ Mecanismo do trauma nas fraturas do atlas causadas pelo mecanismo de compressão axial.

mecanismo de trauma reforça a importância da pesquisa de possíveis fraturas nos pacientes com ferimentos ou traumatismos na cabeça, no couro cabeludo ou na face.

O mecanismo de trauma das fraturas do atlas não é único, e geralmente pode ser deduzido a partir do padrão morfopatológico da fratura observado nos exames de imagens. A fratura do arco posterior do atlas, que ocorre na transição entre a massa lateral e o arco do atlas, próximo ao sulco da artéria vertebral, resulta da força de compressão com a cabeça em hiperextensão, por meio da qual o arco posterior do atlas é comprimido pelo occipital.

A hiperextensão também pode produzir fratura do arco anterior do atlas pela sua compressão contra o processo odontoide. A contração do músculo longo do pescoço, que possui inserção no arco anterior do atlas, é outro mecanismo de lesão da fratura do arco anterior.

A fratura em quatro partes do arco anterior e posterior do atlas, conhecida como fratura de Jefferson (Fig. 3.15), é oriunda da aplicação da compressão axial sobre a cabeça, que é transmitida pelos côndilos occipitais para o atlas. As fraturas ocorrem na região da transição entre a massa lateral e o arco do atlas, que são os locais de menor resistência dessa vértebra.

Muitas vezes, esse tipo de fratura apresenta apenas dois ou três fragmentos. Com a aplicação de força de grande intensidade, o ligamento transverso pode romper ou perder a inserção, e, nessa situação, as massas laterais do atlas apresentam afastamento lateral > 6,9 mm.

A força axial necessária para produzir experimentalmente a fratura do tipo explosão do atlas (fratura de Jefferson), com ou sem a lesão do ligamento transverso, varia de 980 a 3.700 N, e está relacionada com a posição da cabeça no momento do trauma[55,56] (ver Fig. 3.15).

A aplicação da carga axial pelos côndilos occipitais sobre o atlas origina forças de compressão na parte externa do arco anterior e forças de tensão na parte interna do arco anterior, desviando o atlas no sentido posterior. Esse desvio posterior do arco anterior do atlas é impedido pelo processo odontoide, existindo a concentração de forças nesse ponto de contato, que poderia explicar a associação da fratura do tipo explosão do atlas com a fratura do tipo II do processo odontoide. No arco posterior do atlas também

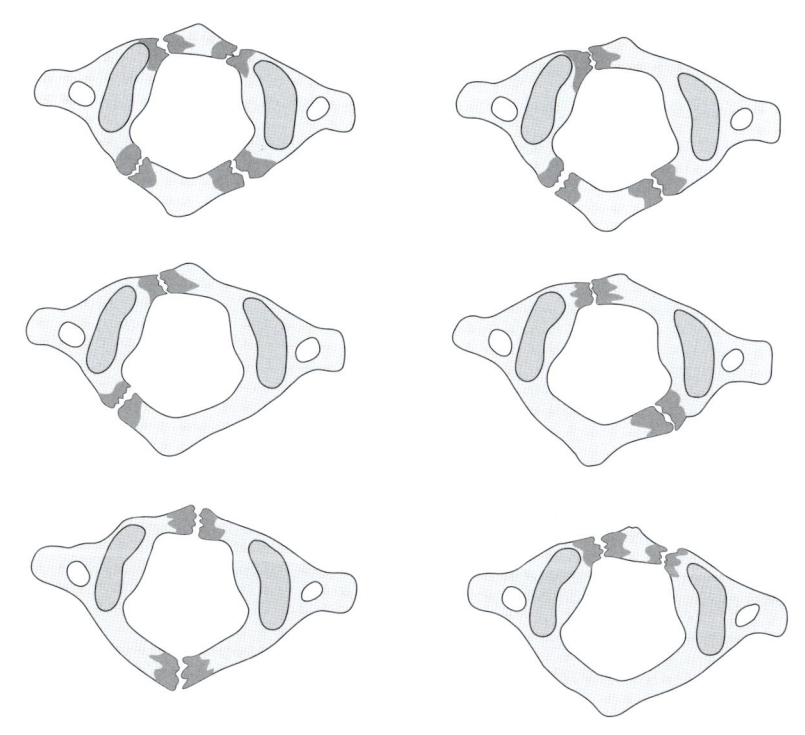

FIGURA 3.15 ■ Fratura de Jefferson e suas variantes.

ocorre a concentração de forças, e o deslocamento inferior do atlas é, provavelmente, bloqueado pelo processo espinhoso de C2.[56]

A aplicação da força de compressão axial assimétrica pode produzir fratura da massa lateral, que frequentemente está associada à fratura do arco do atlas.

As fraturas do arco posterior são as mais associadas a outras lesões, como as fraturas dos tipos I ou II do processo odontoide, espondilolistese traumática do áxis ou fratura do côndilo occipital,[49,51] sendo esse fato explicado pelo mecanismo comum da produção dessas lesões, que é a hiperextensão. A associação das fraturas do arco posterior com outras fraturas é observada em até 50% dos pacientes, e, no relato inicial de Jefferson, 25 dos 46 pacientes apresentavam lesões associadas da coluna cervical. As avulsões isoladas do tubérculo anterior resultam da hiperextensão da coluna cervical contra a contração dos flexores longos, mas poucos casos são descritos.

Classificação

Com o advento da TC, as fraturas do atlas puderam ser mais bem identificadas e diagnosticadas. Apesar da importância das radiografias simples no diagnóstico dessas fraturas, elas não permitem a visualização completa do osso.

A TC permitiu a identificação de novos tipos de fratura, bem como o conhecimento da incidência dos seus diferentes tipos. A fratura da massa lateral e seus subtipos foram descritos por Segal e colaboradores[49] utilizando esse meio de diagnóstico. A TC também influenciou na classificação dessas lesões, observando-se uma reorganização da classificação inicialmente proposta por Jefferson[57] com a inclusão de novos tipos de fratura que foram identificados. Várias classificações têm sido propostas para as fraturas do atlas, e a classificação de Gehweiler e colaboradores[58] é a mais simplificada e subdivide as fraturas em cinco tipos:

- **tipo I** – fratura isolada do arco anterior;
- **tipo II** – fratura isolada do arco posterior;
- **tipo III** – fratura combinada do arco anterior e posterior (fratura de Jefferson);
- **tipo IV** – fratura isolada da massa lateral;
- **tipo V** – fratura do processo transverso.

A estabilidade das fraturas do atlas está diretamente relacionada à integridade do ligamento transverso e à presença das lesões associadas. A lesão do ligamento transverso pode ocorrer na sua substância ou por avulsão da sua inserção na porção interna da massa lateral do atlas. Nas fraturas do tipo explosão, associadas à lesão do ligamento transverso, ocorre afastamento das massas laterais do atlas. Experimentalmente, foi demonstrado que a separação das massas laterais > 6,9 mm implicaria a ruptura do ligamento transverso,[59] mas nas radiografias simples deve ser considerado o valor de 7,9 a 8 mm devido à ampliação da imagem real nas radiografias.[60] Nas fraturas unilaterais da massa lateral também pode ocorrer a ruptura do ligamento transverso, e observa-se o desvio unilateral > 6,9 mm da massa lateral do atlas.

Diagnóstico

As fraturas do atlas são de difícil diagnóstico devido à dificuldade da visualização dessa vértebra nas radiografias simples, e também pela falta da lembrança da sua ocorrência. A valorizacao da história do tipo do trauma e a presença de ferimentos na cabeça, no couro cabeludo ou na face devem despertar a atenção para a procura dessas fraturas. As radiografias em incidência AP (transoral) e perfil permitem a identificação das fraturas e a mensuração das relações anatômicas entre as articulações de C1-C2 e a integridade do ligamento transverso. A observação de valores > 8 mm indica a sua ruptura. Os sinais indiretos da fratura do atlas (p. ex., edema pré-vertebral, aumento da distância do espaço atlantoaxial e superposição das facetas articulares de C1-C2) e outras lesões (p. ex., fraturas do processo odontoide e espondilolistese do áxis) também devem ser pesquisados, pois a associação dessas fraturas com as fraturas do atlas é muito frequente.

O afastamento unilateral de até 4 mm das facetas articulares C1-C2 pode ser observado em colunas normais durante a inclinação lateral e flexão ou deslocamentos menores em anomalias congênitas desse segmento da coluna vertebral.[28,61] O "pseudo-afastamento" da massa lateral do atlas sobre o áxis pode ser observado nas crianças, na faixa etária de 2 a 4 anos, e é decorrente do diferente ritmo de crescimento do atlas e do áxis. Fendas congênitas no arco do atlas são raras e podem mimetizar fraturas quando observadas na TC (Fig. 3.16).[62]

Lesões Traumáticas da Coluna Cervical Alta 65

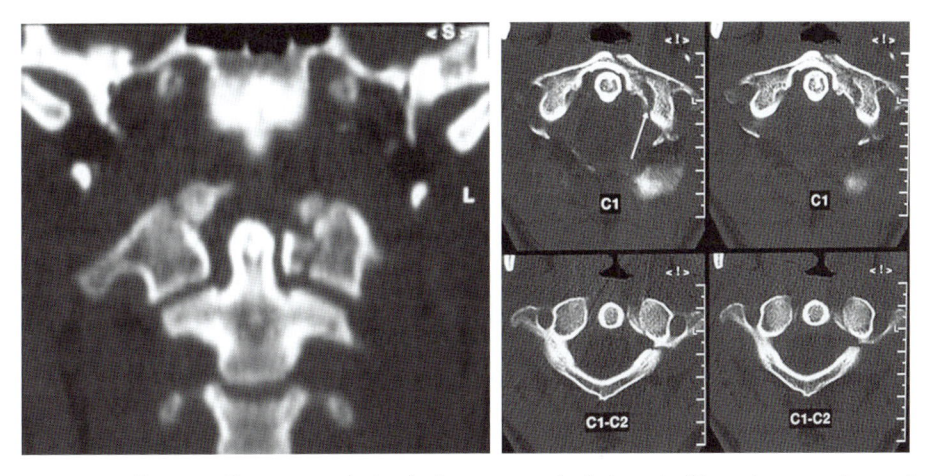

FIGURA 3.16 ■ Tomografia computadorizada demonstrando fratura de C1, corte coronal e sagital.

As radiografias dinâmicas em hiperflexão e hiperextensão são utilizadas para a avaliação da integridade do ligamento transverso (Fig. 3.17), nas quais é mensurada a distância da face posterior do arco anterior de C1 ao odontoide, sendo considerado como limite da normalidade o valor de 5 mm para as crianças e 3 mm para os adultos.[62] A TC complementa a avaliação da fratura, permitindo a sua caracterização, classificação, observação de lesões associadas e planejamento terapêutico.

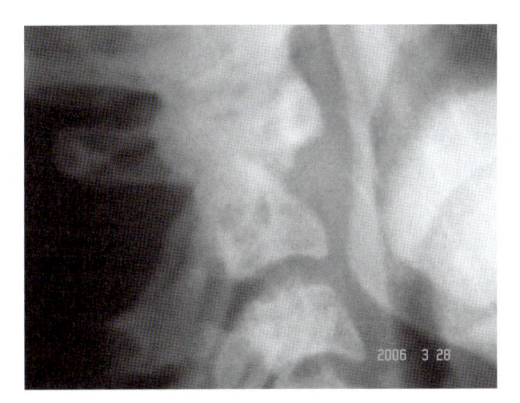

FIGURA 3.17 ■ Radiografia de coluna cervical demonstrando instabilidade do ligamento transverso.

Tratamento

O tratamento das fraturas do atlas deve estar orientado para a consolidação da fratura e para a estabilidade da articulação atlantoaxial, que pode estar comprometida nesse tipo de fratura. A estabilidade da fratura, o seu tipo morfopatológico, as lesões associadas e o estado geral do paciente são a base para a tomada da decisão terapêutica, mas existe muita controvérsia relacionada ao tratamento dessas fraturas. A filosofia de tratamento do cirurgião, o seu domínio das técnicas de tratamento e os recursos disponíveis também exercem importante papel na decisão terapêutica final.

O reconhecimento e a caracterização do tipo da lesão do atlas e o reconhecimento das possíveis lesões associadas são etapas fundamentais para a elaboração de um tratamento que possa alcançar bons resultados. Existem peculiaridades das fraturas do atlas, como a fratura cominutiva,[49] que pode ser acompanhada de lesão do ligamento transverso. A detecção desse tipo de lesão deve alertar o médico para a utilização do tipo mais adequado de imobilização e tratamento. De modo geral, as fraturas do atlas consolidam com o tratamento conservador. No entanto, a não consolidação das fraturas do atlas tem sido relatada, e é muito discutido o papel da não consolidação dessas fraturas no seu resultado clínico final.[52,59,61,63] O próprio Jefferson[57] descreveu que as fraturas apresentavam boa evolução com a imobilização da cabeça, a menos que houvesse comprometimento da superfície articular.[49]

Bohlmann[64] observou que os maus resultados clínicos, geralmente representados por dor e limitação dos movimentos, ocorriam nas fraturas isoladas da massa lateral com comprometimento da superfície articular, enquanto outros autores relataram bons resultados clínicos na presença de união fibrosa das fraturas.[49,61]

Os fatores que poderiam contribuir para um resultado clínico adverso seriam imobilização inadequada, presença de fratura intra-articular, grande desvio inicial e redução inadequada.[65,66] Fowler e colaboradores[66] observaram, no seguimento de 48 pacientes consecutivos durante 12,5 anos, os melhores resultados naqueles que tiveram suas fraturas reduzidas por meio de tração, ou naqueles que não apresentavam desvio, comparados com aqueles que apresentavam desvio. As fraturas isoladas do arco anterior ou posterior do atlas, as fraturas do processo transverso ou as fraturas por avulsão do arco anterior são fraturas estáveis e podem ser tratadas por meio de órteses cervicais por um período de 6 a 12 semanas.[51,61]

O tratamento das fraturas do tipo explosão e das fraturas da massa lateral está condicionado à estabilidade da lesão (integridade do ligamento transverso), que é avaliada por meio do desvio lateral das massas laterais do atlas nas radiografias em incidência AP. Nas fraturas que apresentam desvio < 8 mm, o tratamento deve ser realizado por meio da imobilização com halogesso, gesso Minerva ou órteses cervicais rígidas por um período de 12 semanas. Após o término do tratamento, devem ser realizadas radiografias dinâmicas para averiguar a possível existência de instabilidade entre C1-C2, que indica a necessidade da artrodese desse segmento vertebral quando presente.

Há muita controvérsia com relação à necessidade de redução dessas fraturas e à utilização do halogesso, com relatos que demonstram os bons resultados clínicos nos pacientes que tiveram suas fraturas reduzidas,[66] enquanto outros demonstram bons resultados com a utilização das órteses cervicais rígidas nas fraturas estáveis do tipo explosão.[66] Nas fraturas instáveis que apresentam desvio > 8 mm, o tratamento inicial deve ser realizado por meio de tração com halo craniano por um período de 4 a 6 semanas, seguido por imobilização por halogesso por um período de 1 a 2 meses. Nessas fraturas, a tração no leito é realizada durante 4 a 6 semanas, até que ocorra a formação inicial do calo ósseo impedindo o desvio dos fragmentos, pois a fratura perde a sua redução no momento em que o paciente assume a posição ereta, fica sentado ou deambula, ocorrendo o desvio dos fragmentos pela atuação da força axial exercida pela cabeça. No final do tratamento, deve ser realizada radiografia dinâmica da coluna cervical para avaliação da instabilidade entre C1-C2.

A avulsão do ligamento transverso da sua inserção pode consolidar e restabelecer a estabilidade atlantoaxial, não ocorrendo o mesmo com as lesões da substância do ligamento. Outra opção de tratamento das fraturas instáveis é a realização da artrodese C1-C2, que pode ser obtida na fase aguda da fratura ou após a tração com halo, por um período de 4 a 6 semanas. A decisão terapêutica depende das condições do paciente e da capacitação do cirurgião em realizar o procedimento na fase aguda. A artrodese C1-C2 com parafusos transarticulares (técnica de Magerl) é complexa do ponto de vista técnico, mas para a sua realização não é necessária a integridade do arco do atlas, e ela proporciona grande estabilidade, eliminando a necessidade de grandes imobilizações no pós-operatório. A artrodese C1-C2 por meio de parafusos transarticulares tem apresentado bons resultados nas fraturas instáveis de C1, eliminando a necessidade da inclusão do occipital ou a utilização de halogesso ou imobilizações rígidas no período pós-operatório. A desvantagem da artrodese C1-C2 é a limitação em cerca de 50% dos movimentos de rotação da coluna.

A artrodese incluindo o occipital é outra alternativa de tratamento classicamente utilizada nas fraturas instáveis do atlas e deve ser evitada, pois sacrifica cerca de 50% dos movimentos de flexoextensão da coluna cervical. A artrodese occipitocervical também tem sido indicada nos casos de instabilidade crônica, dolorosa e irredutível da articulação atlantoaxial. Casos esporádicos de osteossíntese do arco posterior do atlas, utilizando placas e parafusos, são relatados como opção para evitar a artrodese em casos de não consolidação sintomática, ou mesmo a osteossíntese anterior pela abordagem transoral descrita por Harms e colaboradores.[67]

O tratamento das lesões associadas está diretamente relacionado com a gravidade e estabilidade das fraturas do atlas e do áxis. Nas fraturas estáveis do atlas, a decisão terapêutica está diretamente relacionada com a fratura do áxis. Nas fraturas instáveis do atlas, associadas às fraturas do odontoide dos tipos II ou III, a artrodese primária C1-C2 por meio da técnica de Magerl é uma opção terapêutica que permite a consolidação de ambas as fraturas, além de eliminar a necessidade da extensão da artrodese até o occipital. A artrodese atlantoaxial pode ser realizada por meio da abordagem anterior,[68] ou posterior, sendo preferida a abordagem posterior pela facilidade da realização da artrodese. No entanto, a osteossíntese do processo odontoide, seguida da utilização de halogesso, ou ainda a artrodese occipitoaxial também são indicadas nessa situação. Nas espondilolisteses traumáticas instáveis do áxis, associadas à fratura instável do atlas, a artrodese atlantoccipital tem sido o tratamento de escolha. Há muita controvérsia com relação ao tratamento das fraturas associadas do complexo atlantoccipital, e são apontados como métodos terapêuticos de eleição a imobilização externa por meio do halogesso (seguida de artrodese nos casos de insucesso do tratamento e perda da redução) ou a artrodese primária, que tem recebido maior aceitação devido ao insucesso da imobilização externa dessas lesões e sua alta taxa de complicação. O tratamento das fraturas associadas do complexo atlantoaxial deve considerar a probabilidade de não consolidação da fratura, a obtenção e manutenção da redução, a lesão do ligamento transverso e a perda da redução. Deve-se utilizar a técnica mais adequada para cada paciente, com o objetivo de restaurar a estabilidade e preservar o maior número de segmentos vertebrais com mobilidade.

FRATURAS DO ODONTOIDE

As fraturas do odontoide correspondem a mais de 20% das fraturas da coluna cervical e de 50 a 60% das fraturas do áxis (C2).[69-71] O déficit neurológico pode estar associado em 2 a 25% dos pacientes, com taxa de mortalidade próxima a 8%.

Nas crianças com idade < 7 anos, o processo odontoide pode estar fraturado em até 75% dos casos de traumatismos da coluna cervical, em virtude da sincondrose entre o processo odontoide e o corpo de C2, estando essa região mais vulnerável às fraturas. A fratura do processo odontoide é mais frequente na vida adulta. Nos adultos jovens, está correlacionada com os traumas de alta energia (acidente automobilístico, quedas de grandes alturas, etc.) e é mais comum no sexo masculino, devido à maior exposição aos acidentes violentos.

É a fratura mais frequente da coluna cervical em pacientes com idade > 70 anos, e, naqueles com idade > 80 anos, tem sido relatada como a mais frequente da coluna vertebral, secundária à redução da massa óssea, e causada por quedas domiciliares da própria altura, geralmente sem outras lesões associadas, porém com morbidade e mortalidade muito altas.

O diagnóstico das fraturas de odontoide pode ser realizado por meio das radiografias simples (AP, transoral e perfil). Em crianças e idosos com osteopenia, o diagnóstico torna-se mais difícil, assim como em fraturas atípicas com envolvimento de massa lateral e facetas articulares. A TC, com reconstrução lateral e sagital, permite melhor estudo da fratura, bem como a visualização de possíveis lesões associadas (Fig. 3.18).

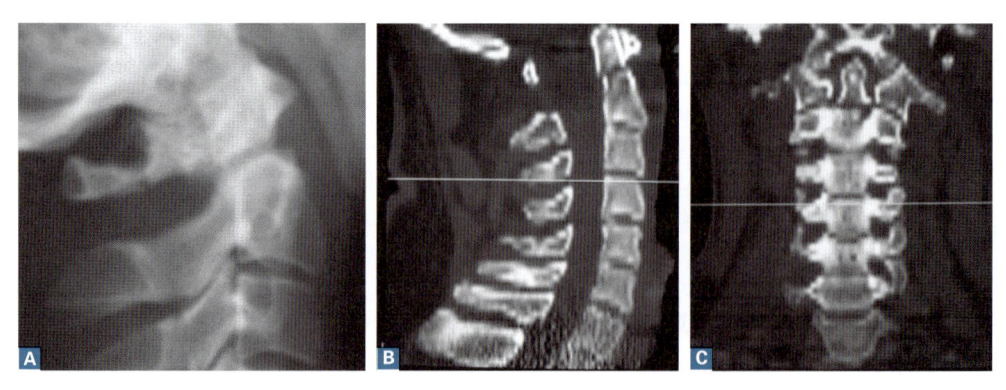

FIGURA 3.18 ■ Fratura do tipo II: **(A)** radiografia de perfil; **(B)** tomografia computadorizada sagital; **(C)** CT coronal.

A classificação proposta por Anderson e D'Alonzo[72] considera a localização da linha da fratura e divide as fraturas em três tipos (Fig. 3.19):

- **tipo I** – fratura oblíqua através da parte proximal do processo odontoide;
- **tipo II** – fratura na junção do processo odontoide com o corpo do áxis;
- **tipo III** – fratura através do osso esponjoso do corpo do áxis.

Em 1988, Hadley e colaboradores[73] adicionaram ao tipo II a fratura cominutiva envolvendo a base do odontoide como mais um subtipo IIa. A incidência de fratura do tipo IIa foi de 5% de todas as fraturas do tipo II. É importante ressaltar que as fraturas do tipo II foram associadas com instabilidade grave e incapacidade de obter e manter a redução da fratura e realinhamento.

Em 2005, Grauer e colaboradores[74] propuseram uma classificação modificada com os subtipos IIa, IIb e IIc, considerando a orientação da linha da fratura, o deslocamento do fragmento e a cominuição. As fraturas dos tipos II e III foram diferenciadas, observando-se o envolvimento da linha de fratura com extensão mais lateral até a superfície articular de C2, que caracteriza as fraturas do tipo III.

Os subtipos das fraturas do tipo II são:

- **IIa** – fratura sem deslocamento;
- **IIb** – a linha da fratura se estende de anterossuperior para posteroinferior, com deslocamento ou fratura transversa;
- **IIc** – a linha da fratura se estende de anteroinferior para posterossuperior, ou fratura cominutiva.

O tratamento das fraturas do processo odontoide depende de vários fatores que devem ser analisados em conjunto e adaptados da melhor maneira para cada paciente. O tipo de fratura, a idade do paciente, o grau de deslocamento inicial da fratura e angulação, o estado geral do paciente, as lesões associadas, os recursos técnicos e a filosofia de tratamento do cirurgião são os principais parâmetros que orientam a decisão terapêutica.

Nas crianças, o tratamento das fraturas do processo odontoide deve ser conservador, por meio da redução da fratura com tração halocraniana e manutenção da redução por meio de halogesso ou gesso Minerva por um período de 12 semanas. De um modo geral, as fraturas consolidam sem problemas, e o tratamento cirúrgico está indicado em situações de exceção. (Fig. 3.20).

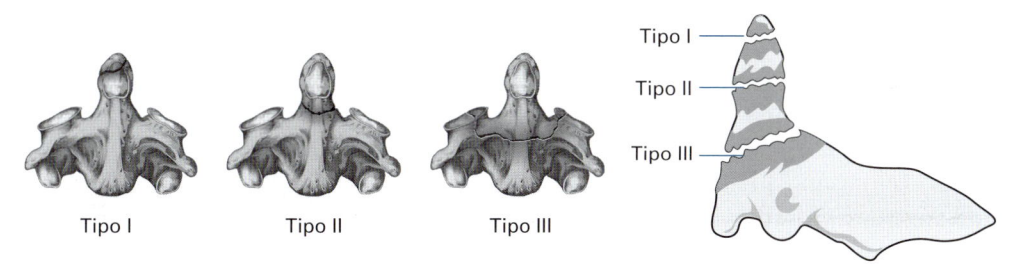

FIGURA 3.19 ■ Classificação de Anderson e D'Alonzo.[72]

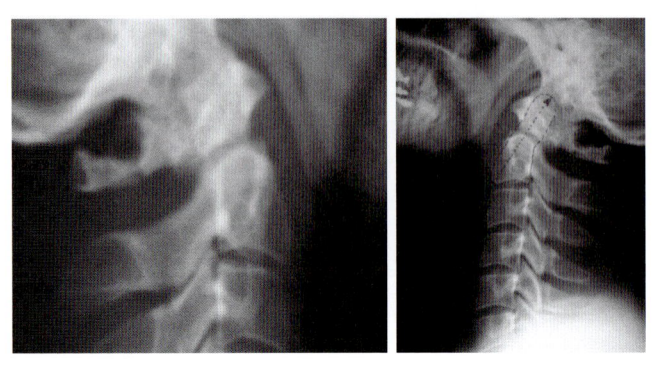

FIGURA 3.20 ■ Radiografia de perfil, fratura de odontoide do tipo II.

As fraturas do tipo I são lesões muito raras, sem repercussão sobre a estabilidade do segmento C1-C2, e apresentam bom prognóstico. No entanto, esse tipo de fratura pode estar associado à luxação occipitocervical, que deve ser tratada por meio da artrodese occipitocervical quando diagnosticada e associada com a fratura do tipo I.

As fraturas do tipo II são as mais frequentes do processo odontoide, e a linha de fratura está localizada na junção do corpo do áxis com o processo odontoide, de modo que os ligamentos que apresentam inserção no processo odontoide (ligamento apical: borda anterior do forame magno, parte proximal do processo odontoide; ligamento alar: côndilo occipital, face superior e lateral do processo odontoide; e ligamento acessório: massa lateral do atlas, face lateral e acima da base do processo odontoide) permanecem inseridos no fragmento proximal. Essas fraturas apresentam a maior taxa de não consolidação com o tratamento conservador, com índices que variam de 5 a 63% nos relatos da literatura em que frequentemente são mencionados. No entanto, esses valores extremos devem ser analisados com cautela, pois grande parte dos pacientes não recebeu nenhum tratamento inicial, porcentagem de 63% de não consolidação com o tratamento conservador relatada por Blockey e Purser,[75] enquanto na série de Amyes e Anderson,[76] que apresentava somente 5% de não consolidação, a consolidação fibrosa e a persistência da linha de fratura foram consideradas consolidação.

Os resultados obtidos com o tratamento conservador das fraturas do tipo II, apesar da heterogeneidade da porcentagem de não consolidação relatada, demonstram a tendência de não consolidação desse tipo de fratura, que está relacionada a muitos fatores, e apesar de esses fatores não serem totalmente conhecidos, é possível reconhecer alguns deles por meio da análise dos maus resultados. O desvio inicial > 5 mm, a angulação > 10°, o desvio em dois planos, a diastase dos fragmentos, a idade > 40 anos, a imobilização insuficiente e o diagnóstico tardio foram os fatores identificados e correlacionados com a não consolidação dessas fraturas. Apesar desses fatores e da alta porcentagem da não consolidação das fraturas do tipo II, uma porcentagem significativa dessas fraturas consolida, desde que a redução anatômica seja alcançada e mantida por meio de imobilização com halogesso e que a distração ao nível do foco de fratura seja evitada.

Em uma série de Polin e colaboradores[77] com 36 fraturas do tipo II que foram tratadas com imobilização externa do tipo colar cervical Philadelphia, comparadas com tratamento com halogesso/colete halo, foi observado que a taxa de consolidação foi menor nos pacientes tratados com colar cervical Philadelphia, em comparação com pacientes que utilizaram o halogesso/colete halo (53% vs. 74%, respectivamente). Greene e colaboradores[71] observaram taxa de pseudoartrose de 86% em pacientes com deslocamento da fratura ≥ 6 mm; no entanto, em pacientes com deslocamento < 6 mm, a taxa de pseudoartrose reduz para 18%.

Entre as várias controvérsias acerca do tratamento dessas fraturas, há um consenso de que a redução anatômica e a sua manutenção por meio de imobilização rígida são fundamentais para a obtenção da consolidação da fratura. A partir da redução da fratura, o tratamento pode ser feito por meio de imobilização com halogesso por um período de 12 semanas; pode ser realizada a osteossíntese da fratura com parafusos de compressão interfragmentária ou pode, ainda, ser realizada a artrodese posterior C1-C2. A escolha do tratamento depende dos fatores anteriormente mencionados e, principalmente, da filosofia de tratamento do cirurgião, da sua experiência e de seus recursos disponíveis, que academicamente não são muito mencionados, e, apesar de estarem muito embasados em critérios extremamente subjetivos, participam de modo importante na decisão terapêutica final.

As fraturas do tipo III apresentam um índice de não consolidação da ordem de 10 a 15%, menor quando comparado com os índices das fraturas do tipo II, e a não consolidação pode ocorrer mesmo nas fraturas sem desvio inicial, de modo que esse tipo de fratura não deve ser considerado uma lesão benigna, devendo ser imobilizado com halogesso. As fraturas com desvio devem ser reduzidas por meio da aplicação do halo craniano, e, em analogia com as fraturas do tipo II, o tratamento pode ser conservador com a utilização de halogesso ou cirúrgico por meio da osteossíntese do processo odontoide ou da artrodese C1-C2.

O tratamento conservador das fraturas dos tipos II e III do processo odontoide deve ser realizado por meio da redução da fratura com a aplicação de tração halocraniana. A obtenção da redução anatômica deve ser o objetivo nessa etapa, evitando-se o afastamento dos fragmentos de fraturas, sendo o desvio máximo tolerável de 20% em todos os planos para a obtenção de uma superfície de contato de 64% entre as fraturas. A redução deve ser mantida por meio de imobilização rígida com halogesso, colete halo ou gesso Minerva por um período de 12 semanas, e a manutenção da redução deve ser controlada durante o tratamento, pois pode ocorrer perda da redução. A imobilização por meio do halogesso ou colete halo não está isenta de complicações, e foram observados soltura dos pinos (36%), infecção dos pinos (20%), úlceras de pressão (11%), lesão nervosa (2%), perfuração da dura-máter (1%), disfagia (2%) e desconforto grave nos pinos do halo (18%).[78]

No planejamento terapêutico, devem-se considerar a possibilidade e o risco da ocorrência de perda da redução e desvio das fraturas que são estáveis na avaliação e são tratadas com colar cervical Philadelphia, pois esse fato é relatado por vários autores.[79]

O tratamento cirúrgico é uma alternativa ao tratamento conservador, que, além das complicações mencionadas, possui a desvantagem do uso de imobilizações externas que interferem nas atividades diárias. O tratamento cirúrgico é indicado nas fraturas que apresentam os fatores de risco para não consolidação, existindo basicamente duas opções de tratamento: a osteossíntese do processo odontoide e a artrodese C1-C2.

A osteossíntese do processo odontoide foi descrita por Böhler[80] e Nakanishi e colaboradores[81] e representou uma alteração importante no tratamento dessas fraturas, eliminando a utilização de grandes órteses, reduzindo o período de internação hospitalar, a reabilitação e o retorno ao trabalho, além de reduzir o índice de não consolidação.[82] As complicações do tratamento cirúrgico devem ser comparadas com as suas vantagens, e o mau posicionamento dos parafusos e a infecção são as complicações descritas, porém em porcentagem muito reduzida. A osteossíntese do processo odontoide requer experiência por parte do cirurgião e recursos técnicos (dois intensificadores de imagens e instrumentos especiais). O princípio da compressão interfragmentária é empregado na osteossíntese do processo odontoide, que pode ser realizada utilizando-se parafusos do tipo cortical, esponjoso, canulado ou com dupla rosca (parafusos de Herbert), e essa técnica não pode ser aplicada em todas as fraturas do processo odontoide de modo generalizado. A osteossíntese do processo odontoide é contraindicada nas fraturas do processo odontoide associadas com a fratura cominutiva da superfície articular atlantoaxial, a fratura instável do atlas (fratura de Jefferson), a fratura com traço oblíquo e descendente no sentido posteroanterior, as fraturas do tipo II atípicas (cominutivas ou oblíquas no plano frontal), as fraturas irredutíveis, a presença de acentuada cifose que limita a extensão da coluna cervical, a estenose do canal vertebral ou a fratura patológica (Fig. 3.21 e 3.22).[83]

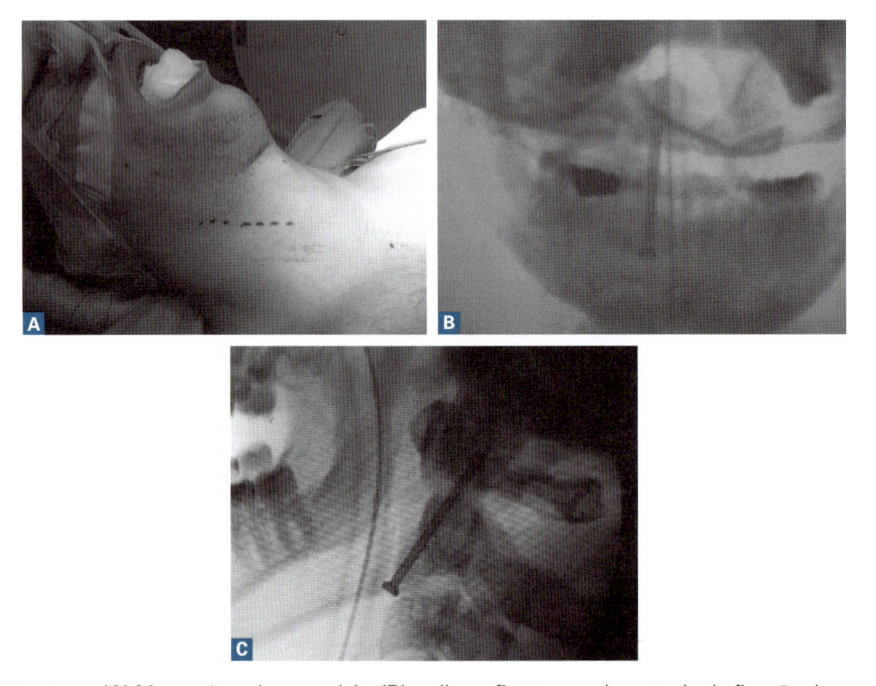

FIGURA 3.21 ■ **(A)** Marcação pré-operatória; **(B)** radiografia transoral, controle de fixação do parafuso de odontoide; **(C)** radiografia de perfil, controle de fixação do parafuso de odontoide.

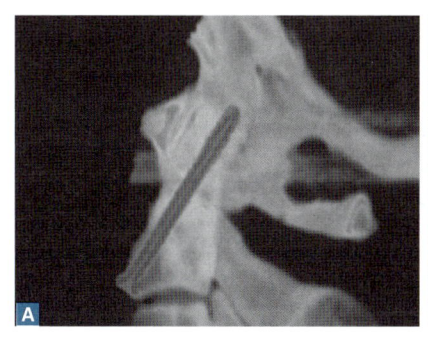

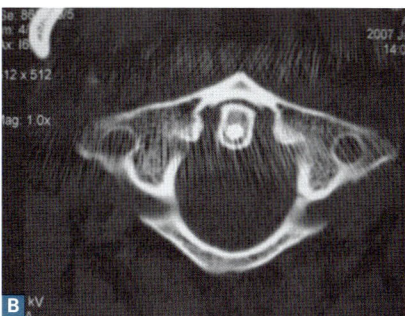

FIGURA 3.22 ■ **(A)** Tomografia computadorizada tridimensional para controle; **(B)** corte axial de parafuso centralizado.

A artrodese posterior C1-C2 é outra alternativa do tratamento cirúrgico, e apresenta bons resultados na grande maioria dos pacientes. No entanto, a artrodese atlantoaxial reduz a amplitude do movimento de rotação da coluna cervical, sendo essa a grande desvantagem dessa modalidade de tratamento. Em pacientes jovens, essa opção de tratamento é utilizada nas situações em que a osteossíntese estaria contraindicada por razões técnicas ou relacionadas às características da fratura.

Nos pacientes idosos, o tratamento das fraturas do processo odontoide deve considerar o alto índice de não consolidação, a morbidade e a mortalidade que esse grupo de pacientes apresenta, e a tomada da decisão terapêutica é diferente daquela dos pacientes adultos.

O tratamento conservador utilizando o halogesso ou o colete halo apresenta consideráveis desvantagens nesse grupo de pacientes, devido ao alto índice de não consolidação das fraturas (25 a 30%)[77,84,85] e às complicações associadas ao seu uso. O repouso prolongado no leito é fator de risco para esses pacientes,[86,87] e a mortalidade é maior nos pacientes tratados de maneira conservadora),[79,86-89] de modo que essa modalidade de tratamento para os pacientes idosos é contraindicada por alguns autores.[90]

As fraturas instáveis devem ser tratadas cirurgicamente, e a idade e as doenças associadas não são contraindicações para o tratamento cirúrgico, que reduz a taxa de mortalidade nessas fraturas.[88,90] A artrodese posterior C1-C2 tem sido apontada como o procedimento de escolha nesse grupo de pacientes, pois a osteossíntese anterior com parafusos não apresenta os mesmo índices de bons resultados observados nos pacientes adultos, tendo sido observado alto índice de não consolidação nos pacientes com idade > 60 anos,[83,85,90] soltura de implantes e necessidade de reoperação, os quais são atribuídos à presença de osteoporose, que impede a boa ancoragem dos implantes. A direção do traço de fratura e a incapacidade de estender a coluna cervical em pacientes idosos também são limitações para a osteossíntese do processo odontoide.

A artrodese posterior atlantoaxial apresenta altos índices de bons resultados nos pacientes idosos e baixo índice de complicações, e a limitação da rotação da coluna cervical imposta pela artrodese tem sido bem tolerada nesse grupo de pacientes.[69,86,88,90] O tratamento conservador utilizando órteses cervicais também é proposto como alternativa para o tratamento dos pacientes idosos,[89] mesmo apresentando alto risco de não consolidação e instabilidade C1-C2, que pode produzir dor e mielopatia em longo prazo. A falta de consolidação da fratura do processo odontoide não é equivalente a mau resultado, e a consolidação fibrosa em alguns pacientes seria compatível com a ausência de sintomas e função normal.[91] No entanto, na avaliação inicial da fratura, não é possível a determinação da união fibrosa que seria compatível com boa função e ausência de sintomas daquela que evoluiria para mielopatia.[90] Essa opção de tratamento tem sido utilizada somente na impossibilidade da realização do tratamento cirúrgico devido às condições do paciente, ou na presença de fratura estável.

A taxa de sucesso de fusão em pacientes com idade > 60 anos tratados com imobilização externa foi de apenas 23%. Da mesma forma, Andersson e colaboradores.[19] descreveram 29 pacientes com idade ≥ 65 anos com fraturas do odontoide tratadas por meios cirúrgicos e não cirúrgicos. Na sua série, seis (86%) dos sete pacientes atingiram fusão bem-sucedida depois de uma artrodese cervical posterior C1-C2. Os pacientes tratados por meio da fixação anterior com parafuso de odontoide obtiveram uma taxa de fusão de 20%, e os pacientes tratados somente com imobilização externa também tiveram uma taxa de fusão de 20%. Pepin e colaboradores[86] relataram sua experiência com 41 fraturas agudas do odontoide e descobriram que a imobilização com halo craniano foi mal tolerada em pacientes com idade ≥ 75 anos. Eles sugeriram que a fixação precoce C1-C2 onde a fusão era meio apropriado nesse grupo. Em revisão de séries de casos, Hadley e colaboradores,[93] relatam que são contra a fixação cirúrgica no paciente idoso, considerando que em outra revisão com maior número de casos os mesmos autores observaram casos favoráveis com a fixação cirúrgica nessa faixa etária, permanecendo a discussão da melhor conduta a ser seguida. Foi conduzido um estudo de caso-controle de Lennarson e colaboradores[94] classe II de evidência científica para tratamento cirúrgico de pacientes idosos. Nesse estudo, foram examinados 33 pacientes com fraturas do odontoide do tipo II, tratados com imobilização com halogesso/colete halo. Os autores verificaram que pacientes com idade < 50 anos tiveram uma significativa taxa de falha de consolidação quando utilizada a imobilização do tipo halogesso/colete halo (21 vezes maior) em relação aos pacientes com idade > 50 anos. Outros fatores, como condições médicas, sexo do paciente, grau de deslocamento da fratura, direção de deslocamento da fratura, tempo de internação hospitalar ou tempo de acompanhamento, não influenciaram no resultado.[7,95-97]

Com base em recentes revisões da literatura, fraturas do odontoide dos tipos II e III devem ser consideradas para possível fixação cirúrgica nos seguintes casos:[83,86,92-94,98-105]

- fratura com deslocamento ≥ 5 mm (nível III de evidência);
- fraturas dos tipos II e III (nível III de evidência);
- fraturas cominutivas (nível III de evidência);
- impossibilidade de redução incruenta (nível III de evidência);
- perda da redução com tratamento conservador por imobilização externa (nível III de evidência);
- fraturas do tipo II em pacientes com idade > 50 anos (nível II de evidência).[105]

Lesões Traumáticas da Coluna Cervical Alta 75

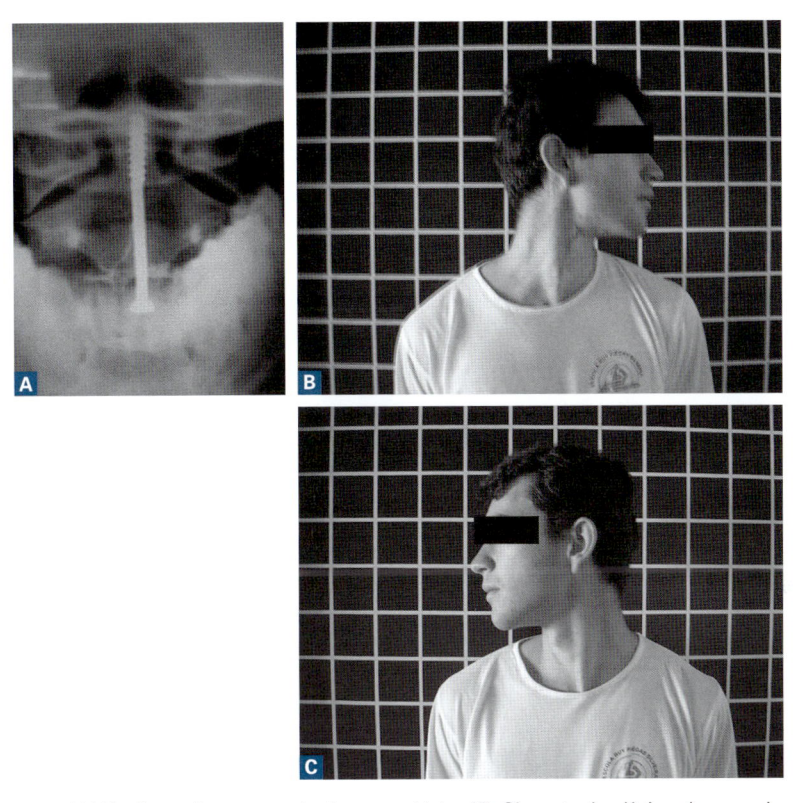

FIGURA 3.23 ■ **(A)** Radiografia transoral pós-operatório; **(B, C)** controle clínico do arco de movimento, mobilidade completa após consolidação.

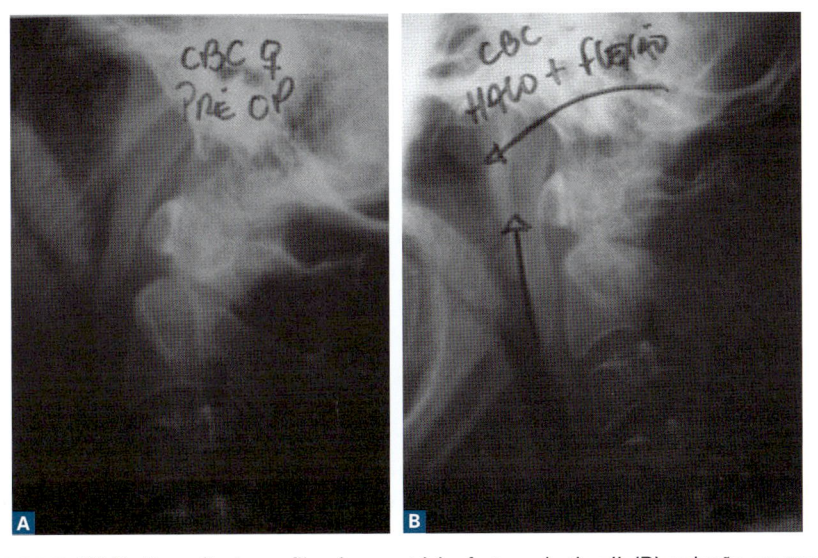

FIGURA 3.24 ■ **(A)** Radiografia de perfil pré-operatória, fratura do tipo II; **(B)** redução em tração com flexão.

76 Coluna Vertebral

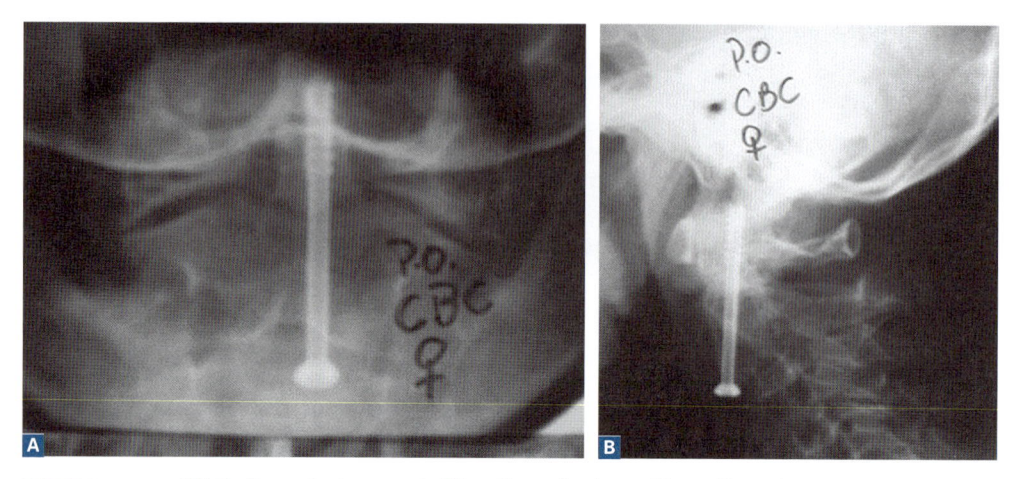

FIGURA 3.25 ■ **(A)** Radiografia transoral; **(B)** radiografia de perfil, 17 dias pós-operatório.

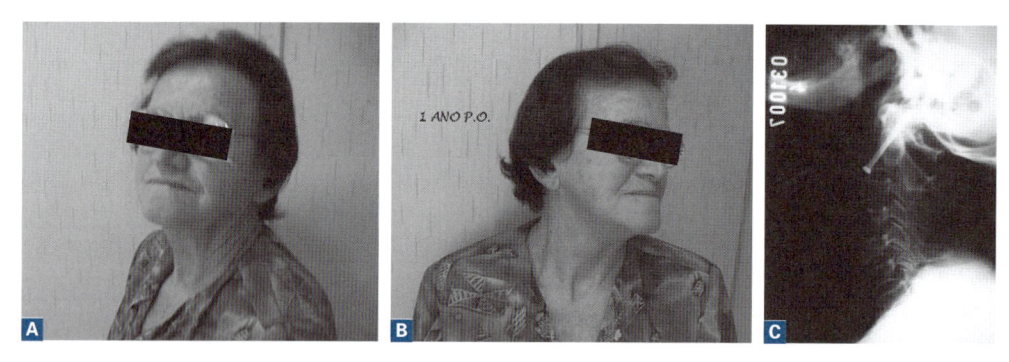

FIGURA 3.26 ■ **(A)** Paciente do sexo feminino com 67 anos de idade; **(B)** fratura do tipo II, 1 ano pós-operatório; **(C)** radiografia de perfil, controle 6 anos pós-operatório.

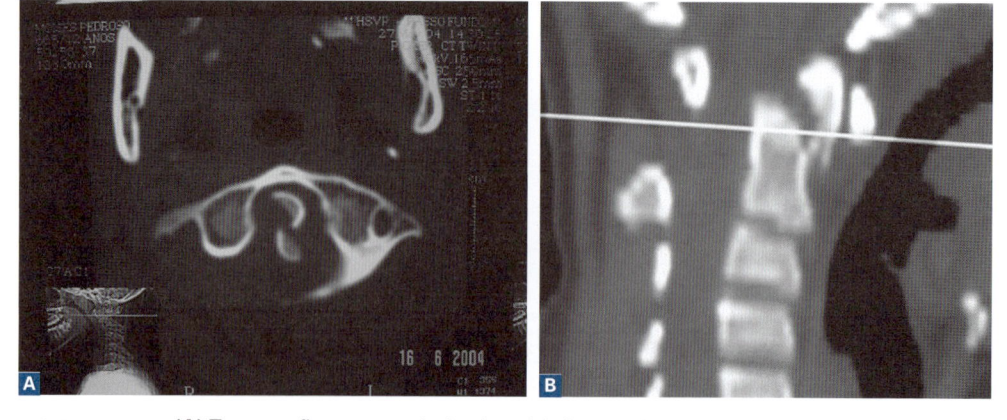

FIGURA 3.27 ■ **(A)** Tomografia computadorizada axial, fratura de odontoide em criança de 12 anos de idade; **(B)** tomografia computadorizada sagital (fratura atípica).

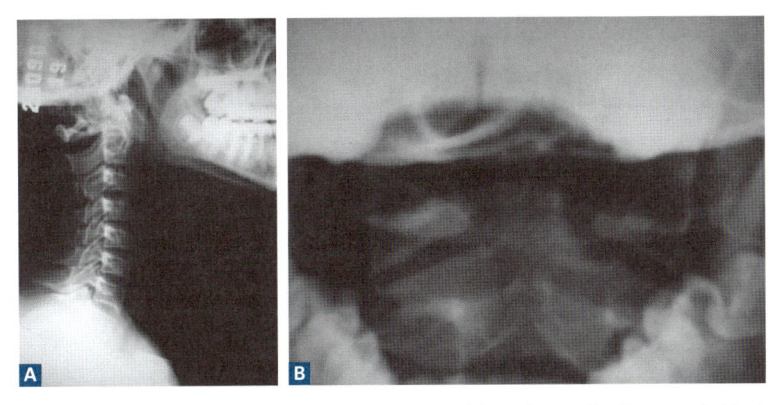

FIGURA 3.28 ■ **(A)** Radiografia de perfil de fratura odontoide, criança de 12 anos de idade, tratamento com gesso Minerva, controle com 13 semanas (fratura consolidada); **(B)** radiografia transoral (fratura consolidada).

ESPONDILOLISTESE TRAUMÁTICA DO ÁXIS

A espondilolistese traumática do áxis (C2) é caracterizada pela fratura bilateral dos pedículos do áxis, e foi denominada de fratura do enforcado (*hangman's fracture*) devido à sua semelhança com as fraturas provocadas pelos enforcamentos judiciais. É o segundo tipo mais frequente de fraturas do áxis, depois das fraturas do odontoide, que são as mais frequentes.[71,106] A sua associação com fraturas do odontoide ou do atlas pode ocorrer em 14 a 16% dos pacientes.[15] É observada em 10 a 56% dos pacientes politraumatizados.[15]

Os acidentes de trânsito são os principais causadores dessas lesões – cerca de 75% delas; as quedas com trauma da face e mergulho em águas rasas são menos frequentes. A exata incidência desse tipo de fratura não é conhecida, pois ela ocorre em grande parte das vítimas fatais de acidentes automobilísticos. A incidência nas vítimas fatais de acidentes é ultrapassada somente pelas luxações atlantoccipitais.[107-109]

O áxis é considerado a vértebra de transição localizada entre o atlas e a terceira vértebra cervical. As características anatômicas do áxis estão diretamente relacionadas com esse tipo de fratura, pois a localização excêntrica das suas facetas articulares, associadas ao istmo delgado do áxis, torna essa parte do áxis vulnerável às fraturas. O forame da artéria vertebral no interior do áxis também contribui para a redução da resistência mecânica do áxis. A fratura do arco do áxis é quase sempre bilateral, mas raramente é simétrica. A fratura pode acometer a lâmina, a superfície articular inferior, o *pars interarticularis*, o pedículo ou a parede posterior do corpo vertebral.[110]

A espondilolistese traumática do áxis raramente está associada à lesão neurológica, e são relatados índices que variam de 6,5 a 16%. O alargamento do canal vertebral que ocorre nessa fratura produz efeito de descompressão aguda e amplia o canal vertebral. O déficit neurológico, quando presente, geralmente apresenta boa evolução. A persistência do déficit neurológico deve ser acompanhada da pesquisa de outras causas de lesão nervosa intrínseca ou extrínseca do segmento vertebral, e são descritos casos de lesão da artéria vertebral e lesão dos nervos cranianos associados a esse tipo de fratura.[109,110]

As fraturas da coluna cervical alta (arco do atlas-C1, massa lateral do atlas-C1, fratura de Jefferson [C1], processo odontoide [C2]) correspondem a 94% das lesões ósseas associadas a esse tipo de fratura, enquanto as fraturas no nível de C3 ou mais distais são mais raramente observadas.[48,111]

O diagnóstico da fratura e a sua classificação são efetuados com base nas imagens observadas nas radiografias simples de perfil, utilizando o grau de desvio (translação ou angulação) do fragmento anterior e a relação das superfícies articulares entre C2-C3 como parâmetros. As lesões concomitantes (torácica e/ou lombar) podem estar presentes em 20 a 30% dos pacientes portadores de fratura da coluna cervical,[112,113] justificando a pesquisa de outras fraturas na coluna torácica e/ou lombar.

A modificação da classificação de Effendi e colaboradores[110] proposta por Levine e Edwards[52] e Starr e Eismond[114] agrupa as lesões em três tipos com dois subtipos atípicos (Fig. 3.29):

- **tipo I** – desvio translacional ≤ 3 mm, mínima lesão discoligamentar, sem desvios angulares. Lesão estável e resultante da hiperextensão e compressão axial;
- **tipo Ia** – fratura do pedículo de C2, sem desvio angular, mínima translação de 2 a 3 mm e presença de fratura atípica, traço (oblíquo) anterior assimétrico envolvendo de um lado o corpo (forame vertebral) e de outro o pedículo e/ou arco posterior.[92] Fratura estável e resultante de hiperextensão e compressão axial, associada à inclinação lateral e à rotação;
- **tipo II** – fratura com desvio translacional > 3 mm e angular importante, com translação e angulação anterior do corpo vertebral. Lesão resultante da flexão que ocorre após a hiperextensão e compressão axial;
- **tipo IIa** – fratura com pequeno desvio translacional e grande angulação C2-C3. A linha da fratura é mais horizontal que vertical. Apresenta aumento do espaço discal posterior entre C2-C3 com a aplicação da tração. O mecanismo de lesão é a flexo-distração;
- **tipo III** – fratura com grande desvio translacional e angular, associada à luxação uni ou bilateral das facetas articulares C2-C3. O mecanismo da lesão é a flexodistração associada à hiperextensão.

As fraturas dos tipos I e II são as mais frequentes, enquanto as dos tipos IIa e III são mais raras, representando, juntas, < 15% do total. O mecanismo de trauma da espondilolistese traumática do áxis não é único. O mecanismo de hiperextensão e compressão axial seria o responsável pelas fraturas do tipo I, enquanto a hiperextensão associada à rotação axial seria o mecanismo da fratura do tipo Ia. A associação dessas fraturas com outras da coluna cervical alta (arco posterior do atlas, fratura da massa lateral do atlas e processo odontoide), que são produzidas pela hiperextensão, confirma essa hipótese.

As fraturas do tipo II são, provavelmente, resultantes da associação da hiperextensão e compressão axial inicial, seguida de flexão e compressão. A grande maioria desse tipo de fratura é ocasionada por acidentes automobilísticos, que resultam na aplicação de forças de aceleração e desaceleração atuando em direções opostas sobre a coluna cervical. No entanto, alguns autores acreditam que os mecanismos de produção desse tipo de fratura sejam somente a hiperextensão e compressão axial.[93,108,111] Nas fraturas dos tipos IIa e III, o mecanismo de flexão é o predominante, atribuindo-se o mecanismo de flexão e distração para as fraturas do tipo IIa e flexocompressão para as fraturas do tipo III.

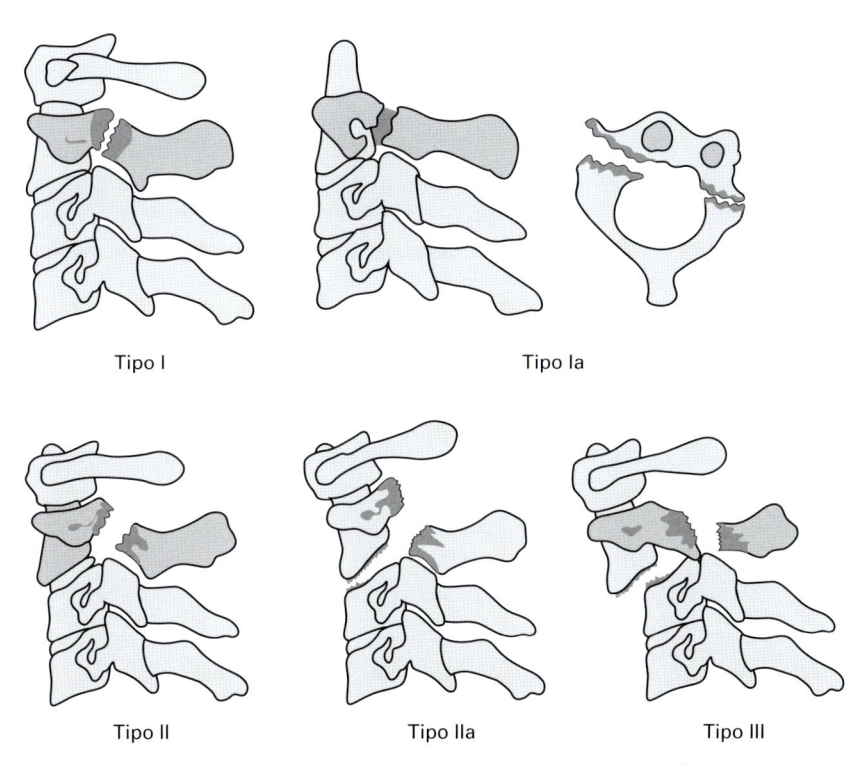

FIGURA 3.29 ■ Classificação de Effendi, modificada por Levine e Edwards[52] e Starr e Eismond.[114]

O tratamento da espondilolistese traumática do áxis geralmente apresenta boa evolução. Raramente essa lesão está associada à lesão neurológica, apresenta boa evolução com o tratamento conservador, a redução anatômica não é necessária para a obtenção de bons resultados, e a não consolidação das fraturas é muito rara, ocorrendo em cerca de 5% das fraturas. Em uma revisão sistemática do tratamento das fraturas da espondilolistese traumática do áxis realizada por Xin-Feng Li e colaboradores[115] de 1966 a 2004, em 20 artigos, a recomendação do tratamento conservador foi relatada em 62,5% dos artigos.

O tratamento tem sido orientado de acordo com o tipo da fratura, e as discussões acerca da conduta ideal estão relacionadas não somente com o tipo de fratura, mas também com a filosofia de tratamento do cirurgião, os recursos disponíveis, a experiência técnica da equipe, as lesões associadas e o estado geral do paciente.

As fraturas do tipo I são lesões estáveis e podem ser tratadas por meio de órteses cervicais, halogesso, colete halo ou gesso Minerva por um período de 12 semanas. O tipo de imobilização depende, principalmente, do grau de colaboração do paciente,

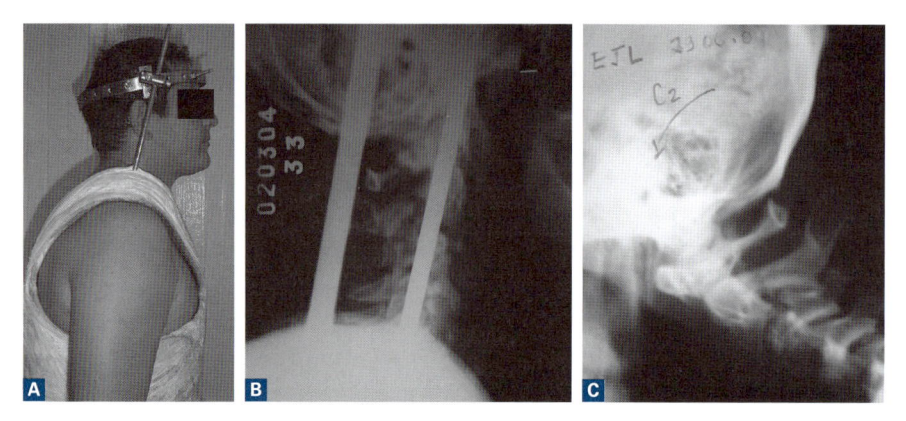

FIGURA 3.30 ■ Paciente do sexo masculino, 39 anos de idade, com fratura do tipo II, tratamento conservador com halogesso. **(A)** Halogesso; **(B)** radiografia para controle pós-colocação do halogesso; **(C)** radiografia de perfil em flexão anterior consolidada, controle após 12 semanas.

não tendo sido observada diferença com relação ao tempo e à porcentagem de consolidação e à amplitude de movimento entre os pacientes que utilizaram órtese cervical ou halogesso.[51,116,117]

As fraturas do tipo Ia são lesões estáveis e podem ser tratadas por imobilização rígida, halogesso ou colete halo ou gesso Minerva por um período de 12 semanas. Porém, devido ao traço assimétrico, a visualização da consolidação pode ser mais bem observada nas imagens da TC em corte axial, que permite a visualização da consolidação do corpo, que fica extremamente difícil por meio de radiografia simples. Um fator de estabilidade durante o processo de consolidação é a calcificação do ligamento longitudinal anterior. O aparecimento de ponte óssea anterior a C2-C3 proporciona estabilidade adicional ao segmento lesado.

As fraturas do tipo II são lesões instáveis, e o mecanismo de produção da fratura auxilia no seu tratamento. A fratura do arco neural é consequência da hiperextensão e da compressão axial, enquanto o desvio anterior resulta da flexão e da compressão. A redução desse tipo de fratura pode ser obtida por meio da aplicação de distração com leve hiperextensão, que se opõem às forças que provocam o desvio anterior. A tração halocraniana deve ser iniciada com aplicação de 2 kg, e não deve ultrapassar 4 kg. A aplicação de força excessiva na tração pode provocar o afastamento entre C2 e C3 com graves consequências, devendo ser evitada a aplicação de força excessiva na tração. Nas fraturas do tipo II, a redução é geralmente obtida por meio da aplicação de tração, seguida de imobilização com halogesso por um período de 12 semanas.

Nas situações em que a redução adequada (desvio anterior < 4 a 5 mm ou angulação < 10 a 15°) não pode ser obtida, o paciente é mantido por um maior período na tração (4 a 6 semanas) e, a seguir, é imobilizado com halogesso por 6 semanas.

A maioria das fraturas do tipo II apresenta perda da redução inicial, que é de pequeno grau e não interfere na consolidação e no resultado final. O tratamento conservador apresenta bons resultados nas fraturas do tipo II, e a anquilose entre C2-C3 ocorre em 75%

Lesões Traumáticas da Coluna Cervical Alta

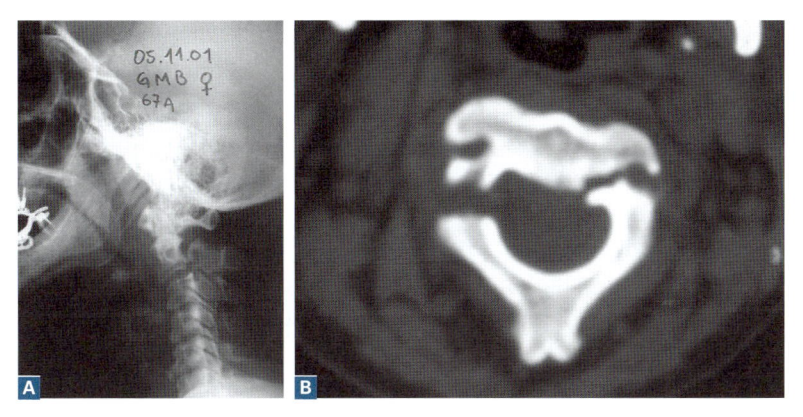

FIGURA 3.31 ■ **(A)** Radiografia de perfil em fratura do tipo Ia; **(B)** tomografia computadorizada axial, fratura do tipo Ia, assimetria do traço, envolvendo forame da artéria vertebral.

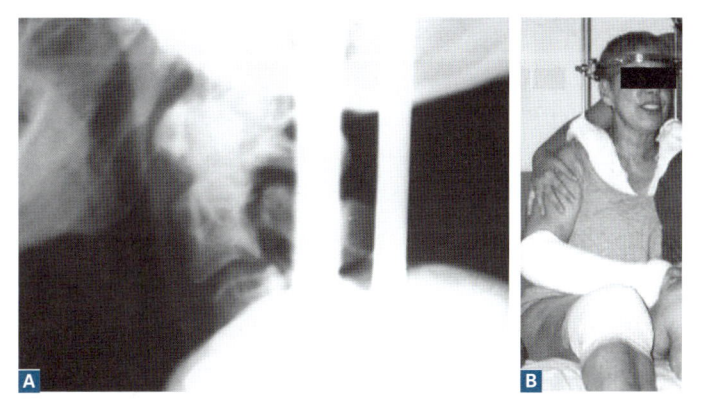

FIGURA 3.32 ■ **(A)** Tratamento com halogesso por 12 semanas; **(B)** controle clínico.

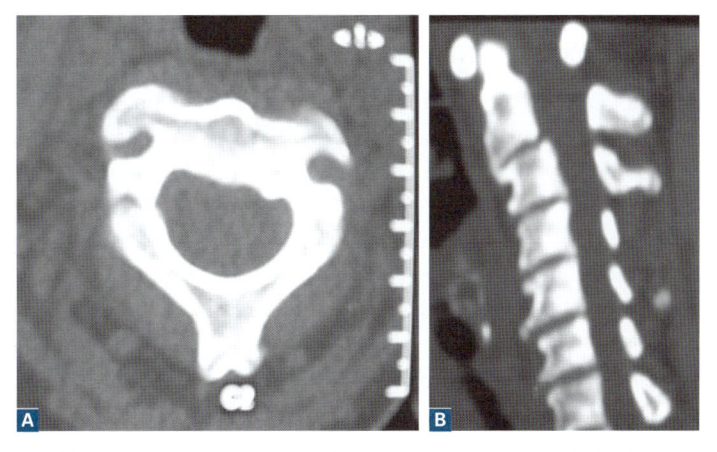

FIGURA 3.33 ■ **(A)** Tomografia computadorizada em corte axial consolidado; **(B)** tomografia computadorizada em corte sagital consolidado.

dos pacientes com lesão importante do disco intervertebral (desvio > 3 a 4 mm); queixas tardias relacionadas com a lesão do disco intervertebral não têm sido observadas.[51]

O procedimento operatório é apresentado como alternativa para o tratamento das fraturas do tipo II, com a finalidade de eliminar a utilização de imobilização externa por longos períodos e proporcionar maior conforto aos pacientes. O tratamento operatório tem sido também indicado por alguns autores para as lesões instáveis e que não podem ser adequadamente reduzidas. A artrodese anterior C2-C3 ou a fixação transpedicular de C2 são os métodos de tratamento operatório indicados para essas fraturas.[118,119]

A fim de minimizar o trauma cirúrgico, as técnicas minimamente invasivas podem ser aplicadas para a fixação da espondilolistese traumática do áxis, segundo a técnica descrita inicialmente por Judet e colaboradores.[120] A osteossíntese da fratura do

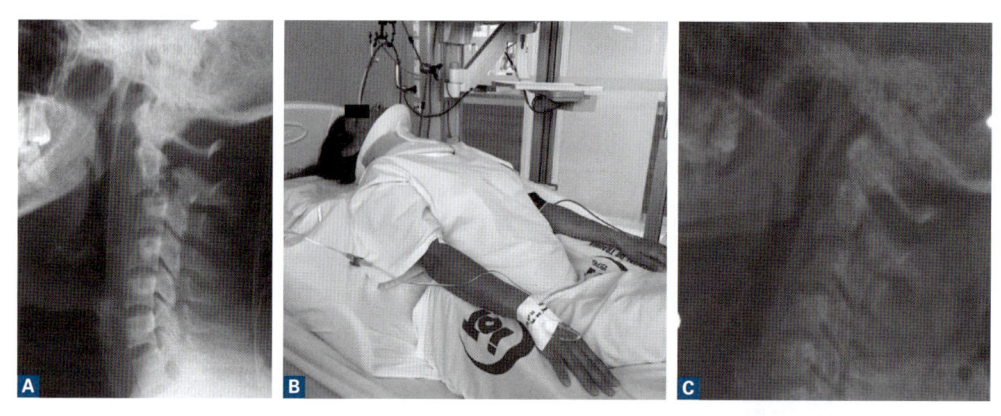

FIGURA 3.34 ■ **(A)** Radiografia de perfil, fratura do tipo II; **(B)** paciente na unidade de terapia intensiva em posição de hiperextensão da cabeça, para redução da fratura por até 2 semanas; **(C)** radiografia de perfil, controle da fratura reduzida após 2 semanas.

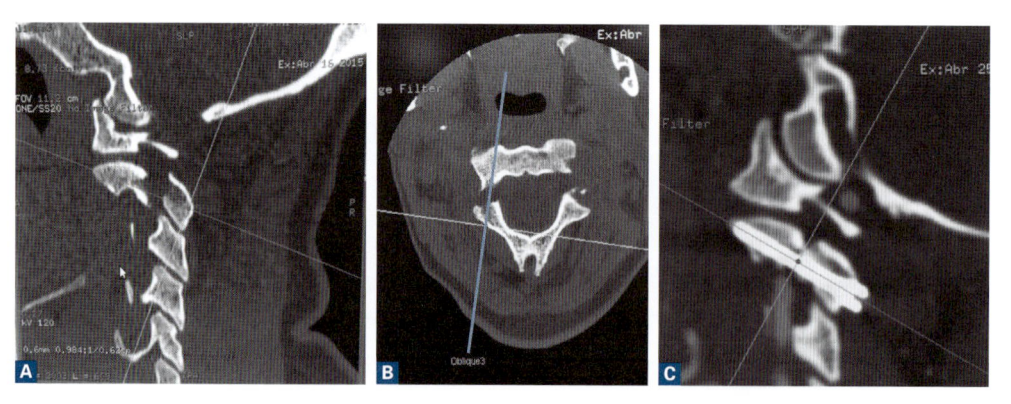

FIGURA 3.35 ■ **(A)** Tomografia computadorizada em corte sagital demonstrando o ponto de entrada do parafuso (linha verde); **(B)** tomografia computadorizada em corte axial demonstrando o ponto de entrada do parafuso (linha azul); **(C)** angiotomografia computadorizada sagital pós-fixação de parafuso sobre a linha planejada e sem lesão arterial.

pedículo pode ser realizada por meio de técnica percutânea e com auxílio da navegação cirúrgica ou intensificador de imagem.[102,127]

As fraturas do tipo IIa apresentam aumento da parte posterior do espaço discal entre C2-C3 após a aplicação da tração, de modo que a redução dessas fraturas é obtida pela remoção da tração e aplicação de pequena compressão e extensão, pois a flexodistração seria o provável mecanismo de lesão dessas fraturas. Essas fraturas podem ser tratadas com halogesso por um período de 12 semanas, ou cirurgicamente estabilizadas por meio da artrodese anterior C2-C3 ou fixação transpedicular de C2.

A redução fechada das fraturas do tipo III é geralmente incapaz de restaurar as relações anatômicas normais das facetas articulares entre C2 e C3, especialmente nas situações em que a fratura do arco vertebral está localizada anteriormente às articulações facetárias. O tratamento operatório está indicado nas fraturas do tipo III para a redução das facetas articulares, e sua estabilização é feita por meio da artrodese. A fixação transpedicular de C2 permite a realização da artrodese C2-C3, e a artrodese C1-C2-C3 é uma alternativa de tratamento operatório, mas que apresenta a desvantagem da inclusão de uma vértebra adicional na área de artrodese, o que

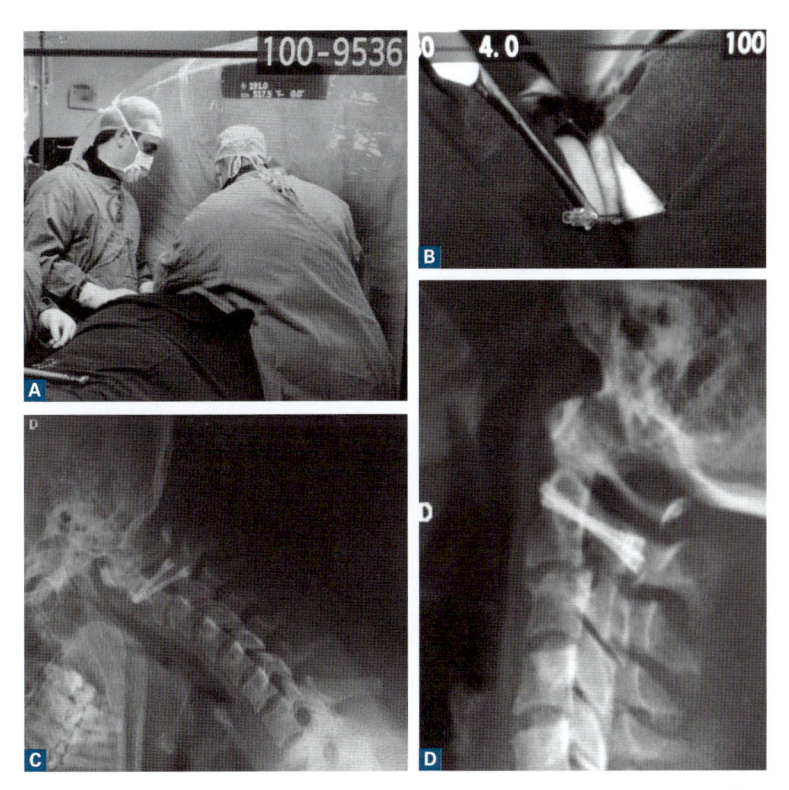

FIGURA 3.36 ■ **(A)** Procedimento transoperatório na tomografia computadorizada; **(B)** procedimento transoperatório percutâneo; **(C)** radiografia de perfil em flexão de fratura do tipo II fixada; **(D)** radiografia de perfil em extensão de fratura do tipo II fixada. Tratamento cirúrgico com a osteossíntese de C2 percutânea. (Judet e colaboradores[120] propuseram a técnica aberta.)

ocasiona perda significativa do movimento de rotação. A utilização do halogesso durante 12 semanas, após a redução cirúrgica, e artrodese C2-C3 é outra opção de tratamento para as fraturas do tipo III. A estabilização da espondilolistese do áxis ocorre por meio da consolidação da fratura do arco vertebral ou anquilose óssea anterior entre C2-C3, tendo sido observada também a anquilose das articulações facetárias nos pacientes com fratura do tipo II.[119,121] A redução anatômica não é necessária, e, de modo geral, o resultado obtido com o tratamento conservador alcança bons resultados. Excepcionalmente, os pacientes apresentam dor tardia, relacionada com a ruptura do disco C2-C3, ou instabilidade; nessas situações, é indicada a artrodese anterior C2-C3. Infelizmente, em alguns casos, o desconhecimento de conceitos básicos da biomecânica da coluna vertebral e a história natural desse tipo de lesão conduzem à instabilidade iatrogênica. Os resultados do estudo biomecânico comparativo entre a fixação anterior com placa, parafusos e enxerto tricortical de ilíaco, artrodese C2-C3 e a fixação pedicular posterior de C2 e massas laterais de C3 demonstraram que a fixação apenas do *pars interarticularis* é insuficiente quando há

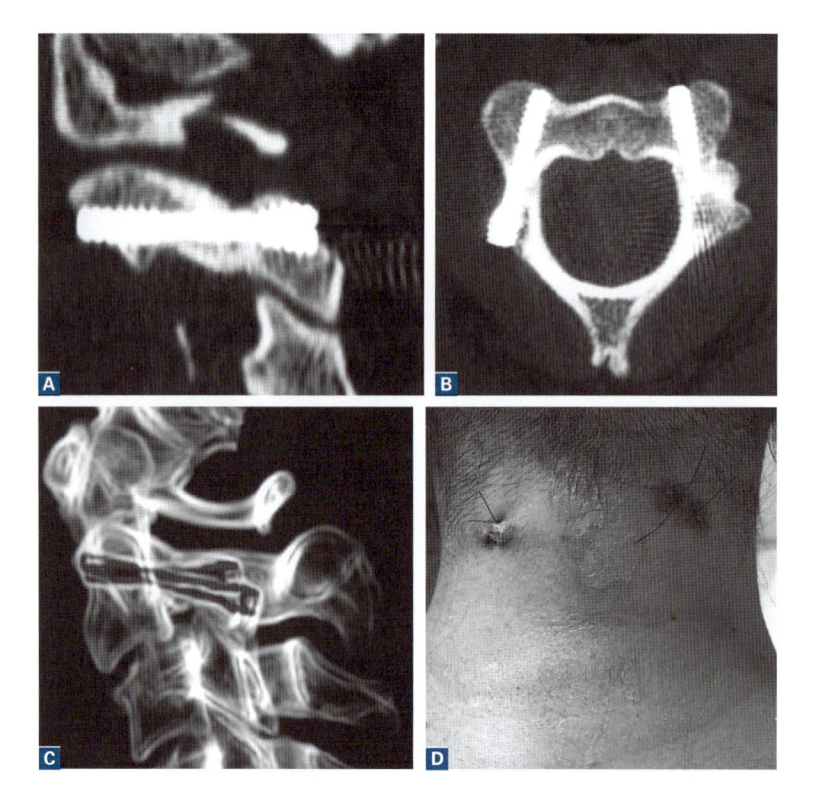

FIGURA 3.37 ■ **(A)** Tomografia computadorizada em corte sagital, controle pós-operatório consolidado; **(B)** tomografia computadorizada axial, controle pós-operatório consolidado; **(C)** tomografia computadorizada tridimensional, controle pós-operatório consolidado; **(D)** procedimento percutâneo pós-operatório.

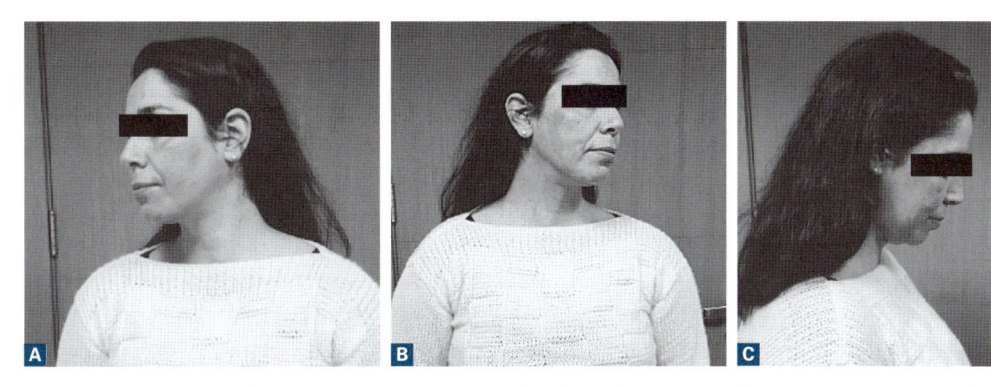

FIGURA 3.38 ■ **(A, B, C)** Controle clínico, um ano de pós-cirúrgico, arco de movimento preservado

lesão discal anterior e/ou luxação facetária. A fixação posterior seria mais adequada, pois apresenta maior resistência à inclinação e a rotações. A fixação pedicular posterior de C2 e da massa de C3 e a fixação anterior entre C2 e C3 são adequadas, porém a associação de ambas as técnicas para os traumas com grande instabilidade parece ter mais resistência biomecânica.[128]

Outra opção para a fixação anterior de C2-C3 por meio da abordagem anterior é a artrodese intersomática utilizando parafusos, cuja resistência biomecânica não é inferior à resistência da placa anterior com parafusos.

REFERÊNCIAS

1. Goldberg W, Mueller C, Panacek E, Tigges S, Hoffman JR, Mower WR Distribution and patterns of blunt traumatic cervical spine injury. Ann Emerg Med. 2001;38(1):17-21.
2. Holly LT, Kelly DF, Counelis GJ, Blinman T, McArthur DL, Cryer HG. Cervical spine trauma associated with moderate and severe head injury: incidence, risk factors, and injury characteristics. J Neurosurg. 2002;96(3 Suppl):285-91.
3. Alker GJ, Oh YS, Leslie EV, Lehotay J, Panaro VA, Eschner EG. Postmortem radiology of head neck injuries in fatal traffic accidents. Radiology. 1975;114(3):611-7.
4. Guiot B, Fessler RG. Complex atlantoaxial fractures. J Neurosurg. 1999 Oct;91(2 Suppl):139-43.
5. Alker GJ Jr, Oh YS, Leslie EV High cervical spine and craniocervical junction injuries in fatal traffic accidents: a radiological study. Orthop Clin North Am. 1978;9(4):1003-10.
6. Davis D, Bohlman H, Walker AE, Fisher R, Robinson R The pathological findings in fatal craniospinal injuries. J Neurosurg. 1971;34(5):603-13.
7. Defino HLA. Lesões traumáticas da coluna vertebral. São Paulo: Bevilacqua; 2005.
8. White AA 3rd, Panjabi MM. Kinematics of the spine. In: White AA 3rd, Panjabi MM, editors. Clinical biomechanics of the spine. 2nd ed. Philadelphia: JB Lippincott; 1990. p. 85-125.
9. Louis R. Surgery of the spine. Surgical anatomy and operative approaches. Heidelberg: Springer; 1983.
10. Dvorak J, Schneider E, Saldinger P, Rahn B. Biomechanics of the craniocervical region: the alar and transverse ligaments. J Orthop Res. 1988;6(3):452-61.
11. Maçaneiro CH. Coluna cervical alta: anatomia e cinesiologia. Clin Ortop. 2000;1:781-6.

12. Martins JCT, Rugani LBR. Diagnóstico por imagem nos traumatismos da coluna vertebral. Clin Ortop. 2000;1:751-79.
13. Chen IH, Vasavada A, Panjabi MM. Kinematics of the cervical spine canal: changes with sagittal plane loads. J Spinal Disord. 1994;7(2):93-101.
14. Dickmann CA, Greene KA, Sonntag VK. Injuries involving the transverse atlantal ligament: classification and treatment guidelines based upon experience with 39 injuries. Neurosurgery. 1996;38(1):44-50.
15. Suchomel P, Choutka O. Reconstruction of upper cervical spine and craniovertebral junction. Heidelberg: Springer-Verlang; 2011.
16. Boss N, Aebi M. Spinal disorders. Heidelberg: Springer-Verlang; 2008.
17. Adams W. Neck injuries: II. Atlantoaxial dislocation - a pathologic study of 14 traffic fatalities. J Forensic Sci. 1992;37(2):565-73.
18. Fujimura Y, Nishi Y, Chiba K, Kobayashi K. Prognosis of neurological deficits associated with upper cervical spine injuries. Paraplegia. 1995;33(4):195-202.
19. Richards PJ. Cervical spine clearance: a review. Injury. 2005;36(2):248-69.
20. Pfirrmann CW, Binkert CA, Zanetti M, Boos N, Hodler J. MR morphology of alar ligaments and occipito-atlanto axial joints: study in 50 asymptomatic subjects. Radiology. 2001;218(1): 133-7.
21. Pfirrmann CW, Binkert CA, Zanetti M, Boos N, Hodler J. Functional MR imaging of the craniocervical junction. Correlation with alar ligaments and occipito-atlantoaxial joint morphology: a study in 50 asymptomatic subjects. Schweiz Med Wochenschr. 2000;130(18):645-51.
22. Hadley MN, Walters BC, Grabb PA, Oyesiku NM, Przybylski GJ, Resnick DK, et al. Guidelines for management of acute cervical spinal injuries. Neurosurgery. 2002;50(3 Suppl):S1.
23. Maddox JJ, Rodriguez-Feo JA 3rd, Maddox GE, Gullung G, McGwin G, Theiss SM. Non operative treatment of occipital condyle fractures. na out comes review of 32 fractures. Spine (Phila Pa 1976). 2012;37(16):E964-8.
24. Anderson PA, Montesano PX. Morphology and treatment of occipital condylefractures. Spine (Phila Pa 1976). 1988;13(7):731-6.
25. Utheim NC, Josefsen R, Nakstad PH, Solgaard T, Roise O. Occipital condyle fractureandlower cranial nervepalsyafterblunthead trauma: a literature reviewand case report. J Trauma Manag Outcomes. 2015;9:2.
26. Tuli S, Tator CH, Fehlings MG, Mackay M. Occipital condylefractures. Neurosurgery. 1997; 41(2):368-76.
27. Bisson E, Schiffern A, Daubs MD, Brodke DS, Patel AA. Combined occipital-cervical and atlantoaxial disassociation without neurologic injury: case report and review of the literature. Spine (Phila Pa-1976). 2010.;35(8):E316-21.
28. Bucholz WF, Burkhead J. The pathological anatomyof fatal atlanto-occipital dislocations. J Bone Joint Surg Am. 1979;61(2):248-50.
29. Fleck SK, Langner S, Baldauf J, Kirsch M, Kohlmann T, Schroeder HW. Incidence of blunt craniocervical artery injuries: use of whole body CT trauma imaging with adapted CT angiography. Neurosurgery. 2011;69(3):615-24.
30. Biffl WL, Ray CE Jr, Moore EE, Franciose RJ, Aly S, Heyrosa MG, et al. Treatment-related outcomes from blunt cerebrovascular injuries: importance of routine follow-up arteriography. Ann Surg. 2002;235(5):699-706.
31. Powers B, Miller MD, Kramer RS, Martinez S, Gehweiler JA Jr. Traumatic anterior atlanto-occipital dislocation. Neurosurgery. 1979;4(1):12-7.

32. du Plessis JP, Dix-Peek S, Hoffman EB, Wieselthaler N, Dunn RN. Pediatric atlanto-occipital dissociation: radiographic findings and clinical outcome. Evid Based Spine Care J. 2012;3(1):19-26.
33. Dvorak J, Hayek J, Zehnder R. CT-functional diagnostics of the rotatory instability of the upper cervical spine. Part 2. An evaluation on healthy adults and patients with suspected instability. Spine (Phila Pa 1976). 1987;12(8):726-31.
34. Harris JH Jr, Carson GC, Wagner LK, Kerr N. Radiologic diagnosis of traumatic occipitovertebral dissociation: 2. Comparison of three methods of detecting occipitovertebral relationships on lateral radiographs of supine subjects. AJR Am J Roentgenol. 1994;162(4):887-92.
35. Traynelis VC, Marano GD, Dunker RO, Kaufman HH. Traumaticatlanto-occipital dislocation. Case report. J Neurosurg. 1986;65(6):863-70.
36. Bellabarba C, Mirza SK, West GA, Mann FA, Dailey AT, Newell DW, et al. Diagnosis and treatment of craniocervical dislocation in a series of 17 consecutive survivors during an 8-year period. J Neurosurg Spine. 2006;4(6):429-40.
37. Shoda N, Takeshita K, Seichi A, Akune T, Nakajima S, Anamizu Y, et al. Measurement of occipitocervical angle. Spine (Phila Pa 1976). 2004;29(10):E204-8.
38. Dickman CA, Greene KA, Sonntag VK. Injuries involving the transverse atlantal ligament: Classification and treatment guidelines based upon experience with 39 injuries. Neurosurgery. 1996;38(1):44-50.
39. Marcon RM, Cristante AF, Teixeira WJ, Narasaki DK, Oliveira RP, de Barros Filho TE. Fractures of the cervical spine. Clinics (Sao Paulo). 2013;68(11):1455-61.
40. Jackson RS, Banit DM, Rhyne AL 3rd, Darden BV 2nd. Upper cervical spine injuries. J Am Acad Orthop Surg. 2002;10(4):271-80.
41. Oda T, Panjabi MM, Crisco JJ 3rd, Oxland TR, Katz L, Nolte LP. Experimental study of atlas injuries. II Relevance to clinical diagnosis and treatment. Spine (Phila Pa 1976). 1991;16(10 Suppl):S466-73.
42. Fielding JW, Hawkins RJ. Atlanto-axial rotatory fixation. (Fixed rotatory subluxation of the atlanto-axial joint). J Bone Joint Surg Am. 1977; 59(1):37-44.
43. Pang D, Li V. Atlantoaxial rotator fixation: part 2-new diagnostic paradigm and a new classification based on motion analysis using computed tomographic imaging. Neurosurgery. 2005;57(5):941-53.
44. Mezue WC, Taha ZM, Bashir EM. Fever and acquired torticollis in hospitalized children. J Laryngol Otol. 2002;116(4):280-4.
45. Phillips WA, Hensinger RN. The management of rotator atlantoaxial subluxation in children. J Bone Joint Surg Am. 1989;71(5):664-8.
46. Mihara H, Onari K, Hachiya M, Toguchi A, Yamada K. Follow-up study of conservative treatment for atlantoaxial rotator displacement. J Spinal Disord. 2001;14(6):494-9.
47. Subach BR, McLaughlin MR, Albright AL, Pollack IF. Current management of pediatric atlantoaxial rotatory subluxation. Spine (Phila Pa 1976). 1998;23(20):2174-9.
48. Hecht AC, Silcox 3rd DH, Whitesides T. lnjuries of the cervicocranium. In: Browner BD, Jupiter JB, Levine AM, Traffon PG, editors. Skeletal trauma. 3rd ed. Philadelphia: Saunders; 2003. p. 777-813.
49. Segal LS, Grimm JO, Stauffer ES. Non-union of fractures of the atlas. J Bone Joint Surg Am. 1987;69(9): 1423-34.
50. Esses S, Langer F, Gross A. Fracture of the atlas associated with fracture of the odontoid process. Injury. 1981;12(4):310-2.
51. Levine AM, Edwards CC. Fractures of the atlas. J Bone Joint Surg Am. 1991;73(5):680-91.
52. Levine AM, Edwards CC. Traumatic lesions of the occipito atlanto axial complex. Clin Orthop Relat Res. 1989;(239):53-68.

53. Link TM, Schuierer G, Hufendiek A, Horch C, Peters PE. Substantial head trauma: value of routine CT examination of the cervicocranium. Radiology. 1995;196(3):741-5.
54. Benzel E, Benzel E, Orrison W, Coleman J. Evaluation and treatment of atlas burst fractures (Jefferson fractures). J Neurosurg. 1991;75(2):213-20.
55. Beckner MA, Heggeness MD, Doherty BJ. A biomechanical study of Jefferson fractures. Spine (Phila Pa 1976). 1998;23(17):1832-6.
56. Bozkus H, Karakas A, Hanci M, Uzan M, Bozdag E, Sarioglu AC. Finite element model of the Jefferson fracture: comparison with a cadaver model. Eur Spine J. 2001;10(3):257-63.
57. Jefferson G. Fracture of the atlas vertebra. Report of four cases and review of those previous recorded. Br J Surg. 1920;7:407-11.
58. Gehweiler JA, Duff DE, Martinez S, Miller MD, Clark WM. Fractures of the atlas vertebra. Skelet Radiol. 1976;1:97-102.
59. Spence KF Jr, Decker S, Sell KW. Bursting atlantal fracture associated with rupture of the transverse ligament. J Bone Joint Surg Am. 1970;52(3):543-9.
60. Shirasaki N, Okada K, Oka S, Hosono N, Yonenobu K, Ono K. Os odontoideum with posterior atlantoaxial instability. Spine (Phila Pa 1976). 1991;16(7):706-15.
61. Sherk H. The cervical spine. Philadelphia: J.B. Lippincott; 1989.
62. Swischuk LE. Imaging of the cervical spine children. Berlin: Springer-Verlag; 2001.
63. Sherk HH, Nicholson HT. Fractures of the atlas. J Bone Joint Surg Am. 1970;52:1017-24.
64. Bohlmann HH. Acute fractures and dislocations of the cervical spine. Na analysis of three hundred hospitalized patients and review of the literature. J Bone Joint Surg Am. 1979;61(8): 1119-42.
65. Ryan MD, Taylor TK. Odontoid fractures. A rational approach to treatment. J Bone Joint Surg Br. 1982;64(4):416-21.
66. Fowler JL, Sandhu A, Fraser RD. A review of fractures of the atlas vertebra. J Spinal Disord. 1990; 3(1):19-24.
67. Ruf M, Melcher R, Harms J. Transoral reduction and osteosynthesis C1 as a Function preserving option in the treatment unstable Jefferson fractures. Spine (Phila Pa 1976). 2004;29(7):823-7.
68. Apostolides PJ, Theodore N, Karahalios DG, Sonntag VK. Triple anterior screw fixation of an acute combination atlas-axis fracture. Case report. J Neurosurg. 1997;87(1):96-9.
69. Clark CR, White AA 3rd. Fractures of dens. A multicenter study. J Bone Joint Surg Am. 1985; 67(9):1340-8.
70. Fujii E, Kobayashi K, Hirabayashi K. Treatement in fractures in of the odontoid process. Spine (Phila Pa 1976). 1988;13(6):604-9.
71. Greene KA, Dickman CA, Marciano FF, Drabier JB, Hadley MN, Sonntag VK. Acute axis Fractures: analysis of management and outcome in 340 consecutive cases. Spine (Phila Pa 1976). 1997;22(16): 1843-52.
72. Anderson LD, D'Alonzo RT. Fractures of the odontoid process of the axis. J Bone Joint Surg Am. 1974 Dec;56(8):1663-74.
73. Hadley MN, Browner CM, Liu SS, Sonntag VK. New subtype of acute odontoid fractures (type IIA). Neurosurgery. 1988;22(1 Pt 1):67-71.
74. Grauer JN, Shafi B, Hilibrand AS, Harrop JS, Kwon BK, Beiner JM, et al. Proposal of a modified, treatment-oriented classification of odontoid fractures. Spine J. 2005;5(2):123-9.
75. Blockey NJ, Purser DW. Fractures of the odontoid process of the axis. J Bone Joint Surg Br. 1956; 38-B(4):794-817.
76. Amyes EW, Anderson FM. Fracture of the odontoid process; report of sixty-three cases. AMA Arch Surg. 1956;72(3):377-93.

77. Polin RS, Szabo T, Bogaev CA, Replogle RE, Jane JA. Nonoperative management of types II and III odontoid fractures: the Philadelphia collar versus the halo vest. Neurosurgery. 1996;38(3):450-6.
78. Garfin SR, Botte MJ, Waters RL, Nickel VL. Complications in the use of the halo fixation device. J Bone Joint Surg Am. 1986;68(3):320-5.
79. Müller EJ, Wick M, Russe O, Muhr G. Management of odontoid fractures in the elderly. Eur Spine J. 1999;8(5):360-5.
80. Böhler J. Anterior stabilization for acute fractures and non-unions of the dens. J Bone Joint Surg Am. 1982;64(1):18-27.
81. Nakanishi T, Sasaki T, Tokita N, Hirabayashi K. Internal fixation for the odontoid fracture. Orthop Trans. 1982;6:176.
82. Verheggen R, Jansen J. Fractures of the odontoid process: analysis of the functional results after surgery. Eur Spine J. 1994;3(3):146-50.
83. Jeanneret B, Magerl F. Primary posterior fusion C1-C2 in odontoid fractures: indications, technique, and results of transarticular screw fixation. J Spinal Disord. 1992;5(4):464-75.
84. Glaser JA, Whitehill R, Stamp WG, Jane JA. Complications associated with the halo-vest. A review of 245 cases. J Neurosurg. 1986;65(6):762-9.
85. Pointillart V, Orta AL, Freitas J, Vital JM, Senegas J. Odontoid fractures. Review of 150 cases and practical application for treatment. Eur Spine J. 1994;3(5):282-5.
86. Pepin JW, Bourne RB, Hawkins RJ. Odontoid fractures, with special reference to the elderly patient. Clin Orthop Relat Res. 1985;(193):178-83.
87. Hanigan WC, Powell FC, Elwood PW, Henderson JP. Odontoid fractures in elderly patients. J Neurosurg. 1993;78(1):32-5.
88. Bednar DA, Parikh J, Hummel J. Management of type II odontoid process fractures in geriatric patients; a prospective study of sequential cohorts with attention to survivorship. J Spinal Disord. 1995;8(2):166-9.
89. Lieberman IH1, Webb JK. Cervical spine injuries in the elderly. J Bone Joint Surg Br. 1994;76(6):877-81.
90. Olerud C, Andersson S, Svensson B, Bring J. Cervical spine fractures in the elderly: factors influencing survival in 65 cases. Acta Orthop Scand. 1999;70(5):509-13.
91. Lind B, Nordwall A, Sihlbom H. Odontoid fractures treated with halo-vest. Spine (Phila Pa 1976). 1987;12(2):173-7.
92. Andersson S, Rodrigues M, Olerud C. Odontoid fractures: high complication rate associated with anterior screw fixation in the elderly. Eur Spine J. 2000;9(1):56-9.
93. Hadley MN, Walters BC, Grabb PA, Oyesiku NM, Przybylski GJ, Resnick DK, et al. Isolated fractures of the axis in adults. Neurosurgery. 2002;50(3 Suppl):S125-39.
94. Lennarson PJ, Mostafavi H, Traynelis VC, Walters BC. Management of type II dens fractures: a case-control study. Spine (Phila Pa 1976). 2000;25(10):1234-7.
95. Lauda FLV, Hübner AR, Daher RL. Fraturas do processo odontoide do áxis. Revisão de 14 casos. Coluna/Columna. 2006;5(4):229-34.
96. Defino HLA. Lesões traumáticas da coluna cervical alta. Rev Bras Ortop. 2002;37(4):99-107. 2002.
97. Hübner AR, Spinelli LF, Klaus AM. Decisão no tratamento das fraturas do odontoide Coluna/Columna. 2010;9(1):43-8.
98. Traynelis VC. Evidence-based management of type II odontoid fractures. Clin Neurosurg. 1997;44:41-9.
99. Julien TD, Frankel B, Traynelis VC, Ryken TC. Evidence-based analysis of odontoid fracture management. Neurosurg Focus. 2000;8(6):e1.

100. Apfelbaum RI, Lonser RR, Veres R, Casey A. Direct anterior screw fixation for recent and remote odontoid fractures. J Neurosurg. 2000;93(2 Suppl):227-36.
101. Jenkins JD, Coric D, Branch CL Jr. A clinical comparison of one and two-screw odontoid fixation. J Neurosurg. 1998;89(3):366-70.
102. Subach BR, Morone MA, Haid RW Jr, McLaughlin MR, Rodts GR, Comey CH. Management of acute odontoid fractures with single-screw anterior fixation. Neurosurgery. 1999;45(4): 812-9.
103. Harms J, Melcher RP. Posterior C1–C2 fusion with polyaxial screw and rod fixation. Spine (Phila Pa 1976). 2001;26(22):2467-71.
104. Ryan MD, Taylor TK. Odontoid fractures in the elderly. J Spinal Disord. 1993;6(5):397-401.
105. Ryken TC, Hadley MN, Arabi B, Dhall SS, Gelb DE, Hurlbert RJ, et al. Management of isolated fractures of the axis in adults. Neurosurgery. 2013;72 Suppl 2:132-50.
106. Ferro FP, Borgo GD, Letaif OB, Cristante AF, Marcon RM, Lutaka AS. Traumatic spondylolisthesis of the axis: epidemilogy, management and outcome. Acta Ortop. Bras. 2012;20(2):84-7.
107. Hadley MN, Sonntag VK, Grahm TW, Masferrer R, Browner C. Axis fractures resulting from motor vehicle accidents. The need for occupant restraints. Spine (Phila Pa 1976). 1986;11(9):861-4.
108. Dunbar HS, Ray BS. Chronic atlanto-axialatlantoaxial dislocations with late neurologic manifestations. Surg Gynecol Obstet. 1961;113:757-62.
109. Francis WR, Fielding JW, Hawkins RJ. Pepin J, Hensinger R. Traumatic spondylolisthesis of the axis. J Bone Joint Surg Br. 1981;63-B(3):313-8.
110. Effendi B, Roy D, Cornish B, Dussault RG, Laurin CA. Fractures of the ring of the axis. A classification based on the analysis of 131 cases. J Bone Joint Surg Br. 1981;63-B(3):319-27.
111. Fielding JW, Francis WR Jr, Hawkins RJ, Pepin J, Hensinger R. Traumatic spondylolisthesis of the axis. Clin Orthop Relat Res. 1989;(239):47-52.
112. Barrett TW, Mower WR, Zucker MI, Hoffman JR. Injuries missed by limited computed tomographic imaging of patients with spine injuries. Ann Emerg Med. 2006;47(2):129-33.
113. Sharma OP, Oswanski MF, Yazdi JS, Jindal S, Taylor M. Assessment for additional spinal trauma in patients with cervical spine injury. Am Surg. 2007;73(1):70-4.
114. Starr JK, Eismont FJ. Atypical hangman's fractures. Spine (Phila Pa 1976). 1993;18(14):1954-7.
115. Li XF, Dai LY, Lu H, Chen XD. A systematic review of the management of Hangman's fracture. Eur Spine J. 2006;15(3):257-69.
116. Brashear R Jr, Venters G, Preston ET. Fractures of the neural arch of the axis. A report of twenty--nine cases. J Bone Joint Surg Am. 1975;57(7):879-87.
117. Ersmark H., Kalen R. Injuries of the atlas and axis. A follow-up study of 85 axis and 10 atlas fractures. Clin Orthop Relat Res. 1987;(217):257-60.
118. Grob D, Magerl F. Operative Stabilisierungbei Frakturen von C1 und C2. Orthopade. 1987;16(1):46-54.
119. Levine AM, Edwards CC. Treatment of injuries in the C1-C2 complex. Orthop Clin North Am. 1986;17(1):31-44.
120. Judet R, Roy-Camille R, Saillant G. Actualités de chirurgie orthopédique de l'Hospital Raymound-Pointcarre: fracture du rachis cervical. Paris: Masson; 1970. p. 174-95.
121. Porto Filho MA. Fraturas do pedículo do áxis. Clin Ortop.2000;1:807-13.
122. Buchholz A, Morgan S, Robinson L, Frankel B. Minimally invasive percutaneous screw fixation of traumatic spondylolisthesis of the axis. J Neurosurg Spine. 2015;22(5):459-65.
123. Taller S, Suchomel P, Lukas R, Beran J. CT-guided internal fixation of a hangmans's fracture. Eur Spine J. 2000;9(5):393-7.

124. Schaefer C, Begemann P, Fuhrhop I, Schroeder M, Viezens L, Weisner L, et al. Percutaneus instrumentation of the cervical and cervicothoracic spine using pedicle screws: preliminar clinical results and analysis of acuracy. Eur Spine J. 2011;20(6):977-85.
125. Yoshida G, Kanemura T, Ishikawa Y. Percutaneus pedicle screw fixation of Hangmans's fracture using intraoperative, full rotation, three-dimensional image (o-arm)- based navigation: a technical case report. Asian Spine J. 2012;6(3):194-8.
126. Tian W, Weng C, Liu B, Li Q, Hu L, Li ZY, et al. Posterior fixation and fusion of unstable Hangman's fracture by using intraoperative three-dimensional flouroscopy-based navigation. Eur Spine J. 2012; 21(5):863-71.
127. Wu YS, Lin Y, Zhang XL, Tian NF, Sun LJ, Xu HZ, et al. Management of hangmans's fracture with percutaneous transpedicular screw fixation. Eur Spine J. 2013;22(1):79-86.
128. Jansen J, Verheggen R. Hangman's fracture: arguments in favor of surgical therapy for type II and III according to Edwards and Levine. Surg Neurol. 1998;49(3):253-61.

Leituras recomendadas

Chiba K, Fujimura Y, Toyama Y, Fujii E, Nakanishi T, Hirabayashi K. Treatment protocol for fractures of the odontoid process. J Spinal Disord. 1996;9(4):267-76.

Crim JR, Moore K, Brodke D. Clearance of the cervical spine in multi trauma patients: the role of advanced imaging. Semin Ultrasound CT MR. 2001;22(4):283-305.

Heller JG, Viroslav S, Hudson T. Jefferson fractures: the role of magnification artifact in assessing transverse ligament integrity. J Spinal Disord. 1993;6(5):392-6.

Schneider RC, Livingston KE, Cave AJ, Hamilton G. Hangman's fracture of the cervical spine. J Neurosurg. 1965;22:141-54.

Severo AL, Hübner AR. Atlas de classificação em ortopedia e traumatologia. São Paulo: Solução & Marketing; 2012.

White AA 3rd, Panjabi MM. The basic kinematics of the human spine.A review of past and current knowledge. Spine (Phila Pa 1976). 1978;3(1):12-20.

White AA, 3rd, Panjabi MM. Practical biomechanics of spine trauma. In: White AA 3rd, Panjabi MM, editors. Clinical biomechanics of the spine. 2nd ed. Philadelphia: JB Lippincott; 1990. p. 169-275.

4

Fratura Cervical Subaxial (C3-C7)

Edson Pudles e Luiz Gustavo Dal Oglio da Rocha

Todo paciente vítima de trauma e com dor cervical deve ser avaliado criteriosamente para a exclusão de lesão traumática da coluna vertebral.

Pacientes politraumatizados, comatosos, vítimas de trauma craniencefálico ou inconscientes merecem atenção especial pelo alto risco de lesões traumáticas da coluna cervical.

A realização de exames de imagem de boa qualidade, que permitam a visualização desde a transição occipitocervical até a cervicotorácica é de grande importância para o diagnóstico das lesões traumáticas.

Na coluna cervical baixa, as lesões discoligamentares são mais frequentes que as fraturas do corpo vertebral.

Traumas vertebrais associados com a lesão da medula espinal devem ser tratados prontamente para maximizar o potencial de recuperação.

CONSIDERAÇÕES ANATÔMICAS

As fraturas da coluna cervical baixa ou da coluna subaxial correspondem a um grande espectro de lesões, cujos fundamentos dos exames clínico e radiológico foram abordados nos capítulos anteriores. Muitas dessas fraturas ainda passam despercebidas no atendimento inicial, enfatizando a necessidade de uma busca ativa de lesões por meio da avaliação clínica criteriosa nos pacientes com potenciais lesões, assim como a visualização de toda a extensão da coluna cervical (desde o occipital até T1) nos exames de imagem.

A coluna subaxial corresponde à área entre C3 e a junção cervicotorácica, formada pelas menores vértebras da coluna e que apresentam características anatômicas uniformes (Fig. 4.1). O corpo vertebral é prolongado no sentido transversal, e o seu diâmetro nesse eixo é quase o dobro do seu diâmetro anteroposterior. A superfície superior do corpo vertebral é côncava e delimitada bilateralmente pelo processo unciforme, que se articula com a superfície correspondente da face inferior do corpo vertebral suprajacente, formando a articulação uncovertebral (articulação de Luschka). A superfície inferior do corpo vertebral é convexa, e a sua borda anteroinferior apresenta projeção anterior. O canal vertebral possui formato triangular, e a base do triângulo é formada

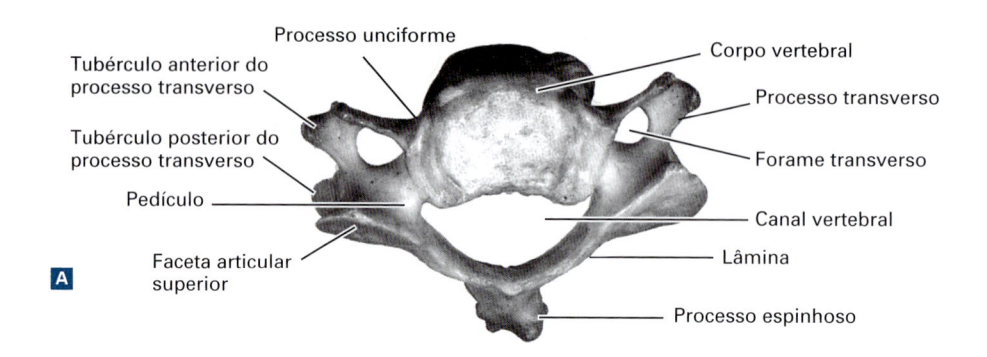

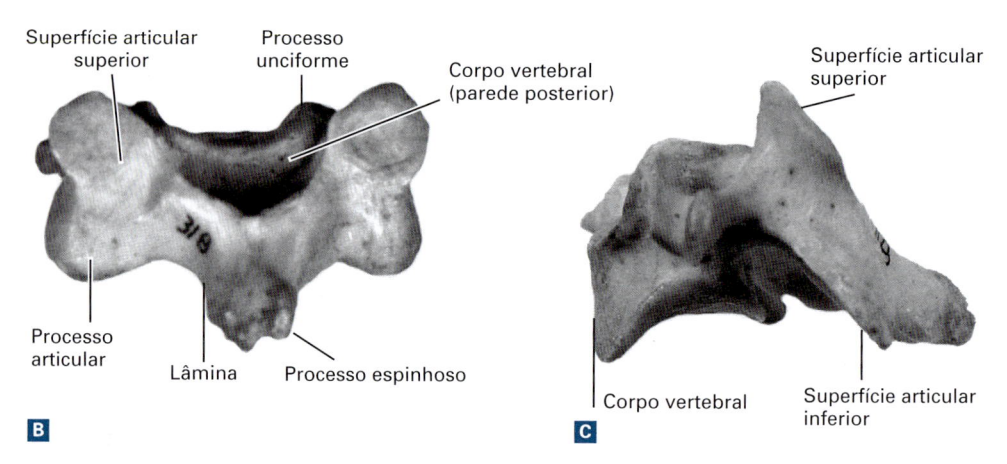

FIGURA 4.1 ■ Vistas **(A)** superior, **(B)** posterior e **(C)** lateral da vértebra cervical.

pela parte posterior do corpo vertebral. Os processos espinhosos são curtos e bífidos, enquanto o processo espinhoso de C7 é mais longo e afilado na sua extremidade. O processo transverso é uma barra óssea que se projeta bilateralmente do corpo e do pedículo vertebral, e apresenta no seu interior o forame transverso, no interior do qual está localizada a artéria vertebral acompanhada de uma veia e um nervo, com exceção de C7, que contém somente a veia vertebral acessória.

O processo transverso corresponde à costela rudimentar ou ao processo costal, e os elementos relacionados à costela projetam-se anteriormente e terminam no tubérculo anterior, que é o local da inserção do músculo reto anterior maior e do músculo longo do pescoço. O tubérculo anterior de C6 é o mais proeminente, e está situado próximo da artéria carótida comum, sendo, por isso, denominado tubérculo carotídeo (tubérculo de Chassaignac). O verdadeiro processo transverso projeta-se posteriormente e termina no tubérculo posterior, que é o local de inserção do músculo transverso espinal. O processo transverso forma uma goteira de concavidade superior e dirigida inferolateralmente, sobre a qual está localizado o nervo cervical. O nervo espinal emerge do canal vertebral por meio do forame de conjugação, e o seu ramo ventral está alojado nessa calha óssea sobre a qual o nervo está localizado, posteriormente à artéria vertebral, emergindo entre o tubérculo anterior e o posterior (Fig. 4.2). Os quatro processos articulares possuem duas superfícies articulares superiores direcionadas para trás e para cima e duas inferiores direcionadas para a frente e para baixo. O plano das superfícies dessas articulações forma um ângulo de 30 a 50° com o plano horizontal.

Os processos articulares e os pedículos das vértebras cervicais têm sido utilizados para a colocação dos implantes vertebrais. A anatomia desses componentes das vértebras é mais estudada, recebendo maior destaque no âmbito da cirurgia contemporânea da coluna vertebral. A utilização das massas laterais para a colocação dos implantes permite obter maior estabilidade mecânica e pode, ainda, ser utilizada na ausência das lâminas vertebrais. A massa lateral possui formato quadrado ou retangular, sendo delimitada medialmente pelo sulco que existe entre a lâmina e o processo articular, lateralmente pela borda lateral do processo articular e no sentido craniocaudal pelas facetas articulares. A artéria vertebral e a raiz nervosa cervical estão localizadas anteriormente à massa lateral. A perfuração da face anterior da massa lateral, realizada inadvertidamente, pode lesar essas importantes estruturas anatômicas.

A colocação de parafusos nas massas laterais é realizada por meio de duas técnicas que diferem no posicionamento dos implantes no seu interior. A técnica descrita por Roy-Camille preconiza a perfuração no centro da massa lateral, perpendicular à cortical posterior e com inclinação lateral de 10°, permitindo a colocação de parafusos de cerca de 10 a 12 mm de comprimento. A técnica de Magerl preconiza a perfuração a cerca de 2 mm medial e cranialmente ao centro da massa lateral e angulada lateralmente cerca de 20 a 25° e 30 a 40° no sentido cranial, paralelo à superfície articular superior, permitindo a colocação de parafuso de cerca de 16 a 22 mm de comprimento, e que proporciona maior estabilidade mecânica ao sistema de fixação[1,2] (Fig. 4.3).

Os pedículos das vértebras cervicais são utilizados para a colocação dos implantes, devido à sua maior resistência mecânica.[3] A introdução dessa nova modalidade de fixação vertebral tem motivado o estudo das características morfométricas desse elemento vertebral (Fig. 4.4). Os pedículos vertebrais estão circundados pelas raízes nervosas na sua

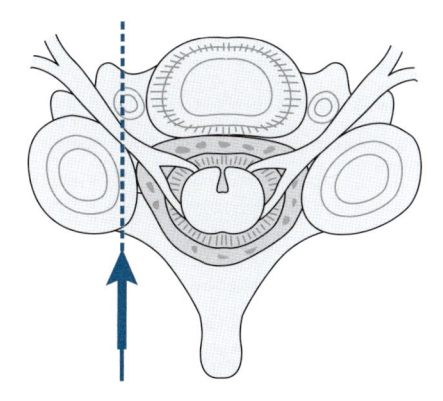

FIGURA 4.2 ■ Relação anatômica das estruturas nervosas, artéria vertebral e estruturas das vértebras da coluna cervical. A perfuração inadvertida da face anterior da massa lateral (seta) pode lesar o nervo espinal e a artéria vertebral.

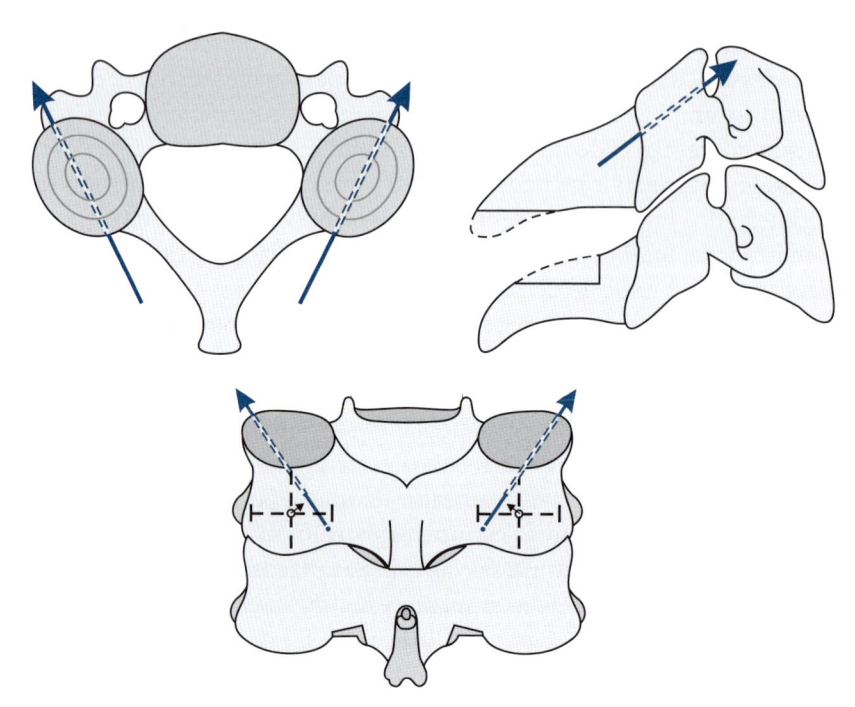

FIGURA 4.3 ■ Desenho ilustrando a massa lateral e o posicionamento e direção da perfuração segundo a técnica de Magerl.

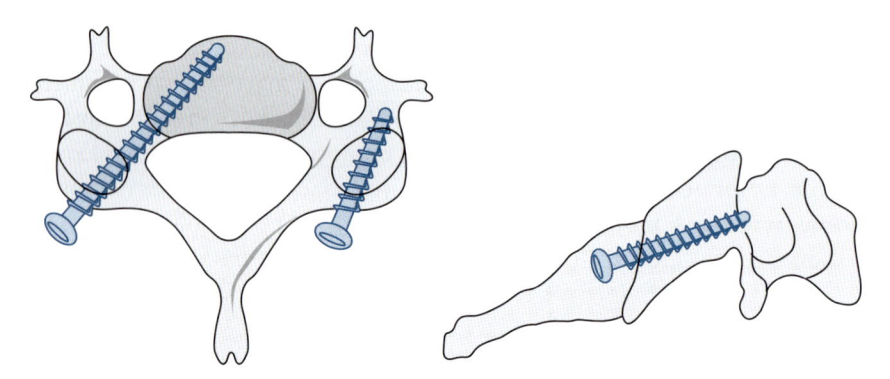

FIGURA 4.4 ■ Posicionamento do parafuso no pedículo (esquerda) e maciço articular (direita) da vértebra cervical.

porção proximal e distal, medialmente pela medula espinal e lateralmente pela artéria vertebral. A angulação média dos pedículos das vértebras cervicais no plano transversal é de 35 a 45°. A altura dos pedículos varia de 6,7 mm em C6 a 9,4 mm em C2 e apresenta valores médios de 6,5 mm entre C3 e C7. A largura dos pedículos varia de 4,8 mm em C3 a 8 mm em C2 e apresenta valor médio de 5 mm entre C3 e C7. A projeção do eixo do pedículo sobre a faceta articular está localizada 5 mm medialmente da borda lateral da faceta articular e 2 mm inferiormente à faceta articular superior entre C3-C6.

Tem sido observada diferença estatisticamente significativa entre as dimensões dos pedículos vertebrais no sexo masculino e no feminino, sendo que os pedículos pertencentes ao sexo feminino apresentam dimensões menores. As dimensões dos pedículos cervicais apresentaram grande variação nas populações estudadas, e os valores individuais obtidos dos exames por imagens dos pacientes devem ser considerados para a sua aplicação clínica.[3,4]

Recomenda-se que os parafusos pediculares cervicais sejam inseridos no ponto localizado 3 mm distalmente à superfície articular, no centro da massa lateral e com angulação medial de 45°[5,6] ou ligeiramente lateral ao ponto médio da massa lateral, imediatamente abaixo da superfície articular e com angulação medial de 30 a 45° (ver Fig. 4.4).

As vértebras da coluna cervical baixa articulam-se por meio do disco intervertebral na sua porção anterior e de duas articulações zigoapofisárias na face posterior. O disco intervertebral está mais intimamente contido nesse segmento da coluna vertebral devido à superfície côncava do corpo vertebral. O corpo vertebral e o disco intervertebral são as estruturas que mais resistem durante a aplicação das forças de compressão, e os ensaios biomecânicos têm demonstrado que a placa terminal vertebral é a estrutura que rotineiramente falha durante a aplicação excessiva dessa modalidade de força, e que a sua falha precede a falha do disco.[7] O disco cervical é relativamente resistente ao cisalhamento e também pode oferecer resistência à translação horizontal.[7-8]

O ligamento longitudinal anterior é uma larga faixa que se estende por toda a coluna vertebral desde o áxis até a parte superior do sacro, e está firmemente aderido aos corpos e discos intervertebrais. O ligamento longitudinal posterior está situado na face posterior do corpo vertebral, sendo uma faixa fibrosa mais larga no nível dos discos intervertebrais e nas bordas superior e inferior das vértebras, às quais está firmemente aderido. No nível do corpo vertebral, esse ligamento é mais estreito e está separado dessa estrutura e unido à dura-máter por meio dos feixes de fibras de tecido conectivo. Os ligamentos longitudinais anterior e posterior são os principais estabilizadores da articulação intervertebral[9] (Fig. 4.5).

As facetas articulares também são importantes estruturas estabilizadoras da coluna cervical, absorvendo cerca de 20 a 30% das forças de compressão. Limitam a flexão e resistem às forças de cisalhamento, que ficam comprometidas quando 50% das facetas articulares são removidas. Além das facetas articulares e seus componentes da articulação sinovial, a estabilidade da coluna cervical é complementada pelo ligamento supraespinhoso (que na coluna cervical é mais complexo e desenvolvido, sendo denominado ligamento nucal), pelo ligamento interespinhoso e pelo ligamento amarelo. O conhecimento exato do papel dos músculos na estabilização da coluna vertebral não está bem estabelecido, mas existem importantes evidências do seu papel fundamental na estabilização da coluna cervical.[10]

Na região da coluna cervical baixa ocorrem os movimentos de flexoextensão, de rotação e de inclinação lateral, e o segmento C5-C6 é o que apresenta a maior amplitude de movimento durante a flexoextensão. Os movimentos estão diretamente relacionados com o disco intervertebral e as facetas articulares, sendo os movimentos de inclinação lateral e de rotação conjugados e realizados simultaneamente.[2,11]

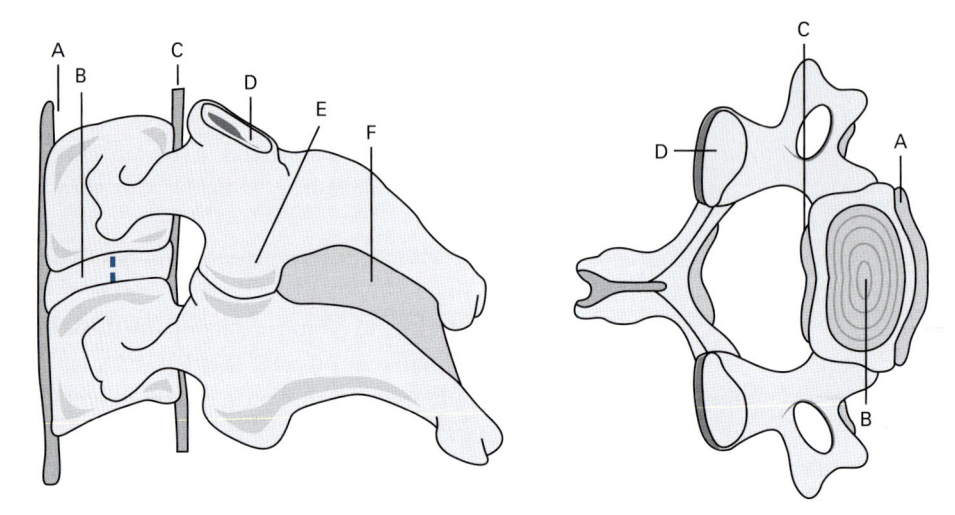

FIGURA 4.5 ■ Ligamento da coluna cervical. **(A)** Ligamento longitudinal anterior; **(B)** disco intervertebral; **(C)** ligamento longitudinal posterior; **(D)** superfície articular superior; **(E)** cápsula articular; **(F)** ligamento interespinhoso.

A localização do centro do movimento varia de acordo com a região da coluna vertebral, e, na coluna cervical subaxial, o centro de cada articulação intervertebral está localizado na parte inferior da vértebra distal. Como consequência dessa localização baixa do centro do movimento, ocorre deslizamento anterior ou anterolistese da vértebra superior sobre a vértebra subjacente durante a flexão. Entre C2-C3, o deslizamento fisiológico é de 2,5 a 3,5 mm, e entre C4-C7 é de 1,5 a 2 mm. Essas medidas podem apresentar variações quando realizadas com base nas radiografias da coluna cervical, pois elas dependem da técnica empregada e são ampliadas, sendo recomendado o valor de 3,5 mm como referência para o limite do valor normal.[11,12]

A medula espinal é contínua com o bulbo e, na região da coluna cervical, estende-se desde o forame magno. A dimensão da medula espinal apresenta variação nos diferentes segmentos cervicais, possui formato ovoide e é mais delgada no diâmetro sagital do que no coronal. A medula espinal apresenta espessamento entre C3-C6, que corresponde ao maior contingente das raízes nervosas para os membros superiores (Fig. 4.6).

A medula espinal ocupa cerca de um terço do canal vertebral no nível do atlas e do áxis, e aproximadamente metade do canal vertebral acima de C5. No nível de C6-C7, ela ocupa cerca de 70% do canal vertebral devido à sua intumescência. Existem oito raízes nervosas na coluna cervical, e essas raízes nervosas são curtas e praticamente horizontais. A primeira raiz nervosa emerge acima do atlas (C1), e a oitava raiz, abaixo de C7. As raízes nervosas cervicais emergem acima do nível ósseo correspondente, e nesse aspecto diferem das colunas torácica e lombar, nas quais as raízes emergem abaixo do pedículo vertebral da vértebra correspondente.[11]

A medula espinal é subdividida em segmentos denominados mielômeros. Cada segmento medular representa a extensão da medula espinal correspondente às raízes dorsais (sensitivas) e às raízes ventrais (motoras), que se unem para formar o nervo

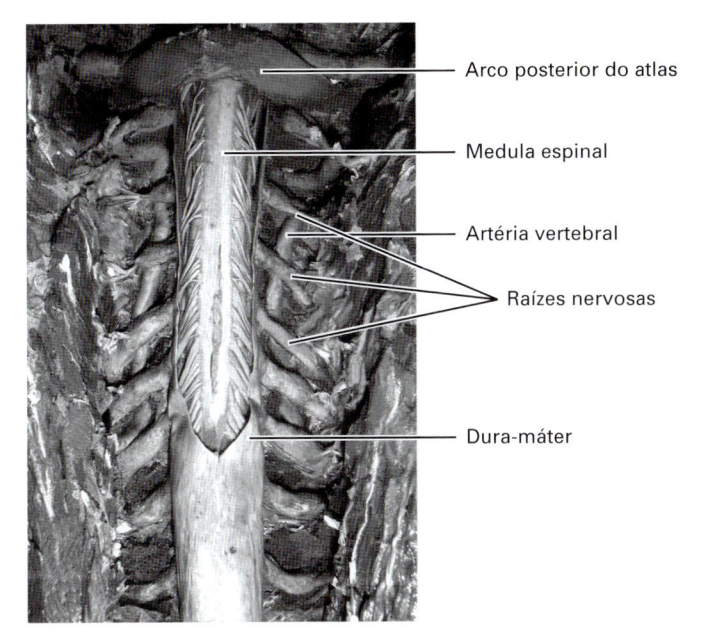

FIGURA 4.6 ■ Vista posterior das relações anatômicas da medula e dos nervos espinais na coluna cervical. Os arcos vertebrais, com exceção do atlas, foram removidos.

espinal. Existem, ao todo, 31 segmentos medulares: oito cervicais, 12 torácicos, cinco lombares, cinco sacrais e um coccígeo. Devido ao diferente ritmo de crescimento das estruturas nervosas e ósseas, os mielômeros não estão localizados no mesmo nível dos seus correspondentes níveis ósseos. O primeiro mielômero está localizado no nível do forame magno; o segundo, no nível do atlas e processo odontoide; e o oitavo, no nível do disco intervertebral C6-C7. Os demais mielômeros (C3 a C7) estão localizados imediatamente acima da sua vértebra correspondente.

Além dos conceitos já descritos, sabe-se que os processos unciformes também são importantes em promover estabilidade e mobilidade à coluna cervical.

Segundo os conceitos atuais em relação ao equilíbrio sagital, acredita-se que maus resultados do tratamento, seja clínico ou cirúrgico, podem estar associados ao desequilíbrio sagital. Significativas correlações existem entre as colunas cervicais alta e baixa, confirmando a existência de mecanismos compensatórios para a manutenção do equilíbrio.

MECANISMO DO TRAUMA E CLASSIFICAÇÃO

As fraturas da coluna cervical correspondem a aproximadamente 20 a 30% das lesões de toda a coluna, e a lesão medular pode ser observada em até 20% desses pacientes, com graves consequências para o paciente, a família e a sociedade.[13] Infelizmente, não existe um controle estatístico confiável no Brasil sobre a ocorrência desse tipo de fratura e a quantidade das lesões medulares.

As fraturas da coluna subaxial são as lesões ocorridas entre C3 e C7. Esse segmento possui um canal vertebral em que a medula ocupa cerca de 70% do seu conteúdo, sendo este um dos motivos pelo qual a lesão medular tem elevada incidência em casos de luxações e de fraturas mais complexas.[14]

As principais causas de lesão da coluna cervical subaxial são os acidentes automobilísticos em geral, as quedas de altura e, também, as atividades esportivas ou de recreação,[13] como o mergulho em água rasa. Observa-se um crescente número de pacientes com lesões ocorridas por arma de fogo. Nos pacientes idosos, a lesão da coluna cervical após quedas é um achado frequente.

Os pacientes com suspeita de trauma cervical chegam ao atendimento em situações distintas: sem sintomas, com sintomas, desacordados e sem condições de serem examinados (p. ex., embriagados, agitados, sob efeitos de drogas, etc.). São quatro situações distintas que podem dificultar o diagnóstico inicial mais preciso. Dados adicionais podem sugerir que o paciente apresenta alguma lesão na coluna cervical, como a presença de feridas na face, trauma craniano, fraturas múltiplas, trauma torácico e lesões abdominais.

O número de lesões que não são diagnosticadas ainda é alto, por isso é recomendada a busca ativa dessas lesões, principalmente nas áreas transicionais da coluna, como o segmento C7-T1, que é de difícil avaliação nas radiografias simples. Também deve ser considerado que os pacientes politraumatizados podem apresentar lesões contíguas no eixo vertebral.

Os sistemas de classificação das fraturas da coluna cervical continuam em evolução. Ao longo do tempo, vários sistemas foram propostos, tentando padronizar um modelo que contemplasse todos os variados padrões de lesões.

A classificação de Allen e colaboradores[15] merece consideração histórica, pois foi amplamente utilizada e conhecida no passado. Essa classificação descreve o padrão mecanístico de lesão, porém não estabelece critérios claros de prognóstico e tratamento. A classificação das lesões em grupos, de acordo com as forças que produzem os mecanismos básicos da lesão (compressão, distração e rotação), permite o agrupamento das lesões pelo seu mecanismo, que auxilia na elaboração do tratamento e, principalmente, na identificação das lesões ligamentares e que podem influenciar o prognóstico das lesões, como ocorre nas lesões do tipo B.

A primeira versão dessa modalidade de classificação das fraturas da coluna cervical foi proposta por Aebi e Nazarian[16] e seguia os princípios, já bem-sucedidos, da classificação proposta para as fraturas do esqueleto apendicular. Posteriormente, a classificação foi modificada, respeitando os conceitos aplicados na classificação das fraturas da coluna toracolombar publicada por Magerl e colaboradores.[17] As lesões eram classificadas de acordo com a morfologia da lesão observada nos exames de imagem, que refletiam as forças básicas que produziam a lesão (compressão, distração e rotação). As lesões do tipo A compreendem fraturas causadas pelos traumas por mecanismo de compressão; as do tipo B, de distração; e as do tipo C, de rotação.

Mais recentemente, Vaccaro e colaboradores[18] criaram um sistema conhecido como SLIC, que considera três parâmetros na avaliação: a morfologia da lesão, a integridade do complexo discoligamentar e o quadro neurológico. Esse sistema de classificação

Fratura Cervical Subaxial (C3-C7)

utiliza um sistema de pontuação para definir a gravidade da lesão e, dessa forma, estabelecer uma orientação para o tratamento clínico ou cirúrgico. Entretanto, até o momento, nenhum sistema de classificação foi amplamente aceito.[19]

Visando buscar um sistema de classificação que permita fácil comunicação, cuidado adequado com o paciente e que também sirva para fins de pesquisa, recentemente o grupo AO publicou a nova versão, chamada de sistema de classificação AO para lesões da coluna cervical subaxial.[20] O objetivo foi estabelecer um sistema simples, reprodutível e que aborde as características importantes de cada perfil de fratura.

Essa nova versão apresenta alterações na avaliação do padrão morfológico das lesões e introduz novos conceitos: avaliação do padrão de lesão facetária (Tab. 4.1 e Fig. 4.7), padrão de lesão neurológico (Tab. 4.2) e os chamados modificadores (Tab. 4.3). Os modificadores dizem respeito a conceitos clínicos que podem às vezes mudar a conduta dos casos em questão.

TABELA 4.1 ■ Lesão facetária (5 subtipos)

Subtipo	Descrição
F1	Fratura sem desvio da faceta articular, com fragmento < 1 cm ou acometendo < 40% da massa lateral
F2	Fratura da faceta com potencial instabilidade; fragmento > 1 cm, acometendo > 40% da massa lateral ou desviado
F3	Massa lateral flutuante; lesão de pedículo e lâmina desconectando os processos articulares superior e inferior
F4	Subluxação patológica ou faceta "*perched*": a extremidade de uma faceta repousa sobre a extremidade de outra, ainda não caracterizando uma luxação completa
BL	Facetas acometidas da mesma forma bilateralmente

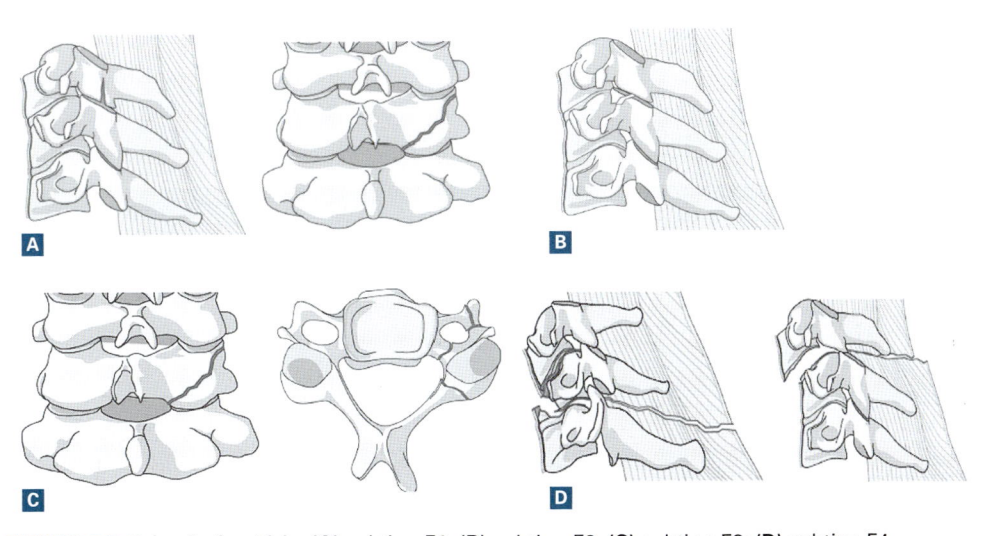

FIGURA 4.7 ■ Lesão facetária: **(A)** subtipo F1; **(B)** subtipo F2; **(C)** subtipo F3; **(D)** subtipo F4.

TABELA 4.2 ■ Padrão neurológico (6 subtipos)

Subtipo	Descrição
N0	Neurológico intacto
N1	Déficit transitório, com recuperação completa dentro das primeiras 24 horas
N2	Radiculopatia
N3	Lesão medular incompleta
N4	Lesão medular completa
NX	Indeterminado

Nota: adiciona-se "+" caso haja lesão medular em progressão nos casos de lesão medular incompleta.

TABELA 4.3 ■ Modificadores (4 subtipos) – Dados relevantes para a mudança de conduta

Subtipo	Descrição
M1	Lesões incompletas do complexo ligamentar posterior; identificadas na ressonância magnética
M2	Hérnias discais críticas
M3	Doenças metabólicas ósseas como hiperostose esquelética idiopática difusa ou espondilite anquilosante, ossificação do ligamento longitudinal posterior ou do ligamento amarelo
M4	Sinais de lesão da artéria vertebral

As lesões são descritas para o segmento (nível), seguidas pela descrição da morfologia da lesão primária. As lesões secundárias e os modificadores são descritos entre parênteses (lesão facetária, padrão neurológico e modificadores).

Morfologia

As fraturas são divididas em três grupos. O tipo A engloba as fraturas por mecanismo de compressão (Fig. 4.8 e Tab. 4.4); o tipo B, as lesões do complexo ligamentar anterior ou posterior (Fig. 4.9 e Tab. 4.5); e o tipo C, as lesões que apresentam deslocamento intervertebral ou características rotacionais (Fig. 4.10).

Desse modo, o segmento afetado pode ser classificado em um dos três grupos: A, B ou C.

TABELA 4.4 ■ Fraturas do tipo A (5 subtipos)

Subtipo	Descrição
A0	Sem fratura do corpo vertebral, mas com lesões menores do processo transverso ou espinhoso; também utilizada para descrever a síndrome centromedular sem fratura associada
A1	Fratura de uma única placa terminal sem acometimento da parede posterior
A2	Fratura de ambas as placas terminais (*split*) sem acometimento da parede posterior
A3	Fratura do tipo explosão de uma placa vertebral com retropulsão de fragmento para o canal vertebral
A4	Semelhante à fratura do tipo A3, porém com envolvimento de ambas as placas vertebrais

Fratura Cervical Subaxial (C3-C7)

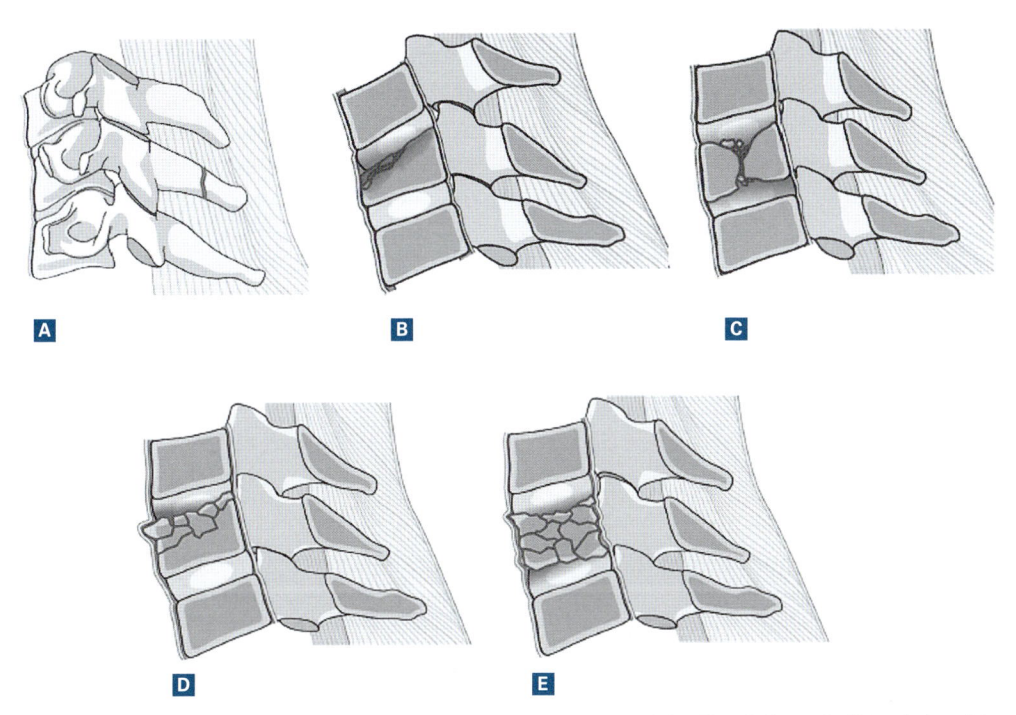

FIGURA 4.8 ■ Fraturas do tipo A. **(A)** Subtipo A0; **(B)** subtipo A1; **(C)** subtipo A2; **(D)** subtipo A3; **(E)** subtipo A4.

TABELA 4.5 ■ Lesões do tipo B (3 subtipos)	
Subtipo	Descrição
B1	Lesão do complexo ligamentar posterior de maneira puramente transóssea
B2	Lesão do complexo ligamentar posterior por meio de estruturas capsuloligamentares, podendo haver fragmento ósseo associado
B3	Lesão do complexo ligamentar anterior (através do disco ou osso), comum na espondilite anquilosante

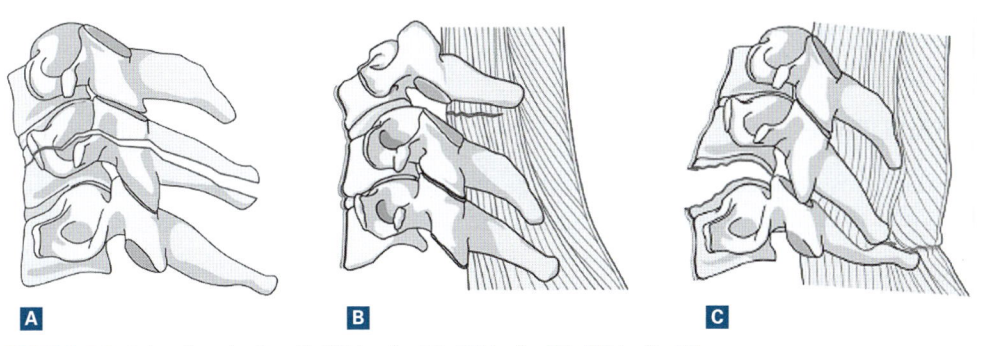

FIGURA 4.9 ■ Lesões do tipo B. **(A)** Lesão B1; **(B)** lesão B2; **(C)** lesão B3.

Coluna Vertebral

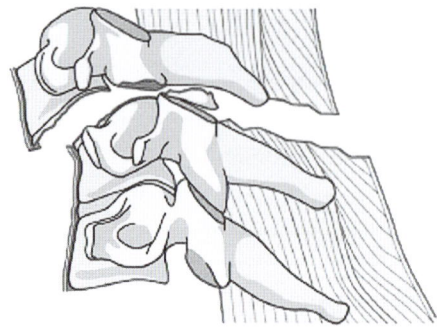

FIGURA 4.10 ■ Lesão do tipo C.

As lesões do tipo C são as que apresentam deslocamento ou padrão rotacional. São descritas para o determinado segmento afetado e podem ser seguidas da descrição do subtipo A ou B associado.

Para avaliar a morfologia da lesão e classificar dentro dos grupos (A, B ou C), a recomendação é que se avalie no sentido do padrão mais grave de lesão para o menos grave (Fig. 4.11).

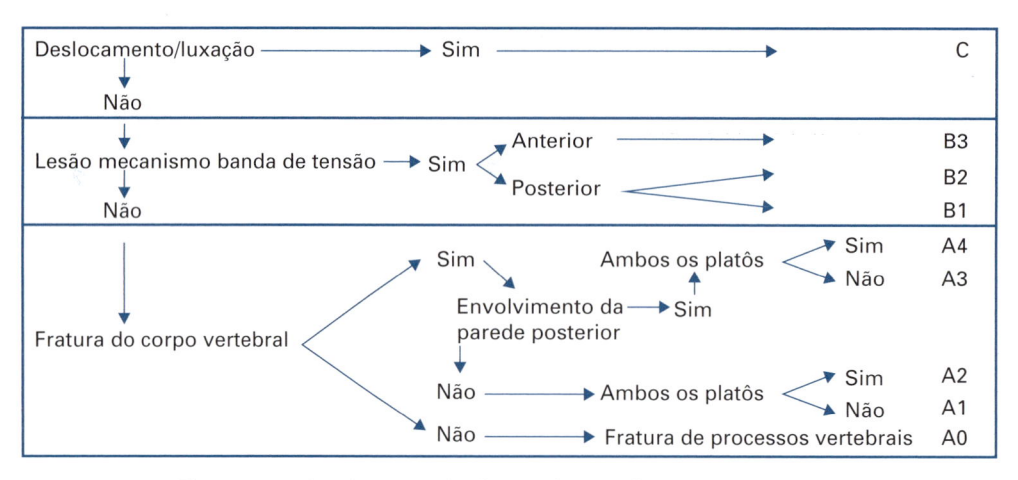

FIGURA 4.11 ■ Fluxograma de orientação do diagnóstico das fraturas de C3-C7.

ESTABILIDADE

A palavra instabilidade é de origem latina, possui significado amplo e é utilizada para expressar situação envolvendo mobilidade ou inconstância. No âmbito da área médica, essa palavra tem sido muito utilizada e mal definida. No entanto, apesar da sua indefinição, decisões terapêuticas importantes são tomadas, considerando-se a instabilidade como o principal parâmetro. Essas decisões terapêuticas podem afetar profundamente os pacientes, e há situações em que o seu não reconhecimento pode ocasionar a morte ou a lesão neurológica, enquanto a sua interpretação equivocada pode resultar em tratamento desnecessário.

A carência de uma definição exata da instabilidade vertebral, existindo diferentes conceitos e ideias que são expressos utilizando-se a mesma palavra, também ocasiona grande confusão e imprecisão no diagnóstico e no tratamento da instabilidade da coluna vertebral. Isso é previsível, pois uma condição que não pode ser bem definida também não pode ser bem diagnosticada e tratada.

No diagnóstico da instabilidade clínica das diferentes regiões da coluna vertebral, devem ser consideradas as características anatômicas, biomecânicas e clínicas do segmento vertebral, pois as diferentes estruturas anatômicas fornecem distintos tipos de estabilização, a exemplo do que ocorre na articulação atlantoaxial, no áxis e na coluna cervical subaxial.

A estrutura morfológica da coluna vertebral permite a identificação dos seus componentes responsáveis pelo suporte da força da gravidade, tendo sido feita analogia com os pilares de sustentação. Na coluna vertebral, existem três pilares, sendo um anterior e dois posteriores. O pilar anterior é formado pelos corpos vertebrais, e os pilares posteriores são formados pelos processos articulares de cada lado. Reforçando a estrutura de sustentação dos três pilares, há barras horizontais, que correspondem aos pedículos e às lâminas vertebrais. Durante a realização dos movimentos, a interação entre a ação dos ligamentos, das estruturas ósseas e dos músculos promove a estabilidade do segmento vertebral.[2,11,12]

A determinação das estruturas anatômicas necessárias para a manutenção da estabilidade clínica da coluna vertebral tem motivado a realização de inúmeros estudos com o objetivo de quantificar a extensão da lesão com as diferentes estruturas anatômicas e a sua repercussão sobre a estabilidade. A instabilidade à flexão está relacionada com a lesão dos ligamentos supraespinhoso, interespinhoso e amarelo; a extensão, com o ligamento longitudinal anterior e o pedículo vertebral; e a rotação axial, do disco intervertebral, da placa vertebral terminal e dos ligamentos capsulares.

A instabilidade na compressão axial e inclinação lateral está relacionada com a lesão dos elementos anteriores, enquanto a instabilidade à flexão está relacionada com a lesão dos elementos posteriores.[4,12] White e colaboradores[12] realizaram experimento em colunas cervicais, seccionando sequencialmente os ligamentos no sentido ventrodorsal e no sentido dorsoventral, e observaram que a manutenção de todas as estruturas estabilizadoras anteriores e apenas uma posterior, ou vice-versa, era suficiente para a manutenção da estabilidade da coluna vertebral sob cargas fisiológicas. Concluíram que, para a manutenção da estabilidade, seria necessária a preservação de todas as estruturas anteriores e uma posterior, ou a manutenção de todas as estruturas posteriores e uma anterior. Nesse estudo, o ligamento longitudinal posterior foi utilizado como referência, e foram definidos como elementos anteriores todas as estruturas anatômicas ventrais a esse ligamento, e, como elementos posteriores, o próprio ligamento e as demais estruturas dorsais ao ligamento longitudinal posterior.

White e colaboradores[12] descreveram a mobilidade fisiológica da coluna cervical normal e definiram estabilidade como a "habilidade da coluna, sob cargas fisiológicas, em limitar forças de deslocamento no sentido de preservar dano radicular, medular e ainda prevenir deformidade ou dor devido a alterações estruturais".

Instabilidade é sugerida quando a translação no plano sagital é > 3,5 mm ou 20° em radiografias dinâmicas, ou angulação no plano sagital > 11° nas radiografias em perfil neutro. Outros fatores que sugerem instabilidade incluem ruptura da coluna anterior ou posterior, lesão medular ou radicular, estenose cervical congênita (SAC* < 13 mm) e estreitamento anormal do espaço discal.[21]

A determinação da instabilidade em casos de lesões ligamentares é particularmente desafiadora. Estudos cadavéricos mostram que a estabilidade é mantida quando há ruptura de ligamentos supraespinhosos e interespinhosos, mas há instabilidade quando há dano do ligamento longitudinal posterior.[22] Desse modo, é importante determinar a integridade do complexo ligamentar posterior quando se avalia a estabilidade da coluna cervical traumática. Assim, o uso de ressonância magnética (RM) é mais seguro, mais sensível e mais específico que o uso de radiografias dinâmicas.

A correlação entre a instabilidade e a lesão neurológica é apontada por vários autores, e as fraturas acompanhadas de lesão neurológica são consideradas potencialmente instáveis. No entanto, esse conceito não é amplamente aceito, pois lesões neurológicas graves e de etiologia traumática têm sido observadas na ausência de qualquer lesão morfológica da coluna vertebral. No entanto, considera-se que a intensidade do trauma necessário para lesar as estruturas nervosas deve, provavelmente, lesar as estruturas de manutenção antes de lesar as estruturas nervosas, sendo esse tipo de lesão clinicamente instável.

A partir do resultado da lesão do sistema osteoligamentar de estabilização do segmento vertebral, pode não ser possível determinar a intensidade da força que causou a lesão, mas algumas de suas características ficam registradas nas lesões dos componentes do segmento vertebral, e as características dessas lesões são muito importantes na orientação do tratamento e no prognóstico da lesão. Em algumas situações, a lesão dos tecidos moles não pode ser observada com clareza, como ocorre nas lesões do tipo B, e a identificação das alterações morfopatológicas nas radiografias é que permite a identificação, o diagnóstico e o tratamento correto da lesão. As deformidades pós-traumáticas geralmente ocorrem em razão do não reconhecimento dessas lesões. A redução da altura do corpo vertebral > 25% ou lesão > 20% do corpo vertebral nas fraturas do tipo compressão podem estar associadas à lesão dos ligamentos posteriores.[12]

Existem diferentes tipos e graus de instabilidade e, em algumas lesões, ainda permanece difícil avaliar ou determinar a instabilidade. Louis[9] classificou a instabilidade em óssea ou ligamentar, de acordo com a natureza da lesão, e o aspecto mais importante dessa classificação é o prognóstico das lesões.

As lesões ósseas consolidam, de modo que a instabilidade óssea é transitória, não ocorrendo o mesmo com a lesão das estruturas ligamentares, que se tornam crônicas.

---

*SAC, em inglês Space Available for Spinal Cord.

As fraturas do corpo vertebral são lesões relativamente raras na coluna cervical (cerca de 10%) quando comparadas com as da coluna toracolombar (aproximadamente 90%), e esse tipo de lesão deve ser analisado com muito cuidado, pois lesões que parecem estar restritas à coluna anterior podem estar associadas à lesão ligamentar posterior, sendo, na realidade, lesões do tipo B.

DIAGNÓSTICO E TRATAMENTO

O tratamento das fraturas da coluna cervical subaxial depende de inúmeros fatores, que devem ser avaliados em conjunto para a tomada da decisão terapêutica final. Os objetivos básicos do tratamento dessas lesões são: a manutenção das condições vitais do paciente, a manutenção ou a reparação das funções neurológicas, a estabilização do segmento vertebral lesado, a reabilitação e o retorno precoce às atividades profissionais.

A decisão terapêutica também está relacionada à experiência do cirurgião e aos recursos disponíveis, sendo talvez esta a razão da ampla discussão que ainda existe sobre esse assunto.

O aprimoramento dos exames de imagem, como tomografia computadorizada (TC) e RM, e os novos conhecimentos sobre a biomecânica da coluna modificaram a conduta em relação às técnicas de fixação e aos implantes selecionados para o devido tratamento.

A questão da necessidade de exames adicionais para avaliação dos pacientes com traumas da coluna cervical subaxial ainda permanece controversa. A TC segue como exame padrão-ouro para o estudo dessas lesões, existindo muito debate sobre a real necessidade de exames de RM. Os pontos contrários ao uso da RM residem no fato de esta apresentar alto índice de achados falso-positivos, como estiramento ligamentar sem real instabilidade.[23] Muitos profissionais defendem que a RM não altera a conduta da maioria dos pacientes bem-avaliados por meio do exame clínico e da TC.[24]

Essa discussão também se estende à aplicação da RM nos pacientes comatosos em virtude da gravidade do trauma. Em pacientes que não apresentam alterações nas imagens da TC e evidência clínica de sintomas neurológicos, a probabilidade de existir lesão instável apenas documentada na RM é muito baixa (2,5%), de modo que o uso de RM e de colar cervical estão associados a uma maior taxa de complicações do que de benefícios.[25]

O Quadro 4.1 apresenta os fatores que devem ser considerados na tomada da decisão terapêutica.

QUADRO 4.1 ■ Parâmetros considerados no tratamento das lesões traumáticas da coluna cervical

- Tipo de fatura
- Déficit neurológico
- Compressão do canal vertebral
- Lesões das estruturas ligamentares posteriores
- Condições gerais do paciente
- Lesões associadas
- Recursos técnicos disponíveis
- Filosofia de tratamento e experiência do cirurgião

Lesão do tipo A

As fraturas do tipo A são caracterizadas por graus variáveis de lesão do corpo vertebral. Acometem exclusivamente a coluna anterior, sem lesão do complexo ligamentar anterior ou posterior e sem mecanismo rotacional.

Podem apresentar desde um simples acunhamento de um platô vertebral até uma lesão complexa do corpo vertebral associada à retropulsão de fragmentos ósseos no interior do canal vertebral e lesão da medula espinal.

Os objetivos do tratamento são recuperar a morfologia do corpo vertebral para restabelecer bom alinhamento do segmento vertebral lesado, a estabilidade e a descompressão do canal vertebral.

Fraturas do tipo A0 acometem os processos transversos e espinhosos isoladamente e não necessitam de tratamento específico (Fig. 4.12). Os pacientes que apresentam síndrome central da medula espinal e que não apresentam fratura associada também não necessitam de tratamento específico. A síndrome central da medula espinal é particularmente frequente na população idosa. A lesão ocorre por mecanismo de trauma em hiperextensão na presença de canal vertebral estreito de causa espondilótica.[26,27] Nas situações em que essas lesões apresentam indicação cirúrgica, devem ser abordadas por via anterior ou posterior, dependendo do alinhamento da coluna e do número de níveis da compressão.[28]

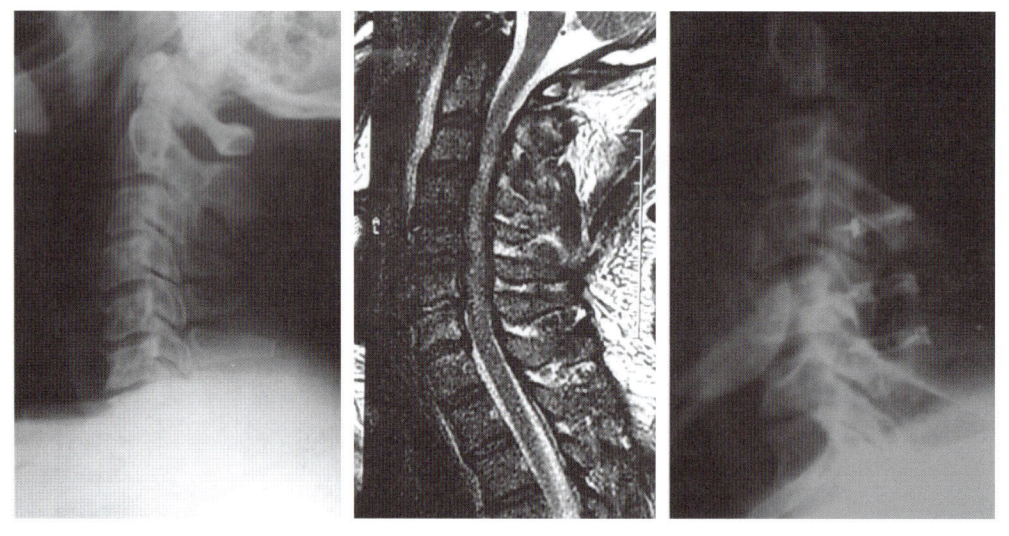

FIGURA 4.12 ■ Fratura do tipo A0 associada à lesão medular incompleta tipo síndrome central da medula. Paciente submetido a tratamento cirúrgico por meio de laminoplastia.

As fraturas do tipo A1 são caracterizadas por impacção vertebral (Fig. 4.13). A morfologia e a estabilidade do segmento vertebral são pouco afetadas. Essas fraturas são tratadas de modo conservador, com uso de colar cervical rígido por 8 a 12 semanas, até a consolidação óssea.

Fratura Cervical Subaxial (C3-C7)

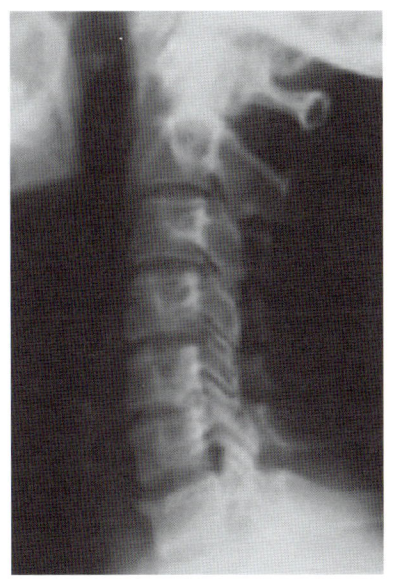

FIGURA 4.13 ■ Fratura de C7 do tipo A1.

As fraturas do tipo A2 são caracterizadas por separação (*split*) coronal, sem acometer os elementos posteriores (Fig. 4.14). Alteram a capacidade de suporte de carga da coluna anterior. Geralmente são tratadas de maneira conservadora, porém o tratamento pode requerer correção do alinhamento e estabilização. Para isso, o uso de tração craniana seguido de halogesso ou gesso Minerva pode ser utilizado,[29-31] embora a maioria dos cirugiões prefira o tratamento cirúrgico. A corpectomia parcial associada ao uso de enxerto ósseo estruturado ou *cages* de reconstrução vertebral e placas é a técnica de escolha, embora as técnicas de fixação posterior também possam ser utilizadas.

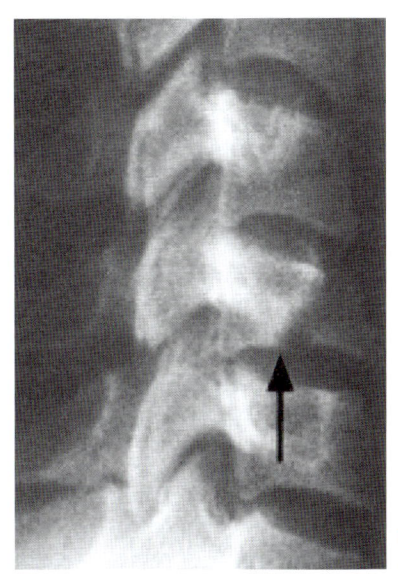

FIGURA 4.14 ■ Fratura do tipo A2.

As fraturas do tipo explosão são divididas em A3 e A4. Apresentam maior lesão do corpo vertebral e podem ocasionar lesão neurológica. As fraturas do tipo A3 acometem apenas um platô vertebral e apresentam acometimento da parede posterior, com retropulsão de fragmentos ósseos do corpo vertebral (Fig. 4.15). As fraturas do tipo A4 apresentam lesão de ambos os platôs vertebrais. O tratamento conservador pode ser indicado para as fraturas sem lesão neurológica, e o realinhamento e a estabilidade podem ser obtidos por meio da tração craniana e halogesso ou gesso Minerva. Porém, devido a graves limitações e complicações desses métodos conservadores,[32] o tratamento cirúrgico tem sido o método de escolha para essas lesões. A corpectomia é a melhor escolha quando a descompressão é necessária, e a fixação é realizada por meio de placas cervicais anteriores associadas a enxerto ósseo estruturado ou espaçadores vertebrais.[8]

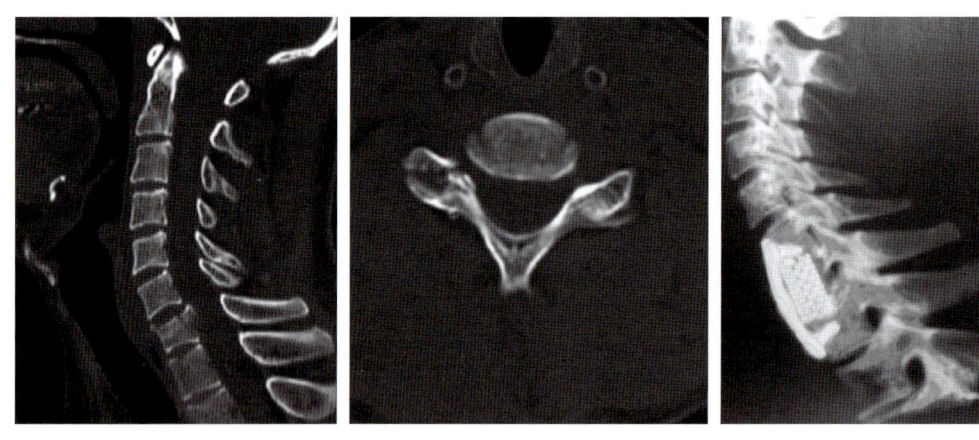

FIGURA 4.15 ■ Lesão de C7 do tipo A3 (F2, N0). Paciente submetido a tratamento cirúrgico por via anterior isolada por meio de corpectomia de C7 e fixação em C6 e T1, associada a *cage* (*mesh*) de substituição vertebral.

Lesão do tipo B

As lesões do tipo B apresentam ruptura do complexo ligamentar anterior ou posterior e são divididas em três subgrupos. Clinicamente, podem ser identificadas pela presença de dor à palpação dos processos espinhosos e do espaço interespinhoso. Nos exames de imagem, são identificadas pelo aumento do espaço interespinhoso e pela cifose do segmento vertebral (Fig. 4.16).

As lesões do tipo B1 são caracterizadas pela lesão transóssea das partes anterior e posterior do segmento vertebral. São lesões raras da coluna cervical. Essas lesões podem ser tratadas de maneira conservadora, uma vez que apresentam potencial de consolidação óssea, desde que o alinhamento esteja mantido. Caso se opte pelo tratamento cirúrgico, este pode ser realizado pela via anterior ou posterior (Fig. 4.17).

As lesões do tipo B2 são caracterizadas pela ruptura dos ligamentos posteriores. Essas lesões apresentam baixo potencial de consolidação e estão associadas a deformidades

Fratura Cervical Subaxial (C3-C7)

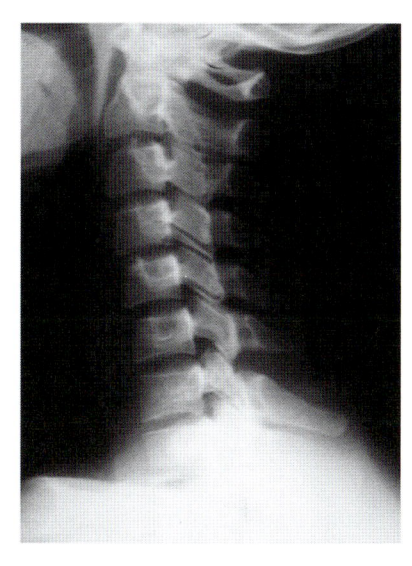

FIG. 4.16 Lesão de C6-C7 do tipo B2. Observa-se aumento do espaço interespinhoso.

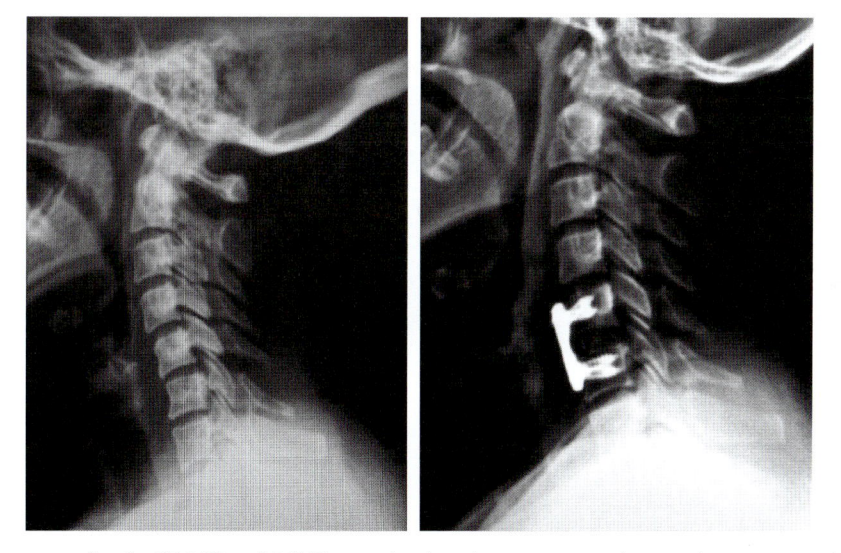

FIGURA 4.17 Lesão C5-6 Tipo B2 (N0) tratada cirurgicamente por via anterior com uso de placa cervical anterior e *cage*.

pós-traumáticas, caso não sejam adequadamente tratadas. Nesse tipo de fratura, a realização da artrodese do segmento vertebral é necessária e pode ser realizada por meio da via anterior ou posterior[18] (Fig. 4.18).

As lesões do tipo B3 apresentam ruptura dos ligamentos anteriores por meio do osso ou disco. São frequentes nos pacientes com anquilose vertebral, como na espondilite anquilosante (Fig. 4.19), e requerem fixações longas por via posterior ou abordagens combinadas.[33]

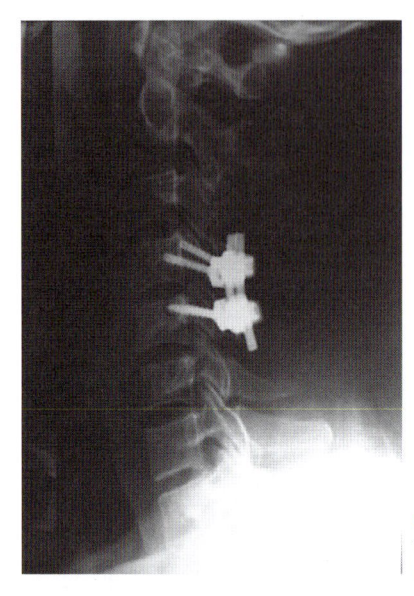

FIGURA 4.18 ■ Lesão de C4-C5 do tipo B2 tratada com artrodese via posterior.

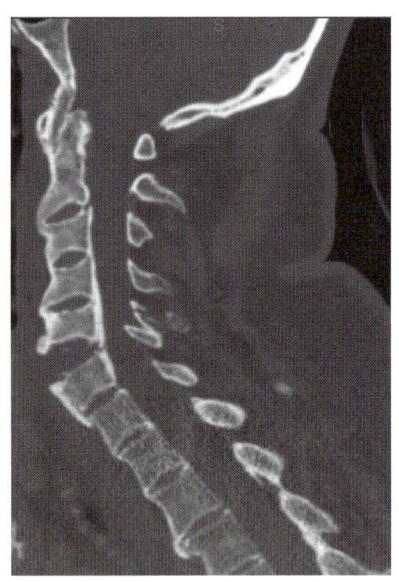

FIGURA 4.19 ■ Lesão de C5-C6 do tipo B3 em paciente com espondilite anquilosante.

Lesão do tipo C

As lesões do tipo C são as mais instáveis e estão associadas a maior índice de lesões neurológicas. Essas lesões são caracterizadas pela presença de deslocamento intervertebral e pela presença de evidente mecanismo rotacional (Fig. 4.20). Dessa forma, todos os casos de luxação, uni ou bilateral, são classificados como lesões do tipo C.

As lesões de pacientes com fraturas facetárias associadas à subluxação, mesmo não apresentando luxação evidente das facetas articulares, são consideradas lesões rotacionalmente instáveis (tipo C), pois a lesão do disco intervertebral e do ligamento longitudinal anterior podem ocasionar colapso e cifose tardia do segmento vertebral. A abordagem por meio da via anterior (Fig. 4.21) e fixação monossegmentar tem sido a técnica mais utilizada nessas lesões.[34]

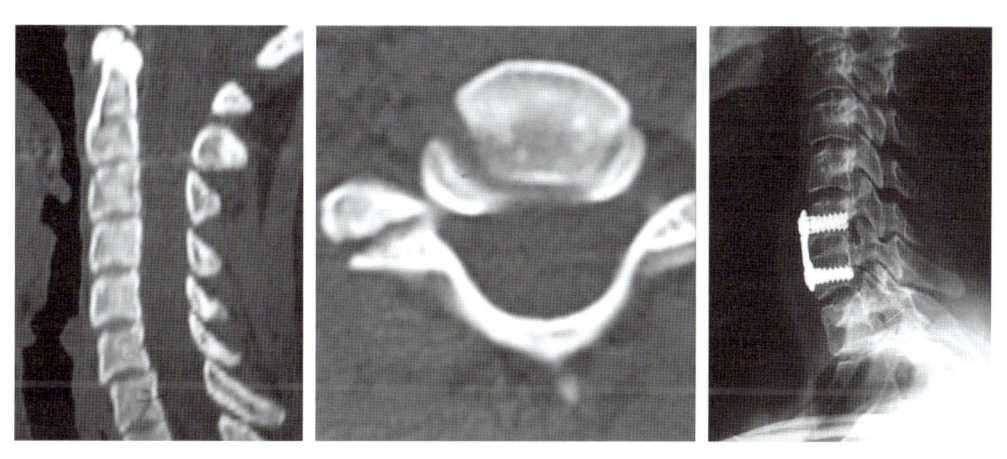

FIGURA 4.20 ■ Lesão de C6-C7 do tipo C (F2, N0) tratada cirurgicamente por via anterior isolada devido ao mecanismo rotacional da lesão.

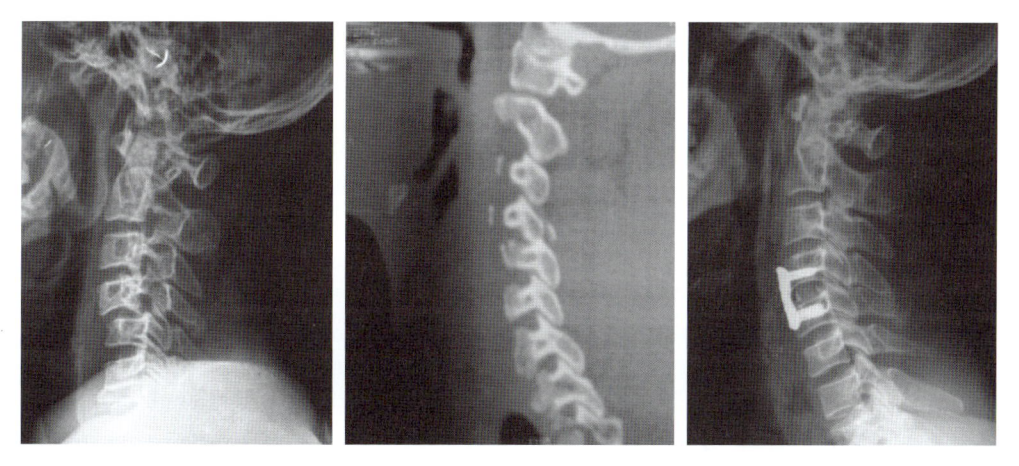

FIGURA 4.21 ■ Lesão de C4-C5 do tipo C (F4, N0) tratada cirurgicamente por via anterior isolada com uso de placa cervical anterior e *cage*.

As lesões do tipo C requerem tratamento cirúrgico em razão do alto grau de instabilidade. A estabilização do segmento vertebral pode ser realizada por meio da artrodese e de fixação anterior, posterior ou combinada.[32] As lesões mais graves podem requerer abordagem combinada ou fixações longas abrangendo duas ou mais vértebras proximais ou distais à vértebra fraturada.

Há grande discussão sobre a via de acesso de escolha para casos de luxação intervertebral.

ABORDAGEM ANTERIOR *VERSUS* ABORDAGEM POSTERIOR

A escolha por abordar a fratura por via anterior ou posterior é outro detalhe que gera discussão. Do ponto de vista biomecânico, ambas as vias oferecem estabilidade adequada à coluna cervical subaxial. Há publicações que referem maior estabilidade à técnica de fixação por via posterior. Resultados clínicos também são semelhantes.[28,35,36]

A decisão do acesso é baseada não só nos aspectos da fratura, mas também na experiência pessoal do cirurgião. O objetivo das novas classificações também é criar diretrizes de tratamento para cada tipo de lesão, identificando não apenas o tipo de tratamento (cirúrgico ou conservador), mas direcionando para a via de acesso mais adequada para o tratamento cirúrgico de cada um dos subtipos.

A abordagem anterior oferece as vantagens de não necessitar mobilizar o paciente com fratura instável para posição prona, além de ter uma via de acesso mais anatômica e permitir descompressão direta anterior do canal vertebral. Por outro lado, a via posterior é uma via mais familiar à maioria dos cirurgiões e permite acesso direto às facetas articulares.

ABORDAGEM COMBINADA

Em algumas situações, a estabilidade do segmento vertebral não pode ser alcançada por meio da abordagem isolada anterior ou posterior. O não reconhecimento dessas situações pode levar à falha da fixação, identificada por meio da perda do alinhamento, da soltura ou da quebra dos implantes. Essas complicações requerem reoperações mais extensas e de maior morbidade. Esse fato leva a considerar tratamento cirúrgico por via combinada em algumas situações (Fig. 4.22).

A abordagem combinada é indicada principalmente nas fraturas mais graves, por mecanismo translacional, em que há lesão óssea associada à lesão do complexo

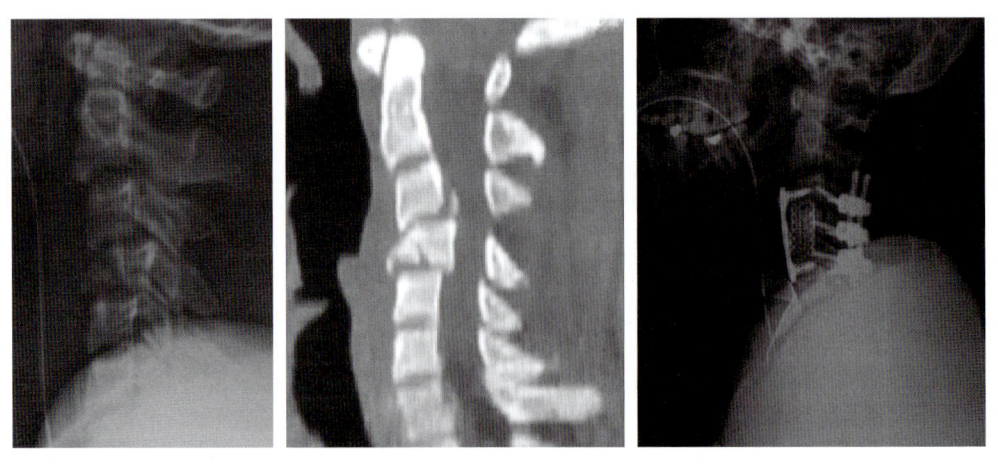

FIG. 4.22 ■ Lesão de C3-C4 do tipo B2, (C4-A4, N4). Devido à lesão do mecanismo de tensão posterior estar associada, a cominuição vertebral de C4 foi submetida à fixação combinada de via anterior e via posterior.

discoligamentar (Quadro 4.2). Lesões do tipo C ou do tipo B que apresentam componente de explosão do corpo vertebral estão associadas a maior risco de falha caso sejam tratadas por única via de acesso. As luxações uni ou bifacetárias nas quais a redução anatômica não é alcançada ou por via fechada ou aberta também apresentam critérios para via combinada. Pacientes com fraturas associadas a condições anquilosantes da coluna, como espondilite anquilosante e hiperostose esquelética idiopática difusa, normalmente necessitam de abordagens mais extensas, e a dupla via deve ser considerada. Além disso, casos de fraturas transicionais cervicotorácicas requerem maior estabilidade devido aos conceitos biomecânicos pertinentes das áreas de transição da coluna.

QUADRO 4.2 ▪ Indicações da abordagem combinada nas lesões traumáticas da coluna cervical

- Falha na obtenção da redução anatômica
- Fixação anterior não satisfatória
- Presença de compressão anterior e posterior das estruturas nervosas
- Lesões antigas
- Fraturas de vários segmentos vertebrais
- Fraturas da transição cervicotorácica
- Pacientes tetraplégicos que permanecem por longos períodos em ventilação mecânica

REDUÇÃO DA LUXAÇÃO

A redução da luxação vertebral, seja uni ou bilateral (lesões do tipo C), é de grande importância prática e apresenta pontos controvertidos na literatura. Os principais pontos de discussão giram em torno do uso da RM, da necessidade de remoção do disco antes da redução e da indicação de redução fechada ou aberta. A compressão medular por eventual disco herniado pode ocorrer durante a redução, e casos de lesão medular após essa manobra foram relatados.[37,38]

A redução fechada por meio da tração cervical é uma das maneiras de realinhar a coluna e descomprimir o canal medular. Essa manobra pode ser realizada por meio da aplicação de halo craniano ou do dispositivo de Gardner-Wells. A tração axial é realizada por meio de aplicação de 2 a 5 kg de peso com a coluna em discreta flexão, o peso é aumentado gradativamente de acordo com o exame clínico e radiográfico do paciente. Nas luxações unilaterais, pode ser necessária maior quantidade de peso para redução em virtude da integridade de parte do complexo ligamentar que resiste à tração. Após a redução, o tratamento definitivo pode ser planejado com calma. Uma das limitações do método de tração para redução fechada é o fato de que a redução não é alcançada em 20 a 30% dos casos,[39] podendo retardar a descompressão definitiva, caso não seja possível a redução aberta imediata.

A manobra de redução com uso de halo craniano seguida de imobilização no leito por 8 a 12 semanas deve ser desencorajada nos dias atuais, pois apresenta altas taxas de complicações e mortalidade, além de alto risco de perda da redução.[35] Diversos estudos demonstram que o prognóstico da lesão medular tem relação com a extensão do dano medular, assim como com o tempo de compressão.[40] A literatura atual apresenta múltiplas evidências para a necessidade de descompressão precoce do canal medular.[41,42] Nesses casos, o uso da RM parece não mudar a conduta cirúrgica e ainda pode retardar a descompressão, seja fechada ou por abordagem cirúrgica. O uso de corticoterapia, conforme prática recomendada por estudos prévios, está em desuso em razão da alta incidência de complicações e baixas taxas de recuperação neurológica.

Nos pacientes sem lesão medular, o tratamento pode ser planejado sem urgência. Nesses casos, caso se opte por realizar redução fechada ou por abordagem cirúrgica via posterior para excluir hérnia discal traumática, a RM tem indicação. Caso não haja hérnia discal, o tratamento definitivo de redução e fixação pode ser considerado.

Nas lesões agudas, o tratamento cirúrgico definitivo por via anterior apresenta grandes vantagens, é uma via de fácil execução e permite discectomia prévia à redução, evitando riscos de eventual hérnia discal associada. A redução facetária costuma ser fácil principalmente em luxações bilaterais. Nas situações em que a redução não é alcançada ou em casos de lesões inveteradas, há necessidade de abordagem combinada ou via tripla.

CONSIDERAÇÕES FINAIS

Traumatismos da coluna cervical subaxial são frequentes e têm elevado custo para o sistema público de saúde, além de apresentar grande morbidade, principalmente quando associados ao traumatismo raquimedular.

Embora haja progresso no que tange aos exames de imagem, grande parte dessas lesões ainda passa despercebida, principalmente nos pacientes politraumatizados e comatosos no momento da admissão hospitalar.

A busca ativa dessas lesões deve ser a rotina das equipes responsáveis, visto que muitas fraturas nas áreas transicionais não são identificadas em exames radiográficos de rotina.[33] Além disso, há um número relativamente alto de pacientes que apresentam fraturas múltiplas da coluna vertebral.[40] As novas classificações abrangem de maneira mais adequada os diversos tipos de lesões e apresentam maior capacidade de direcionar para o tratamento e prognóstico. Recomenda-se o uso da classificação AO para fraturas da coluna cervical subaxial.

As lesões traumáticas do tipo A (compressão) e do tipo B (distração) são mais frequentemente abordadas por via anterior isolada, enquanto as lesões do tipo C (rotacionais) apresentam critérios para fixações mais longas por via posterior ou por via combinada.

Ainda há muita discussão sobre a técnica ideal de abordagem das luxações intervertebrais, seja redução aberta ou fechada. Estudos recentes mostram que, independentemente da abordagem escolhida, há evidência de benefício da descompressão precoce em casos de traumatismo raquimedular. Sugere-se que a descompressão seja realizada nas primeiras 24 horas.

REFERÊNCIAS

1. Montesano PX, Jauch E, Jonsson H Jr. Anatomic and biomechanical study of posterior cervical spine plate arthrodesis: an evaluation of two different techniques of screw placement. J Spinal Disord. 1992;5(3):301-5.

2. Vaccaro AR, Betz RR, Zeidhman SH. Principles and practice of spinal surgery. St. Louis: Mosby; 2003.
3. Jones EL, Heller JG, Silcox DH, Hutton WC. Cervical pedicle screws versus lateral mass screws. Anatomic feasibility and biomechanical comparison. Spine (Phila Pa 1976). 1997;22(9):977-82.
4. Panjabi MM, Duranceau J, Goel V, Oxland T, Takata K. Cervical human vertebrae. Quantitative three-dimensional anatomy of the middle and lower regions. Spine (Phila Pa 1976). 1991;16(8):861-9.
5. Ulrich C, Arand M, Nothwang J. Internal fixation on the lower cervical spine-biomechanics and clinical practice of procedures and implants. Eur Spine J. 2001;10(2):88-100.
6. Jeanneret B, Gebhard JS, Magerl F. Transpedicular screw fixation of articular mass fracture-separation: results of an anatomical study and operative technique. J Spinal Disord. 1994;7(3):222-9.
7. Mainan DJ, Sances A Jr. Mykleburst JB, Larson SJ, Houterman C, Chilbert M, et al. Compression injuries of the cervical spine: a biomechanical analysis. Neurosurgery. 1983;13(3):254-60.
8. Seves PE. Biomechanics of the injured cervical spine. In: Vaccaro AR, editor. Fractures of the cervical, thoracic and lumbar spine. New York: Marcel Denker; 2003. p. 23-44.
9. Louis R. Les theories de l'instabilité. Rev Chir Orthop Reparatrice Appar Mot. 1977;63(5):423-5.
10. Raynor RB, Kingman AF. Cervical spine injuries. J Trauma. 1968;8(4):597-604.
11. Louis R. Surgery of the spine. Berlin: Springer- Verlag; 1983.
12. White AA 3rd, Johnson RM, Panjabi MM, Southwick WO. Biomechanical analysis of clinical stability in the cervical spine. Clin Orthop Relat Res. 1975;(109):85-96.
13. Vasconcelos ECLM, Riberto M. Caracterização clínica e das situações de fratura da coluna vertebral no município de Ribeirão Preto, propostas para um programa de prevenção do trauma raquimedular. Coluna/Columna. 2011; 10(1):40-3.
14. Pudles E, Defino HLA, organizadores. A coluna vertebral: conceitos básicos. Porto Alegre: Artmed; 2013.
15. Allen BL Jr, Ferguson RL, Lehmann TR, O'Brien RP. A mechanistic classification of closed, indirect fractures and dislocations of the lower cervical spine. Spine (Phila Pa 1976). 1982;7(1):1-27.
16. Aebi M, Nazarian S. Classification of injuries of the cervical spine. Orthopade. 1987;16(1):27-36.
17. Magerl F, Aebi M, Gertzbein SD, Harms J, Nazarian S. A comprehensive classification of thoracic and lumbar injuries. Eur Spine J.1994;3(4):184-201.
18. Vaccaro AR, Hulbert RJ, Patel AA, Fisher C, Dvorak M, Lehman RA, et al. The subaxial cervical spine injury classification system: a novel approach to recognize the importance of morphology, neurology, and integrity of the discoligamentous complex. Spine (Phila Pa 1976). 2007;32(21):2365-74.
19. van Middendorp JJ, Audige L, Hanson B, Chapman JR, Hosman AJ. What should an ideal spinal injury classification system consist of? A methodological review and conceptual proposal for future classifications. Eur Spine J. 2010;19(8):1238-49.
20. Vaccaro AR, Koerner JD ,Radcliff KE ,Oner C, Reinhold M, Schnake KJ, et al. AOSpine subaxial cervical spine injury classification system. Eur Spine J. 2016;25(7):2173-84.
21. Savas PE. Biomechanics of the injured cervical spine. In: Vaccaro AR, editor. Fractures of the cervical, thoracic, and lumbar spine. New York: Marcel Dekker; 2003. p. 23-44.
22. White AA, Panjabi MM. Update on the evaluation of instability of the lower cervical spine. Instr Course Lect. 1987;36:513-20.
23. Lee JY, Nassr A, Eck JC, Vaccaro AR. Controversies in the treatment of cervical spine dislocations. Spine J. 2009;9(5):418-23.
24. Grauer JN, Vaccaro AR, Lee JY, Nassr A, Dvorak MF, Harrop JS, et al. The timing and influence of MRI on the management of patients with cervical facet dislocations remains

highly variable: a survey of members of the Spine Trauma Study Group. J Spinal Disord Tech. 2009;22(2):96-9.
25. Dunham CM, Brocker BP, Collier D, Gemmel D. Risks associated with magnetic resonance imaging and cervical collar comatose, blunt trauma patients with negative comprehensive cervical spine computed tomography and no apparent spinal deficit. Crit Care. 2008; 12(4):R89.
26. Dvorak MF, Fisher CG, Hoekema J, Boyd M, Noonan V, Wing PC, et al. Factors predicting motor recovery and functional outcome after traumatic central cord syndrome: a long-term follow-up. Spine (Phila Pa 1976). 2005;30(20):2303-11.
27. Yamazaki T, Yanaka K, Fujita K, Kamezaki T, Uemura K, Nose T. Traumatic central cord syndrome: analysis of factors affecting the outcome. Surg Neurol. 2005;63(2):95-9.
28. Dvorak MF , Fisher CG, Fehlings MG, Rampersaud YR, Oner FC, Aarabi B, et al. The surgical approach to subaxial cervical spine injuries. an evidence-based algorithm based on the slic classification system. Spine (Phila Pa 1976). 2007;32(23):2620-9.
29. An HS. Cervical spine trauma. Spine (Phila Pa 1976). 1998;23(24):2713-29.
30. Bohlman HH. Acute fractures and dislocations of the cervical spine: an analysis of 300 hospitalized patients and review of the literature. J Bone Joint Surg Am. 1979;61(8):1119-42.
31. Mirza SK, Anderson PA. Injuries of lower cervical spine. In: Browner BD, Jupiter JB, Levine AM, Traffon PG, editors. Skeletal trauma. 3rd ed. Philadelphia: Saunders; 2003. p. 814-74.
32. Middendoro JJ, Slooff WBM, Nellestein WR, Oner C. Incidence of and risk factors for complications associated with halo-vest immobilizatios: a prospective, descriptive cohort study of 239 patients. J Bone Joint Surg Am. 2009;91(1):71-9.
33. Caron T, Bransford R, Nguyen Q, Agel J, Chapman J, Bellabarba C. Spine fractures in patients with ankylosing spinal disorders. Spine (Phila Pa 1976). 2010;35(11):E458-64.
34. Lifeso RM, Colucci MA. Anterior fusion for rotationally unstable cervical spine fractures. Spine (Phila Pa 1976). 2000;25(16):2028-34.
35. Gelb DE, Aarabi B, Dhall SS, Hurlbert RJ, Rozzelle CJ, Ryken TC, et al. Treatment of subaxial cervical spinal injuries. Neurosurgery. 2013;72 Suppl 2:187-94.
36. Brodke DS, Anderson PA, Newell DW, Grady MS, Chapman JR. Comparison of anterior and posterior approaches in cervical spinal cord injuries. Spinal Disord Tech 2003;16(3):229-35.
37. Hart RA. Cervical facet dislocation: when is magnetic resonance imaging indicated? Spine (Phila Pa 1976). 2002;27(1):116-7.
38. Vaccaro AR, Falatyn SP, Flanders AE, Balderston RA, Northrup BE, Cotler JM. Magnetic resonance evaluation of the intervertebral disc, spinal ligaments, and spinal cord before and after closed traction reduction of cervical spine dislocations. Spine (Phila Pa 1976). 1999;24(12): 1210-7.
39. Gelb DE, Hadley MN, Aarabi B, Dhall SS, Hurlbert RJ, Rozzelle CJ, Ryken TC, Theodore N, Walters BC. Initial closed reduction of cervical spinal fracturedislocation injuries. Neurosurgery. 2013;72 Suppl 2:73-83.
40. Miller CP, Brubacher JW, Biswas D, Lawrence BD, Whang PG, Grauer JN. The incidence of non-contiguous spinal fractures and other traumatic injuries associated with cervical spine fractures. Spine (Phila Pa 1976). 2011;36(19):1532-40.
41. Fehlings MG, Sekhon LHS, Tator C. The role and timing of decompression in acute spinal cord injury: what do we know? What should we do? Spine. 2001;26(24 Suppl):S101-10.
42. Fehlings MG, Vaccaro A, Wilson JR, Singh A, Cadotte D, Harrop JS, et al. Early versus delayed decompression for traumatic cervical spinal cord injury: results of the Surgical Timing in Acute Spinal Cord Injury Study (STASCIS). PLoS One. 2012;7(2):e32037.

Leituras recomendadas

Hartman J. Anatomy and clinical significance of the uncinate process and uncovertebral joint: A comprehensive review. Clin Anat. 2014;27(3):431-40.

Núñez-Pereira S, Hitzl W, Bullmann V, Meier O, Koller H. Sagittal balance of the cervical spine: an analysis of occipitocervical and spinopelvic interdependence, with C-7 slope as a marker of cervical and spinopelvic alignment. J Neurosurg Spine. 2015;23(1):16-23.

Patwardhan AG, Khayatzadeh S, Nguyen NL, Havey RM, Voronov LI, Muriuki MG, et al. Is cervical sagittal imbalance a risk factor for adjacent segment pathomechanics after multilevel fusion? Spine (Phila Pa 1976). 2016;41(10):E580-8.

5

Fraturas da Transição Cervicotorácica

Marcelo Italo Risso Neto, Guilherme Rebechi Zuiani e Paulo Tadeu Maia Cavali

As características anatômicas e biomecânicas da zona transicional entre a coluna cervical e a torácica são muito particulares, de forma que o estudo das **lesões traumáticas** envolvendo essa região da coluna vertebral exige considerações específicas do diagnóstico ao planejamento terapêutico.

As lesões traumáticas da transição cervicotorácica representam aproximadamente 5% das fraturas da coluna vertebral, e essa lesão não tem sido diagnosticada na avaliação inicial em cerca de dois terços dos pacientes.[1-3] A não realização do diagnóstico ocorre devido à realização de exames de imagem com visualização inadequada dessa região.

CONSIDERAÇÕES ANATÔMICAS

A coluna vertebral possui quatro curvas no plano sagital. A convexidade anterior situa-se nas regiões cervical e lombar (lordose cervical e lombar), e a convexidade posterior, nas regiões torácica e sacrococcígea (cifose torácica e sacral). A existência dessas curvas fisiológicas está relacionada com o aumento da flexibilidade da coluna vertebral e o aumento da capacidade de absorção dos impactos pela coluna vertebral, simultaneamente com a preservação da rigidez e da estabilidade do segmento vertebral. A direção alternada dessas curvas da coluna forma as zonas de transição da coluna vertebral: cervicotorácica, toracolombar e lombossacral. A região cervicotorácica é a zona de transição entre a coluna cervical (que é lordótica e apresenta grande mobilidade) e a coluna torácica (que é cifótica e possui pouca mobilidade), resultando em um segmento com características biomecânicas peculiares e com grande potencial de instabilidade.[4,5] Nessa transição de curvas entre a lordose cervical e a cifose torácica, há uma gradual transferência de cargas da coluna posterior para a coluna anterior.[6]

A maioria dos autores define como região cervicotorácica o intervalo entre a sétima vértebra cervical (C7) e a quarta vértebra torácica (T4). Por ser uma região com anatomia e biomecânica particulares, os traumas que a acometem devem ser investigados e tratados de forma específica.

Coluna Vertebral

Essas diferenças funcionais também são manifestadas na morfologia das vértebras desse segmento vertebral. Observa-se que a C7 e a primeira vértebra torácica (T1) apresentam características morfológicas mistas das vértebras cervicais (proximais) e torácicas (distais) (Fig. 5.1). A massa lateral da C7 possui dimensões menores, oferece menor resistência ao arrancamento dos implantes colocados no seu interior e apresenta limitações para a sua utilização como ponto de ancoragem de implantes, sendo necessário o emprego de técnicas alternativas. O pedículo vertebral, apesar das dificuldades técnicas da sua utilização nesse segmento, devido à sua íntima relação anatômica com importantes estruturas (raízes nervosas, artéria vertebral, medula espinal), é a melhor alternativa do ponto de vista biomecânico e proporciona firme ancoragem para os implantes. A resistência ao arrancamento dos implantes pediculares na coluna cervical é maior em relação à resistência proporcionada pelas massas laterais.[7] Na transição cervicotorácica, as dimensões dos pedículos vertebrais e as suas relações angulares com o corpo vertebral, assim como a anatomia das articulações zigoapofisárias, apresentam grande variação individual. Essa observação deve ser considerada no planejamento pré-operatório[8,9] (Fig. 5.2).

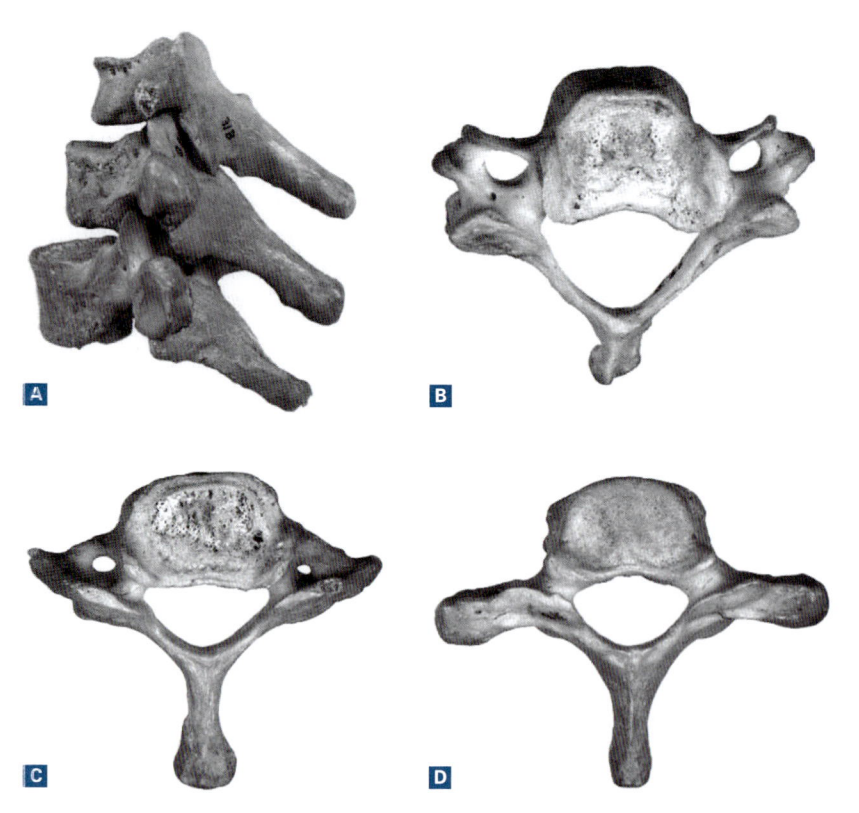

FIGURA 5.1 ■ **(A)** Vista lateral do segmento C6-C7-T1 e **(B)** vista axial C6, **(C)** C7 e **(D)** T1. Observam-se alteração das dimensões e angulação das massas laterais e pedículos vertebrais.

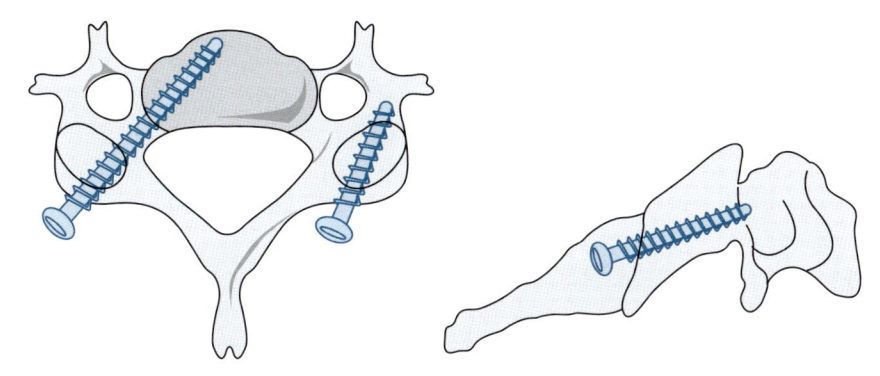

FIGURA 5.2 ■ Posicionamento dos implantes no pedículo (à esquerda) e massa lateral da vértebra cervical (à direita).

CONSIDERAÇÕES CLÍNICAS

As lesões traumáticas no nível da junção cervicotorácica ocorrem em cerca de 5% dos pacientes,[10] e cerca de 15% dos pacientes podem apresentar fraturas não contíguas da coluna vertebral,[11] de modo que, mesmo após o diagnóstico de uma fratura, outras fraturas devem ser pesquisadas. Apesar de serem traumatismos raros, as lesões traumáticas da transição cervicotorácica associadas a déficit neurológico são frequentes, superando 80% dos casos, e envolvem um amplo espectro de apresentações, desde lesões radiculares a lesões medulares incompletas e completas. Essa alta incidência de lesões neurológicas está relacionada à anatomia proporcionalmente estreita do canal vertebral, à insuficiência vascular e ao grande potencial de instabilidade em uma região transicional. O segmento distal da coluna cervical é irrigado pelos ramos das artérias vertebral, tireocervical e costoclavicular, enquanto os ramos radiculares das artérias intercostais suprem o segmento torácico proximal.[12] As fraturas da junção cervicotorácica ocorrem principalmente nos adultos, e a sua etiologia geralmente está relacionada com acidentes de trânsito, quedas de altura ou traumatismo direto.

Frequentemente, essas fraturas não são diagnosticadas na avaliação inicial dos pacientes, devido à presença de choque, de politraumatismo e de lesões que colocam a vida do paciente em risco de traumatismo craniencefálico. A junção cervicotorácica é difícil de ser visualizada nos exames radiográficos, em razão da elevação dos ombros provocada pela contração da musculatura na presença de dor, especialmente nas pessoas com o pescoço curto ou com hipertrofia da musculatura da cintura escapular. A superposição de estruturas ósseas como o úmero, a escápula e as costelas também dificulta ver as lesões nessa região[2,13,14] (Fig. 5.3). Em virtude das dificuldades e da falta de suspeição, até dois terços das fraturas da transição cervicotorácica não são diagnosticados na admissão.[14]

O diagnóstico das lesões traumáticas da transição cervicotorácica torna-se mais fácil se a possibilidade da ocorrência da lesão for lembrada e os adequados exames de imagem forem realizados. A coluna vertebral deve ser visualizada desde o osso occipital

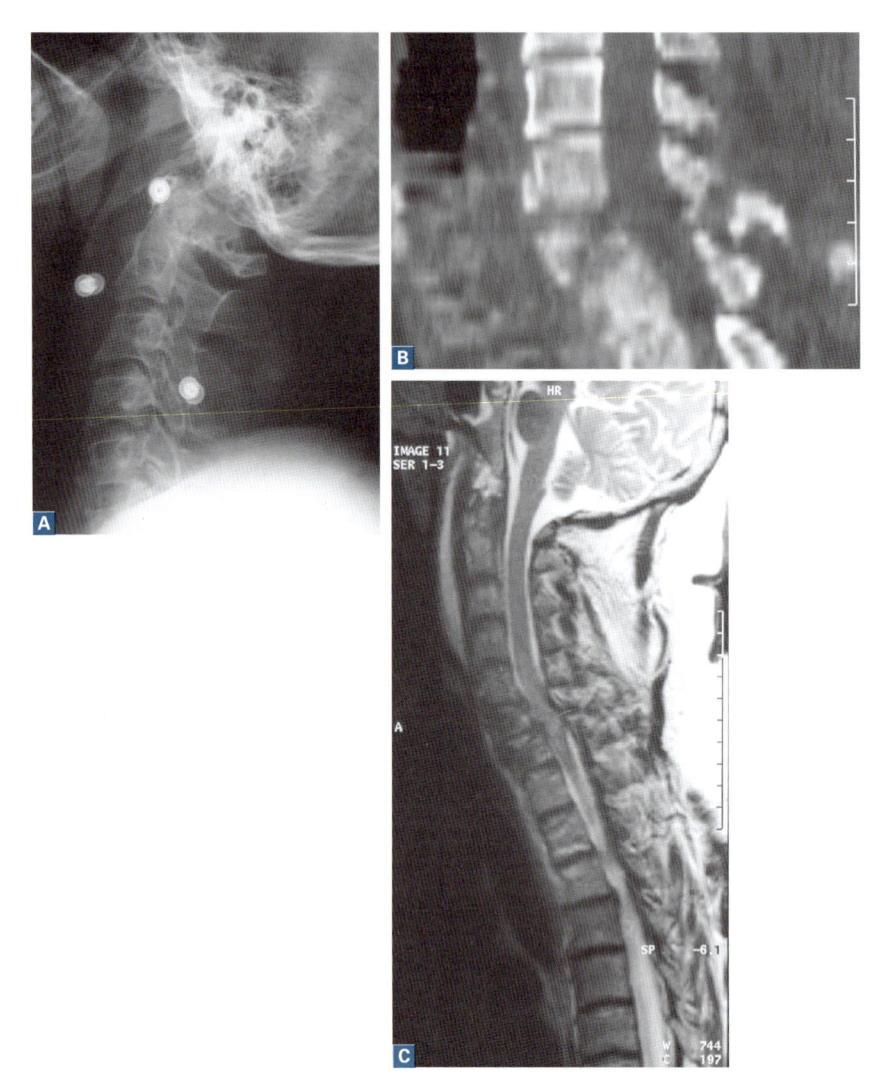

FIGURA 5.3 ■ **(A)** Radiografia em perfil de paciente com fratura da transição cervicotorácica, **(B)** ressonância magnética e **(C)** tomografia computadorizada. A radiografia simples não evidencia a lesão que pode ser observada na tomografia computadorizada e na ressonância magnética.

até T1. Nas situações em que as radiografias em perfil não permitem ver toda a coluna cervical, a aplicação de tração longitudinal sobre os membros superiores ou a posição do nadador (abdução de 180° de um membro superior, enquanto o outro é tracionado para baixo, com a ampola do raio X direcionada em ângulo oblíquo de 60°) permitem ver o segmento distal da coluna cervical e o segmento proximal da coluna torácica. Outras incidências foram descritas para a visualização da junção cervicotorácica, mas têm pouca aplicabilidade nas lesões traumáticas porque são realizadas com o paciente na posição sentada, o que é um fator limitante nas lesões traumáticas.[2]

Em pacientes inconscientes e politraumatizados, a realização de incidências radiográficas específicas para estudo da transição cervicotorácica pode ser inviável ou até arriscada, de forma que o uso da tomografia computadorizada (TC) como exame inicial passa a ser recomendado.[15]

Uma vez diagnosticada a lesão na transição cervicotorácica, é imprescindível a realização de exames complementares de imagem (TC ou ressonância magnética [RM]) para a elaboração do tratamento e para uma melhor análise das lesões ósseas ou dos tecidos moles (ver Fig. 5.3).

TIPOS DE FRATURAS

Diferentes tipos de fraturas são relatados: fraturas do tipo explosão do corpo vertebral, luxação uni ou bilateral, lesões ligamentares complexas e fraturas em vários níveis. Não existe o predomínio de um tipo específico de lesão nesse segmento vertebral.

A maioria das lesões envolve instabilidade do complexo posterior e pode ou não estar associada a lesões do corpo vertebral.[4,16] Em uma série de 21 fraturas da transição cervicotorácica, 14 pacientes apresentaram lesão posterior do tipo B1 sem cominuição grave do corpo vertebral, e instabilidade anterior foi encontrada em sete pacientes, dois com lesão do tipo explosão (A3) e cinco com lesão B1 associada a fenda anterior.[16]

TRATAMENTO

O tratamento dessas lesões segue os princípios gerais do tratamento moderno das fraturas da coluna vertebral:

- restabelecimento da anatomia e estabilidade da coluna vertebral com o sacrifício do menor número de vértebras íntegras;
- retorno rápido e seguro às atividades funcionais e profissionais;
- recuperação máxima das funções neurológicas;
- mínimo custo de tratamento, de complicações e de permanência no hospital.

Esses princípios estão relacionados às condições gerais dos pacientes, às características anatômicas e funcionais da transição cervicotorácica e, também, à filosofia de tratamento do cirurgião e aos recursos técnicos disponíveis para o tratamento.

As órteses externas restringem o movimento, realinham a coluna e suportam o tronco, mas são pouco eficientes para a imobilização da junção cervicotorácica. A fixação por meio do halogesso ou colete halo é mais eficiente, mas não é isenta de complicações, como infecção no trajeto dos pinos, úlcera de pressão, lesão nervosa, desconforto e cicatrizes residuais. Uma opção para pacientes selecionados é a órtese com apoio esterno--occipitomentoniano-torácico.[17-19] A imobilização no período pós-operatório apresenta as mesmas dificuldades do tratamento conservador, de modo que os implantes utilizados para a estabilização dessas lesões devem suportar as forças externas. Em algumas situações, é indicada a abordagem combinada dessas lesões.

A redução fechada das luxações é difícil, seja por meio da aplicação de halo craniano ou por meio de manipulação sob anestesia, sendo necessária, em muitas situações, a redução aberta das lesões. No entanto, existem relatos[5] em que a redução foi obtida em todos os pacientes, dentro das 12 horas iniciais da hospitalização, por meio da aplicação de tração de até 60% do peso do paciente[20] (Figs. 5.4 e 5.5). A recuperação dos sintomas neurológicos nos pacientes com lesões radiculares ou com tetraplegia incompleta é relatada;[21] há, porém, relatos da permanência do déficit neurológico, mesmo após a redução das lesões.[13,22,23] Acredita-se que o padrão da lesão da medula espinal seja estabelecido no momento do traumatismo e que não esteja relacionado com o tratamento realizado. O papel da descompressão, direta ou indireta, das lesões dos tecidos nervosos ainda é discutível e está apresentado no Capítulo 6.

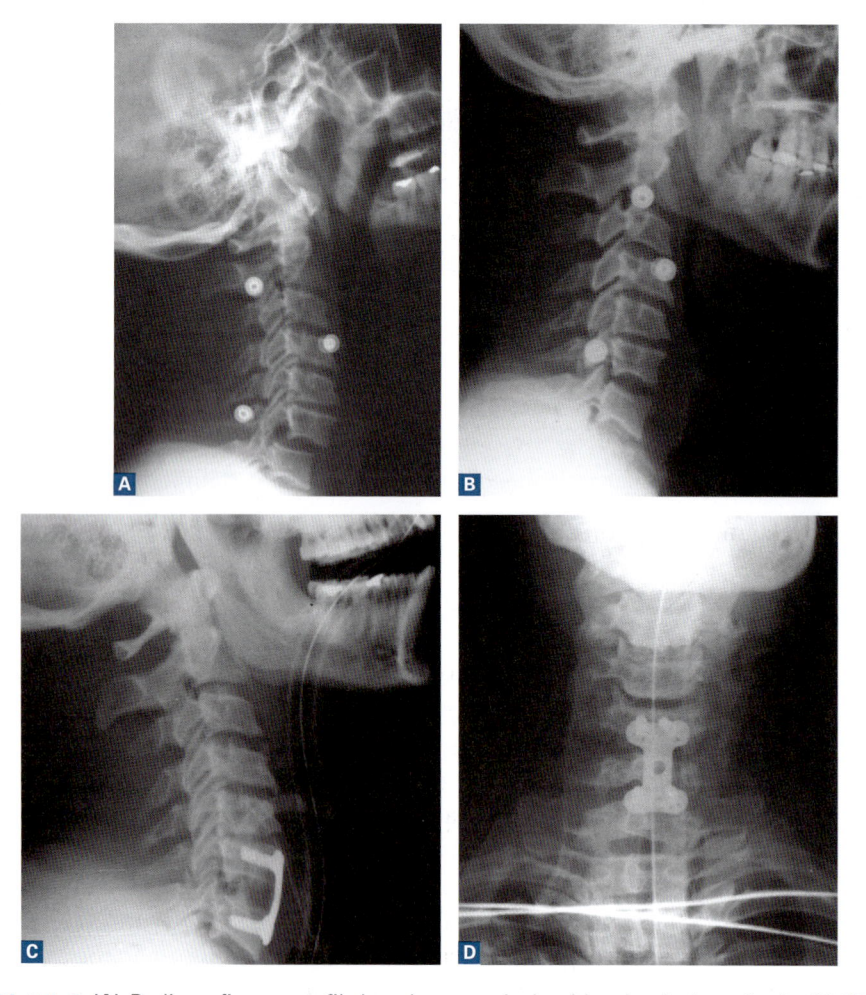

FIGURA 5.4 ■ **(A)** Radiografia em perfil da coluna cervical evidenciando luxação de C6-C7 sem lesão neurológica, **(B)** que foi reduzida por meio de tração halocraniana e **(C, D)** estabilizada por meio da artrodese anterior.

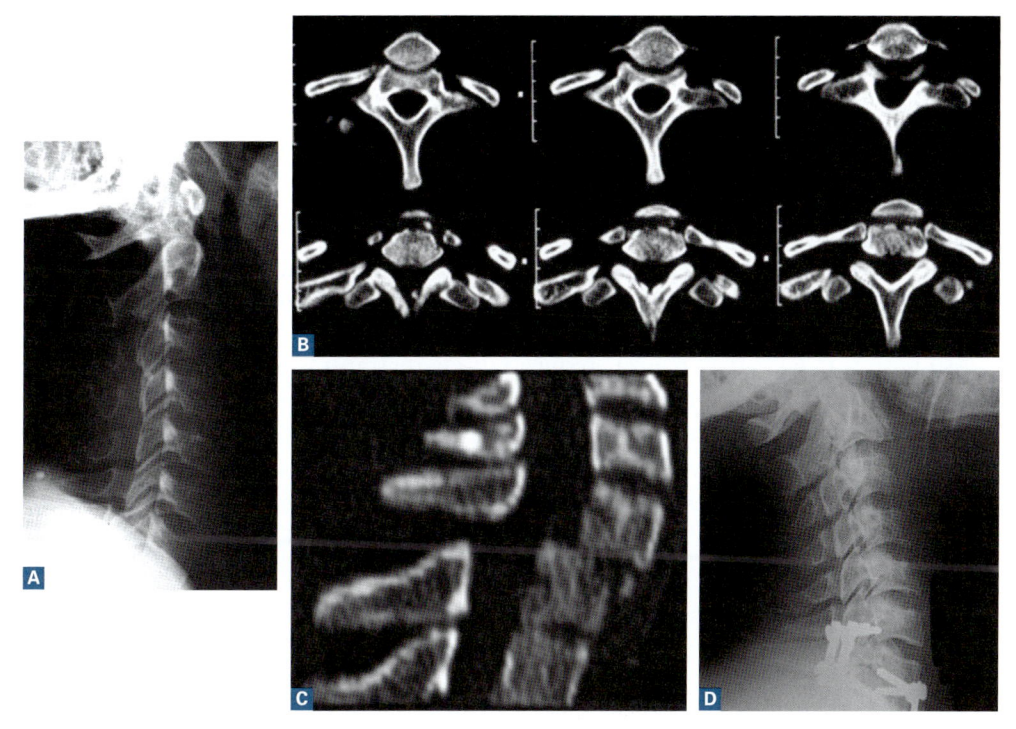

FIGURA 5.5 ■ **(A)** Radiografia em perfil e **(B, C)** tomografia computadorizada da coluna cervical de paciente que apresentava luxação da transição cervicotorácica com lesão neurológica completa (Frankel A). Não foi possível a redução da luxação por meio da tração, e foi realizada a redução aberta e fixação anterior e posterior **(D)**.

As lesões estáveis são tratadas por meio de métodos conservadores, cujo principal objetivo é o tratamento sintomático das fraturas, pois elas possuem estabilidade intrínseca e não ocorrem desvios durante a sua consolidação.[19]

O tratamento cirúrgico é reservado para as lesões instáveis e pode ser realizado pelos acessos anterior, posterior e combinado.[3] A escolha da abordagem pela via anterior ou posterior depende de diversas variáveis intrínsecas à lesão, da existência de déficit neurológico, dos recursos disponíveis e da filosofia de tratamento do cirurgião.

Nos casos em que o acometimento principal envolve a coluna anterior (corpo vertebral e disco intervertebral), ou na presença de fragmentos ósseos comprimindo estruturas nervosas, torna-se necessária a realização da abordagem anterior, com a finalidade de reconstrução da coluna anterior e restabelecimento da estabilidade mecânica ou descompressão das estruturas nervosas. A destruição do corpo vertebral com a perda da capacidade de suportar forças de compressão (instabilidade em compressão) não pode ser tratada por meio da abordagem posterior isolada.

Quando o acometimento principal envolve as estruturas posteriores, como ocorre nas lesões do tipo B, que são produzidas por mecanismo de distração, a estabilização pela via posterior está indicada.

A abordagem combinada pelos acessos anterior e posterior pode ser necessária nas lesões em que há acometimento de ambas as colunas. O tratamento operatório também está indicado nas fraturas ou lesões contíguas, abrangendo dois ou mais segmentos da coluna vertebral, e nas lesões inicialmente tratadas por métodos conservadores e que apresentam perda da redução e desvio durante o seu seguimento.

Abordagem posterior

A via posterior é indicada para tratamento das lesões que acometem elementos posteriores ou é associada à via anterior em lesões complexas ou multissegmenteres. Pelo acesso posterior, é possível realizar redução direta de fraturas ou luxações, fixação da coluna, artrodese e descompressão medular e radicular. Existem diversas possibilidades de fixação pela via posterior (Fig. 5.6). Embora bastante difundida e utilizada na estabilização na região cervical baixa, a fixação posterior da coluna cervical por meio de parafusos ancorados nos maciços articulares das vértebras cervicais tem aplicação limitada na C7 e na coluna torácica alta. Quando a fixação de C7 pelas massas laterais não é possível pelas dimensões anatômicas reduzidas dos maciços, a alternativa é o uso de parafusos pediculares e parafusos intralaminares (Fig. 5.7). Na coluna torácica, o uso de parafusos pediculares é seguro, uma vez avaliada a integridade anatômica das estruturas vertebrais por exame de imagem, preferencialmente a TC. Os sistemas de fixação posterior permitem a associação de parafusos implantados nas massas laterais, lâminas e pedículos em uma mesma montagem, conferindo grande estabilidade. A descompressão da medula e das raízes por laminectomia e foraminotomia é possível sem comprometer a estabilidade do sistema.

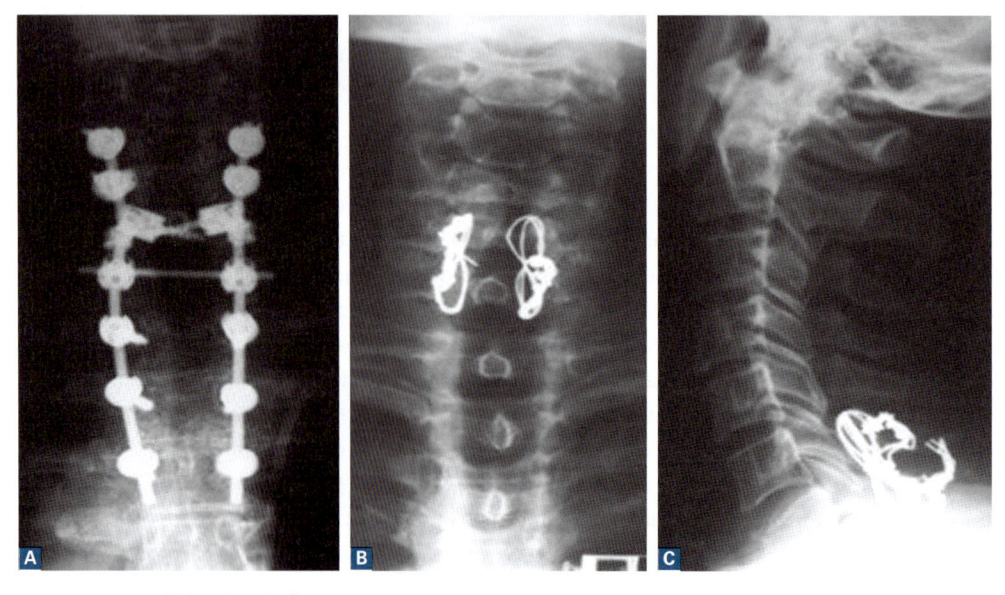

FIGURA 5.6 ■ Métodos de fixação posterior. **(A)** Parafusos de massa lateral C5 e C6, parafusos intralaminares em C7 e pediculares em T2, T3 e T4; **(B, C)** amarria do tipo "88 de Landim" em C6 e C7.

Fraturas da Transição Cervicotorácica

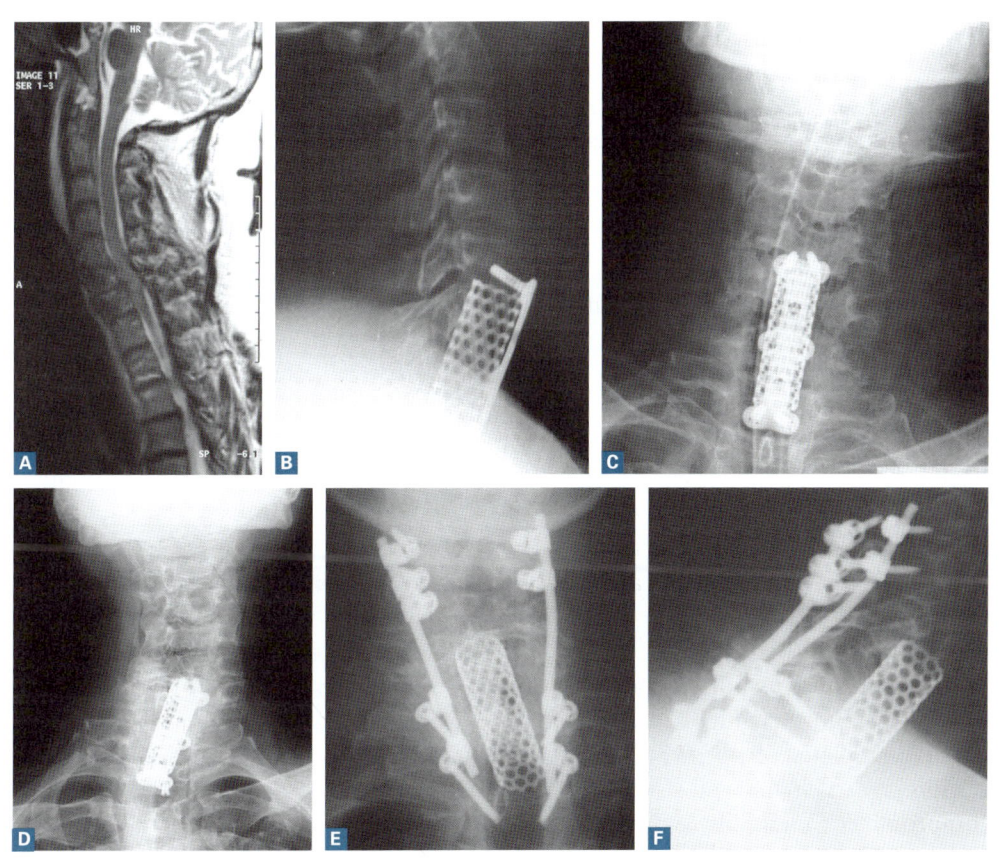

FIGURA 5.7 ■ **(A)** Ressonância magnética de fratura da transição cervicotorácica que foi estabilizada somente por meio da abordagem anterior e **(B, C)** descompressão do canal vertebral, espaçador vertebral e placa. **(D)** Devido à instabilidade da lesão, ocorreu perda da redução e soltura dos parafusos da placa. **(E, F)** A lesão foi estabilizada por meio da abordagem posterior e a placa anterior e os parafusos foram removidos.

É importante salientar que, na junção cervicotorácica, as características anatômicas das massas laterais não são ideais para a colocação de parafusos, o que propicia a sua soltura ou o seu afrouxamento.[5,9,24] A utilização do parafuso pedicular ou intralaminar é sugerida como alternativa para a fixação nessas situações.

Os parafusos inseridos nos pedículos da coluna cervical são os que têm maior resistência ao arrancamento. Os pedículos dessa região apresentam grande variação da sua morfologia, que deve ser avaliada antes da inserção dos implantes nos pedículos das vértebras. A realização de laminoforaminotomia no nível das vértebras da junção cervicotorácica permite a palpação direta dos pedículos e a inserção com maior margem de segurança, associada à orientação fornecida pelas referências anatômicas classicamente utilizadas.

O uso de cerclagens interespinhosas ou sublaminares ainda é alternativa para as lesões que envolvem um segmento, porém não permite a descompressão posterior do canal vertebral (Fig. 5.9B).

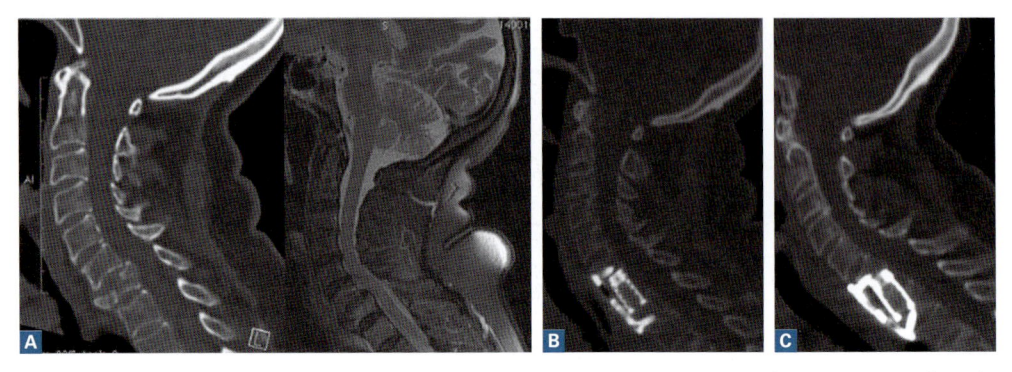

FIGURA 5.8 ■ **(A)** Fratura de C7 em paciente com 81 anos de idade, do sexo feminino, portadora de osteoporose, **(B)** tratada com corpectomia e placa anterior, **(C)** apresentando subsidência do *cage* após 1 mês de tratamento.

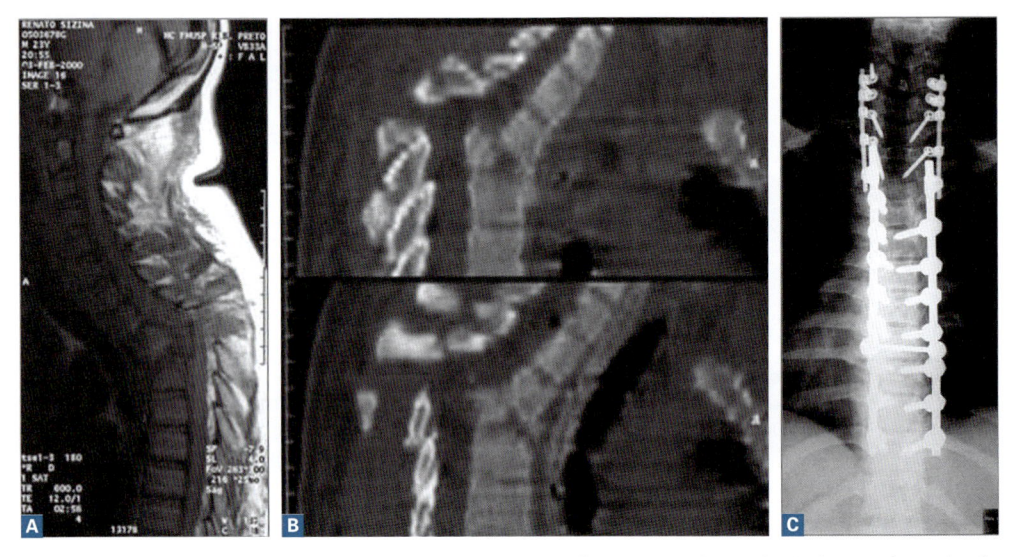

FIGURA 5.9 ■ **(A)** Ressonância magnética e **(B)** tomografia computadorizada de fratura-luxação da transição cervicotorácica com lesão neurológica completa (Frankel A), **(C)** estabilizada por meio da fixação posterior. Foi necessária a extensão da fixação até a coluna torácica devido à lesão ligamentar que foi observada durante o ato cirúrgico.

A descompressão pela via posterior é limitada à laminectomia e à foraminotomia e não é adequada como abordagem de compressões oriundas de fragmentos do corpo vertebral e do disco intervertebral.[16]

Abordagem anterior

As lesões que acometem o corpo e o disco intervertebral são indicações para a abordagem anterior, e o procedimento cirúrgico (discectomia, corpectomia ou descompressão do canal vertebral) depende do tipo e da extensão da lesão[4] (Figs. 5.6 e 5.10).

Fraturas da Transição Cervicotorácica 131

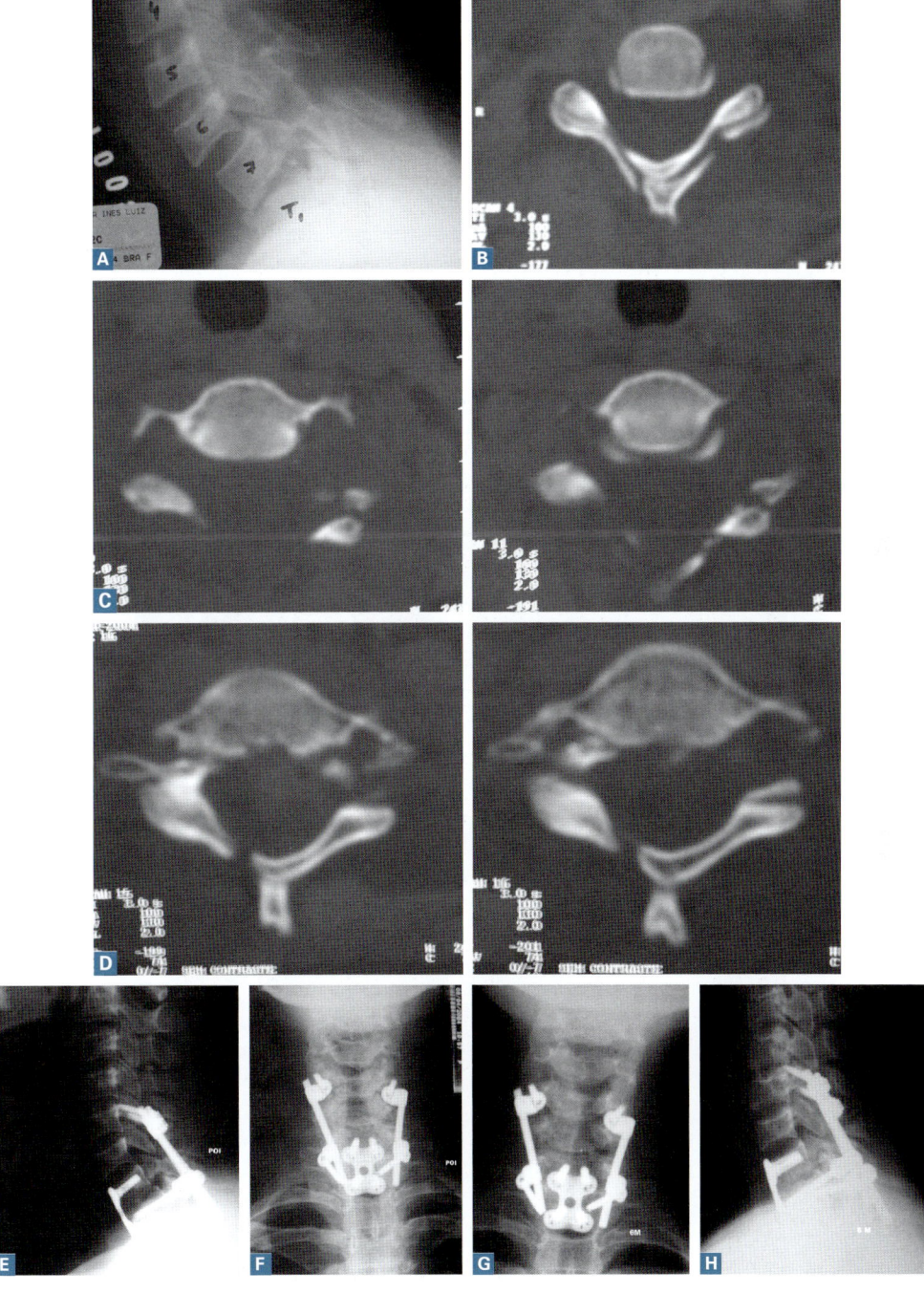

FIGURA 5.10 ■ **(A)** Radiografia em perfil de fratura de C7 associada à lesão dos elementos posteriores. **(B, C, D)** Tomografia computadorizada mostrando lesão dos elementos posteriores em diferentes níveis. **(E, F)** Radiografia pós-operatória em incidências anteroposterior e perfil e **(G)** com 6 meses de pós-operatório. **(H)** Devido à multissegmentação dos elementos pós-trauma, foi necessária a realização da fixação e artrodese posterior de C5 a T1.

132 Coluna Vertebral

O acesso cirúrgico para a região anterior da junção cervicotorácica é dificultado pela presença do esterno, da clavícula, das costelas, do esôfago, da traqueia, do nervo laríngeo recorrente, do ducto torácico, dos gânglios simpáticos e dos grandes vasos, o que cria um campo estreito para o cirurgião.[26,27] A transição entre a lordose cervical e a cifose torácica também contribui para dificultar essa abordagem, principalmente nas pessoas que têm pescoço curto (ver Fig. 5.10).

O tipo de acesso cirúrgico depende do tipo e da extensão do procedimento cirúrgico, e três abordagens básicas foram descritas: transtorácica alta, abordagem baixa anterior da coluna cervical e abertura do esterno.[28] A avaliação pré-operatória da anatomia do paciente por meio de TC ou RM é fundamental para o planejamento cirúrgico (Figs. 5.11

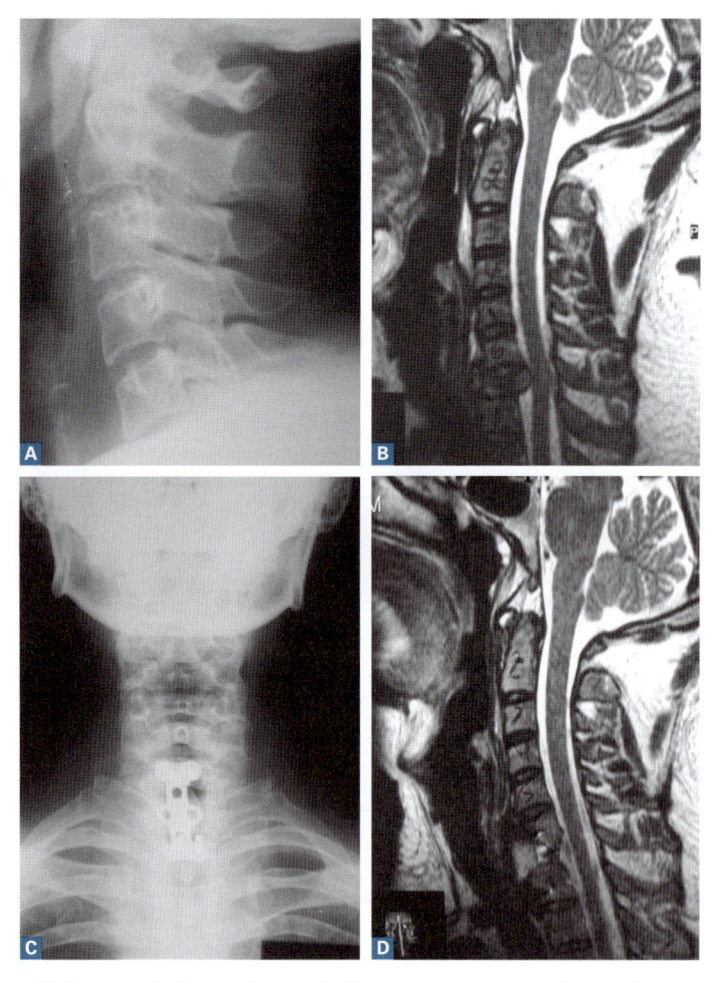

FIGURA 5.11 ■ **(A)** Fratura do tipo explosão de C7 com compressão do canal vertebral e não diagnosticada na radiografia de perfil. **(B)** Ressonância magnética mostrando a compressão do canal vertebral. **(C)** Radiografia pós-operatória em incidência anteroposterior após a corpectomia de C7, descompressão do canal vertebral, reconstrução anterior com enxerto corticoesponjoso e fixação com placa. **(D)** Ressonância magnética mostrando a descompressão do canal vertebral.

e 5.12). De qualquer forma, mesmo quando o acesso ventral é devidamente planejado e bem-sucedido, pode resultar em uma pequena área exposta da coluna para realização do procedimento de descompressão e estabilização.[26]

É importante considerar que a estabilização anterior isolada não é suficiente para o tratamento de lesões que envolvem instabilidade posterior. Nesses casos, deve ser complementada com a via posterior. A imobilização externa complementando a fixação da transição cervicotorácica não é efetiva, e, devido ao potencial de instabilidade que essas lesões geralmente apresentam, a abordagem combinada (anterior e posterior) deve ser considerada no tratamento dessas lesões.[29]

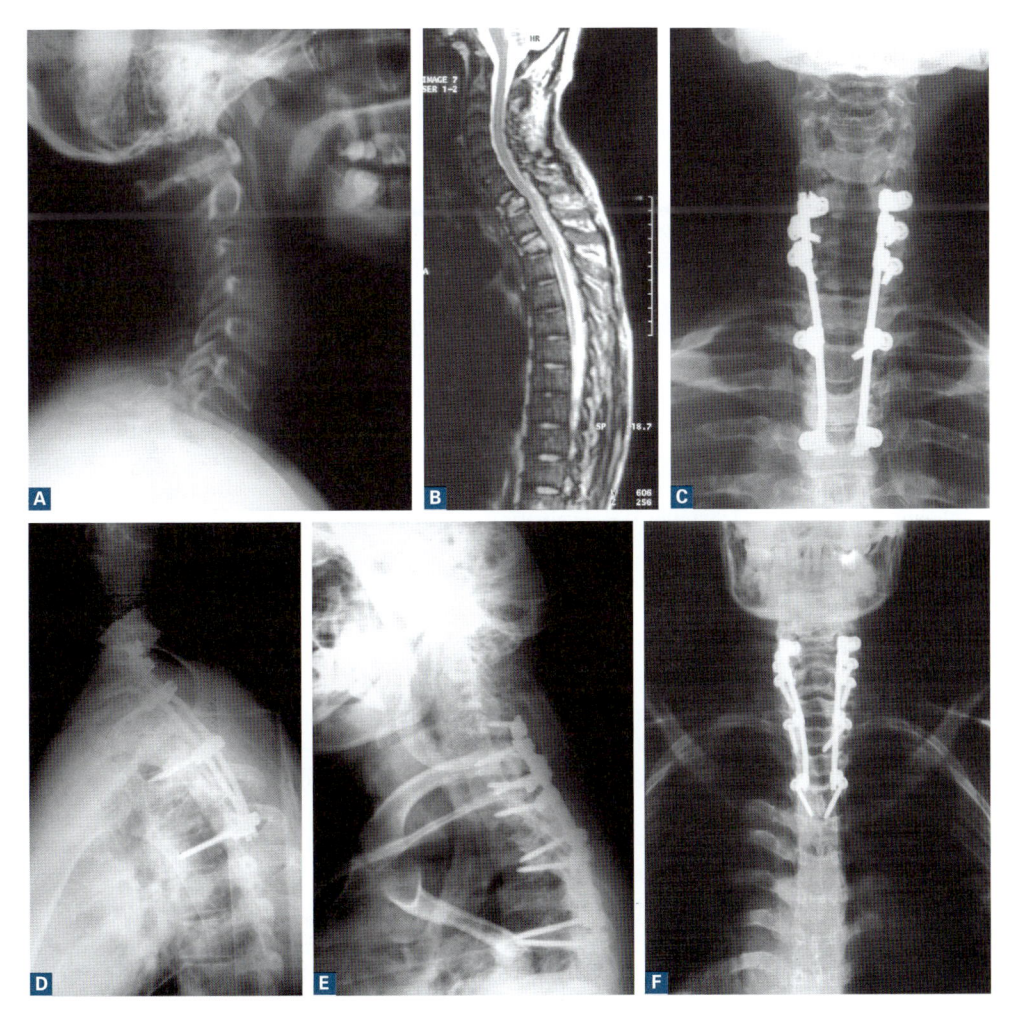

FIGURA 5.12 ■ Paciente do sexo feminino, 41 anos de idade, vítima de queda de altura, com fratura dos processos espinhosos C5-C6 e fratura dos corpos vertebrais T1 e T3. **(A)** Radiografia em perfil da coluna cervical e torácica alta. **(B)** Ressonância magnética. **(C, D)** Radiografia em incidências anteroposterior e perfil após a fixação e artrodese posterior de C5-T4. **(E, F)** Radiografia em incidências anteroposterior e perfil com 1 ano de seguimento.

REFERÊNCIAS

1. Amin A, Saiffuddin A. Fractures and Dislocations of the Cervicothoracic Junction. J Spinal Disord Tech. 2005;18(6):499-505.
2. Neurath F . Röntgendiagnostische Schwierigkeiten am zervico-thorakalen Übergang. Z Orthop Ihre Grenzgeb. 1974;112:883-5.
3. Sapkas G, Papadakis S, Katonis P, Roidis N, Kontakis G. Operative treatment of unstable injuries of the cervicothoracic junction. Eur Spine J. 1999;8(4):279-83.
4. Brookvar JA, Philips MF, Telfeian AE, ORourke DM, Marcotte PJ Results and risk factors for anterior cervicothoracic junction surgery. J Neurosurg. 2001;94(1 Suppl):12-7.
5. Chapman JR, Anderson PA, Pepin C, Too mey S, Newell DW, Grady MS. Posterior instrumentation of the unstable cervicothoracic spine. J Neurosurg. 1996;84:552-8.
6. Pal GP, Routal RV. A study of weight transmission thought the cervical and upper thoracic regions of the vertebral column in man. J Anat 1986;148:254-61.
7. Jones EL, Heller JG, Silcox DH, Hutton WC. Cervical pedicle screws versus lateral mass screws: anatomic feasibility and biomechanical comparison. Spine. 1997;22(9):977-82.
8. Boyle JJW, Singer KP, Milne N. Morfological survey of the cervicothoracic junctional region. Spine.1996;21:544-8.
9. Stanescus S, Ebraheim NA, Yeasting R, Bailey AS, Jackson WT Morphometric evaluation of the cervico-thoracic junction: practical considerations for posterior fixation of the spine. Spine. 1994;19:2082.
10. Anderson PA. Lower cervical spine injuries. In: Browner BD, Jupiter JB, Levine AM, Traffen PG, editors. Skeletal trauma. 2nd ed. Philadelphia: WB Saunders;1998.
11. Keene TL, Antony J, Benson DR. Non-Contiguous spinal fractures. J Trauma. 1990;30(4):489-91.
12. An HS, Vaccaro A, Cotler JM, Lin S Spinal disorders at the cervicothoracic junction. Spine. 1994;19:2557-64.
13. Evans DK. Dislocations at the cervicothoracic junction. J Bone Joint Surg Br. 1983;65(2):124-7.
14. Nichols CG, Young DH, Schiller WR. Evaluation of cervicothoracic junction injury. Ann Emerg Med. 1987;16:640-2.
15. Paszkowska E, Wasilewski G, Szalcunas-Olsztyn A, Widawski T, Stefanowiccz E. Usefulness of CT scans and radiographs in the assessment of cervical spine injuries in polytrauma patients own experience. Ortop Traumatol Rehabil. 2010;12(1):12-18.
16. Ramieri A, Domenicucci M, Ciappetta P, Cellosco P, Raco A, Costanzo G. Spine Surgery in Neurological Lesions of cervicothoracic junction: multicentric experience on 33 consecutive cases. Eur Spine J. 2011; 20(S1)S13-S19.
17. Garfin S, Bottle MJ, Waters RL . Complications in the use of the halo fixation device. J Bone Joint Surg Am. 1986;68(3):320-5.
18. Whitehill R, Richman JA, Glaser JA. Failure of immobilization of the cervical spine by the halo vest. A report of five cases. J Bone Joint Surg Am. 1986;68:326-32.
19. Lauweryns P. Role of conservative treatment of cervical spine injuries. Eur Spine J. 2010; 19(S1):S23-S26.
20. Glaser JA, Whitehill R, Stamp WG, Jane JA. Complications associated with the halo-vest. A review of 245 cases. J Neurosurg. 1986;65(5):762-9.
21. Burke DC, Berryman D. The place of closed manipulation in the management of flexion- rotation dislocations of the cervical spine. J Bone Joint Surg Br. 1971;53(2):165-82.
22. WhiteAA 3rd, Panjabi MM, Southwick WO. Clinical instability in the lower cervical spine. A review of past current concepts. Spine. 1976;1:15-27.

23. Shrosbree RD. Neurological sequelae of reduction of fracture dislocations of the cervical spine. Paraplegia.1979;17(2):212-21.
24. Albert TJ, Klein GR, Joffe D, Vaccaro AR Use of cervicothoracic junction pedicle screws for reconstruction of complex cervical spine pathology. Spine. 1998;23:1596-9.
25. Aebi M, Thalgott JS, Webb JK. AO ASIF principles in spine surgery. Berlin: Springer-Verlag;1998.
26. Falavigna A, Righesso O, Teles AR. Anterior approach to the cervicothoracic junction: proposed indication for manubriotomy based on preoperative computed tomography findings. J Neurosurg. 2011;15(1):38-47.
27. Huang Y, Ni W, Wang S, Xu H, Wang X. Anterior approach to the cervicothoracic junction: a study of the surgical accessibility of three different corridors based on CT images. Eur Spine J. 2010;19:1936-41.
28. Perry J. Surgical approaches to the spine. In: Pierce D, Nickel VH, editors. The total care of spine cord injuries. Boston: Little; 1977. p. 53-79.
29. Ulrich C, Arand M, Nothwang J. Internal fixation on the lower cervical spine: biomechanics and clinical practice of procedures and implants. Eur Spine J. 2001;10(2):88-100.

Leituras recomendadas

Delamarter RB, Batzdorf U, Bohlman HH. The C7-T1 junction: problems with diagnosis, visualization, instability and decompression. Orthop Trans. 1989;13:218-23.

Falavigna A, Righesso O, Teles AR. Anterior Approach to the cervicothoracic junction: proposed indication for manubriotomy based on preoperative computed tomography findings. J Neurosurg Spine. 2011;15(1):38-47.

Huang Y, Ni W, Wang S, Xu H, Wang X. Anterior approach to the cervicothoracic junction: a study of the surgical accessibility of three different corridors based on CT images. Eur Spine J. 2010; 19(11):1936-41.

6

Fraturas das Colunas Torácica e Lombar

Helton L. A. Defino e Herton Rodrigo Tavares Costa

A incidência das fraturas da coluna toracolombar varia de 18 a 160 casos a cada 1 milhão de habitantes por ano, é mais comum no sexo masculino, na faixa etária de 20 a 40 anos, e é acompanhada de lesão neurológica em 22 a 51% dos casos. As causas mais frequentes das fraturas da coluna toracolombar são a queda de altura, os acidentes automobilísticos e o trauma direto. Nos pacientes jovens, as fraturas estão mais relacionadas com os traumas de alta energia; nos idosos, estão relacionadas com quedas da própria altura, osteoporose e perda da cognição.[1]

As fraturas das colunas torácica e lombar são as mais frequentes do esqueleto axial, e correspondem a cerca de 89% das fraturas da coluna vertebral. Dois terços das fraturas das colunas torácica e lombar ocorrem na transição toracolombar entre T11 e L2 (50% da fraturas da coluna torácica ao nível de T12 e 60% das fraturas da coluna lombar ao nível de L1) (Fig. 6.1). A predominância das fraturas nessa região está relacionada com as diferentes características biomecânicas do segmento torácico, toracolombar e lombar. A coluna torácica de T1-T8 apresenta cifose e é mais rígida devido à inserção da caixa torácica, e a linha do centro de gravidade é anterior à coluna vertebral. No segmento L3-S1, apresenta lordose e é mais móvel, e a linha do centro de gravidade está localizada posteriormente. Na transição toracolombar de T9-L2, ocorre a transição do segmento cifótico e rígido com o segmento lordótico e móvel, sendo este o local de maior frequência das fraturas. A aplicação de carga axial resulta em forças de compressão axial e distração no segmento T1-T8, forças de flexoextensão no segmento T9-L2 e compressão axial no segmento L3-S1[1,2] (Figs. 6.1, 6.2 e 6.3).

A coluna torácica é mais rígida e estável, sendo necessária a aplicação de forças de maior intensidade para a produção das fraturas nesse segmento vertebral, que geralmente estão associadas com fraturas das costelas e dos processos transversos (ver Fig. 6.3). A rigidez da coluna torácica, o menor diâmetro do seu canal vertebral e a maior intensidade das forças produtoras das fraturas aumentam a sua vulnerabilidade às lesões neurológicas, e mais de 40% dos pacientes que apresentam déficit neurológico possuem sua lesão localizada na coluna torácica.[2,3]

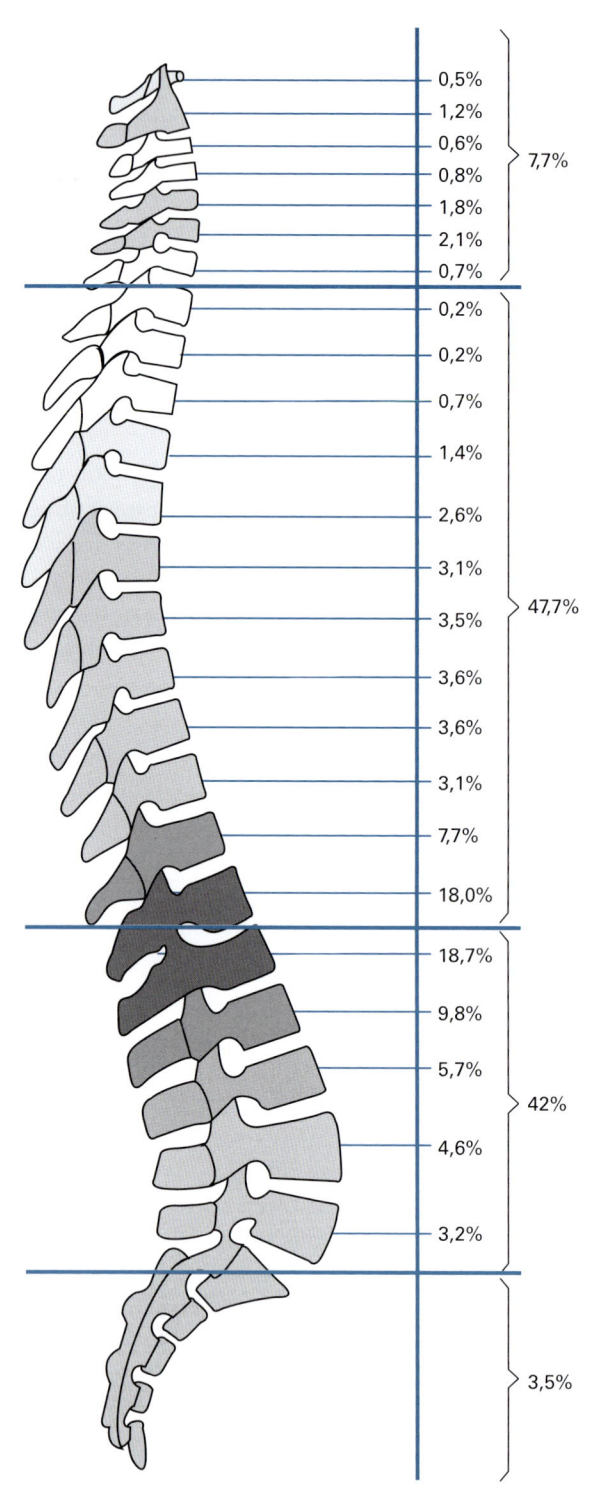

FIGURA 6.1 ■ Distribuição percentual das fraturas da coluna vertebral.

Fraturas das Colunas Torácica e Lombar **139**

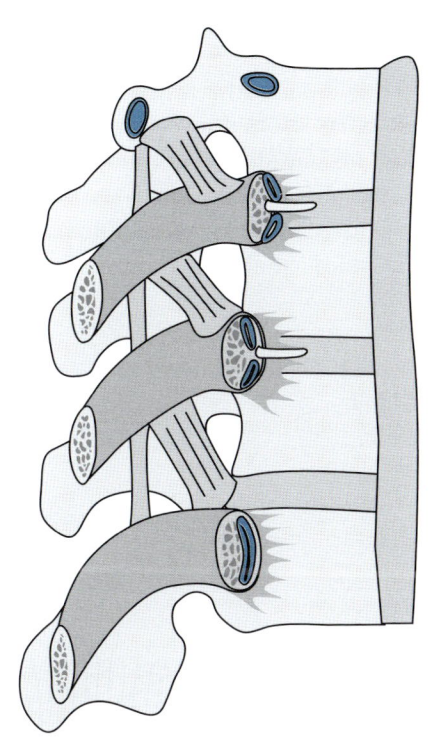

FIGURA 6.2 ■ Desenho ilustrando o complexo ligamentar que une a costela à coluna vertebral.

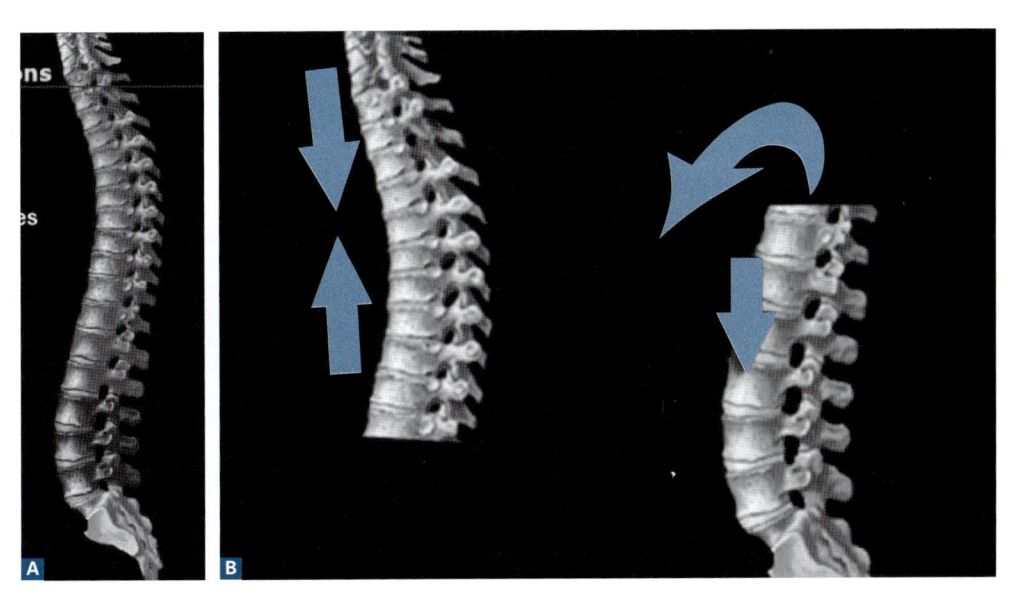

FIGURA 6.3 ■ **(A)** Curvatura da coluna vertebral nos diferentes segmentos: torácico, toracolombar e lombar. **(B)** Resultado da aplicação da compressão axial no segmento torácico, toracolombar e lombar.

CONSIDERAÇÕES ANATÔMICAS

As diferenças anatômicas e funcionais entre as colunas torácica e lombar influenciam as características morfológicas das lesões desses segmentos e o seu tratamento. A resistência das vértebras aumenta no sentido craniocaudal, e está mais relacionada com o aumento das dimensões das vértebras do que com o seu conteúdo mineral.[2,4] A estrutura interna da vértebra e a organização das trabéculas do osso esponjoso no seu interior refletem a sua adaptação mecânica à aplicação das forças (Fig. 6.4).

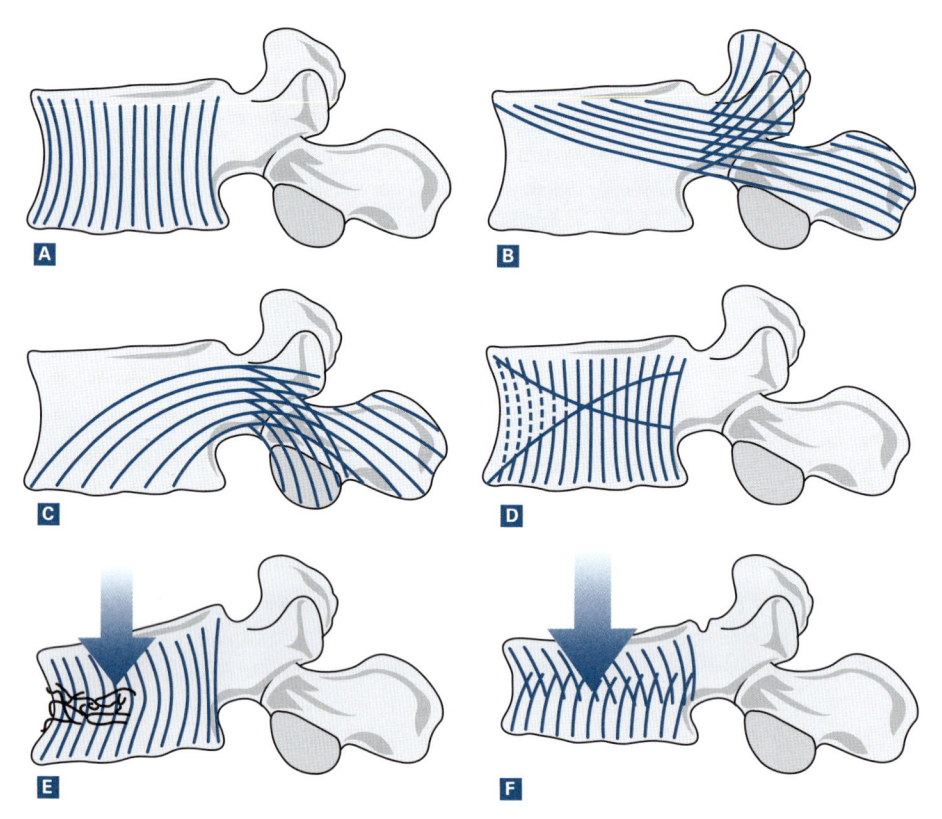

FIGURA 6.4 ■ Distribuição das trabéculas no plano sagital no interior do corpo vertebral. **(A)** Trabéculas verticais; **(B)** trabéculas oblíquas superiores; **(C)** trabéculas oblíquas inferiores; **(D)** trabéculas agrupadas; **(E)** fratura da parte anterior do corpo vertebral; e **(F)** fratura de esmagamento do corpo vertebral. **(E, F)** Região de menor resistência na parte anterior do corpo vertebral.

No plano frontal, as vértebras torácicas e lombares apresentam disposição retilínea, e no plano sagital, formam duas curvas: a cifose torácica e a lordose lombar. Essas curvas resultam da morfologia do corpo e do disco intervertebral. Na coluna torácica, os corpos e os discos intervertebrais são encunhados, e possuem maior altura na sua parte posterior, formando a curvatura de convexidade posterior denominada cifose. A cifose torácica apresenta grande variação dos seus valores angulares nos indivíduos normais, sendo considerada anormal acima de 45 a 50°. Na transição toracolombar, que é o local

Fraturas das Colunas Torácica e Lombar **141**

de maior ocorrência das fraturas, a cifose varia de 0 a 10°, enquanto, na coluna lombar, o valor médio da lordose é em torno de 50° e apresenta ampla variação nos indivíduos normais (32 a 84°). Na coluna lombar, a curvatura de convexidade anterior, denominada lordose, é formada principalmente pelos discos intervertebrais, que possuem maior altura na sua porção anterior.[2]

O diâmetro do canal vertebral é mais estreito na região torácica média do que nas colunas cervical e lombar. Ao nível da coluna torácica, o espaço livre para a medula espinal é pequeno, embora a medula espinal tenha menor diâmetro na coluna torácica, se comparada com as regiões cervical e lombar. A medula espinal geralmente termina ao nível do disco L1-L2 na maioria dos adultos.[2]

Os pedículos das vértebras torácicas e lombares são amplamente utilizados para a colocação de implantes. O ângulo transverso do eixo dos pedículos apresenta redução dos seus valores de T1 a T10, e, a partir de T10, aumenta progressivamente até L5 (Fig. 6.5). O menor valor médio desse ângulo foi observado em T9 (8,67°), e o maior valor, em L5 (22,88°). O diâmetro dos pedículos evidencia redução dos seus valores a partir de T1, apresentando aumento ao nível de T5 e redução ao nível de T6-T7. Essa oscilação dos valores médios também foi observada ao nível de T8. A partir de T9 até L5 foi observado aumento progressivo dos valores médios. O menor valor médio foi observado ao nível de T3 (4,43 mm), e o maior, ao nível de L5 (9,48 mm) (Fig. 6.6). O comprimento do eixo do pedículo apresentou aumento dos seus valores médios no sentido craniocaudal a partir de T1, e foram observados o menor valor médio em T1 (29,86 mm) e o maior valor médio em L5 (50,01 mm)[5] (Fig. 6.7).

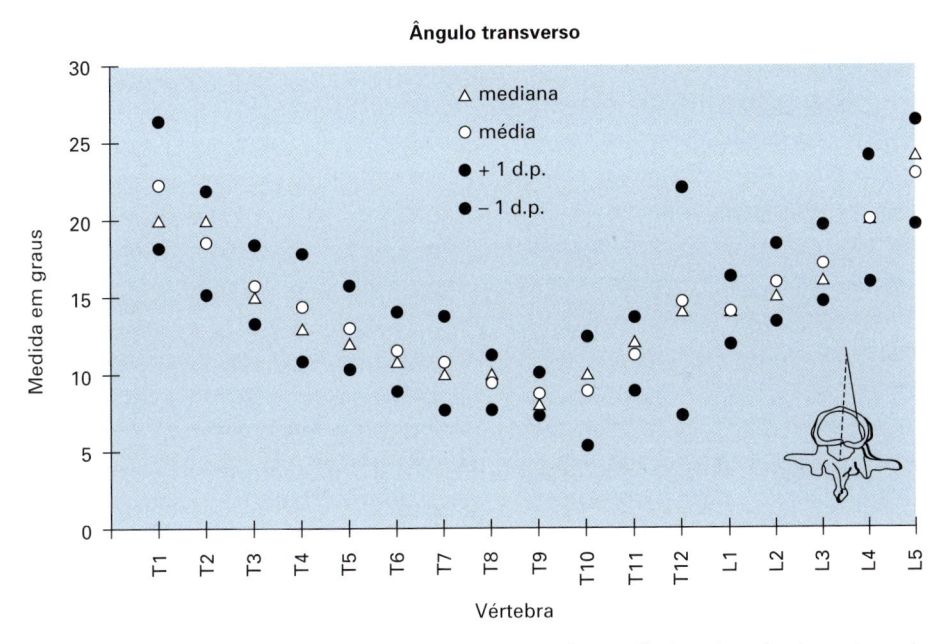

FIGURA 6.5 ■ Variação da medida do ângulo transverso dos pedículos das vértebras das colunas torácica e lombar.[5]

Coluna Vertebral

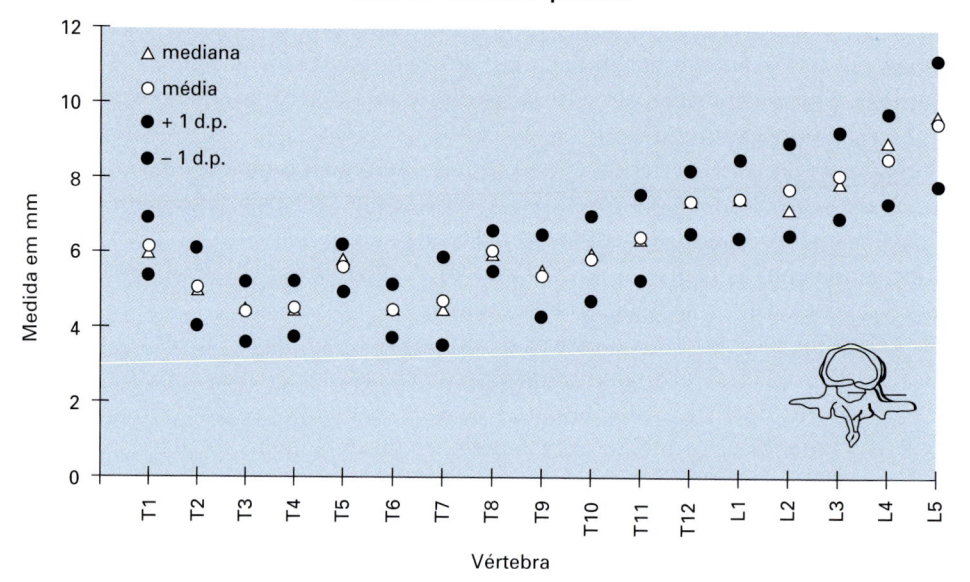

FIGURA 6.6 ■ Variação do diâmetro mínimo dos pedículos das vértebras das colunas torácica e lombar.[5]

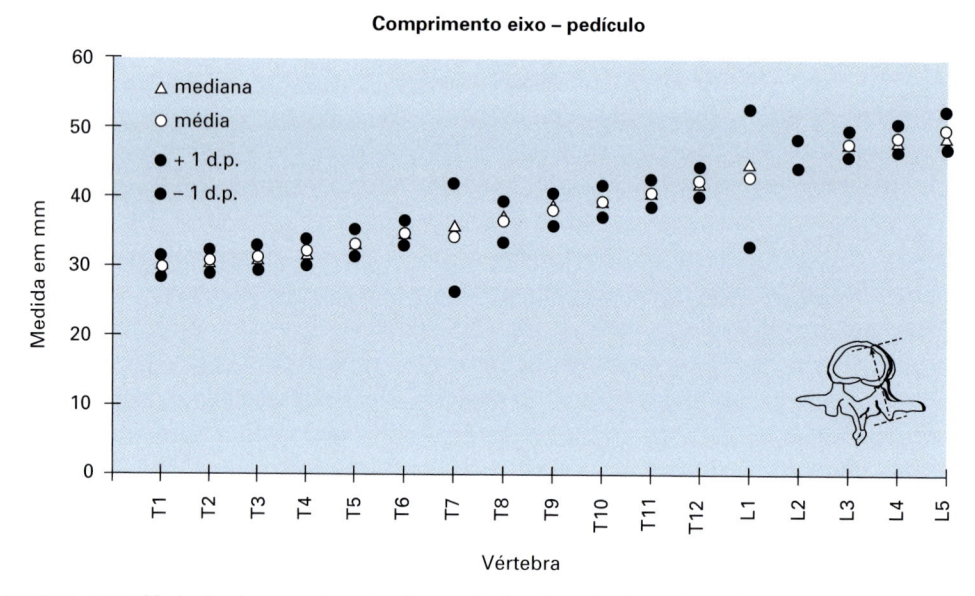

FIGURA 6.7 ■ Variação do comprimento dos pedículos das vértebras das colunas torácica e lombar.[5]

A perfuração dos pedículos da coluna torácica deve ser realizada medialmente à borda lateral da faceta articular (5 mm para as vértebras mais proximais e 7 a 8 mm para as vértebras mais distais) em linha com a parte superior do processo transverso (Fig. 6.8). A perfuração dos pedículos das vértebras lombares deve ser realizada na intersecção das linhas que passam pelo processo articular superior e a metade do processo transverso. A perfuração dos pedículos vertebrais deve considerar as variações individuais da angulação dos pedículos nos diferentes níveis da coluna vertebral, que podem ser obtidas por meio dos exames de imagem (Fig. 6.9). A colocação percutânea

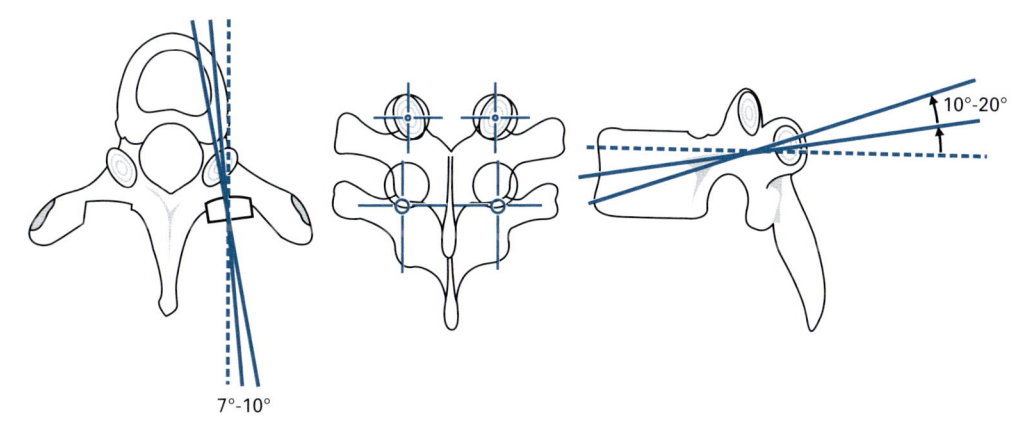

FIGURA 6.8 ■ Referências anatômicas utilizadas para a perfuração do pedículo das vértebras torácicas.

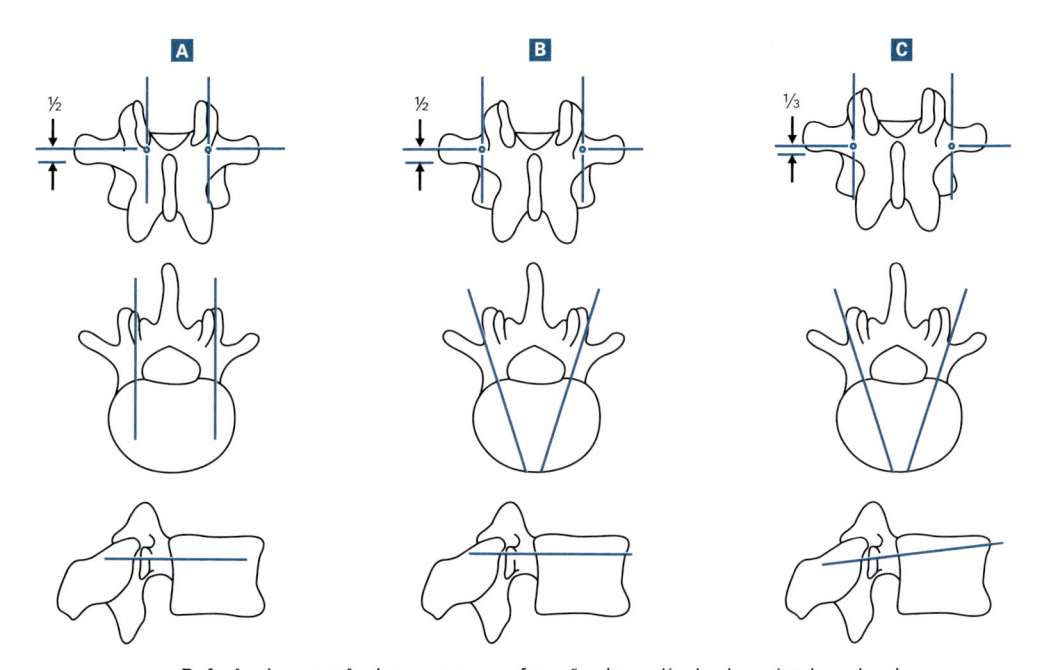

FIGURA 6.9 ■ Referências anatômicas para a perfuração do pedículo das vértebras lombares.

dos implantes nos pedículos vertebrais tem recebido aceitação crescente e é suportada por evidências de menor lesão dos tecidos, recuperação mais rápida, menor perda sanguínea, menor período de hospitalização e maior custo-efetividade quando comparada com a técnica aberta.[6,7]

A estabilidade da coluna vertebral depende da complexa interação entre as vértebras, o disco intervertebral e os ligamentos. As fibras colágenas ancoram o disco intervertebral à placa vertebral, e a porção anterior do ânulo fibroso é reforçada pelo forte ligamento longitudinal anterior, que se insere no bordo anterior de cada corpo vertebral. O ligamento longitudinal posterior reforça o ânulo posterior, mas é menos resistente[2] (Fig. 6.10).

Na coluna torácica, as vértebras participam de um sistema rígido de estabilização, que é complementado pelas costelas e pelo esterno. As costelas estão unidas às vértebras por meio da articulação costocentral e da articulação costotransversa (Fig. 6.11). O ligamento radial une a porção anterior da costela ao corpo e ao disco intervertebral. O ligamento costotransveso é formado por três porções: anterior (conecta a parte superior do colo da costela com a borda inferior do processo transverso), média (conecta a face posterior do colo da costela com a face anterior do processo transverso) e posterior (dirigida para cima e para trás, conecta a costela com a base do processo transverso). Na coluna torácica, a resistência à flexão depende principalmente da resistência da articulação costotransversa, apesar de os ligamentos posteriores apresentaram suficiente resistência. O ligamento longitudinal anterior aumenta a sua resistência à medida que

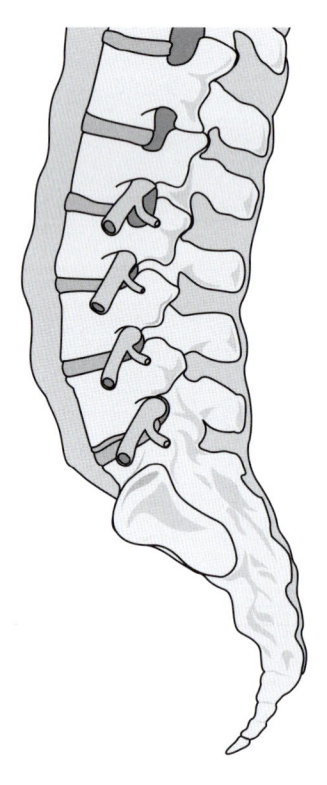

FIGURA 6.10 ■ Ligamentos da coluna lombar.

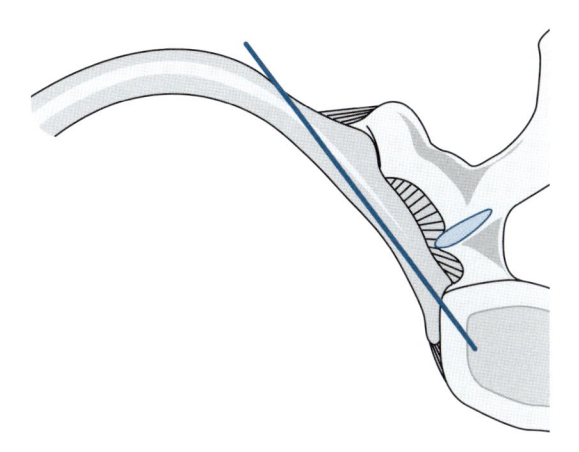

FIGURA 6.11 ■ Articulação entre a costela e a vértebra torácica.

se aproxima da transição toracolombar e, juntamente com o disco intervertebral, proporciona estabilidade aos movimentos de rotação e translação.[2]

A transição da coluna toracolombar apresenta alterações da morfologia das vértebras, que tendem a apresentar as características das vértebras lombares. A orientação das facetas articulares, que está localizada no plano frontal nas vértebras torácicas, passa a ocupar posição no plano sagital, ocorrendo a redução dos movimentos de rotação, que predominam no segmento torácico, enquanto no segmento lombar predominam os movimentos no plano sagital (flexão e extensão)[2] (Figs. 6.12 e 6.13).

Os movimentos da coluna vertebral são limitados pelo anel fibroso do disco intervertebral e pela forma e orientação das facetas articulares. Os movimentos de flexoextensão são mais limitados na coluna torácica do que nas colunas cervical e lombar, principalmente entre T1 e T6 (4° por segmento vertebral), ocorrendo aumento da amplitude do movimento nos segmentos mais distais (5° entre T6-T7 até 12° entre T12-L1), que apresentam a maior amplitude desse movimento. A rotação axial é maior na coluna torácica do que na coluna lombar, devido à orientação das suas facetas articulares. Esse movimento é de aproximadamente 8° em cada segmento vertebral até o nível de T8, apresentando redução para 2° por segmento no sentido distal. A flexão lateral da coluna torácica é menor do que a da coluna cervical, e entre T10-L1 ocorre aumento da amplitude desse movimento. O pequeno espaço entre as lâminas e os processos espinhosos são fatores limitantes da amplitude da extensão.[2]

Na coluna lombar, a maior amplitude dos movimentos no plano sagital é acompanhada de espessamento dos ligamentos posteriores, principalmente do ligamento amarelo, que aumenta a estabilidade desse segmento vertebral à flexão. Ao contrário do segmento torácico, no qual existe superposição das lâminas vertebrais, o espaço interlaminar torna-se maior, permitindo maior amplitude do movimento de extensão da coluna lombar. Na coluna lombar, o movimento de flexoextensão é amplo, a flexão lateral é restrita e o movimento de rotação é mínimo. Especialmente na transição toracolombar, o movimento de inclinação lateral é possível.[2]

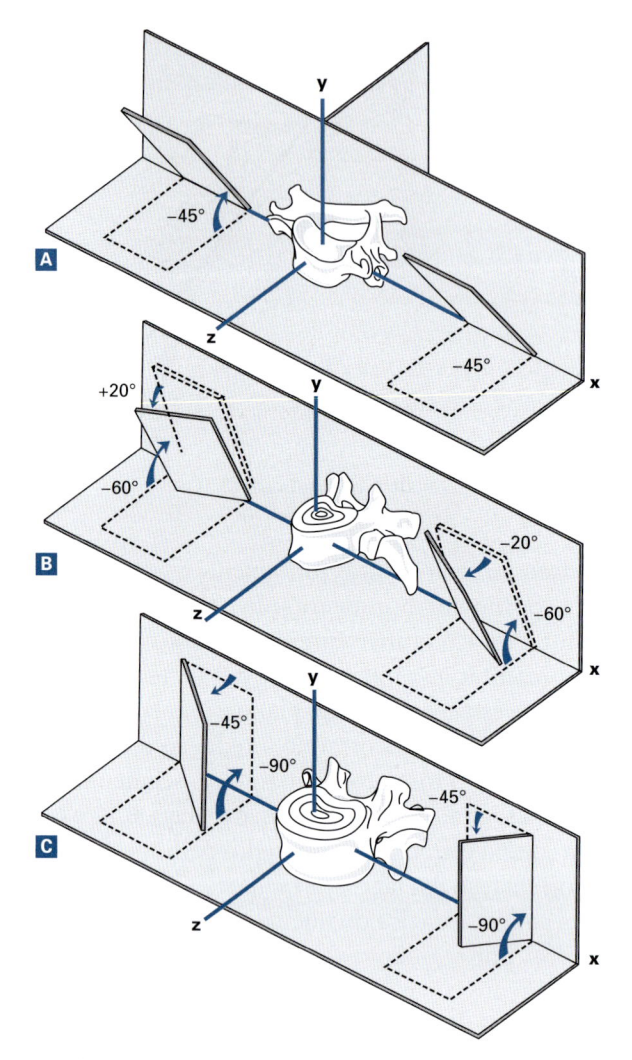

FIGURA 6.12 ■ Desenho ilustrando a localização espacial dos planos das articulações das vértebras das colunas **(A)** cervical, **(B)** torácica **(C)** e lombar.

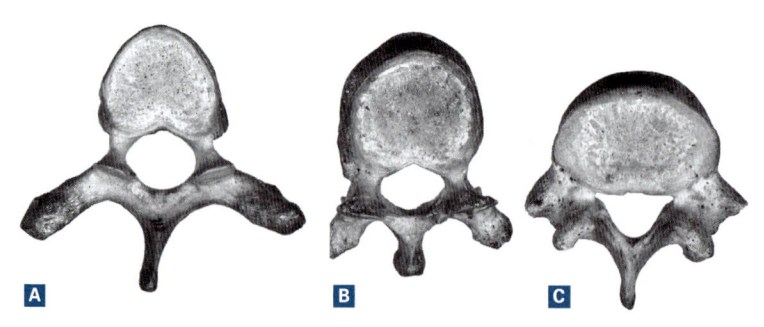

FIGURA 6.13 ■ Fotografia de vértebras das colunas **(A)** lombar, **(B)** torácica distal e **(C)** torácica alta, ilustrando as diferenças anatômicas e os diferentes planos das superfícies articulares.

CLASSIFICAÇÃO DAS FRATURAS DAS COLUNAS TORÁCICA E LOMBAR

As classificações das lesões traumáticas da coluna toracolombar foram desenvolvidas para avaliar a gravidade da lesão, orientar o tratamento e auxiliar nos estudos clínicos. As classificações têm sido aprimoradas ao longo do tempo, e diferentes parâmetros são utilizados com base na evolução dos exames de imagens e critérios clínicos associados com essas lesões.

Böhler[8] apresentou uma classificação que diferenciava as fraturas sob o ponto de vista da sua morfologia e, também, da sua patogênese. Com base nas informações fornecidas pelas radiografias, as fraturas eram divididas em cinco diferentes tipos, que apresentavam subdivisões. Böhler utilizou o termo "fratura salvadora do arco neural" para descrever a lesão pela qual ocorria o aumento do diâmetro do canal neural e a preservação da integridade das estruturas nervosas. A descrição das fraturas apresentada por Böhler[8] abrange grande parte dos tipos de fratura que ocorrem, muitos dos quais foram reapresentados em classificações mais recentes.

Nicoll,[9] utilizando critérios morfológicos, classificou as fraturas em quatro tipos: encunhamento ventral, encunhamento lateral, fratura-luxação e fratura isolada do arco. Considerava que a estabilidade da fratura estava relacionada com a integridade do ligamento interespinhoso, e que a força de rotação atuando sobre a coluna vertebral produziria lesões instáveis.

Holdsworth[10] descreveu o modelo de duas colunas – anterior (corpo vertebral, disco intervertebral, ligamento longitudinal anterior e posterior) e posterior (facetas articulares e cápsula articular, ligamento inter e supraespinhoso e ligamento amarelo) – e reconheceu a importância do complexo ligamentar posterior (ligamento supraespinhoso e interespinhoso, ligamento amarelo, facetas articulares e cápsula articular) atuando como banda de tensão na estabilização do segmento vertebral. Correlacionou o conceito de estabilidade do segmento vertebral com a integridade da coluna posterior, e apresentou a sua classificação com base no mecanismo de fratura (flexão, flexão-rotação, extensão, compressão vertical e cisalhamento), que originava os seguintes tipos de fratura: encunhamento, explosão, extensão, cisalhamento, fratura-luxação em rotação e luxação pura.

Louis,[11] utilizando também critérios morfológicos e mecânicos, apresentou um modelo de três colunas (uma anterior e duas posteriores), fazendo analogia do segmento vertebral com uma cadeira com três apoios. A coluna anterior era constituída pelo corpo e pelo disco intervertebral, e a coluna posterior, pelas facetas e pelos processos articulares. A lâmina e os pedículos proporcionariam estabilização adicional para as colunas desse modelo.

A classificação proposta por Louis tinha como objetivo a determinação da instabilidade do segmento vertebral, e atribuía valores para as lesões (+2 para as perdas de substância das colunas, +1 para as lesões das colunas verticais, +0,5 para as lesões incompletas do pedículo, do corpo vertebral ou da lâmina, +0,25 para as fraturas dos processos transversos ou espinhosos). As lesões que apresentassem escore ≥ 2 eram consideradas instáveis.

Denis[12] introduziu o conceito das três colunas: anterior (parte anterior do corpo vertebral, disco intervertebral e ligamento longitudinal anterior), média (ligamento longitudinal posterior, 1/3 posterior do ânulo fibroso e corpo vertebral) e posterior (ligamento supra e interespinhoso, ligamento amarelo, cápsula e facetas articulares). Acreditava que a lesão isolada do complexo ligamentar posterior não ocasionaria instabilidade do segmento vertebral, e que era necessária a lesão do ligamento longitudinal posterior e da parte posterior do ânulo fibroso para o estabelecimento da instabilidade. A sua classificação era baseada na patogênese e morfopatologia da fratura e apresentava cinco grupos: compressão, explosão, *seat belt* (cinto de segurança), flexão e fratura-luxação.

Magerl e colaboradores[13] propuseram uma classificação mecanística das fraturas, com base no fato de que a morfopatologia da lesão indica a força ou o momento aplicado sobre o segmento vertebral lesado. As três forças básicas que produzem as lesões traumáticas do segmento vertebral são: compressão, distração e rotação; desse modo, a morfologia da fratura permite determinar a da patogênese da lesão. A perda da altura do corpo vertebral está relacionada às forças de compressão; a ruptura anterior ou posterior, às forças de distração; e os desvios rotacionais, à rotação. **A obtenção dos dados relacionados com a morfopatologia da lesão permite deduzir o seu mecanismo mais provável de lesão e orienta a sua classificação** (Fig. 6.14).

Os três tipos básicos de fraturas são classificados em grupos e subgrupos com base na descrição mais detalhada da morfologia da fratura, permitindo a sua descrição mais precisa. A gravidade da fratura aumenta do tipo A para o tipo C, ocorrendo também esse escalonamento da gravidade da lesão dentro dos grupos e subgrupos. Essa gradação também considera a instabilidade e o prognóstico das lesões.

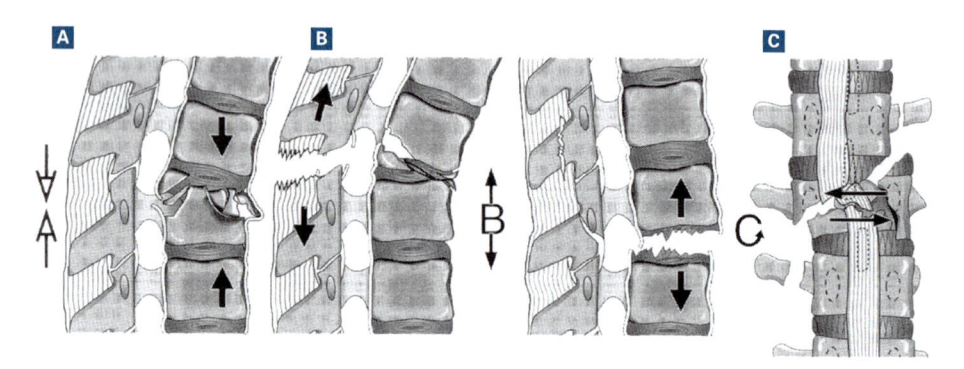

FIGURA 6.14 ■ Características básicas dos três tipos de lesão. **(A)** Tipo A – compressão; **(B)** tipo B – distração; **(C)** tipo C – rotação.

Fraturas do tipo A: compressão do corpo vertebral

As fraturas do tipo A são causadas por força de compressão axial, associada ou não à flexão. A altura do corpo vertebral está reduzida, os ligamentos posteriores estão intactos, e, nesse grupo de fraturas, não ocorre translação no plano sagital.

Fraturas das Colunas Torácica e Lombar

O Quadro 6.1 apresenta os grupos e subgrupos das fraturas do tipo A.

QUADRO 6.1 ■ Fraturas do tipo A (compressão): grupos e subgrupos

A.1 – Fraturas impactadas
A.1.1 – impacção da placa terminal
A.1.2 – encunhamento
A.1.3 – colapso do corpo vertebral
A.2 – *Split* (separação)
A.2.1 – sagital
A.2.2 – coronal
A.2.3 – pinça
A.3 – Explosão
A.3.1 – incompleta
A.3.2 – explosão-separação
A.3.3 – completa

Grupo A.1: Fraturas impactadas

A deformidade do corpo vertebral ocorre, principalmente, devido à compressão do osso esponjoso do corpo vertebral. A coluna posterior está íntegra, a compressão do canal vertebral não ocorre, e as lesões são estáveis (Fig. 6.15).

- A.1.1: Impacção da placa terminal – o corpo vertebral apresenta encunhamento < 5°, e sua parede posterior está íntegra.
- A.1.2: Fratura por encunhamento – a perda da altura do corpo vertebral resulta em angulação > 5°, e a parede posterior do corpo vertebral permanece intacta.
- A.1.3: Colapso do corpo vertebral – esse tipo de lesão é normalmente observado nos pacientes com osteoporose, e ocorre a perda simétrica do corpo vertebral sem extrusão significativa dos fragmentos, de modo que o canal vertebral não é comprimido. O corpo vertebral apresenta aspecto "em espinha de peixe", nos casos em que esse tipo de fratura está associado à grande impacção da placa terminal.

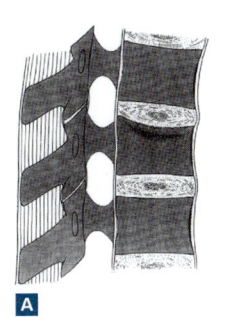

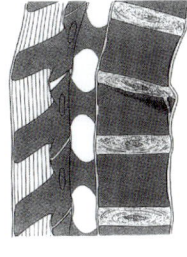

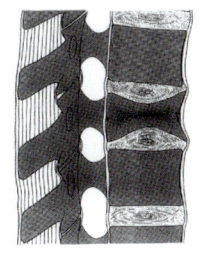

FIGURA 6.15 ■ Fraturas do grupo A.1 (fraturas impactadas): **(A)** A.1.1 – impacção da placa terminal; **(B)** A.1.2 – fratura por encunhamento; **(C)** A.1.3 – colapso do corpo vertebral.

Grupo A.2: *Split fractures* (separação)

O corpo vertebral está dividido no plano coronal ou sagital, e o fragmento principal apresenta graus variáveis de desvio. A coluna posterior não está acometida, e a lesão neurológica é rara. A não consolidação pode ocorrer pela interposição do disco intervertebral no local da fratura (Fig. 6.16).

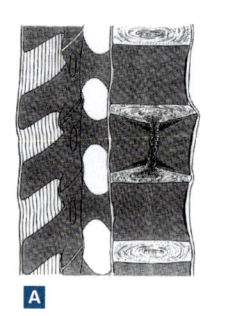

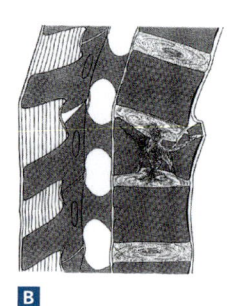

FIGURA 6.16 ■ Fraturas do grupo A.2 (fratura por separação). **(A)** A.2.2 – fratura coronal; **(B)** A.2.3 – pinça.

Grupo A.3: Fraturas do tipo explosão

O corpo vertebral encontra-se parcial ou completamente cominuído, com extrusão centrífuga dos seus fragmentos. Os fragmentos da parede posterior estão desviados para o interior do canal e são a causa do déficit neurológico, que é elevado nesse grupo de fraturas e aumenta significativamente dentro dos seus subgrupos. O complexo ligamentar posterior encontra-se íntegro, podendo ocorrer fenda vertical através do arco vertebral ou do processo espinhoso. Essa fenda não apresenta importância do ponto de vista da estabilidade da fratura, e, em algumas ocasiões, fibras nervosas extrudem através da lesão da dura-máter e ficam presas nessa fenda (Fig. 6.17).

- A.3.1: Fratura do tipo explosão incompleta – a parte superior ou inferior do corpo vertebral apresenta cominuição, enquanto a superfície oposta permanece intacta.
- A.3.2: Explosão-separação – nesse tipo de fratura, a superfície superior ou inferior do corpo vertebral (mais frequentemente a superior) apresenta cominuição, enquanto a outra metade do corpo vertebral está fendida sagitalmente.
- A.3.3: Fraturas a do tipo explosão completa – todo o corpo vertebral apresenta cominuição, e essas fraturas são ainda mais instáveis à flexocompressão. O diâmetro do canal vertebral geralmente encontra-se muito reduzido pelos fragmentos da parede posterior do corpo vertebral, e o índice de lesões neurológicas é elevado.

As fraturas do tipo A são radiologicamente caracterizadas pela diminuição da altura da parte anterior do corpo vertebral e pela fenda da lâmina vertebral acompanhada de aumento da distância interpedicular. A distância entre os processos espinhosos é

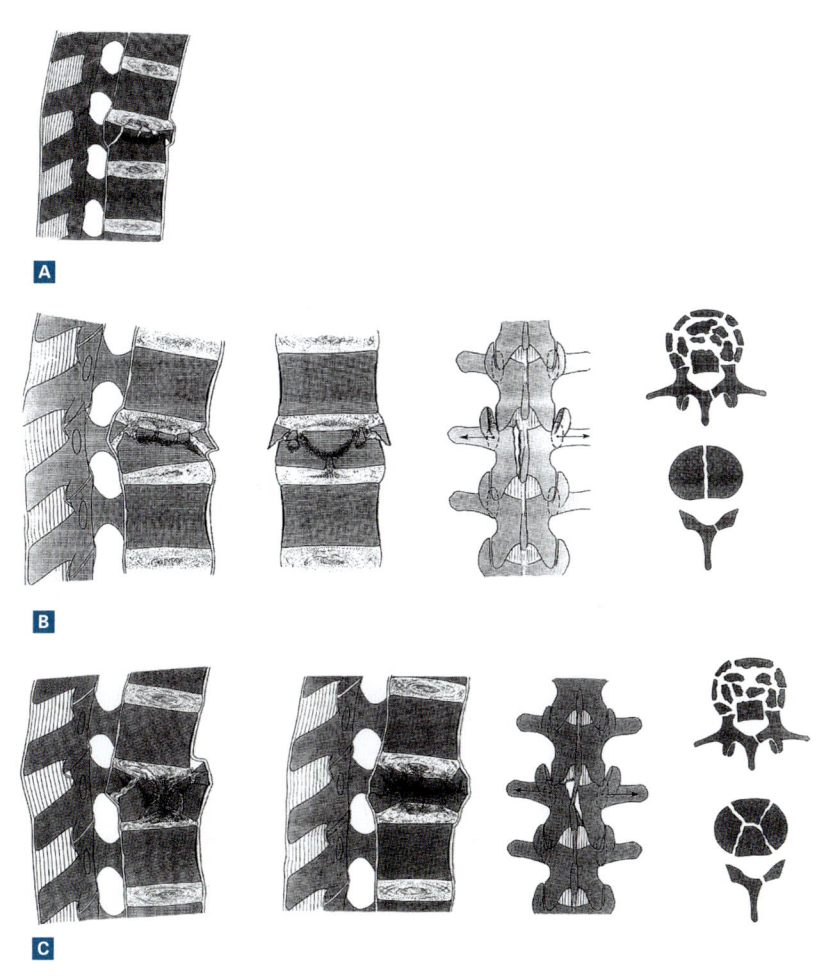

FIGURA 6.17 ■ Fraturas do grupo A.3 (fraturas do tipo explosão). **(A)** A.3.1 – Fratura do tipo explosão incompleta. **(B)** A.3.2 – Fratura do tipo explosão-separação. Observar a separação dos pedículos, a cominuição da parte superior do corpo vertebral e a separação da parte inferior. **(C)** A.3.3 – Fratura do tipo explosão completa. Observar a separação dos pedículos e a cominuição da parte superior e inferior do corpo vertebral.

normal ou discretamente aumentada. O aumento significativo da distância entre os processos espinhosos pode indicar a presença de uma lesão posterior por distração, que é característica das fraturas do tipo B, enquanto não ocorre translação ou desvio no plano horizontal nas fraturas do tipo A.

Fraturas do tipo B: lesão dos elementos anteriores e posteriores por distração

Nesse tipo de fratura, o mecanismo de flexodistração produz a ruptura e o alongamento dos elementos posteriores nos grupos B.1 e B.2, e o mecanismo de hiperextensão, com ou sem cisalhamento anterior, é o responsável pela ruptura e pelo alongamento anterior no grupo B.3.

Nas lesões do grupo B.1, a ruptura ocorre predominantemente por meio das estruturas discoligamentares, enquanto, no grupo B.2, a lesão ocorre por meio dos elementos ósseos posteriores da vértebra. A lesão dos elementos vertebrais posteriores pode estar associada com a fratura do corpo vertebral, por meio da sua compressão; assim, as fraturas do tipo A reaparecem nos grupos B.1 e B.2.

O Quadro 6.2 apresenta os grupos e subgrupos das fraturas do tipo B.

QUADRO 6.2 ■ Fraturas do tipo B (lesão por distração): grupos e subgrupos

B.1 – Lesão posterior ligamentar
B.1.1 – com ruptura transversa do disco intervertebral
B.1.2 – associada à fratura do tipo A
B.2 – Lesão posterior óssea
B.2.1 – fratura transversa da vértebra (de Chance)
B.2.2 – espondilólise com lesão do disco intervertebral
B.2.3 – espondilólise com fratura do tipo A
B.3 – Lesão anterior – hiperextensão
B.3.1 – hiperextensão-subluxação
B.3.2 – hiperextensão-espondilólise
B.3.3 – luxação posterior

Grupo B.1: Ruptura posterior predominantemente ligamentar

A ruptura do complexo ligamentar posterior associada à subluxação bilateral, luxação ou fratura da faceta articular é a principal lesão desse grupo de fraturas. Esse tipo de lesão está associada à ruptura transversa do disco intervertebral (B.1.1) ou à fratura do tipo A do corpo vertebral (B.1.2).

B.1.1 – Lesão posterior predominantemente ligamentar associada à ruptura transversa do disco intervertebral

As fraturas do tipo B.1.1 (lesão posterior predominantemente ligamentar associada à ruptura transversa do disco intervertebral) foram subdivididas nos seguintes subtipos (Fig. 6.18).

- B.1.1.1: Subluxação em flexão – é uma lesão puramente discoligamentar, e um fragmento ósseo pequeno que não afeta a estabilidade da fratura pode estar avulsionado pelo ânulo fibroso da parte posterior da borda da placa terminal.
- B.1.1.2: Luxação anterior – é uma lesão discoligamentar pura com luxação completa da faceta articular associada com translação anterior e estreitamento do canal.
- B.1.1.3: Subluxação em flexão ou luxação anterior associada à fratura do processo articular – apresenta as características mencionadas para as fraturas B.1.1.1 e B.1.1.2, apresentando alto grau de instabilidade ao cisalhamento no plano sagital devido à fratura da faceta articular.

Fraturas das Colunas Torácica e Lombar

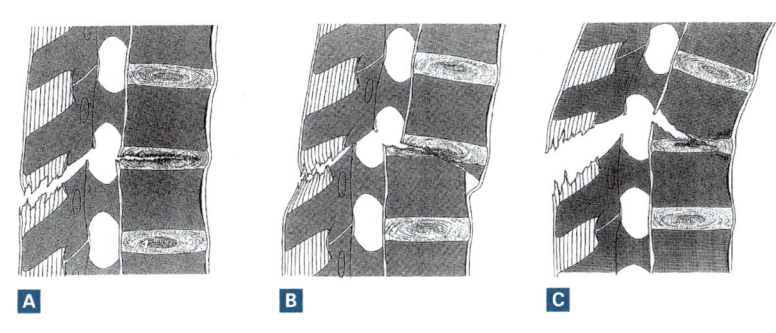

FIGURA 6.18 ■ Fraturas do grupo B.1 e seus subgrupos de B.1.1 (ruptura transversa do disco): **(A)** B.1.1.1 – flexão-subluxação; **(B)** B.1.1.2 – luxação anterior; **(C)** B.1.1.3 – flexão-subluxação anterior ou luxação anterior com fratura do processo articular.

B.1.2 – Lesão posterior predominantemente ligamentar (lesão em flexodistração) associada à fratura do tipo A do corpo vertebral

Essa combinação pode ocorrer se o eixo transverso no momento da flexão fica situado próximo à parede posterior do corpo vertebral. Desse modo, um intenso momento de flexão pode ocasionar a ruptura transversa da coluna posterior e, simultaneamente, a compressão do corpo vertebral, que corresponde às fraturas do tipo A (Fig. 6.19).

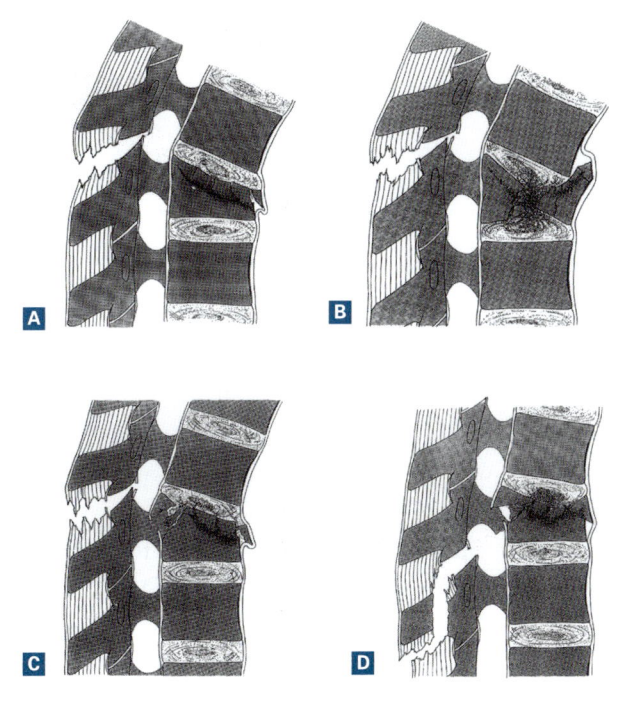

FIGURA 6.19 ■ Fraturas do grupo B.1 e seus subgrupos B.1.2 (fratura do tipo A associada à lesão ligamentar posterior). **(A)**, **(B)** e **(C)** são exemplos do subgrupo B.1.2.1 (flexão-subluxação + fratura do tipo A); **(D)** exemplo do subgrupo B.1.2.2 (luxação anterior + fratura do tipo A).

Grupo B.2: Ruptura posterior predominantemente óssea

O principal critério para o enquadramento das lesões nesse grupo é a ruptura da coluna posterior por meio da lâmina, do pedículo ou do istmo. Esse tipo de lesão pode estar associada com a ruptura transversa do corpo ou do disco intervertebral (B.2.1) ou com as fraturas do tipo A (B.2.2) (Fig. 6.20A, B), e apresenta os seguintes subtipos.

- B.2.1: Fratura transversa das duas colunas (Fig. 6.7).
- B.2.2: Ruptura posterior predominantemente óssea com ruptura transversa do disco.
- B.2.3: Ruptura posterior predominantemente óssea associada com fratura do tipo A do corpo vertebral (Fig. 6.20C).
  - B.2.3.1: Fratura por meio do pedículo associada com fratura do tipo A – a lesão posterior é a mesma descrita para o tipo B.2.1.
  - B.2.3.2: Fratura por meio do istmo associada com fratura do tipo A – a lesão posterior é a mesma descrita para o tipo B.2.2, e a lesão do corpo vertebral geralmente corresponde à variante inferior da fratura do tipo A (Fig. 6.7).

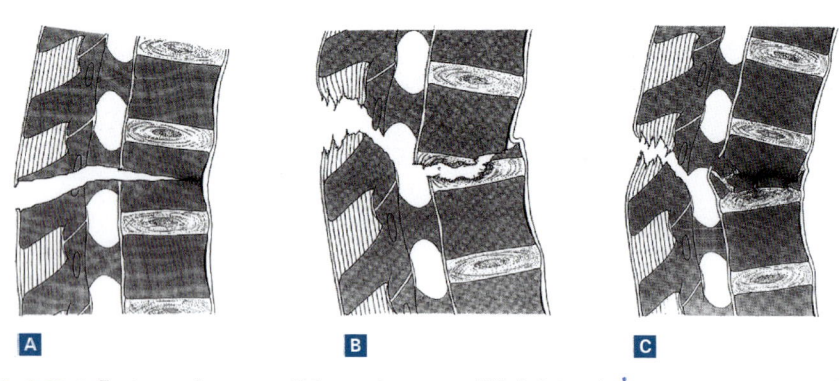

FIGURA 6.20 ■ Fraturas do grupo B.2 e subgrupos: **(A)** B.2.1 – fratura transversa (de Chance); **(B)** B.2.2 – ruptura através do *pars articularis* e disco intervertebral; **(C)** B.2.3 – fratura através do *pars articularis* + fratura do tipo A.

A presença de edema, hematoma subcutâneo, dor acentuada no local da lesão posterior e palpação de espaço entre os processos espinhosos são sinais clínicos indicativos da lesão por distração dos elementos posteriores.

Nas lesões dos tipos B.1 e B.2 associadas com fratura do tipo explosão, o fragmento da parede posterior do corpo vertebral frequentemente está desviado no sentido posterior e cranial. Algumas vezes, o fragmento encontra-se rodado até 90° ao redor do eixo transversal, e sua superfície correspondente à placa terminal fica em contato com o corpo vertebral. Ao contrário das fraturas do tipo A, a borda anterior do fragmento aparece densa e lisa na tomografia computadorizada, enquanto a borda posterior aparece borrada. Esse fenômeno é denominado sinal cortical reverso.

Grupo B.3: Ruptura anterior por meio do disco

Nas raras lesões em hiperextensão-cisalhamento, a ruptura, que tem origem na parte anterior, pode ficar limitada à coluna anterior ou estender-se posteriormente (Fig. 6.21).

- B.3.1: Subluxação em hiperextensão – essa é uma lesão discoligamentar pura, que reduz espontaneamente e é difícil de ser diagnosticada. A presença de alargamento do espaço discal, que pode ser confirmado pela ressonância magnética, indica a presença dessa lesão.
- B.3.2: Hiperextensão-espondilólise – ao contrário do que ocorre com a espondilólise em flexão, o diâmetro sagital do canal vertebral é alargado, à medida que o corpo vertebral desloca anteriormente, enquanto a lâmina permanece em seu lugar, não ocorrendo lesão das estruturas nervosas. Os raros casos desse tipo de fratura foram observados na coluna lombar baixa.
- B.3.3: Luxação posterior – essa é uma das lesões mais graves da coluna lombar e frequentemente está associada com paraplegia completa.

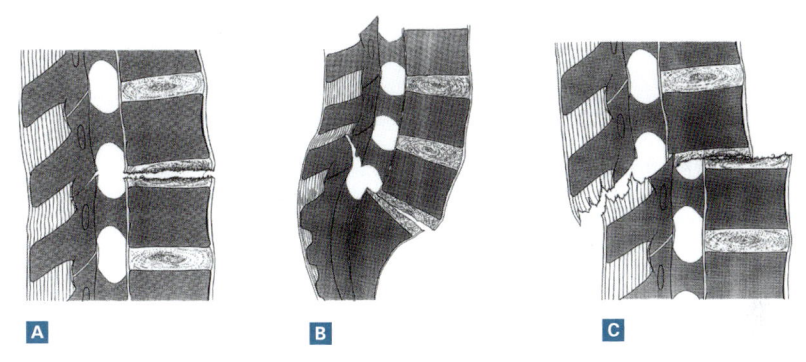

FIGURA 6.21 ■ Fraturas do grupo B.3 e subgrupos: **(A)** B.3.1 – hiperextensão-subluxação sem lesão da coluna posterior; **(B)** B.3.2 – hiperextensão-espondilólise; **(C)** B.3.3 – luxação posterior.

Fraturas do tipo C: lesão dos elementos anteriores e posteriores com rotação

Três grupos de lesões que apresentavam padrões semelhantes foram identificados nas fraturas do tipo C: tipo A associado com rotação, tipo B associado com rotação e lesões do tipo cisalhamento-rotação. Excluindo-se algumas raras exceções, as lesões do tipo C representam as lesões mais graves da coluna torácica e lombar, e estão associadas com os maiores índices de déficit neurológico. A lesão das estruturas nervosas é causada pelo deslocamento de fragmentos para o interior do canal vertebral ou pelo esmagamento das estruturas nervosas devido ao desvio translacional.

As características comuns das lesões do tipo C são a lesão das duas colunas, desvio rotacional, potencial para desvio translacional em todas as direções no plano horizontal, lesão de todos os ligamentos longitudinais e disco, fratura do processo articular (geralmente unilateral), fratura do processo transverso, luxação da costela ou fratura próxima à vértebra, avulsão lateral da placa vertebral, fratura irregular do arco neural, fratura assimétrica do corpo vertebral. Esses achados, que são típicos do torque axial, estão associados com os padrões fundamentais das lesões do tipo A e do tipo B, que ainda podem ser identificados. Uma vez que os padrões de lesões do tipo A e do tipo B já foram descritos, a descrição das lesões do tipo C ficará restrita somente às características das lesões especiais desse grupo de lesão.

O Quadro 6.3 apresenta os grupos e subgrupos das fraturas do tipo C.

QUADRO 6.3 ■ Fraturas do tipo C (rotação): grupos e subgrupos

C.1 – Lesão do tipo A + rotação
C.1.1 – impactada C.1.2 – separação C.1.3 – explosão
C.2 – Lesão do tipo B + rotação
C.2.1 – lesão B.1 + rotação C.2.2 – lesão B.2 + rotação C.2.3 – lesão B.3 + rotação
C.3 – Cisalhamento-rotação
C.3.1 – fratura do tipo *slice* C.3.2 – fratura oblíqua

Grupo C.1: Fraturas do tipo A com rotação

Esse grupo é composto pelas fraturas em cunha, separação (*split*) ou explosão, que estão associadas à rotação. Nas lesões do tipo A associadas à rotação, uma das partes laterais do corpo vertebral permanece intacta, de modo que o contorno normal do corpo vertebral (vértebra-fantasma) pode aparecer na radiografia em perfil, juntamente com a fratura (Fig. 6.22).

Grupo C.2: Fraturas do tipo B com rotação

As lesões mais frequentes do grupo C.2 são as variantes da flexão-subluxação associadas à rotação. As luxações unilaterais são menos frequentes (Fig. 6.23).

Grupo C.3: Lesões por cisalhamento e rotação

As fraturas desse grupo são causadas por um mecanismo envolvendo rotação e cisalhamento, e elas podem ser identificadas nas radiografias como uma linha de fratura oblíqua por meio do corpo vertebral. A primeira fratura do subgrupo é a fratura descrita por Holdsworth, denominada fratura do tipo *slice*, na qual uma cunha óssea está cisalhada próximo da placa terminal. O outro tipo de fratura do subgrupo é identificado por uma fratura oblíqua que se estende de uma borda à outra do corpo vertebral (Fig. 6.24).

Fraturas das Colunas Torácica e Lombar

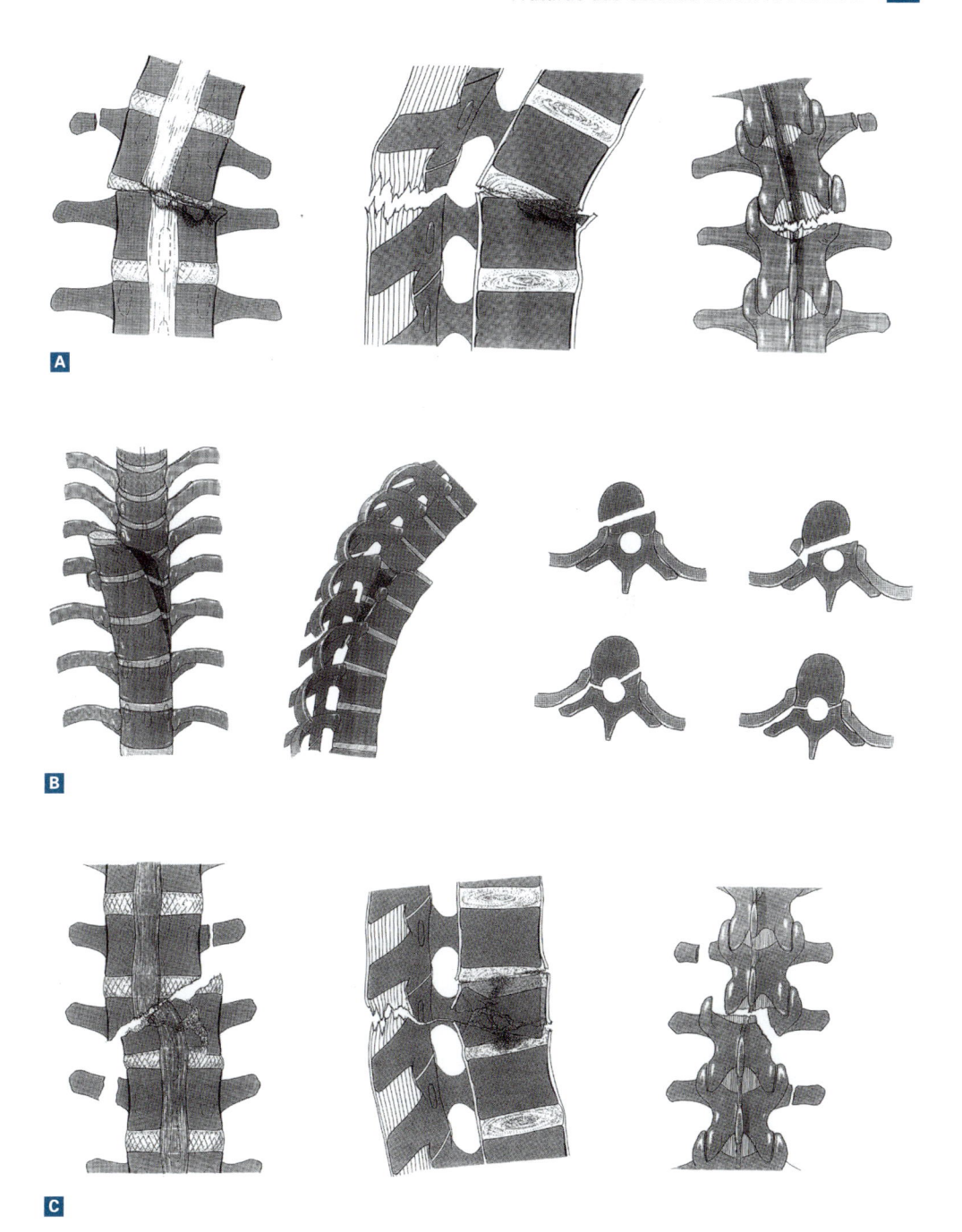

FIGURA 6.22 ■ Fraturas do grupo C.1 (compressão associada à rotação) e subgrupos: **(A)** C.1.1 – fratura encunhamento com rotação; **(B)** C.1.2 – fratura separação (*split*) com rotação; **(C)** C.1.3 – fratura explosão com rotação.

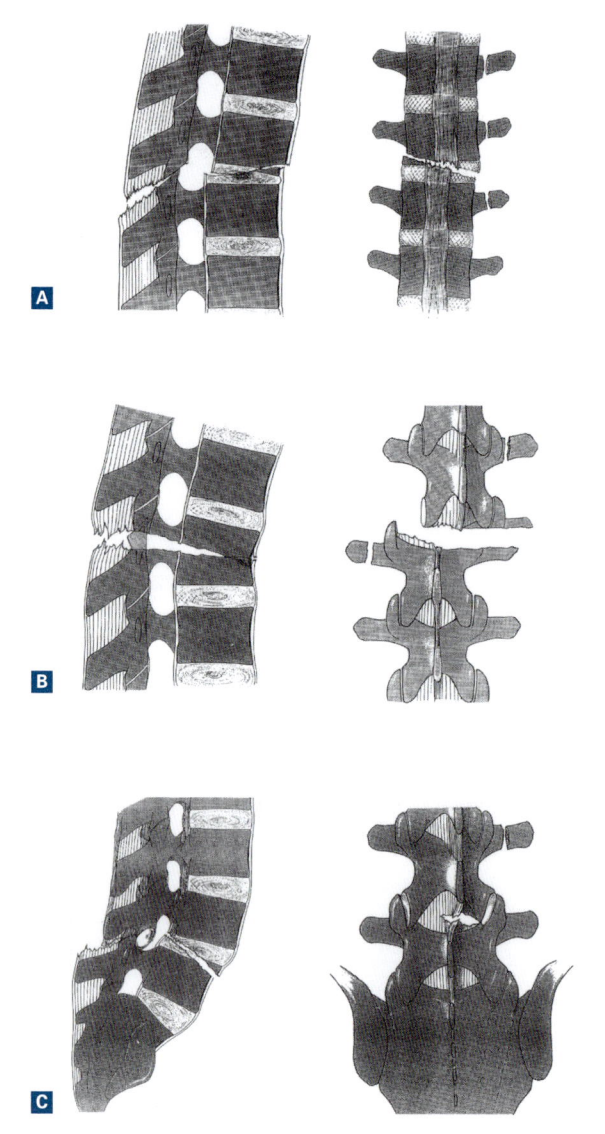

FIGURA 6.23 ■ Fraturas do grupo C.2 (fraturas do tipo B associadas à rotação) e subgrupos: **(A)** C.2.1 – subluxação-flexão com rotação; **(B)** C.2.2 – luxação unilateral com rotação; **(C)** C.2.3 – fratura transversa das duas colunas com rotação.

Outras classificações

Inúmeras classificações foram propostas nas últimas décadas, e a classificação de Magerl e colaboradores[13] tem sido a mais utilizada e aceita. No entanto, a complexidade da classificação de Magerl motivou o desenvolvimento de novas classificações que utilizam os mesmos princípios da classificação de Magerl associados com escores para orientar a decisão terapêutica. Os escores são baseados, principalmente, em

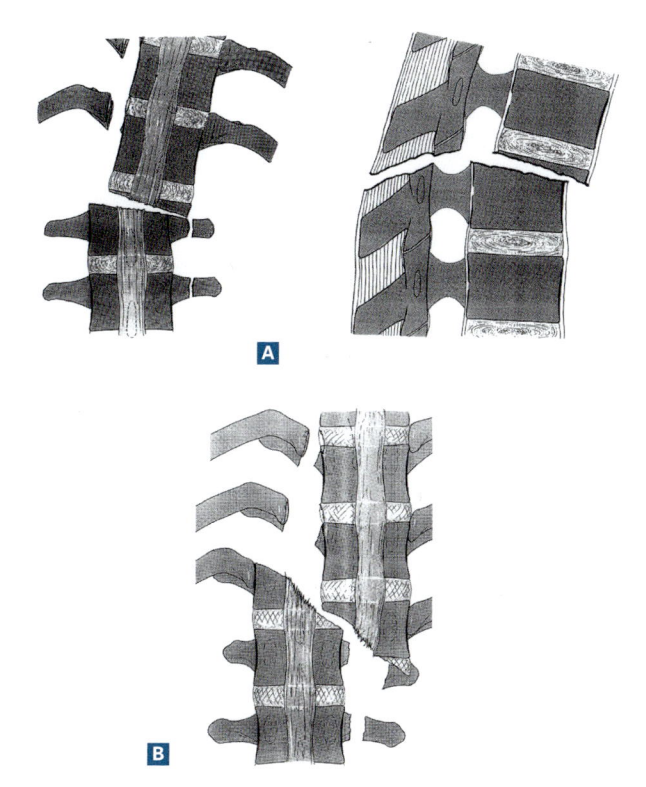

FIGURA 6.24 ■ Fraturas do grupo C.3 (cisalhamento-rotação): **(A)** C.3.1 – fratura do tipo *slice* (de Holdsworth); **(B)** C.3.2 – fratura oblíqua.

três variáveis: morfologia da fratura, integridade do complexo ligamentar posterior e quadro neurológico.[14,15]

Vaccaro e colaboradores[14] propuseram uma classificação denominada TLICS (*Thoracolumbar Injury Classification System*), utilizando como parâmetros a morfologia da lesão, a integridade do complexo ligamentar posterior e a lesão neurológica. Cada parâmetro recebe uma pontuação, e o tratamento é recomendado de acordo com a soma dos parâmetros.

A morfologia da fratura é classificada como:

- fratura do tipo compressão – 1 ponto;
- fratura do tipo explosão – 2 pontos;
- translação ou desvio rotacional – 3 pontos;
- distração – 4 pontos.

A integridade do complexo ligamentar posterior é classificada como:

- intacta – 0 ponto;
- indeterminada – 2 pontos;
- rompida – 3 pontos.

O quadro neurológico é classificado como:

- normal – 0 ponto;
- lesão da raiz nervosa – 2 pontos;
- lesão completa da medula espinal – 2 pontos;
- lesão incompleta da medula espinal – 3 pontos;
- lesão da cauda equina – 3 pontos.

O escore máximo da pontuação dos parâmetros é 10 pontos, e o menor é 1 ponto. A gravidade da lesão é proporcional à somatória dos pontos de cada parâmetro (morfologia, integridade do complexo ligamentar posterior e quadro neurológico). O tratamento conservador é recomendado para as pontuações < 3; o tratamento conservador ou cirúrgico, para as pontuações entre 3 e 5; e o tratamento cirúrgico, para a somatória > 5 pontos.

Com base nas classificações de Magerl e TLICS, foi proposta uma nova classificação pelo grupo AO,[15] utilizando como parâmetros a morfologia da fratura, o grau de lesão neurológica e modificadores clínicos de relevância para o tratamento. De acordo com a morfologia, as fraturas foram classificadas em tipo A (lesões por compressão), tipo B (lesão do complexo ligamentar posterior ou anterior sem evidência ou potencial de grande translação) e tipo C (lesão de todos os elementos conduzindo à luxação ou ao desvio em todos os planos ou lesão dos tecidos moles mesmo na ausência de translação). As lesões do tipo A podem ocorrer como lesões isoladas ou associadas com as fraturas do tipo B ou do tipo C, semelhante ao descrito na classificação de Magerl e colaboradores.[13] As lesões do tipo A foram subdivididas em subtipos de lesões denominados:

- A0 – ausência de fratura da vértebra ou fratura sem significância clínica do processo espinhoso ou transverso (Fig. 6.25);
- A1 – fratura em cunha ou por compressão que afeta apenas uma placa vertebral terminal e não acomete a parede posterior do corpo vertebral (Fig. 6.26);
- A2 – fratura por separação do corpo vertebral (*split*) que acomete as duas placas vertebrais terminais sem acometer a parede posterior do corpo vertebral (Fig. 6.27);
- A3 – fratura que acomete uma única placa vertebral terminal com acometimento da parede posterior do corpo vertebral e do canal vertebral (Fig. 6.28). Pode ocorrer o aumento da distância entre os pedículos ou fratura da lâmina;
- A4 – fratura do corpo vertebral que acomete as duas placas vertebrais terminais e a parede posterior do corpo vertebral. Pode estar acompanhada de fratura da lâmina, mas sem ruptura do complexo ligamentar posterior (Fig. 6.29).

As lesões do tipo B são caracterizadas pela ruptura do complexo ligamentar anterior ou posterior e foram subdivididas em três subgrupos:

- B1 – lesão monossegmentar do complexo ligamentar posterior por meio de fratura dos elementos posteriores que se estende até o corpo da vértebra. Essa lesão é conhecida como fratura de Chance[16] (Fig. 6.30);

Fraturas das Colunas Torácica e Lombar

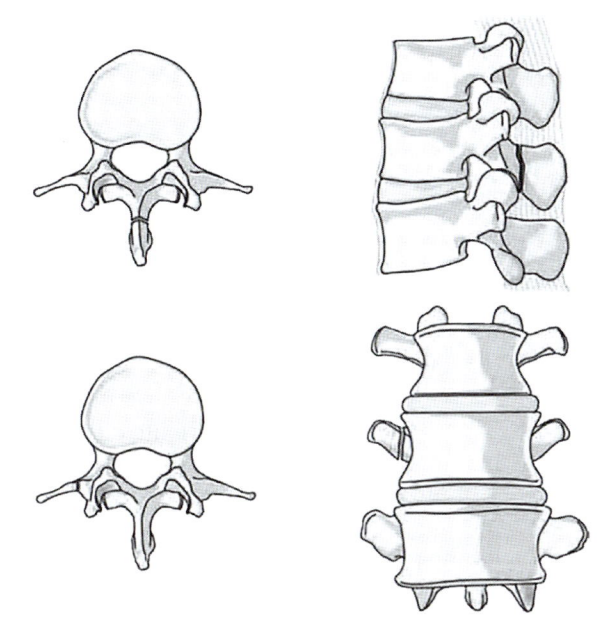

FIGURA 6.25 ■ Fratura do tipo A0.

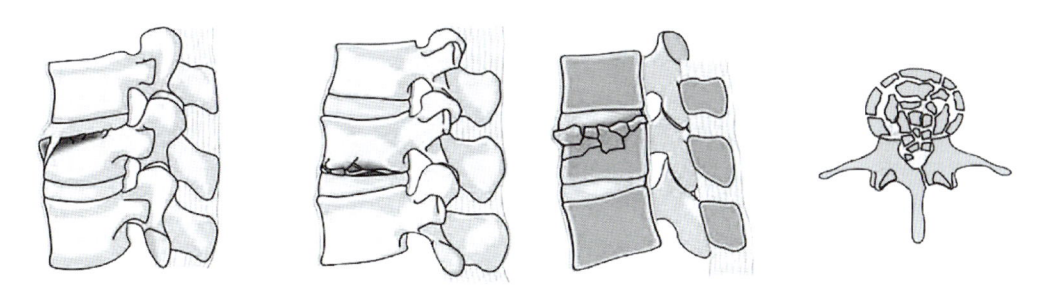

FIGURA 6.26 ■ Fratura do tipo A1.

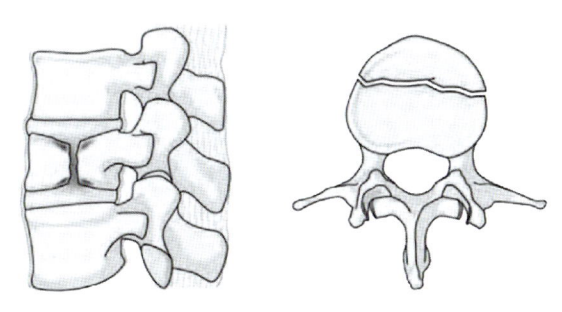

FIGURA 6.27 ■ Fratura do tipo A2.

Coluna Vertebral

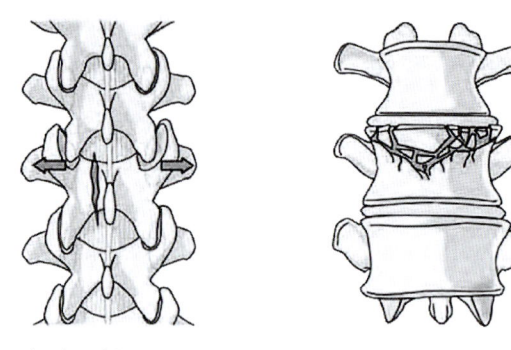

FIGURA 6.28 ■ Fratura do tipo A3.

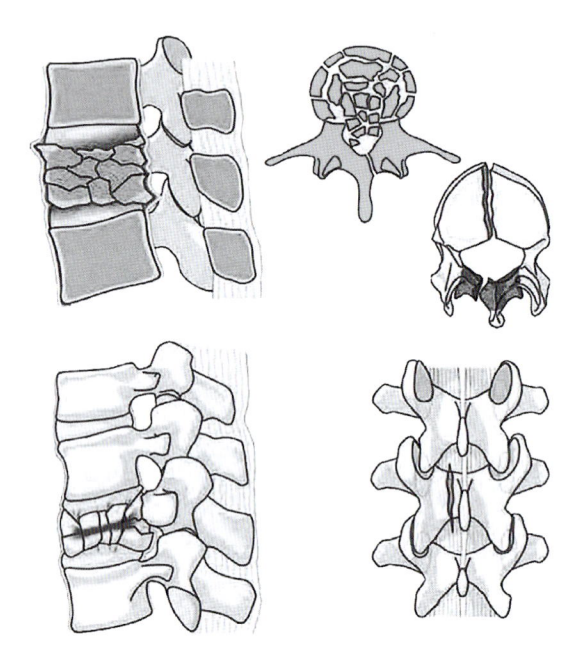

FIGURA 6.29 ■ Fratura do tipo A4.

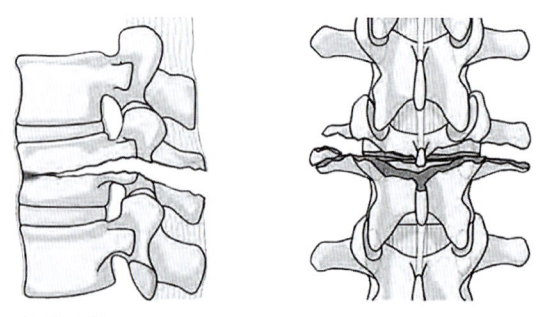

FIGURA 6.30 ■ Fratura do tipo B1.

- B2 – lesão do complexo ligamentar posterior com ou sem acometimento da parte óssea. As lesões do corpo vertebral devem ser especificadas separadamente de acordo com a classificação do tipo A (Fig. 6.31);
- B3 – ruptura do ligamento longitudinal anterior associada com lesão do disco intervertebral ou do corpo vertebral (Fig. 6.32).

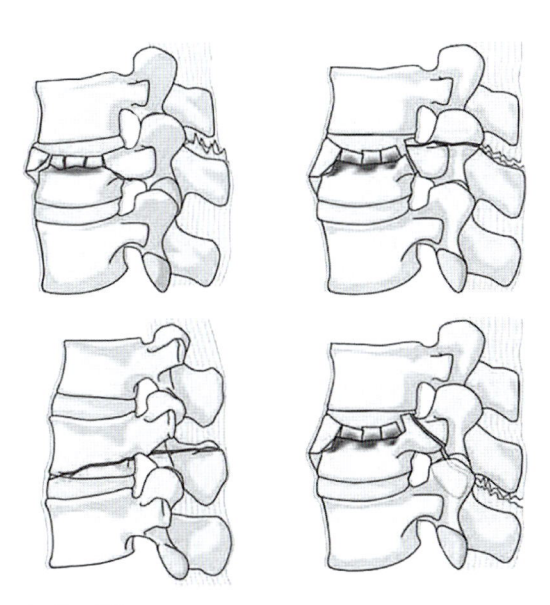

FIGURA 6.31 ■ Fratura do tipo B2.

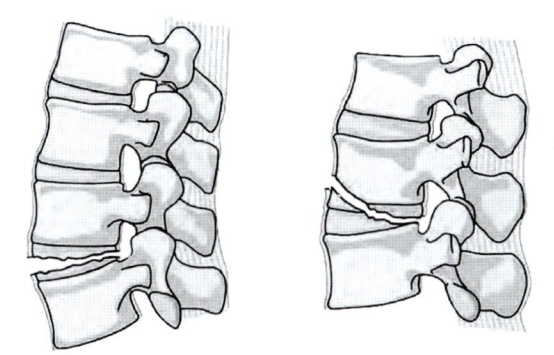

FIGURA 6.32 ■ Fratura do tipo B3.

As lesões do tipo C são caracterizadas pelo desvio da porção cranial e caudal da vértebra além dos limites fisiológicos em qualquer plano. As lesões do corpo vertebral (tipo A) ou dos elementos do complexo ligamentar (tipo B) devem ser adicionalmente descritas (Fig. 6.33).

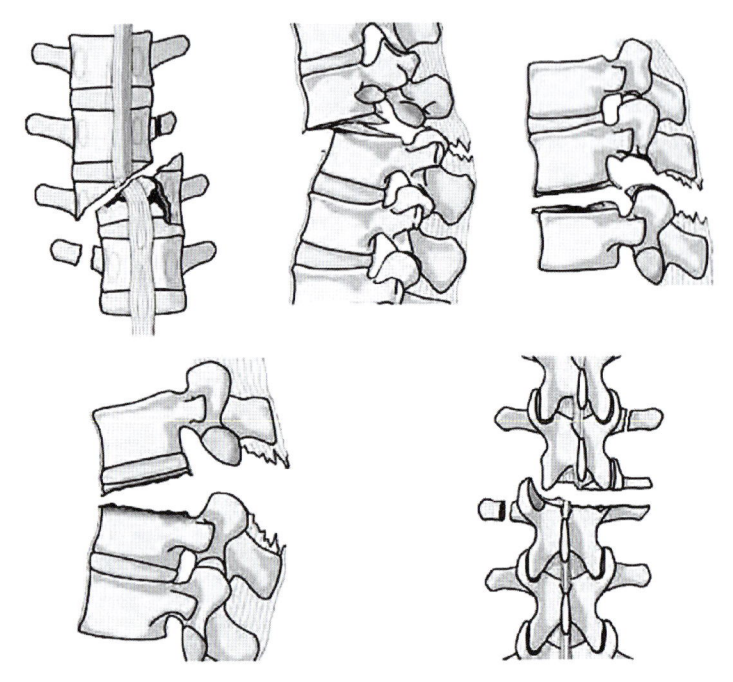

FIGURA 6.33 ■ Fraturas do tipo C.

As lesões neurológicas foram classificadas em cinco graus:

- N0 – sem lesão neurológica;
- N1 – lesão neurológica transitória;
- N2 – lesão radicular;
- N3 – lesão incompleta da medula espinal ou cauda equina;
- N4 – lesão completa da medula espinal.

A denominação NX é utilizada para os pacientes nos quais a lesão neurológica não pode ser determinada (pacientes com trauma craniencefálico, intubados, com traumas múltiplos, etc.).

Os modificadores clínicos foram introduzidos nessa classificação para auxiliar na decisão terapêutica, e dois modificadores foram considerados:

- M1 – utilizado para designar as lesões com lesão indeterminada do complexo ligamentar posterior com base nos achados clínicos e exames de imagem;
- M2 – utilizado para designar morbidade específica do paciente, o que pode indicar ou contraindicar o tratamento cirúrgico no caso com indicação relativa para o tratamento cirúrgico (espondilite anquilosante, artrite reumatoide, queimaduras da pele, etc.).

Apesar de todos os esforços para classificar as fraturas, há muitos parâmetros que atuam sobre a história natural e o prognóstico das lesões traumáticas da coluna vertebral que não têm sido incluídos nas classificações. Alguns dos parâmetros são grau de cominuição do corpo vertebral, compressão do canal vertebral, fratura da lâmina, qualidade do osso, obesidade, quadro neurológico e lesões associadas. As classificações permitem entender o mecanismo do trauma que produziu a lesão no segmento vertebral. No entanto, as classificações devem ser utilizadas com muita cautela para avaliar a história natural e a evolução da fratura, pois fraturas com morfologia semelhante podem apresentar desfechos clínicos diferentes, especialmente as fraturas do tipo explosão (Fig. 6.34).

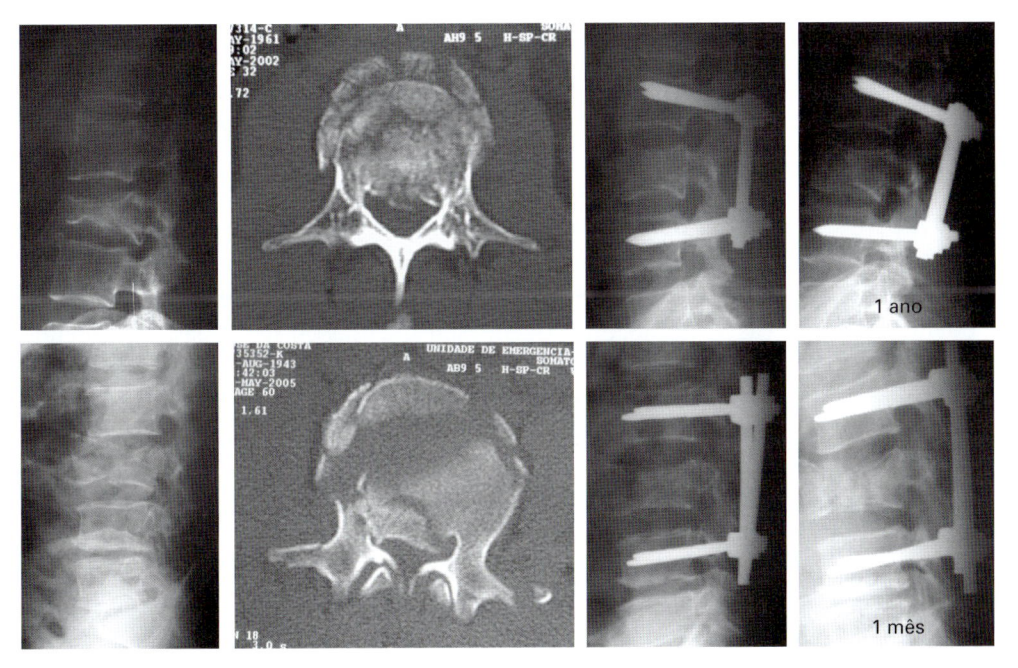

FIGURA 6.34 ■ Exemplos de fratura do tipo explosão (A3) sem lesão neurológica e com desfechos diferentes com relação à perda da correção no plano sagital.

INSTABILIDADE

O termo instabilidade apresenta pouca utilidade quando não é especificado o parâmetro para o qual determinada estrutura física não resiste após a aplicação de uma força. A definição de Whitesides acerca da instabilidade da coluna vertebral é a que mais auxilia no entendimento da instabilidade traumática da coluna vertebral:[17]

> Uma coluna vertebral estável deve ser capaz de suportar forças de compressão anterior por meio do corpo vertebral, forças de tensão posterior e rotação, sendo capaz de manter o corpo ereto sem aparecimento de cifose progressiva e proteger o canal espinal de lesões adicionais.

Segundo a definição de Whitesides,[17] qualquer redução da capacidade da coluna vertebral em suportar forças de compressão, tensão ou rotação na posição ereta pode ser considerada instabilidade. As fraturas do tipo A seriam primariamente instáveis às forças de compressão; as do tipo B, às forças de distração; e as do tipo C, às forças de rotação.

Embora a instabilidade possa ser definida como a perda da resistência a uma força primária, é necessária uma definição mais precisa do tipo e do grau da instabilidade para a elaboração do tratamento. Existem lesões cuja estabilidade ou instabilidade podem ser claramente definidas, e entre esses dois grupos observam-se lesões cuja instabilidade varia, dependendo da magnitude e da direção da força. Como exemplo, pode-se citar a maioria das fraturas do tipo A, que são instáveis à compressão e estáveis às forças de distração, cisalhamento ou rotação. Uma luxação anterior é instável às forças de flexão e cisalhamento anterior, e é estável às forças de extensão e compressão após a sua redução. O tipo de instabilidade presente e a estabilidade residual devem ser consideradas na escolha do tratamento, que tem por objetivo a restauração da estabilidade por meio da menor morbidade e menor sacrifício de vértebras íntegras.

A instabilidade das fraturas das colunas torácica e lombar é crescente de tipo para tipo (A para C), e dentro de cada tipo de fratura, de grupo para grupo (1 para 3). As fraturas do tipo A podem apresentar vários graus de instabilidade às forças de compressão, dependendo da extensão da lesão do corpo vertebral. Isso também ocorre com a estabilidade às forças de flexão, que podem estar íntegras ou reduzidas, dependendo do grau da lesão do corpo vertebral. No entanto, a estabilidade à flexão nunca é totalmente perdida (como pode ocorrer com a estabilidade à compressão), pois o complexo ligamentar posterior encontra-se íntegro nesse tipo de fratura. Não ocorre translação no plano horizontal nesse tipo de fratura, e, na verdade, as únicas fraturas estáveis ocorrem no tipo A, sendo que a estabilidade diminui progressivamente das fraturas estáveis A.1 para as fraturas altamente instáveis A.3.

Nas fraturas dos grupos B.1 e B.2, a estabilidade à flexão está completamente perdida devido à ruptura transversa dos elementos posteriores e, em algumas situações, está associada com a perda da estabilidade para o cisalhamento anterior. Nas lesões associadas com as fraturas do tipo A, a instabilidade também está associada à redução da estabilidade à compressão axial. A estabilidade à extensão geralmente está preservada em virtude da integridade do ligamento longitudinal anterior, que às vezes encontra-se apenas descolado do corpo vertebral. A luxação ou a subluxação anterior podem ocorrer, e, mesmo na sua ausência, o potencial para translação no plano sagital deve ser considerado.

Nas fraturas dos grupos B.1 e B.2, a aplicação das forças de tração posterior pode resultar em cifose ou afastamento excessivo das vértebras. A estabilização desse tipo de lesão deve ser realizada por meio da aplicação da compressão posterior e da restauração da resistência da coluna anterior às forças de compressão, quando necessário. Na fratura transversa das duas colunas (B.2.1 – fratura de Chance), o atrito da grande superfície óssea fraturada impede o desvio anterior, permitindo a realização do tratamento conservador. No entanto, o tratamento cirúrgico (fixação e artrodese) deve ser realizado nas lesões discoligamentares, que possuem baixo potencial de cicatrização e consequente potencial de instabilidade crônica.

As lesões do grupo B.3 são instáveis à extensão e, quando reduzidas, são estáveis à compressão axial. As lesões que apresentam integridade do complexo ligamentar posterior também são estáveis à flexão, contrariamente àquelas com lesão das estruturas posteriores (luxação posterior e algumas lesões com perda da resistência à distração e ao cisalhamento). As fraturas do tipo C são instáveis ao torque axial, e a maioria dos casos apresenta, adicionalmente, a instabilidade característica dos tipos A e B. A instabilidade rotacional é causada pelo próprio padrão da fratura do corpo vertebral ou pela avulsão das conexões dos tecidos moles (disco, ligamentos, músculos) e fraturas das estruturas ósseas que estão envolvidas na rotação (processo transverso, costela). Com exceção de algumas fraturas incompletas desse grupo, as fraturas do tipo C são as lesões mais instáveis, apresentando a maior incidência de lesão neurológica associada. O potencial para translação horizontal em todas as direções está presente na maioria dos casos. Um vez que essas lesões podem reduzir espontaneamente, a translação pode não ser observada nas radiografias. Gertzbein e colaboradores[18] observaram a piora do quadro neurológico inicial em 3,4% dos pacientes com fratura da coluna torácica ou lombar, e a grande maioria desses pacientes (62,5%) apresentava fratura do tipo C.

As lesões do tipo C apresentam alto grau de instabilidade e baixo potencial de cicatrização das estruturas discoligamentares, sendo o tratamento cirúrgico a melhor opção terapêutica. Nas lesões do tipo A e do tipo B, a fixação interna deve resistir ao encurtamento, à flexão ou à extensão e, algumas vezes, ao cisalhamento sagital, enquanto nas lesões rotacionais do tipo C a fixação interna deve resistir ao torque axial e, algumas vezes, ao cisalhamento no plano horizontal.

O complexo ligamentar posterior, que é composto pelo ligamento supraespinhoso, ligamento interespinhoso, ligamento amarelo e faceta articular, possui grande importância na estabilidade da coluna toracolombar e é um dos importantes parâmetros utilizados nas classificações das lesões traumáticas.[19-22] A redução da altura do corpo vertebral > 50%, o aumento da distância entre os processos espinhosos e a cifose do segmento vertebral lesado > 30 a 35° são indicadores de lesão nas radiografias simples.[19,21,23]

LESÕES DO DISCO INTERVERTEBRAL

As lesões do disco intervertebral estão associadas às fraturas da coluna vertebral e devem ser consideradas na gênese da dor aguda ou crônica e na estabilidade do segmento vertebral. As lesões do disco intervertebral foram classificadas por Oner e colaboradores em (Fig. 6.35):[24]

1. normal;
2. disco preto;
3. hérnia de Schmorl isolada;
4. colapso ou hérnia predominante do terço anterior do disco;
5. hérnia grande do núcleo pulposo por meio da placa vertebral;
6. colapso total do disco e irregularidade da placa vertebral.

O colapso ou hérnia do terço anterior do disco e o colapso total do disco e irregularidade da placa vertebral estão associados com os altos escores de dor nos pacientes tratados de maneira conservadora, e também com a recidiva da cifose na maioria dos pacientes operados.[25,26]

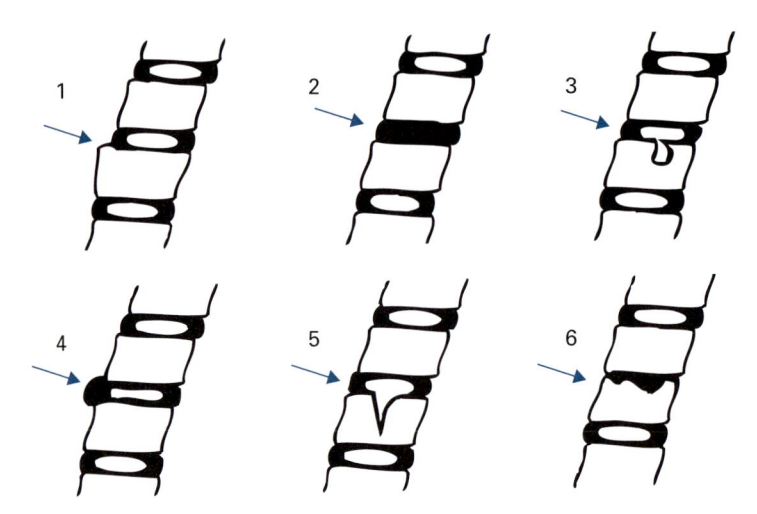

FIGURA 6.35 ■ Classificação das lesões traumáticas do disco intervertebral.

BIOMECÂNICA

Nas últimas décadas, a cirurgia da coluna vertebral tem sido desenvolvida com base no princípio biomecânico, que considera o corpo vertebral e o disco intervertebral, denominados coluna anterior, como a parte responsável pelo suporte de 80 a 85% das forças de compressão que atuam sobre o segmento vertebral,[2] e a parte posterior (facetas articulares, lâmina, processo espinhoso e ligamentos) a responsável pelas forças de distração (Fig. 6.36). Os limites para a indicação precisa da reconstrução anterior permanecem indeterminados, e desfechos clínicos e radiográficos distintos são observados nas fraturas com acometimento semelhante do corpo vertebral.

O enxerto tricortical autólogo do osso ilíaco continua sendo o material-padrão para a realização da artrodese vertebral, mas a sua utilização está relacionada ao aparecimento de complicações na área doadora do enxerto. Além dessas complicações, a quantidade e as dimensões dos enxertos retirados das fontes doadoras são as principais desvantagens da utilização dos enxertos autólogos, e os espaçadores, ou *cages*, vertebrais foram desenvolvidos para eliminar essas desvantagens da utilização do enxerto nas cirurgias reconstrutivas da coluna vertebral. A utilização dos espaçadores vertebrais para a reconstrução da coluna anterior substituiu a utilização do enxerto tricortical do osso ilíaco devido à sua morbidade. Houve notável progresso no desenvolvimento dos espaçadores vertebrais, e grande variedade desse dispositivo está disponível para ser utilizada. A colocação de enxerto esponjoso transpedicular com a finalidade de preencher o espaço vazio fraturado do corpo vertebral foi uma alternativa utilizada para a reconstrução da capacidade de suporte do corpo vertebral. A eficácia desse método é controversa, existindo relatos de bons resultados com a sua utilização, apesar de a grande maioria das séries mostrar maus resultados.[27,28]

A utilização de parafusos pediculares na vértebra fraturada, denominado parafuso intermediário, tem recebido suporte de evidências biomecânicas e clínicas. Essa

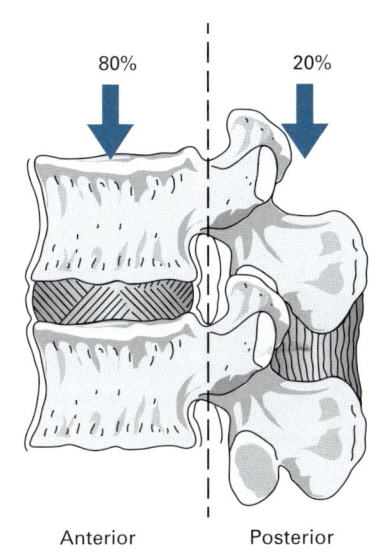

FIGURA 6.36 ■ Modelo biomecânico do segmento vertebral. A coluna anterior é responsável pelo suporte de 80 a 85% das forças de compressão axial, e os componentes posteriores, pelas forças de distração.

modalidade de fixação permite melhor correção da vértebra fraturada e reduz a porcentagem da perda de correção e falha dos implantes.[29,30]

ARTRODESE NO TRATAMENTO DAS FRATURAS DA COLUNA TORACOLOMBAR

A fixação posterior associada com a artrodese é o tratamento classicamente utilizado. A estabilização biológica do segmento vertebral fraturado por meio da consolidação da artrodese posterior teoricamente estabilizaria o segmento vertebral fraturado e impediria a fadiga dos implantes utilizados na fixação. No entanto, os resultados dos estudos recentes[6,31,32] mostraram que bons resultados podem ser obtidos apenas por meio da fixação posterior sem a realização da artrodese nas fraturas do tipo explosão e também nas fraturas do tipo flexodistração.[6,31,32] O conceito clássico da necessidade da associação da artrodese posterior com a fixação tem sido questionado diante dos resultados apresentados. Os resultados dos estudos demonstram ausência de resultados clínicos ou radiológicos superiores com a associação da artrodese posterior do segmento vertebral lesado, especialmente nas fraturas do tipo explosão.[33-35] Não foram observados melhores resultados relacionados à dor, à função, à quebra de implantes ou à perda da correção com a realização da artrodese vertebral posterior. Esses resultados influenciam o tratamento das fraturas do tipo explosão e a utilização crescente da fixação percutânea no tratamento cirúrgico dessas fraturas. Essa modalidade de tratamento reduz a morbidade do procedimento cirúrgico com menor perda sanguínea[35] (Fig. 6.37).

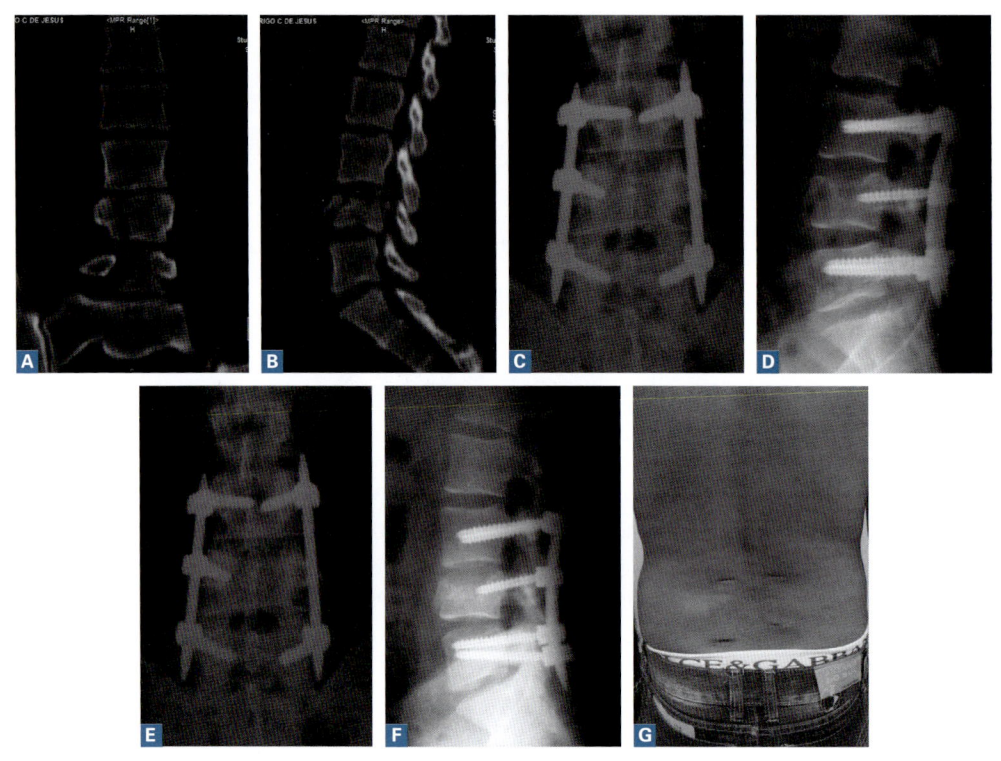

FIGURA 6.37 ■ **(A, B)** Tomografias computadorizadas pré-operatórias; **(C, D)** radiografias em incidências anteroposterior e perfil do pós-operatório imediato; **(E, F)** com seis meses de pós-operatório; **(G)** fotografia da região lombar do paciente submetido à fixação percutânea de fratura do tipo explosão sem déficit neurológico.

FRATURAS DA COLUNA TORÁCICA

As fraturas da coluna torácica e lombar têm sido estudadas em conjunto, mas as diferenças anatômicas entre esses segmentos da coluna vertebral e as suas características clínicas devem ser consideradas no estudo das fraturas desses segmentos e na elaboração do seu tratamento.

A coluna torácica entre T1 e T10 corresponde a um segmento relativamente rígido entre dois segmentos móveis, a coluna cervical e a coluna toracolombar, e suas características biomecânicas são distintas. A coluna torácica entre T1-T10 apresenta cifose no plano sagital e possui maior rigidez em razão da configuração das suas estruturas anatômicas, assim como pela estabilidade adicional proporcionada pela sua articulação com as costelas e o esterno. Estudos experimentais demonstram que a articulação com as costelas quadruplica a sua resistência à compressão e aumenta a sua resistência à extensão em cerca de 70%, enquanto os seus efeitos menos significativos são relativos à resistência à flexão e à rotação.[2,3,36]

A grande maioria das fraturas da coluna torácica está localizada entre T6-T8, no ápice da cifose torácica,[2,3,36] e são observados dois grupos distintos dessas fraturas, que estão diretamente relacionados com a densidade óssea, a idade e o tipo do trauma. Nos indivíduos adultos e sem osteoporose, as fraturas geralmente estão associadas com os traumas de alta energia (acidente automobilístico, quedas de altura ou traumas diretos), pois considerável força é necessária para produzir a fratura desse segmento vertebral. A porcentagem de lesão neurológica associada a essas fraturas é alta, e também está relacionada com o menor diâmetro do canal vertebral nesse segmento, vinculado com os traumatismos envolvendo grande energia. Existem relatos de séries clínicas nas quais 52,6% dos pacientes com fraturas da coluna torácica apresentavam lesão neurológica, sendo 76,6% desses pacientes classificados como A na escala de Frankel e colaboradores.[37]

Os critérios biomecânicos para a classificação e o tratamento dessas fraturas são os mesmos utilizados para o segmento mais distal da coluna vertebral, e a reconstrução da coluna anterior, que é a responsável pelo suporte do peso, também deve ser considerada na presença de grande cominuição do corpo vertebral e compressão do canal vertebral. A descompressão do canal vertebral e a reconstrução da coluna anterior podem ser realizadas por meio da abordagem posterior ou anterior, e as fixações da coluna torácica são, de modo geral, mais extensas devido às lesões do complexo ligamentar posterior associadas à gravidade do trauma (Fig. 6.38).

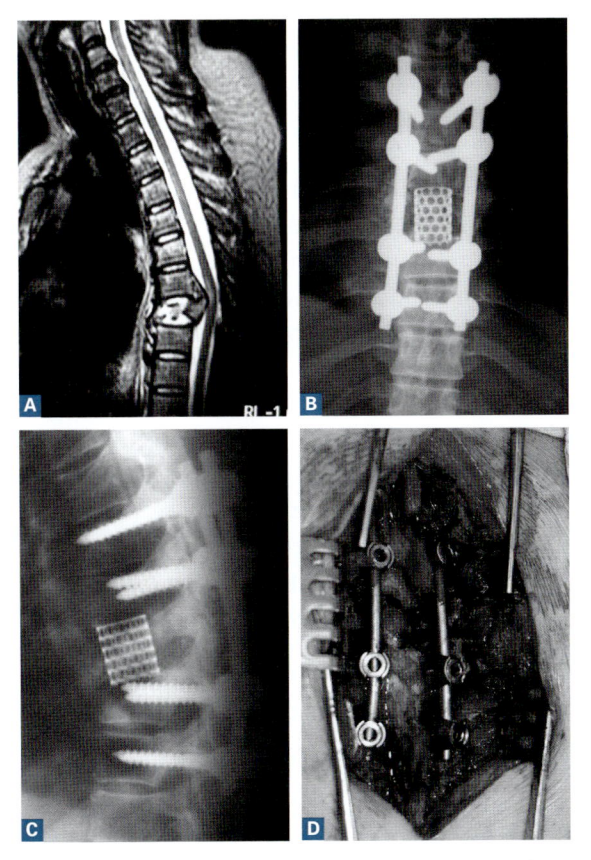

FIGURA 6.38 ■ **(A)** Fratura da coluna torácica com desvio do fragmento da parede posterior e compressão do canal vertebral; **(B, C)** radiografias pós-operatórias; **(D)** fotografia intraoperatória da fixação e descompressão posterior.

FRATURAS POR OSTEOPOROSE

A etiologia mais frequente das fraturas por compressão vertebral é a osteoporose, e essas fraturas são duas a três vezes mais prevalentes no quadril ou no punho. A incidência precisa das fraturas vertebrais por osteoporose é de difícil determinação e aumentam a cada ano. Nos Estados Unidos, estima-se que ocorram cerca de 200 mil a 700 mil fraturas vertebrais por compressão a cada ano.[38-41]

As fraturas por osteoporose podem acometer a coluna vertebral em toda a sua extensão, mas são mais frequentes na junção toracolombar, seguida pela parte média da coluna torácica. As fraturas osteoporóticas da coluna cervical são muito menos prevalentes.[38,39] Na coluna torácica, muitas fraturas nos ossos osteoporóticos são assintomáticas, e a dor nesse tipo de fratura é mais prevalente na coluna lombar.[41-43] O mecanismo de trauma dessas fraturas não está relacionado com trauma de alta energia, e a presença de lesão neurológica é muito rara. Grande porcentagem dos pacientes que apresentam as fraturas do tipo compressão nos ossos osteoporóticos é assintomática e não apresenta sequelas no seguimento tardio.[43-45]

As fraturas por osteoporose podem ser agudas, subagudas ou crônicas, e as radiografias simples evidenciam a fratura com a característica diminuição da altura do corpo vertebral. A ressonância magnética permite o diagnóstico diferencial com as lesões metastáticas, infecciosas e a diferenciação entre a fratura aguda e crônica. Nas fraturas agudas, é observado aumento de sinal nas imagens em T2 e diminuição de sinal ou isossinal em T1.[19,40,46]

O tratamento das fraturas nos ossos osteoporóticos geralmente é conservador, e o tratamento cirúrgico é indicado, excepcionalmente, nos pacientes que apresentam lesão neurológica, instabilidade grave ou dor resistente ao tratamento conservador.

Muitos pacientes apresentam sintomas leves que melhoram com o passar do tempo.[43,44]

O tratamento conservador é realizado por meio da imobilização com órteses, repouso, analgésicos e tratamento medicamentoso específico para a osteoporose (cálcio, vitamina D, bisfosfonados, etc.). O maior fator de risco para a ocorrência de nova fratura é a fratura prévia por osteoporose, de modo que o tratamento específico da osteoporose é obrigatório após a ocorrência da fratura espinal.[43,44,47]

O tratamento percutâneo das fraturas osteoporóticas por meio da injeção de metilmetacrilato no interior da vértebra (vertebroplastia) ou criação de cavidade no interior da vértebra com o uso de balão inflável antes da introdução do metilmetacrilato (cifoplastia) tem sido utilizado cada vez mais como recurso terapêutico para as fraturas osteoporóticas das colunas torácica e lombar (Fig. 6.39). A vertebroplastia e a cifoplastia são utilizadas para o alívio da dor relacionada com as fraturas vertebrais osteoporóticas agudas e subagudas. A injeção do metilmetacrilato no interior da vértebra promove a estabilização e o alívio da dor. Além do metilmetacrilato, outros materiais, como o fosfato de cálcio e o sulfato de cálcio, têm sido utilizados.[43,47-49]

Não há consenso com relação ao tempo que se deve aguardar para a indicação da vertebroplastia ou cifoplastia – ela pode ocorrer de 4 a 6 semanas após a fratura nos pacientes que deambulam e nos quais a dor pode ser controlada. Nos pacientes que não deambulam, a indicação pode ser mais precoce – entre 1 a 2 semanas após o trauma. O procedimento não é indicado nas fraturas osteoporóticas crônicas. A vertebroplastia e a cifoplastia são contraindicadas nas fraturas associadas com retropulsão da parede posterior do corpo vertebral, fraturas associadas com trauma de alta energia, dor não relacionada com a fratura osteoporótica, processo infeccioso da vértebra afetada, coagulopatia, compressão grave da vértebra (que torna a injeção do contraste impossível) ou fratura crônica.[40,48,49]

A vertebroplastia e a cifoplastia não são isentas de complicações, e as principais são dor persistente, lesão da raiz nervosa, lesão da medula espinal devido ao extravasamento do cimento, embolia, infecção, hipotensão pela utilização do cimento e morte.

Os resultados da vertebroplastia e cifoplastia têm mostrado rápido alívio da dor e melhora da qualidade de vida dos pacientes com indicações bem-selecionadas.[40,43,49]

Deve-se ter em mente que a grande maioria dos pacientes que apresentam as fraturas do tipo compressão nos ossos osteoporóticos é assintomática e não apresenta sequelas no seguimento tardio. Cerca de 25% das fraturas osteoporóticas diagnosticadas nas radiografias apresentam sintomas clínicos.[39]

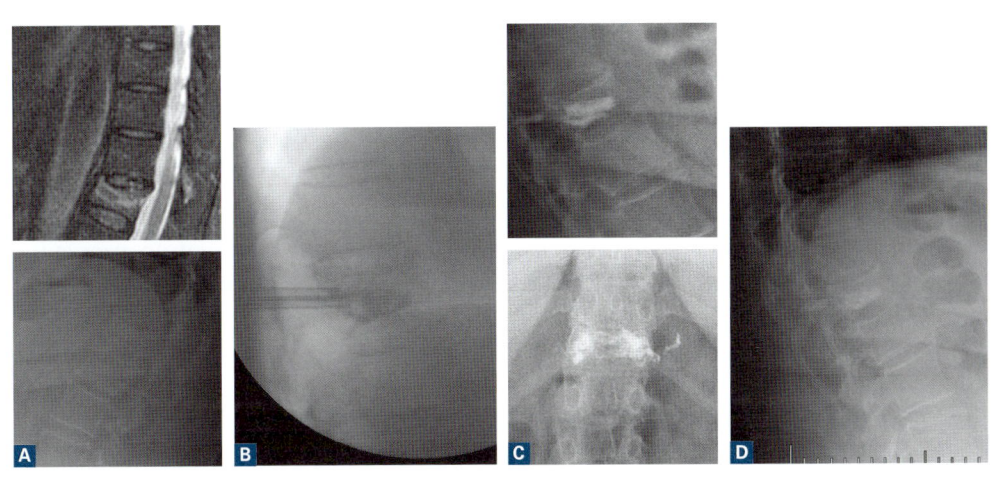

FIGURA 6.39 ■ **(A)** Imagens pré-operatórias de paciente do sexo feminino com 67 anos de idade e com fratura em T12 muito sintomática após tratamento conservador. **(B)** Imagem intraoperatória da cifoplastia, **(C)** do pós-operatório imediato e **(D)** após 1 mês.

TRATAMENTO

A decisão terapêutica das fraturas da coluna toracolombar está relacionada com inúmeros parâmetros (tipo da fratura, características morfológicas da fratura, lesão neurológica, estado geral do paciente, filosofia de tratamento do cirurgião e recursos técnicos). Apesar dos avanços tecnológicos, há muita controvérsia acerca do método ideal de tratamento.

A primeira decisão terapêutica consiste na escolha do tratamento conservador ou cirúrgico, seguida da escolha do método a ser empregado para a sua realização.

Os principais objetivos do tratamento das fraturas da coluna toracolombar estão relacionados com a restauração da anatomia e das condições fisiológicas do segmento vertebral lesado, o restabelecimento da função máxima do paciente e da estabilidade do segmento vertebral lesado, a presença de dor residual mínima, a recuperação do déficit neurológico, a prevenção de incapacidade futura e de dor residual, o início precoce da reabilitação e o retorno às atividades profissionais. A realização do tratamento com a redução da morbidade é um objetivo adicional com a realização de cirurgias menos invasivas. A decisão terapêutica está relacionada não somente com as características da fratura, mas também com o estado geral do paciente e a presença de lesões associadas.

A maioria das fraturas da coluna toracolombar consiste em lesões do tipo A estáveis (e que podem ser tratadas por métodos não cirúrgicos, como repouso no leito, órteses, imobilização gessada ou mobilização precoce). As fraturas do tipo B e do tipo C, com exceção da fratura de Chance, apresentam indicação cirúrgica, e não existe muita controvérsia acerca dessa indicação. A grande controvérsia está no tratamento das fraturas do tipo explosão e sem déficit neurológico, não existindo consenso até o momento do tratamento dessas fraturas.

As fraturas isoladas do processo transverso, do psrocesso espinhoso e da parte interarticular são mencionadas como lesões menores e, em geral, são causadas por trauma direto ou avulsão resultante da contração muscular. Essas lesões são consideradas estáveis e devem ser tratadas com o objetivo de alívio dos sintomas dolorosos, não sendo necessária imobilização. No entanto, essa conduta deve ser adotada somente após exclusão de instabilidade e de outras lesões associadas.[25,40,50]

Embora o tratamento conservador esteja indicado na grande maioria das fraturas da coluna toracolombar, não há consenso acerca do tipo de tratamento conservador (órteses, gesso, deambulação sem imobilização) e do tempo de imobilização. Não existem evidências da eficácia do tratamento conservador por meio de órteses externas nas fraturas da coluna toracolombar, e os suportes externos não possuem efeito mecânico sobre a coluna lombar.[45,51,52]

As fraturas tratadas de modo conservador geralmente apresentam pequeno aumento da cifose do segmento fraturado, e a cifoses com < 30° com frequência não apresentam repercussão clínica. Os pacientes que apresentam cifose e anquilose anterior do segmento vertebral fraturado muitas vezes apresentam bons resultados clínicos, mesmo na presença de cifose residual. Não é observada a correlação entre a cifose residual do segmento vertebral fraturado e os sintomas clínicos nos pacientes tratados de modo conservador.[16,25,53,54]

Os parâmetros utilizados para a indicação do tratamento cirúrgico estão fundamentados na presença de instabilidade, déficit neurológico e compressão do canal vertebral ou, ainda, na presença de lesões associadas que impedem a realização por meio de abordagem conservadora. As indicações absolutas para a realização do tratamento cirúrgico são: lesões abertas com exposição da medula espinal, déficit neurológico após intervalo de tempo sem sintomas, déficit neurológico progressivo, fraturas irredutíveis por meios conservadores ou risco de lesão neurológica devido à instabilidade.[18,21,28,53,55]

O tratamento cirúrgico é indicado nas fraturas instáveis, na presença de compressão do canal vertebral e nos pacientes com déficit neurológico. A lesão do complexo ligamentar posterior, observada nas fraturas do tipo B e do tipo C, é fator de grande importância para a estabilidade das lesões traumáticas da coluna toracolombar, e é parâmetro utilizado para a indicação do tratamento cirúrgico.[55-59]

A importância da coluna anterior na sustentação de 90% da carga axial do segmento vertebral (ver Fig. 6.36) é um conceito bem-estabelecido no âmbito da cirurgia da coluna vertebral. No entanto, as indicações precisas para a necessidade da reconstrução anterior do segmento vertebral ainda não estão bem definidas, e não são todas as fraturas com cominuição do corpo vertebral que evoluem para o colapso sem a realização da reconstrução anterior (ver Fig. 6.34).

As técnicas menos invasivas com a colocação percutânea dos implantes no pedículo vertebral e a realização de abordagem anterior de menor morbidade têm recebido aceitação crescente e suporte de evidências mostrando menor lesão tecidual, menor perda sanguínea, menor taxa de complicações, menor período de hospitalização e maior custo-efetividade, se comparadas com a técnica aberta convencional.[6,32,60] As fraturas que não requerem redução ou descompressão do canal vertebral são as mais favoráveis para essa modalidade de tratamento, ao contrário das fraturas irredutíveis.[7,34,60] Os estudos randomizados mostram que a abordagem percutânea está associada com melhores escores funcionais, menor perda da correção, menor período de internação, menor intensidade de dor pós-operatória, e que os resultados radiográficos e funcionais podem ser melhores que os da abordagem aberta.[35,51,61]

Abordagem anterior

As indicações primárias para a realização da abordagem anterior estão relacionadas com a restauração da capacidade de suporte anterior do segmento vertebral e a descompressão do canal vertebral. Nas fraturas do tipo A, a abordagem anterior pode ser indicada nas fraturas A.2 (tipo *split*) e nas fraturas A.3 (tipo explosão). A abordagem anterior pode ser realizada isoladamente nesses tipos de fratura ou pode ser utilizada de forma combinada com a fixação posterior (Figs. 6.40 e 6.41). Apesar dos relatos de bons resultados com a utilização da abordagem anterior isolada para o tratamento das fraturas do tipo A,[35,58,62] os autores deste capítulo têm observado, embora sem repercussão clínica, perda da correção no plano sagital (ver Fig. 6.40). Nas fraturas do tipo B ou do tipo C, a abordagem posterior permite a redução e o realinhamento do segmento vertebral fraturado, que não podem ser obtidos por meio da abordagem anterior, e a abordagem anterior isolada não é o método de eleição.[16,23,63]

Uma indicação adicional para a abordagem anterior é a presença do fragmento reverso. Nas lesões por distração e associadas às fraturas do tipo explosão, o fragmento da parede posterior do corpo vertebral frequentemente está desviado no sentido posterior e cranial e pode apresentar rotação de até 90° em torno do seu próprio eixo, ficando a sua superfície, que corresponde à placa vertebral terminal, em contato com o corpo vertebral. Esse fragmento reverso pode ser retirado por meio da abordagem anterior ou posterior[64-66] (ver Figs. 6.39 e 6.41).

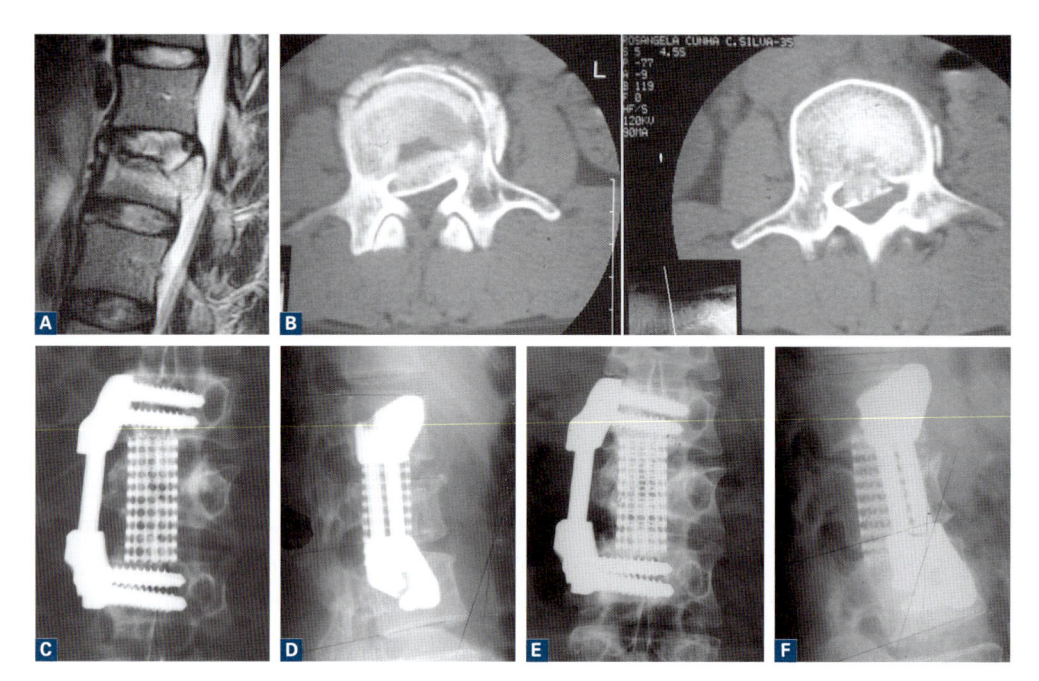

FIGURA 6.40 ■ **(A, B)** Fratura do tipo explosão e com compressão do canal medular; **(C, D)** radiografias do pós-operatório imediato; **(E, F)** com 18 meses de pós-operatório. Observa-se a penetração do espaçador no interior do corpo vertebral.

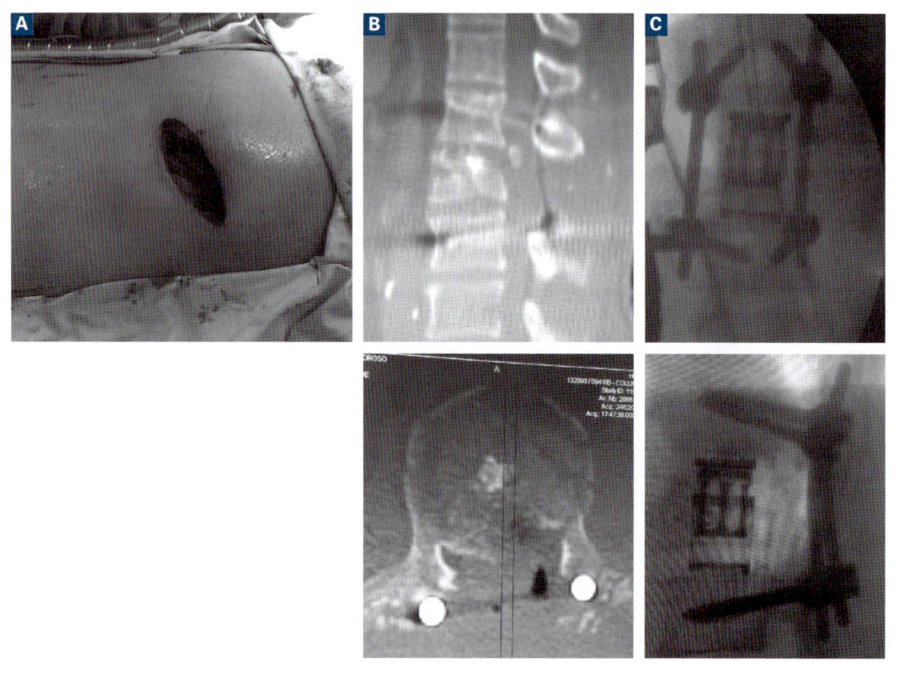

FIGURA 6.41 ■ **(A)** Fotografia intraoperatória; **(B, C)** tomografia e radiografias pós-operatórias de paciente submetido à fixação posterior e à descompressão anterior por meio de abordagem menos invasiva. Observar o tamanho da incisão da toracotomia.

A abordagem clássica para o segmento vertebral localizado entre T10-L2 é a abordagem toracoabdominal.[51,55,58] Essa abordagem permite ampla exposição da parte anterolateral do segmento T10-L2, mas apresenta grande morbidade pela secção das estruturas anatômicas e abertura do tórax. A evolução das técnicas menos invasivas de abordagem da coluna vertebral com o desenvolvimento de afastadores especiais tem permitido a realização da abordagem anterior com menor morbidade e incisões menores. Esse desenvolvimento tecnológico reduziu consideravelmente a morbidade do procedimento e alterou a sua indicação (ver Fig. 6.41).

Técnicas menos invasivas

As técnicas menos invasivas têm recebido grande aceitação e ganhado espaço no tratamento das fraturas da coluna toracolombar. A abordagem percutânea ou paravertebral posterior apresenta melhores resultados nos pacientes sem lesão neurológica quando comparada com a abordagem posterior aberta tradicional.[35,43] Os estudos randomizados mostram que a abordagem percutânea está associada com melhores escores funcionais, menor perda da correção, menor período de internação e menor intensidade de dor pós-operatória, e que os resultados radiográficos e funcionais podem ser melhores que os da abordagem aberta[35,43] A fixação percutânea sem a realização da artrodese posterior tem apresentado bons resultados no tratamento das fraturas do tipo explosão e nas fraturas do tipo flexodistração.[23,35] (ver Fig. 6.37).

Tratamento de fraturas do tipo A

A maioria das fraturas pertencentes a esse grupo é estável, e a lesão está localizada na parte anterior do corpo vertebral, de modo que nenhuma ou mínima lesão está presente na parte posterior, onde as estruturas osteoligamentares estão íntegras (Figs. 6.42 e 6.43).

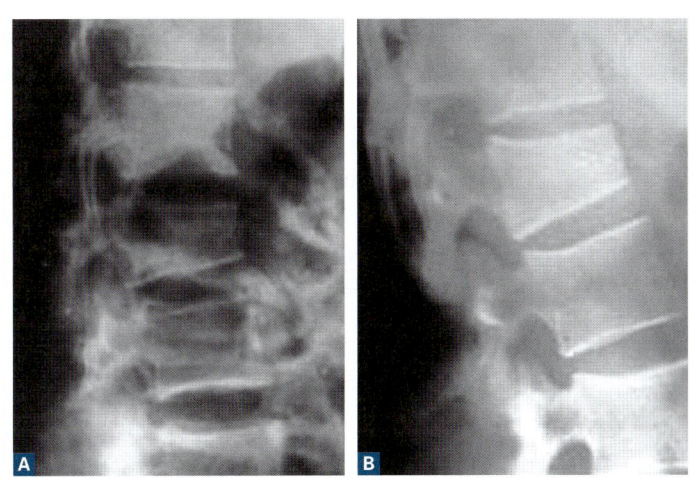

FIGURA 6.42 ■ Fraturas do tipo A.1: **(A)** radiografia inicial; **(B)** radiografia de acompanhamento meses após o tratamento conservador.

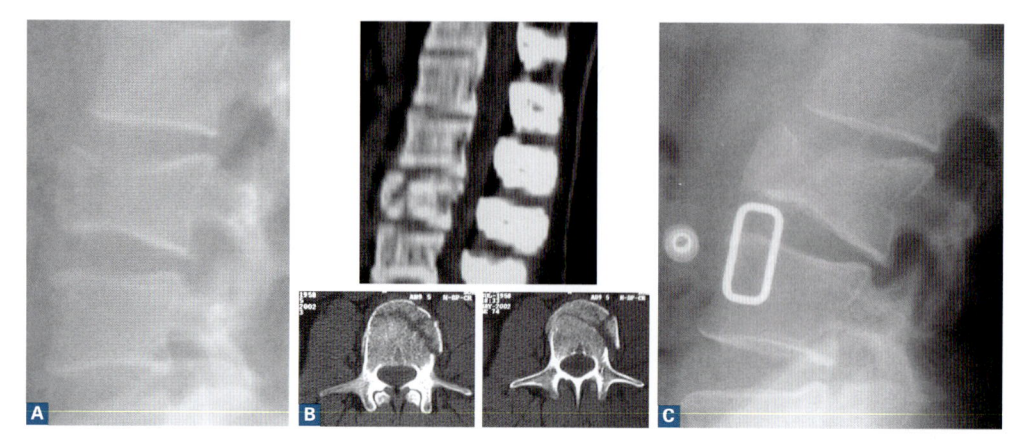

FIGURA 6.43 ■ Fraturas do tipo A.2. **(A)** Radiografia e **(B)** tomografia computadorizada inicial. **(C)** Radiografia de acompanhamento meses após o tratamento conservador.

O tratamento conservador é indicado nas fraturas com < 40 a 50% de encunhamento da parte anterior do corpo vertebral ou na presença de cifose < 25 a 30°.[52,67-69]

O tratamento conservador depende, fundamentalmente, da gravidade da lesão óssea e dos sintomas dos pacientes, podendo ser realizado por meio da utilização de órteses, coletes (TLSO, Jewett) ou imobilização gessada por 6 a 12 semanas. Alguns autores acreditam que as fraturas localizadas na parte superior ou média da coluna torácica não necessitam de imobilização externa, pela estabilidade inerente da caixa torácica. Até mesmo na região toracolombar, a necessidade de imobilização externa tem sido questionada.[1,70] Schlickewei e colaboradores[70] não observaram diferença no resultado final do tratamento em pacientes com fraturas estáveis da coluna toracolombar, tratados por meio de imobilização externa ou mobilização precoce, que foram acompanhados por, em média, 2,5 anos.

O tratamento das fraturas por compressão consiste na utilização de órteses por um período de 8 a 12 semanas e na utilização de medicação para alívio da dor. A dor geralmente melhora após 3 a 6 semanas, e a deambulação é permitida de acordo com a melhora da dor. O prognóstico do tratamento conservador é bom de modo geral, apesar de alguns pacientes apresentarem dor residual após a consolidação da fratura.[26,55]

O tratamento cirúrgico é indicado na presença de encunhamento do corpo vertebral > 40 a 50% ou cifose > 25 a 35°. Nessas situações, há lesão dos ligamentos posteriores e grande potencial de colapso e desenvolvimento de deformidade, uma vez que essas fraturas corresponderiam ao tipo B da classificação de Magerl.

Nas fraturas do tipo A.3 (fraturas por explosão), não existe consenso na literatura quanto ao melhor método de tratamento, mas a porcentagem de ocupação do canal raquidiano, a angulação e o quadro neurológico são os principais parâmetros utilizados para a indicação do tratamento. A abordagem cirúrgica costuma ser recomendada quando há compressão do canal vertebral > 40 a 50%, cifose > 25° ou déficit neurológico (sensibilidade e motricidade dos membros inferiores, funções urinárias e intestinais, sensibilidade da região perianal, função e tônus do esfíncter anal). O tratamento cirúrgico pode ser realizado por abordagem posterior, anterior ou combinada (ver Figs. 6.37, 6.40 e 6.41, e Fig. 6.44), existindo grande discussão acerca do tema.[22,31,56,71,72]

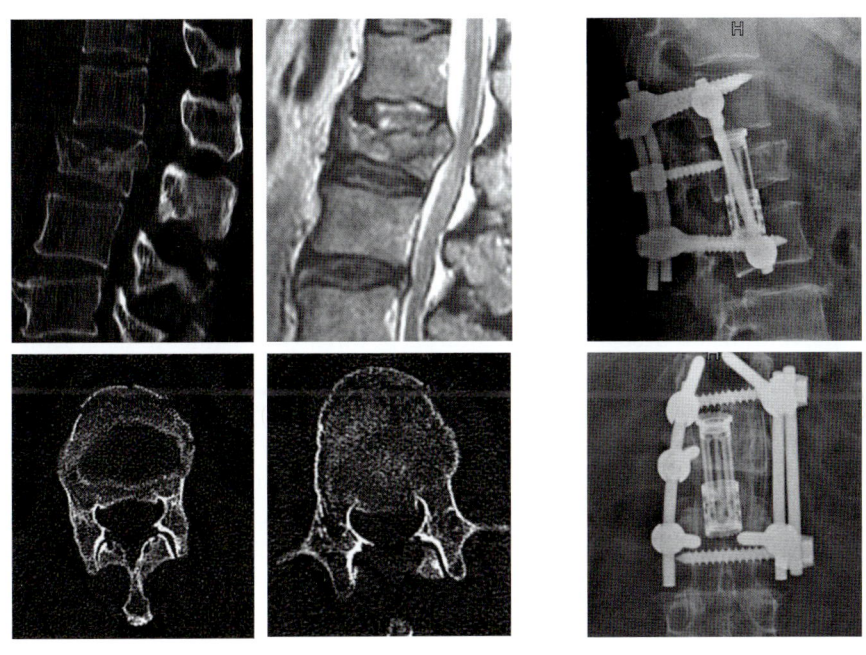

FIGURA 6.44 ■ Fratura do tipo A.3 tratada por abordagem posterior e anterior. Paciente do sexo masculino com 49 anos de idade e sem déficit neurológico (Frankel E).

A abordagem posterior, principalmente nos pacientes que não apresentam déficit neurológico, tem sido proposta por vários autores[23,70] que empregaram sistemas de fixação pedicular abrangendo uma vértebra acima e outra abaixo daquela fraturada, restauração da altura do corpo vertebral e do alinhamento sagital do segmento vertebral fraturado e descompressão do canal vertebral (por meio de ligamentotaxia ou impacção dos fragmentos por meio de laminotomia), seguida de artrodese.[64,65] A colocação de enxerto transpedicular, técnica divulgada por Daniaux[27] nos primórdios da realização das artrodeses curtas para o tratamento das fraturas, também tem sido utilizada como complemento da abordagem terapêutica, com a finalidade de preenchimento do espaço interno do corpo vertebral após a restauração da sua altura, em analogia ao procedimento técnico executado nas fraturas do platô tibial.

Os resultados clínicos com a utilização da fixação posterior curta têm alcançado índices altamente satisfatórios.[1,53,73] No entanto, observam-se relatos frequentes de perda de correção no plano sagital e na altura do corpo vertebral e quebra tardia de implantes com necessidade de remoção. Esses parâmetros não influenciam os resultados clínicos e não são considerados maus resultados ou falha do método por aqueles que o advogam.

A fixação posterior das fraturas do tipo explosão associadas com a artrodese posterior é o tratamento classicamente utilizado. No entanto, existem relatos de bons resultados por meio da fixação posterior sem a realização da artrodese utilizando a abordagem aberta ou percutânea para a colocação dos implantes[31,38] (ver Fig. 6.37).

O tratamento dessas fraturas por meio de técnicas menos invasivas e utilização de parafusos percutâneos tem sido crescente e recebido grande aceitação pela menor morbidade do procedimento associada aos bons resultados (ver Fig. 6.38).

Nas fraturas que apresentam déficit neurológico e compressão do canal vertebral de 40 a 50%, a descompressão do canal está indicada, apesar da grande controvérsia existente acerca do real papel da descompressão sobre a recuperação das estruturas nervosas lesadas.[1,58,64] Tem sido demonstrada a reabsorção dos fragmentos ósseos localizados no interior do canal vertebral,[2,27] porém muitos autores[65] acreditam que a descompressão do canal vertebral potencializa a recuperação neurológica. Nossos resultados estão em concordância com esses relatos, motivo pelo qual é realizada a descompressão direta por corporectomia ou descompressão indireta por meio de ligamentotaxia, sempre que possível e indicada.

A descompressão do canal vertebral pode ser realizada de maneira indireta, por meio de ligamentotaxia, e por abordagem posterolateral ou anterior. No momento, existem sistemas de fixação que permitem a estabilização dessa modalidade de fratura somente pela via anterior, e a utilização dos espaçadores vertebrais (*cages*) possibilita a reconstrução da parte anterior da coluna vertebral, sem a necessidade da retirada de enxerto do osso ilíaco (ver Fig. 6.41).

Com a tendência para a realização de cirurgias menos invasivas, o acesso sobre a 11ª costela tem sido preconizado, sendo possível a realização da abordagem anterior sem necessidade de abertura do tórax para atingir o segmento toracolombar. Com a execução desse acesso de menor morbidade e com a não exposição do ilíaco para a retirada de enxerto, deve-se reavaliar a morbidade da abordagem anterior *versus* a posterior no tratamento dessas fraturas. A abordagem anterior por meio das técnicas menos invasivas tem reduzido ainda mais a morbidade do procedimento, com a possibilidade de realização da descompressão do canal vertebral e colocação de implantes por meio de pequena abordagem[6,35] (ver Figs. 6.37 e 6.41).

Tratamento de fraturas do tipo B

A lesão do complexo ligamentar caracteriza esse tipo de fraturas, que pode, ainda, apresentar os mesmos padrões de lesão do corpo vertebral das fraturas do tipo A (compressão, separação ou explosão) e até compressão do canal vertebral. A lesão do complexo ligamentar torna esse grupo de fraturas instável e com grande probabilidade de desvios nas situações em que as lesões não são identificadas e tratadas de forma adequada.[32]

O tratamento cirúrgico é indicado para fraturas do tipo B, com exceção das fraturas de Chance (B.2.1),[74] nas quais a lesão ocorre pelo tecido ósseo. Por meio da sua consolidação, a estabilidade é obtida, impedindo a ocorrência de desvios (Fig. 6.45). O tratamento conservador é realizado por meio de repouso no leito nas fases iniciais,

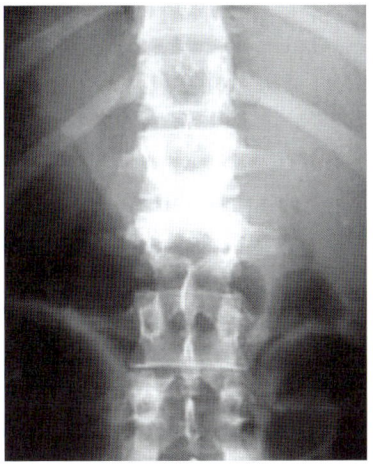

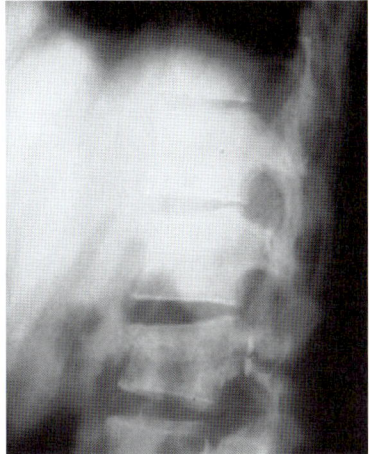

FIGURA 6.45 ■ Fratura do subgrupo B.2.1.[74]

seguido de imobilização em hiperextensão (colete gessado ou órtese), até que ocorra consolidação óssea, em geral em 3 a 4 meses.

A abordagem preferencial desse tipo de lesão é a posterior. Nas situações em que o corpo vertebral se encontra íntegro ou com manutenção de sua capacidade de suporte de carga, é possível a realização de fixação monossegmentar associada à artrodese posterior (Fig. 6.46) ou de artrodese e fixação bissegmentar. A abordagem anterior está indicada para fraturas que apresentam compressão do canal vertebral > 40 a 50% ou para aquelas que requerem a reconstrução da parte anterior do corpo vertebral. Todavia, sua realização isolada está contraindicada nessas fraturas, devido a lesões dos ligamentos posteriores, os quais atuam como tirantes de tensão.

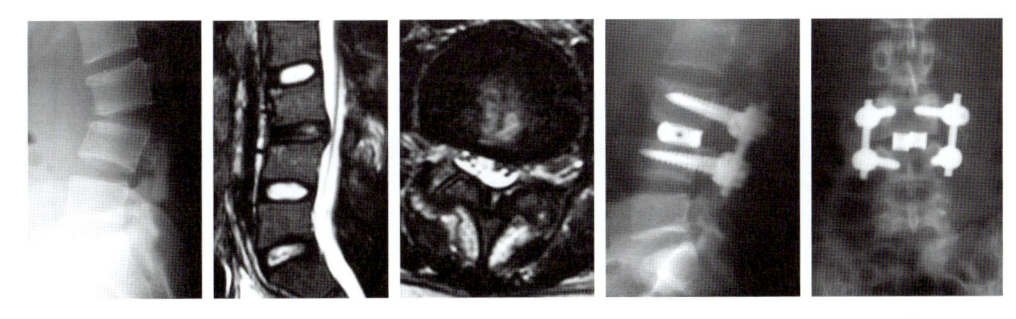

FIGURA 6.46 ■ Fratura do grupo B.1 tratada por meio da fixação monossegmentar posterior.

As fraturas do grupo B.3 são raras, e o tratamento cirúrgico é indicado em decorrência das características discoligamentares dessas lesões, que as tornam instáveis e com probabilidade de apresentar desvios. O tipo de lesão orienta a necessidade do tipo de abordagem (Fig. 6.47).

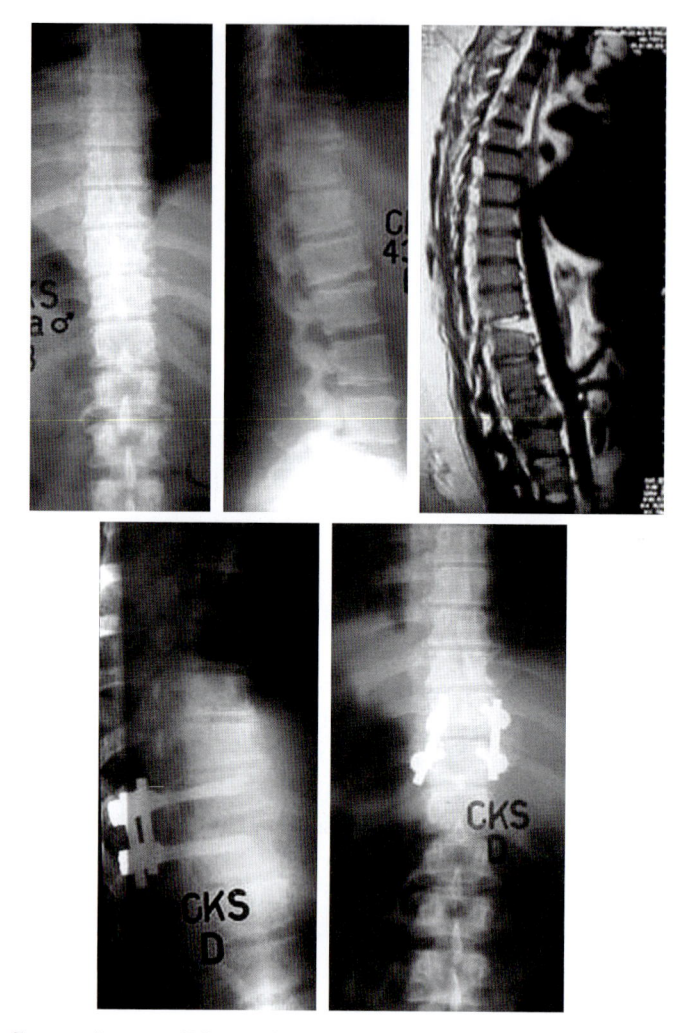

FIGURA 6.47 ■ Fratura do grupo B.3 tratada por meio da fixação monossegmentar posterior.

O tratamento das lesões traumáticas do tipo B é realizado por meio da fixação posterior associada com a artrodese. No entanto, a realização da fixação posterior sem a realização da artrodese tem apresentado bons resultados, e sua utilização tem aumentado com a fixação percutânea dessas fraturas.[6,35]

Tratamento de fraturas do tipo C

Nesse grupo de fraturas, estão concentrados os traumatismos mais graves da coluna vertebral, os quais apresentam lesão das estruturas estabilizadoras do segmento vertebral. Eles são altamente instáveis e com grandes desvios. O tratamento cirúrgico é o mais indicado nesse caso, sendo eleito o método de redução e fixação cirúrgicas associadas à artrodese.

O tratamento cirúrgico deve ser realizado com base nas características da lesão e de acordo com os princípios biomecânicos já mencionados. Nesse grupo de fraturas, em geral, é necessária a reconstrução da parte anteroposterior do segmento vertebral, que pode ser executada pela abordagem posterior associada à abordagem anterior ou somente pela abordagem posterior, por via posterolateral da porção anterior da coluna vertebral (Fig. 6.48). A utilização da abordagem anterior isolada é contraindicada em razão da dificuldade da redução, da lesão dos ligamentos posteriores e da insuficiência para estabilizar a fratura.

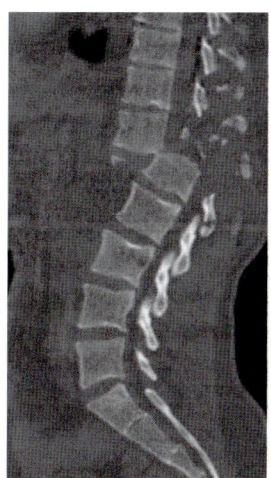

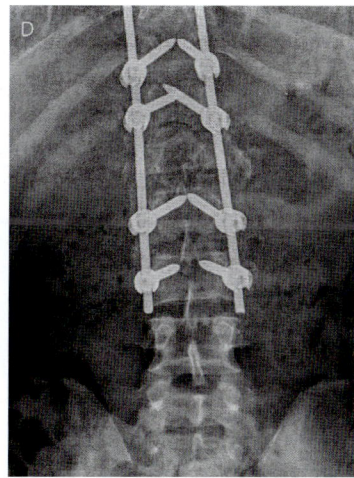

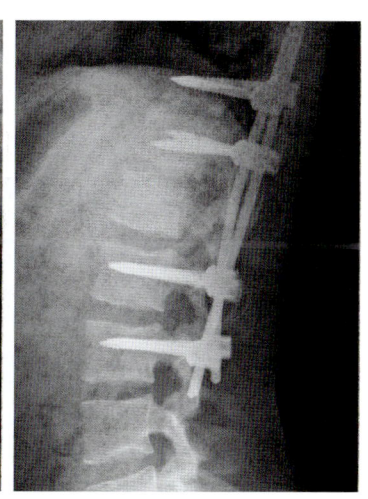

FIGURA 6.48 ▪ Fratura do tipo C tratada por meio da fixação posterior.

CONSIDERAÇÕES FINAIS

O tratamento das fraturas da coluna toracolombar é tema polêmico, e não existe consenso acerca do método terapêutico ideal dessas fraturas. Os diferentes parâmetros adotados na indicação do tratamento, as divergências dos objetivos terapêuticos a serem alcançados e os critérios utilizados para a avaliação das terapias são o ponto central e a origem das discordâncias. Como exemplo, são citadas paradoxalmente a perda de correção e a quebra dos implantes como resultados aceitáveis ou não, já que não estão associadas à dor ou à incapacidade funcional.[1,23,73]

O estabelecimento de objetivos claros e bem-definidos e a escolha do tratamento com base em princípios biomecânicos são fundamentais para a obtenção de bons resultados. É indispensável a avaliação de resultados em longo prazo para saber se os objetivos estão, de fato, sendo alcançados, assim como a avaliação para melhorar os achados insatisfatórios.

No âmbito da moderna cirurgia da coluna vertebral, a realização de artrodeses curtas e a não utilização de imobilização externa no período pós-operatório têm orientado a terapêutica. Recentemente, a não realização da artrodese posterior e a colocação percutânea dos implantes têm apresentado uma nova dimensão ao tratamento dessas lesões traumáticas.

REFERÊNCIAS

1. Rajasekaran P, Kanna RM, Shetty AP. Management of thoracolumbar trauma: An overview. Indian J Orthop. 2015;49(1):72-82.
2. White AA 3rd, Panjabi MM. Clinical biomechanics of the spine. Philadelphia: Lippincott; 1978.
3. el-Khoury GY, Whitten CG. Trauma to the upper thoracic spine: Anatomy, biomechanics, and unique imaging features. AJR Am J Roentgenol. 1993;160(1):95-102.
4. Weaver JK, Chalmers J. Bone: its strength and changes with aging and an evaluation of some methods for measuring its mineral content. J Bone Joint Surg Am. 1966;48(2):289-98.
5. Defino HLA, Mauad Filho J. Estudo morfométrico do pedículo das vértebras torácicas e lombares. Rev Bras Ortop. 1999;34(1/2):97-108.
6. Dai LY, Jiang LS, Jiang SD. Posterior short-segment fixation with or without fusion for thoracolumbar burst fractures. a five to seven-year prospective randomized study. J Bone Joint Surg Am. 2009;91(5):1033-41.
7. Ni WF, Huang YX, Chi YL, Xu HZ, Lin Y, Wang XY, et al. Percutaneous pedicle screw fixation for neurologic intact thoracolumbar burst fractures. J Spinal Disord Tech. 2010;23(8):530-7.
8. Böhler L. Die Technik der Knochenbruchbehandlung im Frieden und Kriege. Amberg: Wihelm; 1930.
9. Nicoll EA. Fractures of the dorso-lumbar spine. J Bone Joint Surg Br. 1949;31B(3):376-94.
10. Holdsworth F. Fractures, dislocations, and fracturedislocations of the spine. J Bone Joint Surg Am. 1970;52(8):1534-51.
11. Louis R. Spinal stability as defined by the three-column spine concept. Anat Clin. 1985;7(1):33-42.
12. Denis F. The three column spine and its significance in the classification of acute thoracolumbar spinal injuries. Spine (Phila Pa 1976). 1983;8(8):817-31.
13. Magerl F, Aebi M, Gertzbein SD, Harms J, Nazarian S. A comprehensive classification of thoracic and lumbar injuries. Eur Spine J. 1994;3(4):184-201.
14. Vaccaro AR, Lehman RA, Jr, Hurlbert RJ, Anderson PA, Harris M, Hedlund R, et al. A new classification of thoracolumbar injuries: the importance of injury morphology, the integrity of the posterior ligamentous complex, and neurologic status. Spine (Phila Pa 1976). 2005;30(20):2325-33.
15. Vaccaro AR, Oner C, Kepler CK, Dvorak M, Schnake K, Bellabarba C, et al. AOSpine thoracolumbar spine injury classification system: fracture description, neurological status, and key modifiers. Spine (Phila Pa 1976). 2013;38(23):2028-37.
16. Defino HL, Canto FR. Low thoracic and lumbar burst fractures: radiographic and functional outcomes. Eur Spine J. 2007;16(11):1934-43.
17. Whitesides TE Jr. Traumatic kyphosis of the thoracolumbar spine. Clin Orthop Relat Res. 1977;(128):78-92.
18. Gertzbein SD, Khoury D, Bullington A, St John TA, Larson AI. Thoracic and lumbar fractures associated with skiing and snowboarding injuries according to the AO Comprehensive Classification. Am J Sports Med. 2012;40(8):1750-4.
19. Emery SE, Pathria MN, Wilber RG, Masaryk T, Bohlman HH. Magnetic resonance imaging of posttraumatic spinal ligament injury. J Spinal Disord. 1989;2(4):229-33.
20. Haba H, Taneichi H, Kotani Y, Terae S, Abe S, Yoshikawa H, et al. Diagnostic accuracy of magnetic resonance imaging for detecting posterior ligamentous complex injury associated with thoracic and lumbar fractures. J Neurosurg. 2003;99(1 Suppl):20-6.
21. Haher T. The jumper's fracture: diagnosis and treatment. J Orthop Sports Phys Ther. 1987;11:453-66.
22. Haher TR, Felmy W, Baruch H, Devlin V, Welin D, O'Brien M. The contribution of the three columns of the spine to rotational stability: a biomechanical model. Spine (Phila Pa 1976). 1989;14(7): 663-9.

23. Wood KB, Li W, Lebl DS, Ploumis A. Management of thoracolumbar spine fractures. Spine J. 2014;14(1):145-64.
24. Oner FC, van Gils AP, Dhert WJ, Verbout AJ. MRI findings of thoracolumbar spine fractures: a categorisation based on MRI examination of 100 fractures. Skeletal Radiol. 1999;28(8):433-43.
25. Cantor JB, Lebwohl NH, Garvey T, Eismont FJ. Nonoperative management of stable thoracolumbar burst fractures with early ambulation and bracing. Spine (Phila Pa 1976). 1993;18(8):971-6.
26. Krompinger WL, Fredrickson BE, Mino DE, Yuan HA. Conservative treatment of fractures of the thoracic and lumbar spine. Orthop Clin North Am. 1986;17(1):161-70.
27. Daniaux H. Transpädikulare Reposition und Spongiosaplastik bei Wirbelbrüchen der unteren Brust und Lendenwirbelsäule. Unfallchirurgie. 1986; 89:197-213.
28. Knop C, Blauth M, Bühren V, Hax PM, Kinzl L, Mutschler W, et al. Surgical treatment of injuries of the thoracolumbar transition 1: epidemiology. Unfallchirurg. 1999;102(12):924-35.
29. Li C, Zhou Y, Wang H, Liu J, Xiang L. Treatment of unstable thoracolumbar fractures through short segment pedicle screw fixation techniques using pedicle fixation at the level of the fracture: a finite element analysis. PLoS One. 2014;9(6):e99156.
30. Li K, Zhang W, Liu D, Xu H, Geng W, Luo D, Ma J. Pedicle screw fixation combined with intermediate screw at the fracture level for treatment of thoracolumbar fractures: a meta-analysis. Medicine (Baltimore). 2016; 95(33):e4574.
31. Chou PH, Ma HL, Wang ST, Liu CL, Chang MC, Yu WK: Fusion may not be a necessary procedure for surgically treated burst fractures of the thoracolumbar and lumbar spines: a follow-up of at least ten years. J Bone Joint Surg Am. 2014; 96(20):1724-31.
32. Hwang JH, Modi HN, Yang JH, Kim SJ, Lee SH. Short segment pedicle screw fixation for unstable T11-L2 fractures: with or without fusion? A three-year follow-up study. Acta Orthop Belg. 2009;75(6):822-7.
33. Lee JK, Jang JW, Kim TW, Kim TS, Kim SH, Moon SJ. Percutaneous short-segment pedicle screw placement without fusion in the treatment of thoracolumbar burst fractures: is it effective? Comparative study with open short segment pedicle screw fixation with posterolateral fusion. Acta Neurochir (Wien). 2013;155(12):2305-12.
34. Phan K, Rao PJ, Mobbs RJ. Percutaneous versus open pedicle screw fixation for treatment of thoracolumbar fractures: Systematic review and meta-analysis of comparative studies. Clin Neurol Neurosurg. 2015;135:85-92.
35. Sun XY, Zhang XN, Hai Y. Percutaneous versus traditional and paraspinal posterior open approaches for treatment of thoracolumbar fractures without neurologic deficit: a meta-analysis. Eur Spine J. 2017;26(5):1418-31.
36. Härmä M, Heliövara M, Aromaa A, Knekt P. Thoracic compression fractures in Finland. Clin Orthop Relat Res. 1986;(205):188-94.
37. Frankel HL, Hancock DO, Hyslop G, Melzak J, Michaelis LS, Ungar GH, et al. The value of postural reduction in the initial management of closed injuries of the spine with paraplegia and tetraplegia. Paraplegia. 1969;7(3):179-92.
38. Eck JC. Vertebral compression fractures: percutaneous vertebral augmentation. In: Vaccaro AR, Eck JC, editors. Controversies in spine surgery-best evidence recommendations. New York: Thieme; 2010. p. 69-78.
39. Hu R, Mustard CA, Burns C. Epidemiology of incident spinal fracture in a complete population. Spine (Phila Pa 1976). 1996 Feb 15;21(4):492-9.
40. Papanastassiou ID, Phillips FM, Van Meirhaeghe J, Berenson JR, Andersson GB, Chung G, et al. Comparing effects of kyphoplasty, vertebroplasty, and non-surgical management in a systematic review of randomized and non-randomized controlled studies. Eur Spine J. 2012;21(9):1826-43.

41. Kim DH, Silber JS, Albert TJ. Osteoporotic vertebral compression fractures. Instr Course Lect. 2003;52:541-50.
42. Schettino, LC, Silva LECT, Araújo Júnior AEP, Barbosa MO. Fraturas vertebrais adjacentes: cifoplastia versus vertebroplastia. Coluna/Columna. 2011;10(3):221-5.
43. Yimin Y, Zhiwei R, Wei M, Jha R. Current status of percutaneous vertebroplasty and percutaneous kyphoplasty – a review. Med Sci Monit. 2013;19:826-36.
44. Teles A, Alisson R, Mattei TA, Righesso O, Falavigna A. Controvérsias em vertebroplastia e cifoplastia para fraturas vertebrais em compressão. Coluna/Columna. 2015;14(4):324-9.
45. Tezer M, Erturer RE, Ozturk C, Ozturk I, Kuzgun U. Conservative treatment of fractures of the thoracolumbar spine. Int Orthop. 2005;29(2):78-82.
46. Brightman RP, Miller CA, Rea GL, Chakeres DW, Hunt WE. Magnetic resonance imaging of trauma to the thoracic and lumbar spine. The importance of the posterior longitudinal ligament. Spine (Phila Pa 1976). 1992;17(5):541-50.
47. Macedo RD, Linhares KM. Tratamiento de fracturas vertebrales patológicas por vertebroplastia percutánea. Coluna/Columna. 2014;13(3):239-44.
48. Martelli N, Devaux C, Brink H, Judith Pineau, Prognon P, Borget I. A systematic review of the level of evidence in economic evaluations of medical devices: the example of vertebroplasty and kyphoplasty. PLoS One. 2015; 10(12): e0144892.
49. Mendonça FP, Daher S, Daher MT, Cardoso ALP, Tristão NA, Pimenta Júnior WE, et al. Avaliação clínica e radiográfica da cifoplastia no tratamento das fraturas vertebrais por osteoporose. Coluna/Columna. 2010;9(4):381-6.
50. Willen J, Anderson J, Toomoka K, Singer K. The natural history of burst fractures at the thoracolumbar junctions. J Spinal Disord. 1990;3(1):39-46.
51. Siewert JR. Wann besteht die Indikation zur operativen Behandlung von Wirbelfrakturen? Diskussionsforum. Langenbecks Arch Chir. 1992; 377:125-30.
52. Stadhouder A, Buskens E, Vergroesen DA, Fidler MW, de Nies F, Oner FC. Nonoperative treatment of thoracic and lumbar spine fractures: a prospective randomized study of different treatment options. J Orthop Trauma. 2009;23(8):588-94.
53. Eysel P, Meinig G, Sanner F. Vergleichende Untersuchung unterschiedlicher dorsaler Stabilisierungsverfahren bei frischen Frakturen der Rumpfwirbelsäule. Unfallchirurgie. 1991;17: 264-73.
54. Giele BM, Wiertsema SH, Beelen A, van der Schaaf M, Lucas C, Been HD, et al. No evidence for the effectiveness of bracing in patients with thoracolumbar fractures. Acta Orthop. 2009;80(2): 226-32.
55. Hübner AR, Azevedo VG, Martins M, Suárez ADH, Carneiro MF, Ribeiro M, Spinelli LF. Análisis comparativo de técnicas para la fijación de fracturas de columna toracolumbar. Coluna/Columna. 2011; 10(4): 275-8.
56. Defino HLA, Fuentes ERA. Treatment of fractures of the thoracolumbar spine by combined anteroposterior fixation using the Harms. Eur Spine J. 1998;7(3):187-94.
57. Dick W. The fixateur interne as a versatile implant for spine surgery. Spine (Phila Pa 1976). 1987;12(9):882-900.
58. Müller U, Berlemann U, Sledge J, Schawazenbach O. Treatment of thoracolumbar burst fractures without neurologic deficit by indirect reduction and posterior instrumentation: bisegmental stabilizaton with monosegmental fusion. Eur Spine J. 1999;8(4):284-9.
59. Petersilge CA, Pathria MN, Emery SE, Masaryk TJ. Thoracolumbar burst fractures: evaluation with MR imaging. Radiology. 1995;194(1):49-54.
60. Palmisani M, Gasbarrini A, Barbanti B, Iure F, Cappuccio M, Boriani L et al. Minimally invasive percutaneous fixation in the treatment of thoracic and lumbar spine fractures. Eur Spine J. 2009;18 Suppl 1:71-4.

61. Silva LMP, Coutinho PMS, Maia RFF, Pereira BJS, Silva MJSV, Varanda PMS. Fixação pedicular percutânea de fraturas vertebrais toracolombares sem compromisso neurológico. Coluna/Columna. 2013; 12(3):238-41.
62. Weinstein JN, Collalto P, Lehmann TR. Thoracolumbar "burst" fractures treated conservatively: A long term followup. Spine (Phila Pa 1976). 1988;13(1):33-8.
63. Rimoldi RL, Zigler JE, Capen DA, Hu SS. The effect of surgical intervention on rehabilitation time in patients with thoracolumbar and lumbar spinal cord injuries. Spine (Phila Pa 1976). 1992;17(12):1443-9.
64. Chakera TMH, Bedbrook G, Bradley CM. Spontaneous resolution of spinal canal deformity after burst-dispersion fracture. AJNR Am J Neuroradiol. 1988;9(4):779-85.
65. Silva MB, Graells XS, Zaninelli M, Benato ML. Avaliação da redução por liagmentotaxia nas fraturas toracolombares tipo explosão. Coluna/Columna. 2010;9(2):126-31.
66. Stagnara P, De Mauroy JC, Dran G, Gonon GP, Costanzo G, Dimnet J, et al. Reciprocal angulation of vertebral bodies in a sagittal plane: approach to references for the evaluation of kyphosis and lordosis. Spine (Phila Pa 1976). 1982;7(4):335-42.
67. Post RB, Keizer HJ, Leferink VJ, van der Sluis CK. Functional outcome 5 years after non-operative treatment of type A spinal fractures. Eur Spine J. 2006;15(4):472-8.
68. Post RB, van der Sluis CK, Leferink VJ, Dijkstra PU, ten Duis HJ. Nonoperatively treated type A spinal fractures: mid-term versus long-term functional outcome. Int Orthop. 2009;33(4):1055-60.
69. Shen WJ, Shen YS. Nonsurgical treatment of three-column thoracolumbar junction burst fractures without neurologic deficit. Spine (Phila Pa 1976). 1999;24(4):412-5.
70. Schlickerei W, Schtuzhoff G, Kuner E H. Fruhfunktionelle Behandlung von Fracturen der unteren Brust und Lendenwirbelsäule mit dem dreipunktekorsett. Unfallchirurg. 1991; 94:40-4.
71. McAfee PC, Yuan HA, Fredrickson BE, Lubicky JP. The value of computed tomography in thoracolumbar fractures. An analysis of one hundred consecutive cases and a new classification. J Bone Joint Surg Am. 1983;65(4):461-73.
72. Reid DC, Hu R, Davis LA, Saboe LA. The nonoperative treatment of burst fractures of the thoracolumbar junctio. J Trauma. 1988;28(8):1188-94.
73. Tisot RA, Vieira JS, Santos RT, Badotti AA, Collares DS, Stumm LD, et al. Burst fracture of the thoracolumbar spine: correlation between kyphosis and clinical result of the treatment.coluna/Columna. 2015;14(2):129-3.
74. Chance CQ. Note on type of flexion fracture of the spine. Br J Radiol. 1948;21(249):452.

Leitura recomendada

Lee HM, Kim HS, Kim DJ, Suk KS, Park JO, Kim NH. Reliability of magnetic resonance imaging in detecting posterior ligament complex injury in thoracolumbar spinal fractures. Spine (Phila Pa 1976). 2000;25(16):2079-84.

7

Trauma do Sacro e da Pelve

Luís Eduardo Carelli Teixeira da Silva,
Alderico Girão Campos de Barros e Lucas Rocha Cavalcanti

Muitas vezes, as lesões do sacro e da pelve são negligenciadas durante a avaliação do paciente traumatizado. Essas lesões geralmente ocorrem após trauma de grande energia, e cerca de 50% delas não são diagnosticadas na avaliação inicial. A causa da não realização do diagnóstico é multifatorial: deficiências no diagnóstico, infrequência de ocorrência, ampla variedade de apresentação do padrão dessas lesões, maior importância dada às lesões associadas, bem como à dificuldade de obter, no cenário da emergência, exames de imagens de boa qualidade do sacro.[1] Durante a avaliação e o tratamento dessas lesões, devem ser considerados a particularidade anatômica da região, a complexidade da técnica de fixação do sacro e do anel pélvico, as forças biomecânicas e o estado clínico do paciente.[2-4]

No passado, a variedade de implantes disponíveis para serem utilizados nessa região era limitada. Muitos desses materiais foram adaptados da região toracolombar e das extremidades e, em consequência, não controlavam a instabilidade multidirecional presente em muitos padrões das lesões sacrais. Por isso, não raramente, a associação de métodos insatisfatórios de estabilização e a incerteza dos resultados da descompressão neurológica tinham como consequência o manejo conservador das fraturas do sacro e da pelve, com a aceitação de longos períodos de imobilização, deformidades residuais, dor crônica e pouca melhora do quadro neurológico. Nos últimos anos, o avanço nos métodos diagnósticos de imagem, nos implantes e nas técnicas cirúrgicas viabilizou a abordagem operatória com vantagens biomecânicas para o tratamento dessas lesões.[5,6]

As fraturas da pelve podem ser estáveis quando causadas por trauma de baixa energia, como as quedas da própria altura nos idosos, ou decorrentes de trauma de alta energia, com elevada morbidade e mortalidade. As lesões pélvicas instáveis de alta energia geralmente ocorrem nos acidentes automobilísticos, em quedas de altura importante e esmagamentos, com taxas de mortalidade que variam de 10 a 50%.[7]

As fraturas do sacro ocorrem em 30% de todas as lesões do anel pélvico. As lesões sacrais com instabilidade funcional da junção lombossacral podem ser divididas em duas variantes:

- fratura sacral vertical unilateral, que constitui o componente posterior de uma lesão do anel pélvico, estendendo-se rostralmente para a faceta articular de S1 ou medialmente a ela, e desarticulando a faceta L5-S1 do fragmento sacral estável;
- fratura sacral multiplanar, composta por um traço longitudinal bilateral, geralmente transforaminal, e um componente sacral transverso separando o sacro central e a coluna vertebral da porção periférica do sacro e da pelve (Fig. 7.1).[8]

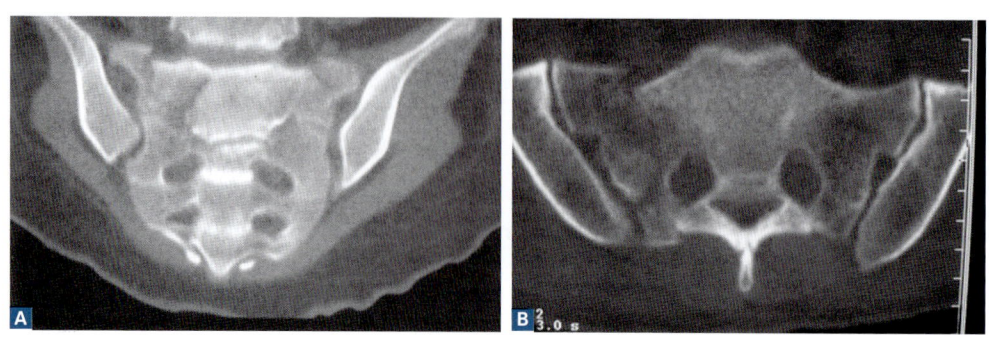

FIGURA 7.1 ■ Tomografia computadorizada do sacro. **(A)** Fratura com traço longitudinal e transversal; **(B)** fratura com traço longitudinal.

Neste capítulo, serão apresentados os conceitos anatômicos e biomecânicos da região sacropélvica, que, uma vez traumatizada, necessita de avaliação clínica e radiológica para a classificação adequada da fratura, a qual orienta a escolha do método de tratamento, que pode ser conservador, cirúrgico com mínima invasão, ou procedimentos abertos, com descompressão e reconstrução lombopélvica.

CONSIDERAÇÕES ANATÔMICAS E BIOMECÂNICAS

A pelve é formada, na sua porção anterior, pelos ramos isquiático e púbico, separados por um disco fibrocartilaginoso que compõe a sínfise púbica. A porção posterior da pelve é composta pelo sacro e pelos dois ossos ilíacos (ílio, ísquio e púbis), unidos pelas articulações sacroilíacas (ASIs). As ASIs são estabilizadas pelos ligamentos sacroilíacos (anteriores, posteriores e interósseos), ligamentos sacroespinais (conectando a crista lateral do sacro à espinha isquiática), ligamentos sacrotuberais (unindo a região lateral do sacro e a espinha ilíaca posterossuperior à tuberosidade isquiática) e ligamentos iliolombares (ligando as apófises tranversas de L4 e L5 à região da crista ilíaca).[6] Na posição sentada, a carga corporal é sustentada por uma coluna óssea que vai desde a tuberosidade isquiática até as ASIs. Em ortostase, a carga é sustentada por uma segunda coluna óssea que se estende do acetábulo às ASIs (Fig. 7.2). A porção anterior da pelve, estabilizada pelos ligamentos da sínfise, representa < 15% da estabilidade total da pelve. A secção isolada dos ligamentos da sínfise conduz a uma abertura < 2,5 cm e não gera nenhuma instabilidade em qualquer plano.[9] O nervo ciático, as artérias glúteas superior e inferior e o nervo e a artéria pudenda interna emergem da pelve por meio da incisura isquiática maior. A artéria obturadora e o nervo obturador atravessam a pelve por meio do forame obturatório. Anteriormente ao sacro está localizado o reto, e posteriormente à sínfise púbica estão a bexiga, a vagina e a uretra.

O sacro é o resultado da fusão de cinco corpos vertebrais embrionários, conecta a coluna vertebral com o anel pélvico posterior, e está envolvido por uma complexa arquitetura óssea e estrutura ligamentar. A integridade desse segmento assegura o alinhamento lombopélvico fisiológico. A forma cifótica do sacro proporciona a base para a lordose

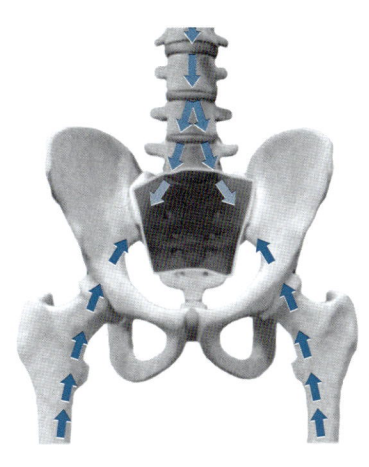

FIGURA 7.2 ■ Forças biomecânicas através da junção sacropélvica.

lombar fisiológica e possui inclinação de cerca de 45° em relação ao plano horizontal. Por ser uma zona de transição anatômica, as angulações da lordose lombar, a inclinação sacral e a integridade das articulações facetárias lombossacrais são determinantes na quantidade de força de cisalhamento que atua na junção lombossacral.

O conhecimento da anatomia dos elementos posteriores da coluna lombar e do ilíaco é fundamental para a instrumentação com parafusos pediculares e parafusos do ilíaco durante as técnicas de esilização lombopélvica. Geralmente, existem quatro grandes forames ventrais na junção do corpo com a asa do sacro, associados a quatro forames dorsais menores.[10] Aproximadamente 10% das pessoas apresentam vértebra de transição, seja lombarização do segmento sacral superior ou sacralização da última vértebra lombar.[11] O ílio se articula bilateralmente com as porções laterais de S1 e S2 e parcialmente com S3. Com frequência, o saco dural termina ao nível de S2. As raízes motoras sacrais emergem dos forames ventrais para atingirem seus órgãos-alvo. A raiz de S1 ocupa 30 a 50% do espaço do forame, e essa proporção diminui progressivamente nos forames sacrais mais distais, com a raiz de S4 ocupando apenas um sexto do espaço do forame ventral, o que torna o déficit neurológico das raízes sacrais baixas menos provável, devido ao maior espaço disponível (Fig. 7.3).[10]

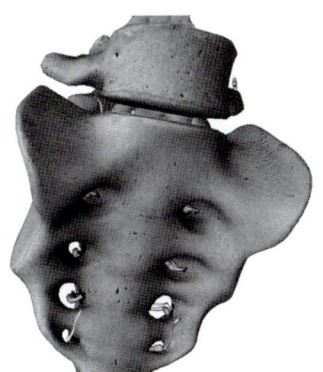

FIGURA 7.3 ■ Relação das raízes sacrais com os respectivos forames.

AVALIAÇÃO CLÍNICA

Os protocolos para o transporte pré-hospitalar e algoritmos terapêuticos do atendimento de emergência já estão bem estabelecidos, e a sequência de avaliações proposta pelo suporte avançado de vida no trauma (ATLS, do inglês *Advanced Trauma Life Support*)[12] deve ser sempre seguida. É importante salientar que os pacientes com fratura pélvica decorrente de trauma de alta energia, mesmo hemodinamicamente estáveis em um primeiro momento, devem permanecer em observação, em virtude da possibilidade de instabilização súbita por hemorragia de grande porte da região pélvica.[12]

Ao exame físico, a compressão anteroposterior das asas do ilíaco pode provocar dor ou instabilidade rotacional. Durante a palpação, pode ser observado afastamento da sínfise púbica. O encurtamento e o desvio rotacional dos membros inferiores podem ser indicativos de lesão da pelve em "livro aberto" ou por cisalhamento. A instabilidade pélvica leve é mais difícil de ser detectada, e não deve ser pesquisada de forma abrupta ou repetidamente, já que as manobras mais agressivas podem gerar desconforto para o paciente e ainda desestabilizar um coágulo já formado, desencadeando hemorragia importante. A ectoscopia do paciente pode evidenciar equimose da genitália (sinal de Destot), dos flancos e do períneo. Deve ser observada a presença de sangue na uretra, na vagina e no reto. É fundamental o exame retal e vaginal para excluir as lacerações comunicando a mucosa com o foco de fratura. A observação de uma próstata mais alta durante o toque retal é indicativa de lesão uretral. O exame neurológico, testando a sensibilidade e a motricidade das raízes lombares e sacrais, deve ser realizado de rotina. A lesão neurológica associada à fratura do sacro, especialmente do plexo sacral baixo, pode passar despercebida se o exame físico metódico e rigoroso não for realizado. As lesões das raízes de S2 a S5 são difíceis de serem avaliadas, uma vez que não suprem função motora ou sensitiva dos membros inferiores. A raiz de S2 inerva a musculatura ureteral e esfincteriana anal. As raízes de S4 e S5 são responsáveis pela sensibilidade do pênis, dos lábios vaginais, da uretra e da região posterior do saco escrotal. O reto e a bexiga são primariamente supridos por nervos autonômicos de S2 a S4. Para que ocorra disfunção sexual, deve ocorrer lesão bilateral das raízes de S2 e S3.[2] A avaliação e a descrição do exame neurológico devem ser feitas de acordo com a classificação da ASIA (American Spinal Injury Association), e, nos casos de fratura do sacro, o sistema de Gibbons e colaboradores[13] (Tab. 7.1) também pode ser utilizado.

Tabela 7.1 ■ Classificação de Gibbons para lesão neurológica	
Tipo	Déficit neurológico
1	Sem déficit
2	Parestesias
3	Déficit motor de membros inferiores
4	Disfunção esfincteriana

A grande maioria das hemorragias pélvicas é de origem venosa, uma vez que esses vasos são mais frágeis e estão em maior quantidade, e o sangramento acaba sendo contido pela pressão crescente no interior do espaço retroperitoneal pélvico.[14] Em alguns pacientes, o sangramento pode superar o efeito de tamponamento retroperitoneal, principalmente quando hemorragias arteriais estão presentes. Esse sangramento arterial muitas vezes apresenta origem no sistema ilíaco interno, e as principais artérias lesadas são a glútea superior e a pudenda.[15,16] A falha no controle da instabilidade hemodinâmica do sangramento pélvico geralmente ocorre quando a fonte é arterial ou há presença de coagulopatia. Esse cenário exige intervenção de emergência para evitar choque hipovolêmico e morte. As medidas terapêuticas são várias e podem ser utilizadas em conjunto: fixação externa da pelve, amarração da pelve, embolização angiográfica e tamponamento pélvico.

É frequente a ocorrência de lesões múltiplas sistêmicas devido à alta energia do trauma associado. Estudos mostram que a prevalência das lesões torácicas é de 63%; fraturas de ossos longos, 50%; traumatismo craniencefálico, 40%; lesão de órgão sólido (fígado ou baço), 40%; e alguma fratura de coluna vertebral, em 25% dos pacientes.[7,17] A maioria das lesões da bexiga é extraperitoneal e recebe o tratamento conservador. No entanto, se houver a necessidade de osteossíntese anterior da pelve, o reparo da bexiga pode ser feito de maneira simultânea através da mesma incisão. A presença de lesão do esfíncter anal com laceração perineal muitas vezes exige a realização de colostomia de desvio, que deve ser realizada dentro das primeiras 8 horas para diminuir o risco de sepse e morte.[18]

AVALIAÇÃO RADIOLÓGICA

A radiografia em incidência anteroposterior (AP) (Fig. 7.4B) da pelve faz parte do protocolo do ATLS e pode levantar suspeita diagnóstica de muitas lesões do anel pélvico posterior; porém, muitas vezes, essas lesões não são diagnosticadas, ocorrendo a falha na sua identificação em 24 a 70% das fraturas sacrais.[19,20] A presença de gás intestinal, inclinação sacral e sobreposição da pelve anterior pode dificultar a identificação das

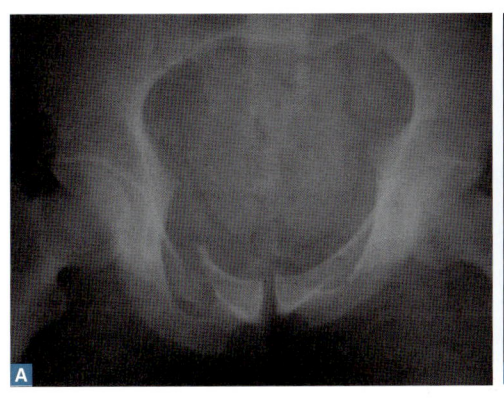

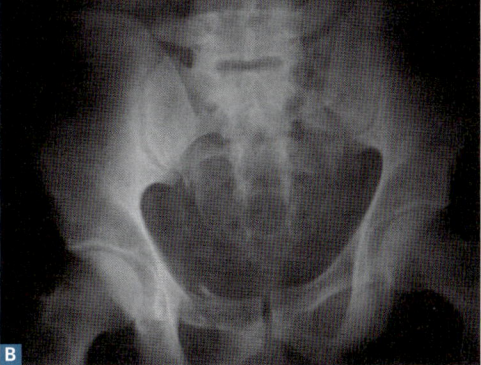

FIGURA 7.4 ■ **(A)** Incidência *inlet*; **(B)** incidência anteroposterior da bacia.

lesões. A definição da instabilidade pélvica ainda é imprecisa, e os critérios são pouco claros para as fraturas com risco de novos deslocamentos. A maioria dos autores concorda que, pelo menos em termos de estabilidade do anel pélvico, um desvio posterior > 1 cm caracteriza uma lesão instável.[10]

A projeção oblíqua descendente (*inlet*) (Fig. 7.4A) é realizada com os raios direcionados caudalmente a 45° e demonstra a deformidade rotacional ou o desvio AP da hemipelve, e está adequada radiologicamente quando as vértebras sacrais superiores superpõem-se de forma concêntrica. A projeção ascendente (*outlet*) é obtida por meio do direcionamento do feixe de raios X em ângulo de cerca de 45° na direção cefálica. A imagem é considerada de boa qualidade quando há sobreposição da sínfise púbica com a segunda vértebra sacral, de modo que o primeiro forame sacral seja visualizado, e quando demonstra desvio vertical da hemipelve, fraturas do sacro, luxação sacroilíaca e lesão da pelve anterior. As fraturas do processo transverso de L5 e a observação de uma "incidência *inlet* paradoxal" na radiografia AP da pelve são sugestivas de fraturas do sacro.[21,22]

O alargamento da sínfise púbica > 2,5 cm está correlacionado com a ruptura dos ligamentos sacrospinal, sacrotuberoso e sacroilíaco anterior com instabilidade rotacional da pelve, assim como fraturas por avulsão lateral do sacro e da espinha isquiática. A abertura da pelve anterior causa ruptura dos ligamentos sacroilíacos anteriores, conduzindo a uma aparência alargada das ASIs na radiografia AP da bacia. Entretanto, os ligamentos sacroilíacos posteriores podem continuar íntegros, mantendo a pelve verticalmente estável.[23]

A obtenção de radiografias de qualidade pode ser extremamente difícil no cenário do trauma agudo. A tomografia computadorizada (TC) é importante na avaliação criteriosa das fraturas, e deve ser solicitada com cortes de 1 a 1,5 mm para reconstruções sagitais e coronais mais fidedignas. Antes do uso da TC, muitas lesões pélvicas eram consideradas exclusivamente anteriores, mas hoje sabe-se que esse padrão de lesão anterior isolada da pelve é raro. Considerando que a pelve é uma estrutura anelar, qualquer ruptura em determinado local, mesmo que pareça insignificante, deve estar acompanhada por ruptura em outro local. Também é importante a avaliação detalhada do padrão da fratura do sacro, sendo determinante na conduta terapêutica do paciente[2] (Fig. 7.5).

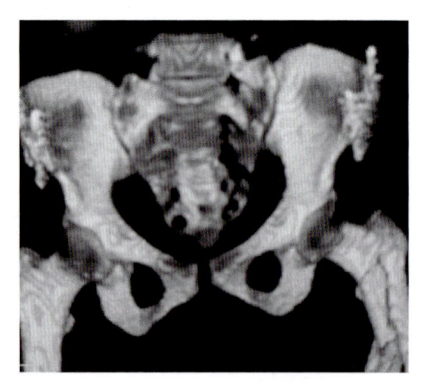

FIGURA 7.5 ■ Reconstrução 3D de tomografia computadorizada.

A ressonância magnética (RM) pode contribuir para o diagnóstico mais preciso da lesão neurológica associada, e pode influenciar na decisão terapêutica. Também é importante no trauma de baixa energia nos idosos com dor crônica na região lombar baixa, a fim de diagnosticar a fratura oculta do sacro, também conhecida como fratura por insuficiência sacral, típica dos ossos osteoporóticos. Recomenda-se, nessas situações, a aquisição de imagens com supressão de gordura[2] (Fig. 7.6).

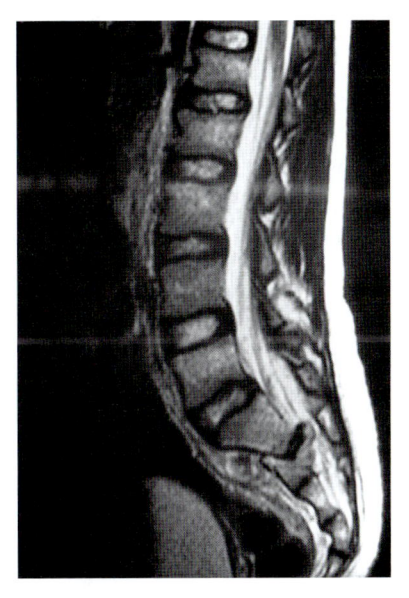

FIGURA 7.6 ■ Aquisição sagital, ponderada em T2, de ressonância magnética – fratura de sacro com desvio posterior.

CLASSIFICAÇÃO

Fraturas do sacro

A classificação de Denis é a mais utilizada e correlaciona fatores anatômicos com o risco de déficit neurológico. As fraturas da asa do sacro, que ocorrem lateralmente ao forame sacral, são as fraturas da zona I, sendo as mais frequentes e associadas à lesão neurológica em apenas 5,9% dos pacientes. A raiz de L5 é a mais acometida, uma vez que fica presa entre o processo transverso da L5 e a região alar que migra superiormente. As lesões acometem a zona II quando o traço de fratura progride por meio dos forames sacrais. Nessa zona, as fraturas estão frequentemente associadas à lesão do anel pélvico e, também, ao déficit motor das raízes de L5 e S1 uni ou bilateralmente em 26% dos pacientes. As fraturas da zona III (Fig. 7.7) acometem o canal central e estão, em 56% das ocasiões, associadas a algum déficit neurológico, desde parestesias temporárias até incontinência esfincteriana permanente.[23,24] Apesar de ser prática, a classificação de Denis não considera a magnitude e a direção do desvio, o mecanismo de trauma e a estabilidade das fraturas.

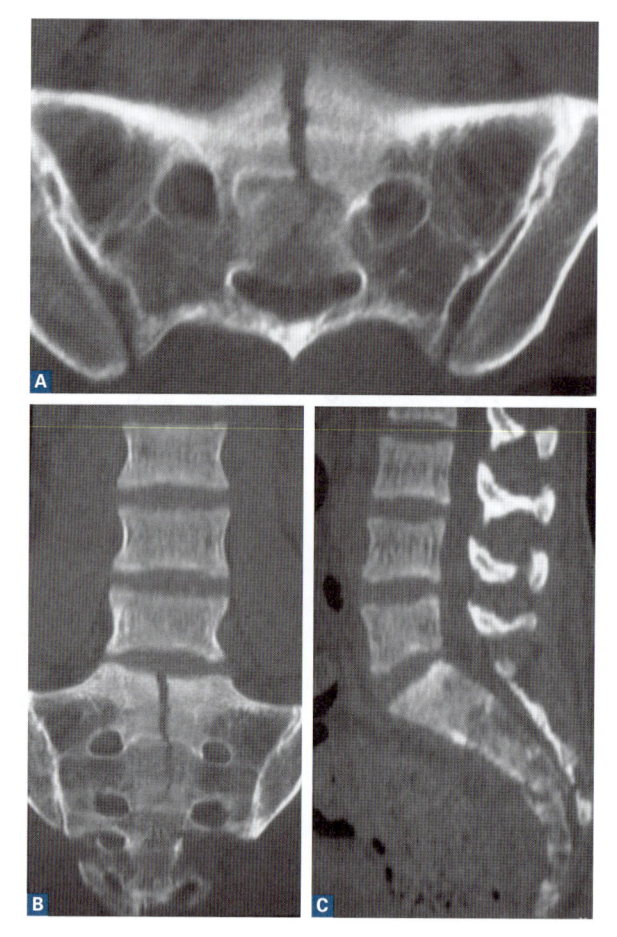

FIGURA 7.7 ■ Fratura da zona III da classificação de Denis. Tomografia computadorizada com reconstrução **(A)** axial, **(B)** coronal e **(C)** sagital.

Roy-Camille e colaboradores[25] subdividiram as fraturas da zona III de Denis, descrevendo três tipos de fraturas transversais do sacro. As do tipo I são lesões que consistem em uma deformidade em flexão simples do sacro, geralmente resultantes de carga axial com a coluna em flexão. As do tipo II são lesões caracterizadas por flexão e translação posterior do fragmento superior do sacro, também causadas por um trauma de carga axial com a coluna em flexão, e com a região lombar na posição cifótica. As do tipo III demonstram completa translação anterior da porção superior do sacro, normalmente causada por carga axial com a coluna em extensão e lordotização da região lombar.[25] Posteriormente, Strange-Vognsen e Lebech[26] adicionaram um quarto tipo à classificação de Roy-Camille que consiste na cominuição do corpo vertebral de S1 causada pela implosão axial da coluna lombar sobre o sacro, sem desvio importante dos fragmentos.

A classificação de Isler baseia-se na localização do traço de fratura em relação à faceta articular de L5-S1. As fraturas do tipo I, laterais a essa articulação, raramente causam instabilidade lombossacral, mas podem cursar com instabilidade do anel pélvico. As fraturas do tipo II cruzam a faceta de L5-S1. Quando o traço de fratura avança medialmente à articulação, sendo aquela caracterizada como tipo III, geralmente ocorre instabilidade lombossacral, podendo culminar em dissociação, nos casos de fraturas bilaterais.[2]

A Figura 7.8 ilustra as fraturas do sacro de acordo com as classificações de Roy-Camille, de Isler e de Denis.

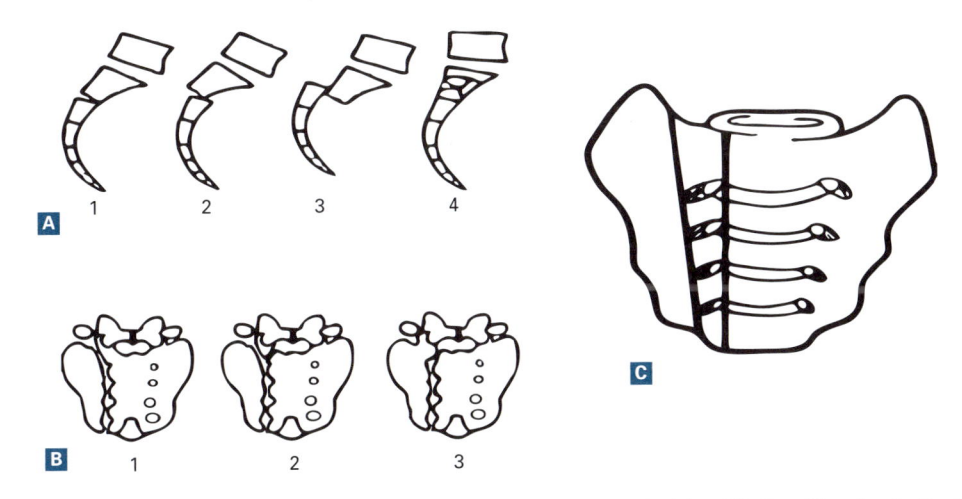

FIGURA 7.8 ■ (A) Classificação de Roy-Camille. (B) Classificação de Isler. (C) Classificação de Denis.

Fraturas da pelve

Existem várias classificações para as fraturas da pelve, e algumas vezes esses sistemas são controversos. A primeira tentativa de categorização dessas lesões foi feita por Malgaine[27] em 1859, antes mesmo do surgimento da radiografia. Pennal e colaboradores[28] desenvolveram uma classificação com base no mecanismo de lesão, que depois foi modificada por Tile,[29] dividindo as lesões de acordo com o conceito de estabilidade pélvica: A (estável); B (rotacionalmente instável); e C (rotacional e verticalmente instável).

Atualmente, o sistema de classificação mais utilizado é o de Young e Burgess,[30] que se baseia no mecanismo causador da lesão. A compressão lateral é classificada como tipo A; a compressão anteroposterior (Fig. 7.9), como tipo B; e as lesões causadas por forças verticalmente orientadas, como tipo C. O mecanismo de trauma mais prevalente é a compressão lateral (41% dos pacientes), quando no momento do impacto a hemipelve do lado do trauma sofre uma rotação interna e é forçada contra a hemipelve contralateral, ocorrendo fraturas dos ramos anteriores com fratura sacral por impacção ou fratura posterior da asa do ilíaco. Nas fraturas por compressão anteroposterior, ocorre rotação externa de uma das hemipelves, sendo o fulcro nas ASIs. Dependendo da energia do trauma, há ruptura sequencial dos ligamentos sacrotuberal, sacrospinal e sacroilíaco anterior. Na presença de diastase da sínfise púbica > 2,5 cm, presume-se que

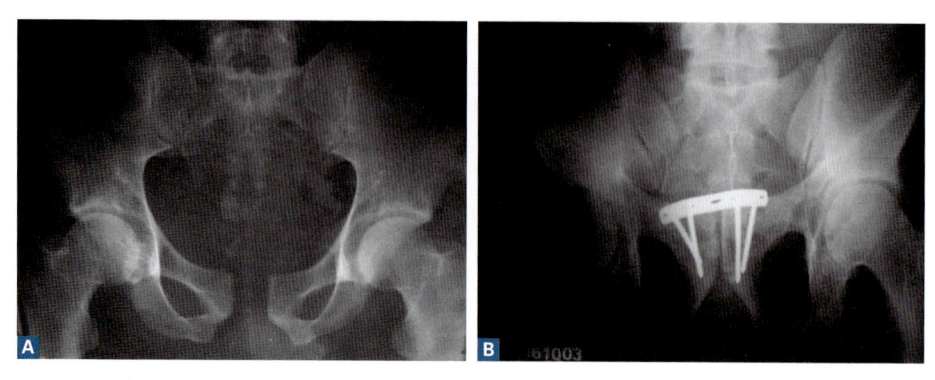

FIGURA 7.9 ■ Lesão do anel pélvico por mecanismo de compressão anteroposterior. **(A)** Pré-operatório mostrando abertura de sínfise púbica > 2,5 cm; **(B)** pós-operatório de osteossíntese com placa e parafuso.

esses três ligamentos foram rompidos. Uma energia ainda maior ocasiona a ruptura dos ligamentos intra-articular e sacroilíaco posterior. As lesões por cisalhamento vertical geralmente ocorrem por quedas de altura importante e apresentam-se com ascensão vertical de uma hemipelve, geralmente associadas à fratura do processo transverso de L5 por avulsão do ligamento iliolombar. As lesões geradas por mecanismos mistos resultam da combinação de dois ou mais dos mecanismos supracitados.

TRATAMENTO

Diversos tipos de instrumentos e técnicas de fixação foram desenvolvidos ao longo dos anos. A primeira tentativa de fixação da fratura do sacro foi realizada por meio de fios sublaminares. Porém, estudos biomecânicos mostraram a ineficácia desse procedimento, no que diz respeito à estabilização e à resistência às forças deformantes nos planos axial e sagital. Os parafusos pediculares de S1, com pontos de ancoragem uni, bi ou tricorticais, solucionaram, em parte, esses problemas. O'Brien[31] dividiu a região sacropélvica em três zonas, a fim de definir a força de arrancamento dos implantes posicionados em cada uma delas. A zona 1 é formada pelo corpo vertebral de S1 e pela região superior da asa do sacro. A zona 2 engloba o corpo de S2 até o cóccix e a região inferior da asa do sacro. A zona 3 compreende os dois ossos ilíacos. De acordo com esse estudo, a fixação que abrangia a zona 3 apresentava maior resistência biomecânica.[31] Outras técnicas cirúrgicas surgiram, como a instrumentação pedicular concomitante de S1 e S2, visando obter maior resistência e estabilidade da fixação. Porém, devido à posição posterior do parafuso, em relação ao ponto de pivô lombossacral, ao curto diâmetro do pedículo e à baixa qualidade óssea, esse parafuso adiciona pouca estabilidade se comparado a outras técnicas.[5] Surgiram, então, materiais cirúrgicos que permitiam a colocação de parafusos pediculares associados ao da asa do sacro, que exigiam dissecção mais ampla, agregando morbidade, sem melhorar suficientemente a eficácia biomecânica do sistema. Os parafusos iliossacrais adicionaram resistência e maior força de arrancamento distal às longas montagens lombossacrais, diminuindo, assim, as complicações inerentes aos sistemas previamente idealizados.[6]

As técnicas de Jackson e Kostiuk também foram desenvolvidas, mas foi após a descrição da técnica de Galveston que os sistemas de fixação iliopélvicos adquiriram os melhores resultados pós-operatórios. Como avanço em relação a essa técnica, surgiram os parafusos de ilíaco, posicionados entre a tábua interna e externa da asa do ilíaco, acoplados por meio de haste de conexão aos parafusos pediculares das vértebras lombares, aumentando significativamente a estabilidade e a rigidez do sistema. A ampla modularidade, as diferentes formas de conexão às hastes longitudinais, as menores taxas de pseudoartrose e as vantagens biomecânicas desse sistema de fixação resultaram no sucesso da técnica.[6,32]

As fraturas sacropélvicas são decorrentes, na sua maioria, de traumas de grande energia, explicando a sua associação com outras fraturas em 95% dos pacientes. O tratamento das lesões sacrais, sejam elas isoladas ou associadas com as lesões do anel pélvico, continua sendo um grande desafio para os cirurgiões, apesar da evolução dos exames de imagem, instrumentais e de técnicas cirúrgicas. O primeiro passo é decidir sobre o tratamento cirúrgico ou conservador da fratura e, para tanto, aspectos relacionados ao paciente, as características da fratura e a experiência do cirurgião devem ser considerados. Alguns critérios ajudam a nortear essa escolha. Atualmente, é indicado o tratamento conservador para as fraturas estáveis (Tile tipo A, Roy-Camille tipo I, fraturas transversas baixas), fraturas longitudinais sem desvio importante, sem envolvimento da junção lombossacral e nos pacientes que não apresentam déficit neurológico. Em outros pacientes, apesar de o padrão, a instabilidade e o desvio da fratura indicarem o tratamento por meio de fixação cirúrgica, a condição clínica do paciente pode não permitir. É o caso de indivíduos com lesão importante de tecidos moles, como a lesão de Morel-Lavallée, que irá comprometer o local da incisão cirúrgica e a recuperação adequada do paciente. Nesses pacientes, opta-se por períodos longos (cerca de 12 semanas) de imobilização e repouso para que a fratura consolide, e deve-se ter especial cuidado com as morbidades agregadas ao tratamento conservador[5,6,33] (Fig. 7.10).

Já nas fraturas com desvio, instáveis, com déficit neurológico progressivo, e no paciente com condições clínicas permissivas, deve-se optar pelo tratamento cirúrgico. O primeiro passo para atingir um resultado pós-operatório adequado é a manobra de redução pré ou intraoperatória a ser realizada. As opções são a tração transcondilar do membro inferior, a hiperlordose do segmento com auxílio de mesa ortopédica ou de coxins, a redução aberta e, ainda, técnicas minimamente invasivas, como o posicionamento de pinos percutâneos no pedículo de L5 ou S1 e no ilíaco, que funcionarão como dispositivos, permitindo um bom controle dos focos de fratura. Nesse caso, pode-se lançar mão de distratores acoplados aos pinos, que irão manter a redução durante o procedimento cirúrgico. Os pacientes devem ser analisados individualmente para que seja escolhida a melhor forma de redução.[34-37]

Nas fraturas longitudinais dos tipos I, II ou III de Denis, sem desvio, ou naquelas desviadas e adequadamente reduzidas, a técnica de parafuso iliossacral é a preferida.

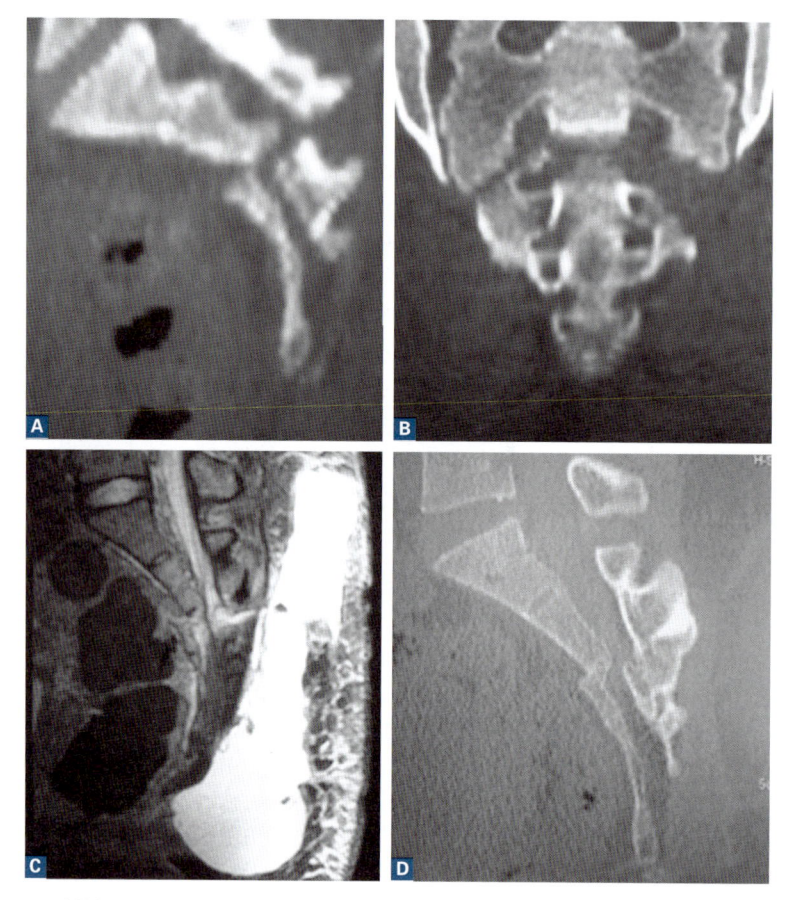

FIGURA 7.10 ■ Vítima de acidente automobilístico com lesão importante de tecidos moles – lesão de Morel-Lavallée –, tratada de maneira conservadora. **(A, B)** Reconstrução sagital e coronal da tomografia computadorizada, evidenciando fratura sacral complexa. **(C)** Ressonância magnética evidenciando fratura do sacro e edema importante de tecidos moles. **(D)** Tomografia computadorizada evidenciando boa consolidação com o tratamento conservador.

Essa técnica foi descrita por Routt e colaboradores,[19] sendo biomecanicamente estável, com pouca taxa de infecção e sangramento[38] (Fig. 7.11). O parafuso deve ser inserido com auxílio de fluoroscopia, no quadrante posterossuperior de uma linha traçada entre o eixo da diáfise do fêmur e uma linha perpendicular a esta passando na espinha ilíaca anterossuperior, devendo localizar-se entre o primeiro forame sacral e o primeiro disco da transição lombossacral, em direção ao corpo de S1 e perpendicular à ASI.[22] Outro parâmetro utilizado para orientar o cirurgião na introdução do parafuso iliossacral é a densidade cortical do ilíaco, na projeção lateral, que representa a confluência do encontro do osso cortical e esponjoso da ASI, bilateralmente, formando-se, então, uma linha radiopaca anteroinferior. O parafuso deve estar posicionado inferior e posteriormente a essa linha. Deve-se tomar cuidado durante a passagem do fio-guia e do parafuso, em razão da localização de estruturas nobres próximas ao córtex anterior da asa do sacro,

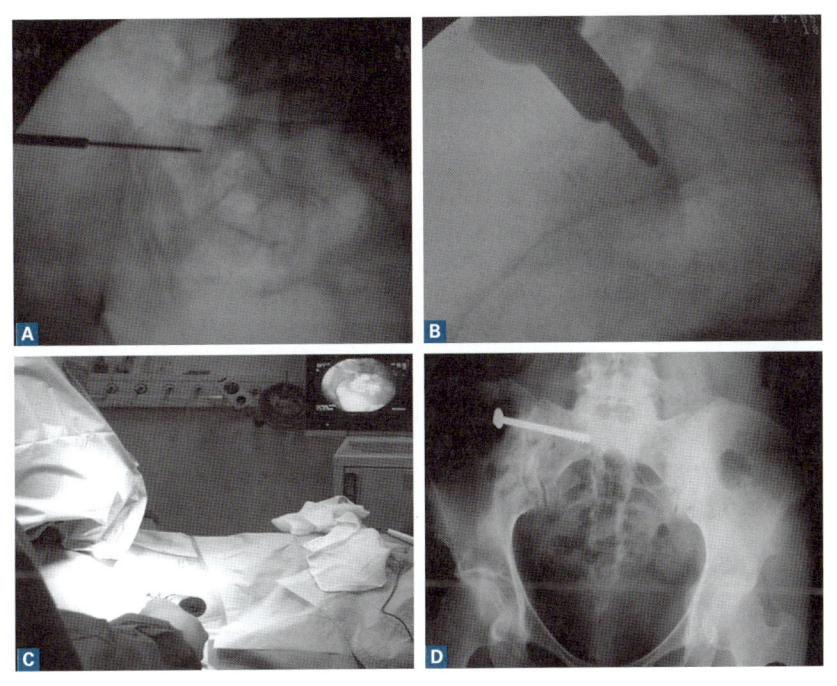

FIGURA 7.11 ■ Técnica de fixação iliossacral. **(A, B)** Controle fluoroscópico intraoperatório; **(C)** imagem intraoperatória de técnica percutânea; **(D)** radiografia em incidência anteroposterior da bacia de estabilização com parafuso iliossacral.

como a veia ilíaca interna e as raízes de L4 e L5.[22,39] O resultado, quando são consideradas a dor, a infecção e a taxa de consolidação, é classificado como bom por Routt e colaboradores.[19] Nos pacientes com fraturas cominutivas na zona II de Denis, deve-se evitar o uso de parafuso de rosca parcial, para não realizar uma possível compressão e dano neurológico iatrogênico. Limitações a essa técnica incluem a pouca ancoragem nos pacientes com cominuição do corpo de S1 e a incapacidade de estabilização sagital da fratura.

A montagem triangular, quando associada ao parafuso iliossacral, também serve como opção nessas situações. É biomecanicamente mais estável do que o parafuso iliossacral isolado, e permite carga total nos primeiros dias de pós-operatório, agregando estabilidade axial e sagital. Porém, exige dissecção mais ampla de tecidos moles, o que pode ser inadequado, a depender do caso.[40] Caso a redução não seja atingida ou em pacientes com fraturas longitudinais muito instáveis, como as do tipo III de Isler, opta-se por fixação sacropélvica ou lombopélvica, caso o pedículo de S1 não esteja viável. Essa técnica pode ser obtida de diversas formas. Classicamente, o parafuso posicionado na asa do ilíaco é a técnica mais utilizada, tendo o ponto de entrada na espinha ilíaca posterossuperior, com inclinação lateral e caudal de cerca de 45°.[4,6] Um dos problemas mais comuns associados a esse implante é a proeminência do implante na pele, que exige revisão da cirurgia para a retirada do material em aproximadamente 7% dos pacientes. Em 2007, foi divulgada a técnica de colocação do parafuso de S2 alar-ilíaco, com algumas vantagens em relação ao parafuso de ilíaco tradicional. O ponto de entrada do parafuso fica localizado a meio caminho dos forames de S1 e S2 e no nível, ou 1 mm medial, da crista lateral do sacro. O parafuso deve ser introduzido com angulação caudal e lateral de aproximadamente 40°, atravessando as duas corticais da ASI, passando acima da incisura ciática. O posicionamento dos implantes deve sempre ser verificado por meio da fluoroscopia. O ponto de entrada está em linha com os parafusos pediculares lombossacrais, facilitando a conexão da haste entre eles. Também está localizado cerca de 15 mm mais profundo do que o parafuso de ilíaco, evitando a proeminência que poderia incomodar o paciente. O fato de seu trajeto cruzar a cortical do sacro e do ilíaco na ASI confere maior rigidez e estabilidade a esse sistema, em comparação com o parafuso de asa de ilíaco. A introdução do implante deve ser cuidadosa, pois a invasão da cortical posterolateral do ilíaco pode lesar a artéria e o nervo glúteo superior. A invasão da cortical medial pode lesar os órgãos pélvicos. A violação da incisura isquiática pode atingir importantes estruturas localizadas naquela região, como o nervo ciático e o nervo pudendo. As taxas de infecção são de 4%.[41-44] O outra opção nas fraturas cominutivas e instáveis verticalmente é a fixação transilíaca da banda de tensão posterior ou, ainda, a barra transilíaca, apesar de menos comumente utilizada.[45,46]

Nas fraturas do sacro transversais isoladas, a classificação de Roy-Camille orienta o tratamento. No tipo I, o tratamento deve ser conservador, e podem ser utilizados parafusos iliossacrais nos pacientes selecionados. Nas fraturas dos tipos II e III, as quais geralmente são associadas com lesão neurológica, deve-se proceder às manobras de redução, descompressão cirúrgica e osteossíntese, por meio de fixação lombopélvica ou, ainda, por placas iliossacrais ou conectadas apenas ao sacro.[2,5,6,47] A descompressão direta, por meio de laminectomia sacral, ainda é assunto controverso na literatura. Os estudos relatam a recuperação neurológica de até 80% dos pacientes, sejam eles submetidos ou não ao procedimento cirúrgico. Porém, a tendência atual é a descompressão cirúrgica nos pacientes que apresentam déficit neurológico, de acordo com alguns relatos de melhores taxas de recuperação neurológica com a descompressão direta.[48,49]

As fraturas transversais do sacro associadas às da pelve devem, primeiramente, ser classificadas segundo Tile[29] e, a seguir, por Roy-Camille.[25] Nas fraturas do tipo A de Tile, a lesão sacral deve ser tratada de forma isolada, uma vez que não há instabilidade do anel pélvico. Nas lesões dos tipos B e C de Tile, o sucesso da redução guiará o tratamento. Caso a fratura seja adequadamente reduzida, técnicas de fixação triangular podem ser utilizadas ou, ainda, a estabilização do sacro ou lombopélvica (Fig. 7.12), e deve-se avaliar a necessidade de fixação anterior do anel pélvico. Se a fratura não for adequadamente reduzida, a fixação sacroilíaca ou lombopélvica deve ser realizada. Nas fraturas do tipo C de Tile, a fixação lombopélvica é recomendada.[6] Esse tipo de montagem restaura as características biomecânicas, transmitindo as forças que os membros inferiores exercem no acetábulo diretamente à coluna lombar, sem sobrecarregar a fratura do sacro, diminuindo os índices de pseudoartrose, além de rápida progressão da carga parcial para a carga total nesses pacientes.[5]

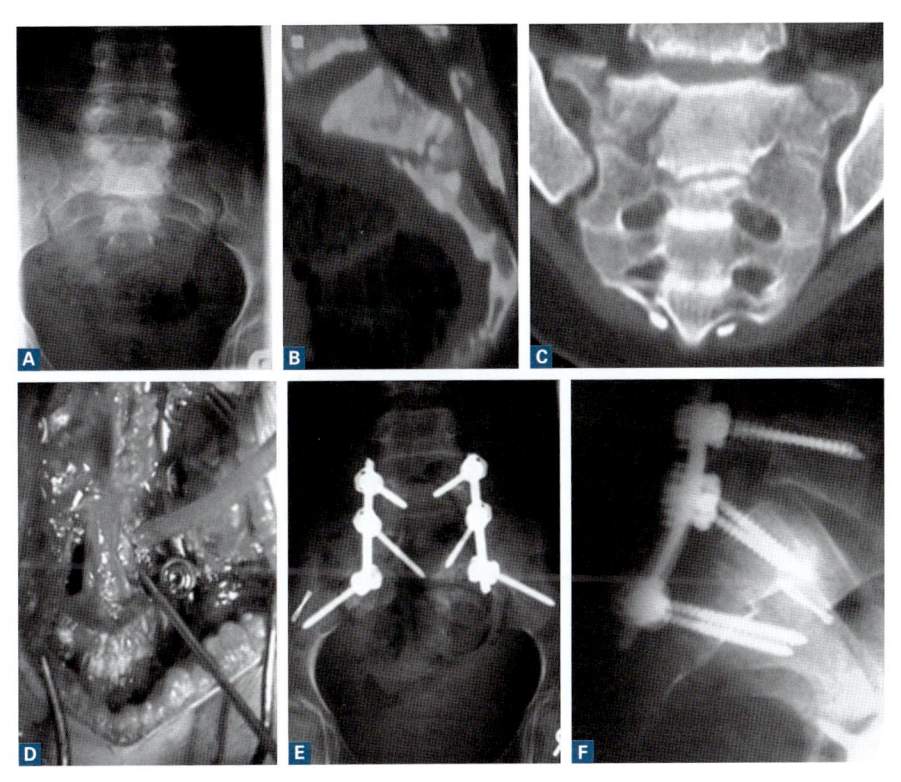

FIGURA 7.12 ■ Fratura complexa do sacro após tentativa de suicídio por salto de altura. **(A)** Radiografia em incidência anteroposterior da bacia. **(B, C)** Fratura com angulação anterior e cominuição de S1 com estenose foraminal em paciente com déficit neurológico. **(D)** Fotografia intraoperatória de descompressão das raízes da cauda equina. **(E, F)** Radiografias pós-operatórias de redução e estabilização lombopélvica.

Sacroplastia para fratura por insuficiência do sacro

A fratura por insuficiência do sacro é uma fratura por estresse, causada por cargas fisiológicas ou mínimo trauma em um osso patologicamente enfraquecido. Está associada a fatores de risco como osteopenia, artrite reumatoide, uso prolongado de corticosteroides, hiperparatireoidismo e osteoporose, sendo este último o mais comumente relacionado. Acomete principalmente as mulheres idosas, sendo, em geral, fraturas verticais na asa do sacro, uni ou bilateralmente. As principais manifestações clínicas são dor lombar de longa data, dor em região glútea, com ou sem irradiação para membros inferiores, geralmente de grande intensidade, levando, muitas vezes, à incapacidade de deambular. A persistência da dor durante longos períodos é explicada por micromovimentos e pseudoartrose nos focos da fratura. Por ser uma área de difícil visualização nas radiografias simples, com frequência passa despercebida nas avaliações iniciais, pois deve haver uma grande suspeição para que seja prontamente identificada. A tomografia computadorizada (TC) e a ressonância magnética auxiliam, juntamente com a radiografia simples do sacro, no diagnóstico da fratura (Fig. 7.13). A TC é mais eficiente

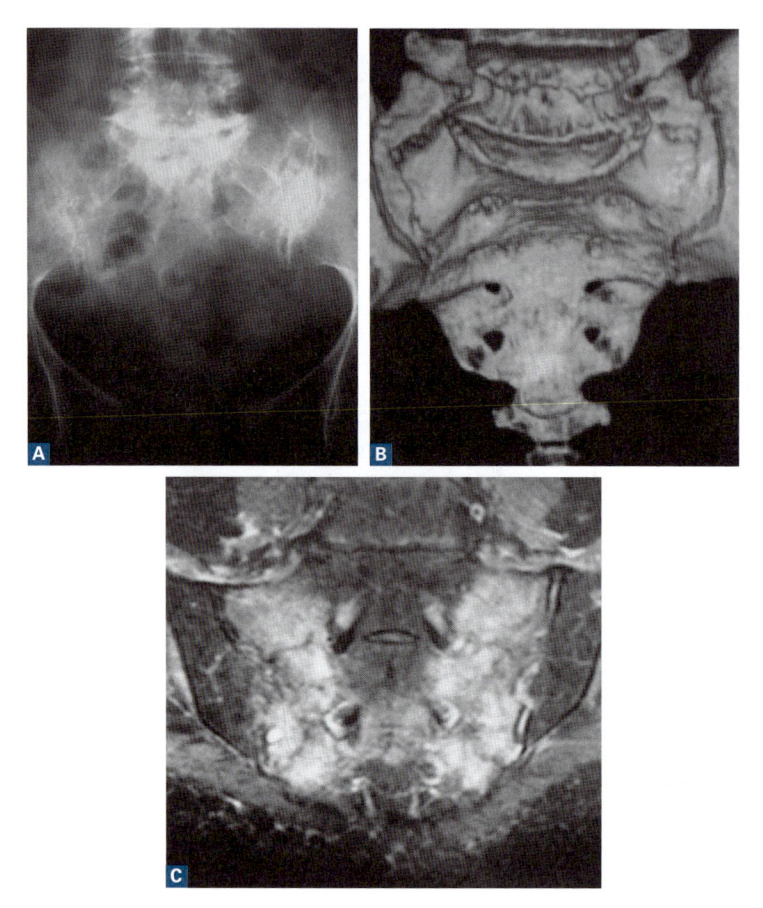

FIGURA 7.13 ■ Fratura por insuficiência sacral. **(A)** Radiografia em incidência anteroposterior do sacro com dificuldade de visualização do traço de fratura. **(B)** Tomografia computadorizada do sacro também sem clara evidência da fratura. **(C)** Ressonância magnética evidenciando grande edema nas duas asas sacrais.

ao definir as linhas de fratura, e a ressonância magnética identifica pontos de maior edema ósseo e, em alguns casos, alguma compressão neural. Inicialmente, o tratamento conservador poderá ser proposto, mas complicações decorrentes do longo período de repouso, como a trombose venosa profunda e as úlceras de pressão, são as maiores desvantagens dessa opção terapêutica.[50-52]

Na falha do tratamento conservador ou dor incapacitante, tem-se como opção a sacroplastia. A técnica baseia-se nos mesmos princípios da vertebroplastia. Deve ser realizada com o paciente em decúbito ventral, com auxílio de TC, ou mesmo de fluoroscopia, em mãos mais experientes. Uma agulha de punção deve ser introduzida, por via posterior ou lateral, no foco de fratura para posterior injeção de cimento. Apresenta bons resultados no pós-operatório, com melhora dos sintomas álgicos imediatos e ao final de 1 ano. Deve-se tomar cuidado para evitar o extravasamento do material para a ASI ou para regiões que podem provocar a compressão das estruturas neurológicas[53,54] (Fig. 7.14).

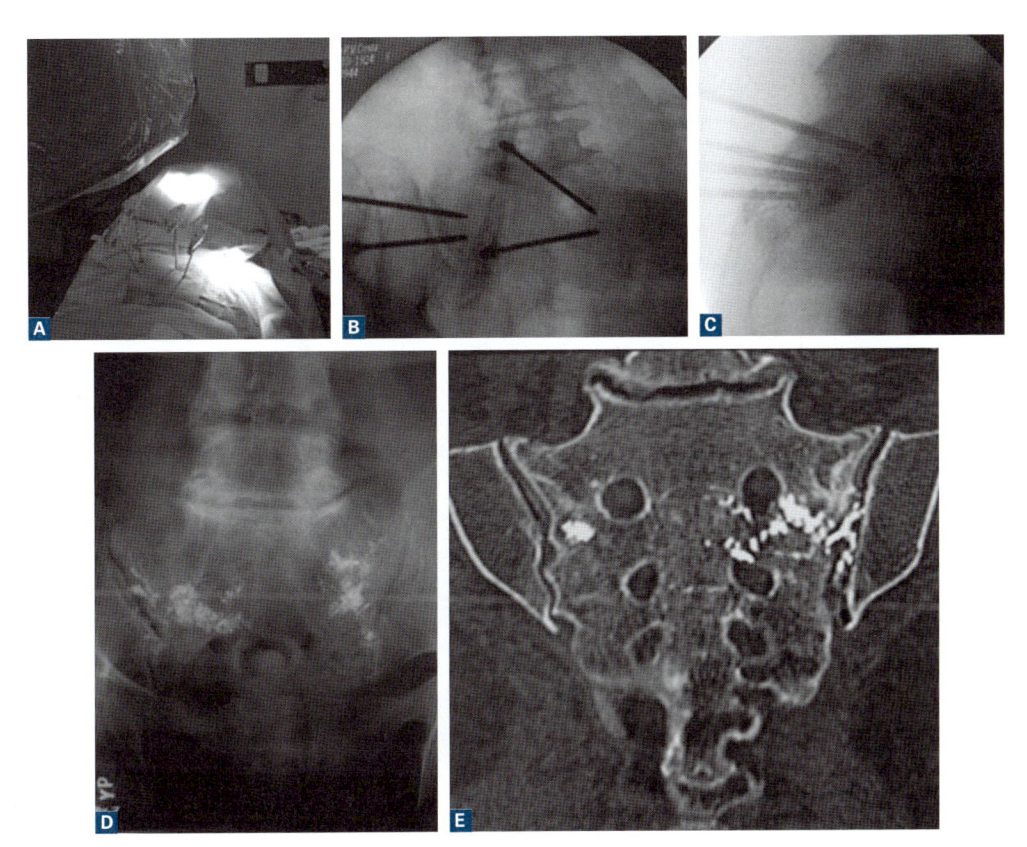

FIGURA 7.14 ■ Técnica cirúrgica de sacroplastia. **(A)** Posicionamento de agulhas de vertebroplastia com auxílio de intensificador de imagem. **(B, C)** Controle fluoroscópico da localização das agulhas nos focos de fratura. **(D)** Controle radiográfico pós-operatório. **(E)** Controle tomográfico coronal do sacro demonstrando pequeno extravasamento para a articulação sacroilíaca esquerda.

Tendências atuais – artrodese sacroilíaca minimamente invasiva distracional

A técnica de artrodese distracional de interferência da ASI possui algumas indicações para seu uso, como alívio da dor oriunda de artrose e instabilidade pós-traumática dessa articulação. É uma técnica minimamente invasiva, realizada pela via posterior, com poucos danos aos tecidos moles e com bons resultados. Deve ser feita uma incisão de 4 a 6 cm na linha média, e o meio dessa linha deve estar localizado na borda superior do sacro. A fáscia deve ser incisada 1,5 cm medial à espinha ilíaca posterossuperior. Prepara-se o recesso extra-articular com curetas e brocas, a fim de cruentizar o máximo possível toda a sua extensão. O próximo passo é a inserção de um fio-guia através do recesso, ao nível do disco S1-S2, inclinando-o 45° caudal e lateralmente. Confirma-se a posição do fio-guia com auxílio da fluoroscopia em incidência AP, perfil e oblíqua, e o fio deve estar posicionado da seguinte forma: na incidência AP, deve estar posicionado no terço inferior da ASI, acima da incisura isquiática; no perfil, a sua trajetória deve atravessar o disco de S1-S2; na incidência oblíqua, deve passar por meio da coluna anterior verticalmente ao recesso extra-articular; nas três incidências, deve estar apontando para a porção mais superior do domo acetabular. A seguir, prepara-se, por meio de instrumentos específicos, a porção da cartilagem hialina que irá receber o parafuso distracional de interferência preenchido com enxerto ósseo autólogo ou homólogo. Os resultados pós-operatórios, clínicos e radiológicos da técnica são satisfatórios, com uma taxa de artrodese de aproximadamente 80% e melhora significativa da dor, com menor risco de lesão às estruturas neurológicas ou vasculares[55] (Fig. 7.15).

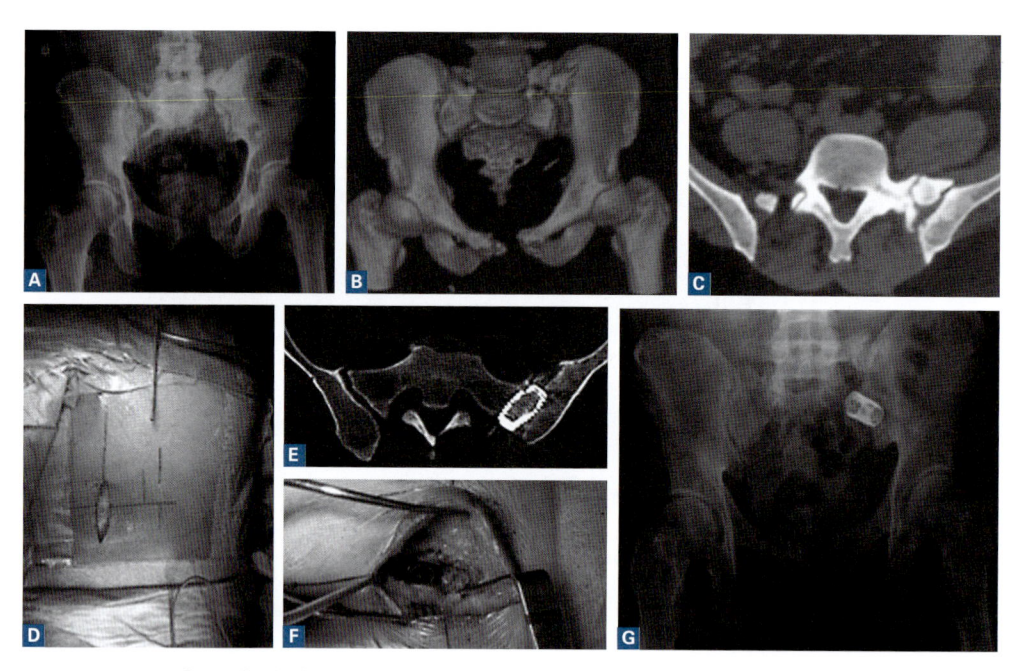

FIGURA 7.15 ■ Sequela de fratura sacropélvica com dor e instabilidade na articulação sacroilíaca. **(A)** Radiografia evidenciando ascensão da hemipelve esquerda. **(B, C)** Tomografia computadorizada detalhando a fratura de luxação sacroilíaca e abertura anterior da pelve. **(D)** Incisão cirúrgica para realização do procedimento. **(E)** Tomografia computadorizada mostrando bom posicionamento do implante. **(F)** Fotografia intraoperatória da localização do implante com enxerto ósseo. **(G)** Radiografia em incidência anteroposterior da bacia pós-operatória.

Fratura do sacro e anel pélvico em crianças

A incidência da fratura do anel pélvico nas crianças é de 2,4% dos traumas fechados. A epidemiologia, a avaliação e o tratamento diferem daqueles dos adultos devido às diferenças anatômicas entre as duas populações: a pelve imatura é mais elástica, as estruturas ósseas são cobertas por um periósteo forte e, por vezes, ocorrem fraturas por avulsão, diferentemente das lesões combinadas no adulto. Fraturas isoladas do sacro são ainda mais raras, representando cerca de 0,16% do trauma pediátrico. São classificadas de acordo com Torode e Zieg[56] em quatro tipos. Desses pacientes, 90% não necessitam de abordagem cirúrgica (principalmente se a cartilagem trirradiada ainda estiver aberta), devido à grande capacidade de remodelamento dessas fraturas na população pediátrica (Fig. 7.16). A cirurgia somente estará indicada nos pacientes com grande instabilidade, desvio ou deformidade, bem como nas fraturas expostas.[57-59]

Complicações

As taxas de complicação após o procedimento cirúrgico são de 38%, sendo as complicações com a incisão cirúrgica as principais responsáveis pela necessidade de reabordagem ao paciente. Bellabarba e colaboradores[60] relataram taxas de infecção de ferida operatória em cerca de 16% dos pacientes. A soltura ou quebra do material de instrumentação pode ocorrer em até 31% dos casos. Outras complicações possíveis são a pseudoartrose, a consolidação viciosa e a durotomia.[6,60]

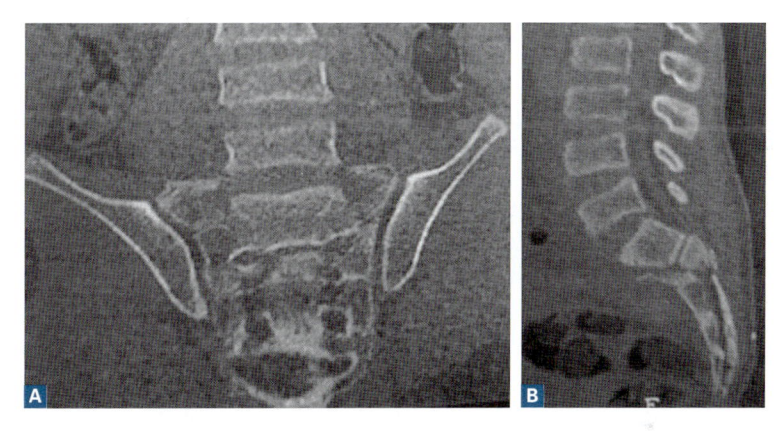

FIGURA 7.16 ■ Fratura do sacro em criança de 12 anos tratada de forma conservadora. **(A)** Tomografia computadorizada em reconstrução coronal, evidenciando traço transversal e vertical. **(B)** Tomografia computadorizada em reconstrução sagital mostrando o desvio em flexão da fratura.

REFERÊNCIAS

1. Hussin P, Chan CY, Saw LB, Kwan MK. U-shaped sacral fracture: an easily missed fracture with high morbidity. A report of two cases. Emerg Med J. 2009 Sep;26(9):677-8.
2. Hak DJ, Baran S, Stahel P. Sacral fractures: current strategies in diagnosis and management. Orthopedics. 2009;32(10):1-7.
3. Yi C, Hak DJ. Traumatic spinopelvic dissociation or U-shaped sacral fracture: A review of the literature. Injury. 2012;43(4):402-8.
4. König MA, Jehan S, Boszczyk AA, Boszczyk BM. Surgical management of U-shaped sacral fractures: a systematic review of current treatment strategies. Eur Spine J. 2012;21(5):829-36.
5. Moshirfar A, Rand FF, Sponseller PD, Parazin SJ, Khanna AJ, Kebaish KM, et al. Pelvic fixation in spine surgery. Historical overview, indications, biomechanical relevance, and current techniques. J Bone Joint Surg Am. 2005;87 Suppl 2:89-106.
6. Pascal-Moussellard H, Hirsch C, Bonaccorsi R. Osteosynthesis in sacral fracture and lumbosacral dislocation. Orthop Traumatol Surg Res. 2016;102(1 Suppl):S45-57.

7. Biffl WL, Smith WR, Moore EE, Gonzalez RJ, Morgan SJ, Hennessey T, et al. Evolution of a multidisciplinary clinical pathway for the management of unstable patients with pelvic fractures. Ann Surg. 2001;233(6):843-50.
8. Bridell KH, DeWald RL, editors. The texbook of spinal surgery. 3rd ed. Philadelphia: LWW; 2012.
9. Vrahas M, Hearn TC, Diangelo D. Ligamentous contributions to pelvic stability. Orthopedics. 1995;18(3):271-4.
10. Kuklo T, Potter B, Ludwig S, Anderson P, Lindsey R, Vaccaro A. Radiographic measurement techniques for sacral fractures consensus statement of Spine Trauma Study Group. Spine (Phila Pa 1976). 2006;31(9):1047-55.
11. Sekharappa V, Amritanand R, Krishnan V, David KS. Lumbosacral transition vertebra: prevalence and its significance. Asian Spine J. 2014;8(1):51-8.
12. Committee on Trauma, American College of Surgeons. ATLS: Advanced Trauma Life Support program for doctors. 10th. Chicago: American College of Surgeons; 2012.
13. Gibbons KJ, Soloniuk DS, Razack N. Neurological injury and patterns of sacral fractures. J Neurosurg. 1990;72(6):889-93.
14. Huittinen VM, Slatis P. Postmortem angiography and dissection of the hypogastric arteries in pelvic fractures. Surgery. 1973;73(3):454-62.
15. Dyer GS, Vrahas MS. Review of the pathophysiology and acute management of haemorrhage in pelvic fracture. Injury. 2006;37(7):602-13.
16. Metz CM, Hak DJ, Goulet JA, Williams D. Pelvic fracture paterns and their corresponding sources of hemorrhage. Orthop Clin North Am. 2004;35(4):431-7.
17. Woods RK, O`Keefe G, Rhee P. Open fracture and fecal diversion. Arch Surg. 1998;133(3):281-6.
18. Demetriades D, Karaiskakis M, Toutouzas K. Pelvic fractures: epidemiology and predictors of associated abdominal injuries and outcomes. J Am Coll Surg. 2002 Jul;195(1):1-10.
19. Routt ML Jr, Simonian PT. Closed reduction and percutaneous skeletal fixation of sacral fractures. Clin Orthop Relat Res. 1996;(329):121-8.
20. Northrop CH, Eto RT, Loop JW. Vertical fracture of the sacral ala: significance of non-continuity of the anterior superior sacral foraminal line. Am J Roentgenol Radium Ther Nucl Med. 1975;124(1):102-6.
21. Nork SE, Jones CB, Harding SP. Percutaneous stabilization of U- shaped sacral fractures using iliosacral screws: technique and early results. J Orthop Trauma. 2001;15(4):238-46.
22. Cohen MT, Guimarães JM, Motta Filho GR, Cohen JC, Goldsztjn F, Guimarães FM. Fixação percutânea com parafuso iliossacral na lesão traumática do anel pélvico. Rev Bras. Ortop. 2005; 40(1/2):32-41.
23. Canale ST, Beaty JH. Campbell´s operative orthopaedics. 12th ed. Philadelphia: Elsevier; 2012. p. 1617-22.
24. Denis F, Davis S, Comfort T. Sacral fractures: an important problem. Retrospective analysis of 236 cases. Clin Orthop Relat Res. 1988;227:67-81.
25. Roy-Camille R, Saillant G, Gagna G, Mazel C. Transverse Farcture of the uper sacrum – Suicidal jumper´s fracture. Spine (Phila Pa 1976). 1985;10(9):838-45.
26. Strange-Vognsen HH, Lebech A. An unusual type of fracture in the upper sacrum. J Orthop Trauma. 1991;5(2):200-3.
27. Malgaigne JF. Double vertical fractures of the pelvis. Clin Orthop Relat Res. 2007;458:17-9.
28. Pennal GF, Tile M, Waddell JP, Garside H. Pelvic Disruption: assessment and classification. Clin Orthop Relat Res. 1980;(151):12-21.
29. Tile M. Pelvic ring fractures: should they be fixed? J Bone Joint Surg Br. 1988;70(1):1-12.

30. Young JWR, Burgess AR. Pelvic fractures: value of plain radiography in early assessment and management. Radiology. 1986;160(2):445-51.
31. O'Brien MF. Sacropelvic fixation in spinal deformity. In: DeWald R. Spinal deformities: the comprehensive text. New York: Thieme; 2003. p. 601-14.
32. Jones CB, Sietsema DL, Hoffmann MF. Can lumbopelvic fixation salvage unstable complex sacral fractures? Clin Orthop Relat Res. 2012;470(8):2132-41.
33. Dalbayrak S, Yaman O, Ayten M, Yilmaz M, Ozer AF. Surgical treatment in sacral fractures and traumatic spinopelvic instabilities. Turk Neurosurg. 2014;24(4):498-505.
34. Sullivan MP, Smith HE, Schuster JM, Donegan D, Mehta S, Ahn J. Spondylopelvic dissociation. Orthop Clin North Am. 2014;45(1):65-75.
35. Ruatti S, Kerschbaumer G, Gay E, Milaire M, Merloz P, Tonetti J. Technique for reduction and percutaneous fixation of U- and H-shaped sacral fractures. Orthop Traumatol Surg Res. 2013;99(5):625-9.
36. König MA, Seidel U, Heini P, Orler R, Quraishi NA, Boszczyk AA, et al. Minimal-invasive percutaneous reduction and transsacral screw fixation for U-shaped fractures. J Spinal Disord Tech. 2013; 26(1):48-54.
37. Nicodemo A, Cuocolo C, Capella M, Deregibus M, Massè A. Minimally invasive reduction of vertically displaced sacral fracture without use of traction table. J Orthop Traumatol. 2011;12(1): 49-55.
38. Harma A, Inan M. Surgical management of transforaminal sacral fractures. Int Orthop. 2005;29(5):333-7.
39. Ziran BH, Wasan AD, Marks DM, Olson SA, Chapman MW. Fluoroscopic imaging guides of the posterior pelvis pertaining to iliosacral screw placement. J Trauma. 2007;62(2):347-56.
40. Schildhauer TA, Ledoux WR, Chapman JR, Henley MB, Tencer AF, Routt ML Jr. Triangular osteosynthesis and iliosacral screw fixation for unstable sacral fractures: a cadaveric and biomechanical evaluation under cyclic loads. J Orthop Trauma. 2003;17(1):22-31.
41. O'Brien JR, Yu W, Kaufman BE, Bucklen B, Salloum K, Khalil S, Gudipally M. Biomechanical evaluation of S2 alar-iliac screws – effect of length and quad-cortical purchase as compared with iliac fixation. Spine (Phila Pa 1976). 2013; 38(20):E1250-5.
42. Sponseller PD, Zimmerman RM, Ko PS, Pull Ter Gunne AF, Mohamed AS, Chang TL, et al. Low profile pelvic fixation with the sacral alar iliac technique in the pediatric population improves results at two-year minimum follow-up. Spine (Phila Pa 1976). 2010;35(20):1887-92.
43. Park JH, Hyun SJ, Kim KJ, Jahng TA. Free hand insertion technique of S2 sacral alar-iliac screws for spino-pelvic fixation: technical note, acadaveric study. J Korean Neurosurg Soc. 2015;58(6):578-81.
44. Mattei TA, Fassett DR. Combined S-1 and S-2 sacral alar-iliac screws as a salvage technique for pelvic fixation after pseudarthrosis and lumbosacropelvic instability. J Neurosurg Spine. 2013; 19(3):321-30.
45. Shinohara K, Takigawa T, Tanaka M, Sugimoto Y, Arataki S, Ito Y, et al. Biomechanical comparison of posterior fixation using spinal instrumentation and conventional posterior plate fixation ins unstable vertical sacral fracture. Acta Med Okayama. 2016;70(2):97-102.
46. Tis JE, Helgeson M, Lehman RA, Dmitriev AE. A biomechanical comparison of different types of lumbopelvic fixation. Spine (Phila Pa 1976). 2009;34(24):E866-72.
47. Gribnau AJ, van Hensbroek PB, Haverlag R, Ponsen KJ, Been HD, Goslings JC. U-shaped sacral fractures: surgical treatment and quality of life. Injury. 2009;40(10):1040-8.
48. Schildhauer TA, Bellabarba C, Nork SE, Barei DP, Routt ML Jr, Chapman JR. Decompression and lumbopelvic fixation for sacral fracture-dislocations with spino-pelvic dissociation. J Orthop Trauma. 2006;20(7):447-57.

49. Zelle BA, Gruen GS, Hunt T, Speth SR. Sacral fractures with neurological injury: is early decompression beneficial. Int Orthop. 2004;28(4):244-51.
50. Frey ME, DePalma MJ, Cifu DX, Bhagia SM, Daitch JS. Efficacy and safety of percutaneous sacroplasty for painful osteoporotic sacral insufficiency fractures. Spine (Phila Pa 1976). 2007;32(15):1635-40.
51. Cheng DS, Herzog RJ, Lutz GE. Sacral Insufficiency Fracture: A Masquerader of Diskogenic Low Back Pain. PM R. 2010;2(2):162-4.
52. Al-faham Z, Rydberg JN, Oliver Wong CY. Use of SPECT/CT with 99mTc-MDP bone scintigraphy to diagnose sacral insufficiency fracture. J Nucl Med Technol. 2014;42(3):240-1.
53. Choi KM, Song JH, Ahn SK, Choi HC. Therapeutic considerations of percutaneous sacroplasty for the sacral insufficiency fracture. J Korean Neurosurg Soc. 2010;47(1):58-63.
54. Ludtke CW, Wissgott C, Andresen R. Treatment of a bilateral sacral insufficiency fracture with ct-guided balloon sacroplasty. Iran J Radiol. 2014;11(3):e6965.
55. Endres S, Ludwig E. Outcome of distraction interference arthrodesis of the sacroiliac joint for sacroiliac arthritis. Indian J Orthop. 2013;47(5):437-42.
56. Torode I, Zieg D. Pelvic fractures in children. J Pediatr Orthop. 1985;5(1):76-84.
57. Kenawey M, Addosooki A. U-shaped sacral fracture with iliac crest apophyseal avulsion in a young child. J Pediatr Orthop. 2014;34(5):e6-e11.
58. Hart DJ, Wang MY, Griffith P, Gordon McComb J. Pediatric sacral fractures. Spine (Phila Pa 1976). 2004;29(6):667-70.
59. Shore BJ, Palmer CS, Bevin C, Johnson MB, Torode IP. Pediatric pelvic fracture: a modification of a preexisting classification. J Pediatr Orthop. 2012;32(2):162-8.
60. Bellabarba C, Schildhauer TA, Vaccaro AR, Chapman JR. Complications associated with surgical stabilization of high-grade sacral fracture dislocations with spino-pelvic instability. Spine (Phila Pa 1976). 2006;31(11 Suppl):S80-8.

8

Trauma Raquimedular

Allan Hiroshi de Araújo Ono, Alexandre Fogaça Cristante e Ivan Dias da Rocha

O primeiro documento que relatou a lesão traumática da medula espinal é de 1600 a.C. e está no papiro egípcio descoberto por Edwin Smith. Descrevia o quadro clínico de um homem que havia sofrido deslocamento do pescoço e apresentava imobilidade dos braços e pernas, como condição intratável.[1] Hipócrates (460-377 a.C.) foi quem primeiro utilizou o termo paraplegia e descreveu suas consequências clínicas, como a constipação intestinal, as dificuldades urinárias, as úlceras por pressão e a estase sanguínea dos membros inferiores. Em seu primeiro livro, também descreveu um método de redução das fraturas da coluna vertebral por meio da hiperextensão.[2]

A lesão raquimedular, por definição, é a lesão traumática aguda da medula espinal que pode ocasionar grande variedade de lesões neurológicas motoras e/ou sensitivas, além de poder acometer também as lesões da cauda equina.[3]

Apesar dos grandes avanços científicos e da pesquisa nessa área, as lesões da medula espinal permanecem sendo devastadoras, irreversíveis e incuráveis.

CONSIDERAÇÕES ANATÔMICAS

A medula espinal é uma extensão do sistema nervoso central (SNC) e a principal via condutora e de integração entre o SNC e o sistema nervoso periférico. É a via por meio da qual os sinais sensoriais provenientes do corpo chegam ao cérebro e os impulsos motores, voluntários ou involuntários, são deferidos para o sistema muscular (Fig. 8.1). Nos adultos, a medula espinal possui 42 a 45 cm de comprimento, estendendo-se desde o forame magno até o espaço do disco intervertebral L1-L2. Variações de ordem individual e racial têm sido observadas, e, nos europeus, o nível mais frequente do término da medula espinal é o centro do corpo vertebral de L1 (44%), enquanto, nos africanos, é ao nível do disco intervertebral L1-L2 (52%).[4]

Nos adultos, a medula espinal se estende desde o forame magno e termina ao nível da L2 no cone medular, onde dá origem às raízes da cauda equina. Ocupa, em média, um terço do interior do canal vertebral, e é coberta pelas membranas meníngeas e pelo líquido cerebrospinal. Os segmentos distais e terminal da medula espinal apresentam formato cônico, e são denominados cone medular. O filamento meníngeo delgado, o filamento terminal, estende-se desde a parte terminal da medula espinal

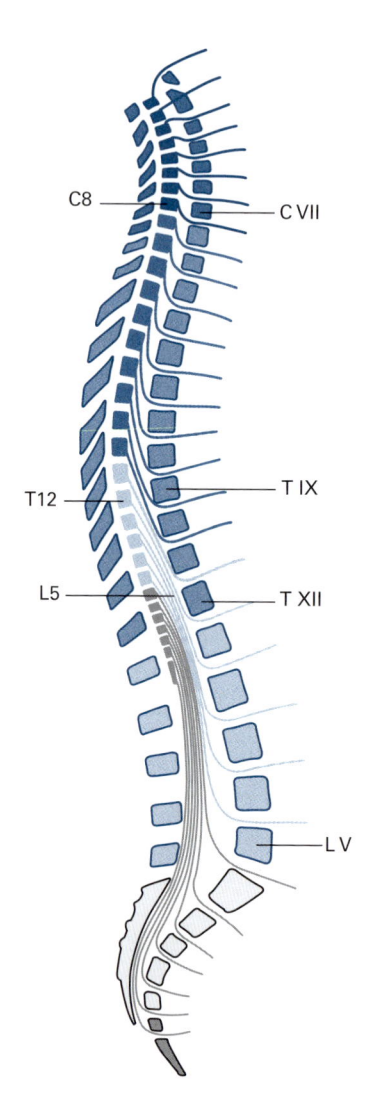

FIGURA 8.1 ■ Relação anatômica da medula espinal e das raízes nervosas nos diferentes segmentos da coluna vertebral.

até a face posterior do cóccix, atuando como o ligamento inferior da medula espinal. Abaixo da terminação da medula espinal, as raízes dos nervos dos segmentos lombar, sacral e coccígeo apresentam trajeto descendente no interior do canal vertebral, juntamente com o filamento terminal, sendo este conjunto denominado cauda equina.

A medula espinal apresenta os menores diâmetros nos segmentos torácico alto e médio. Nos níveis cervical (segmentos medulares C4-T1) e lombar (L2-S3), ocorre o aumento das suas dimensões e das intumescências cervical e lombar devido a uma maior quantidade de neurônios e fibras nervosas dos nervos espinais destinadas, respectivamente, aos membros superiores e inferiores (Fig. 8.2).

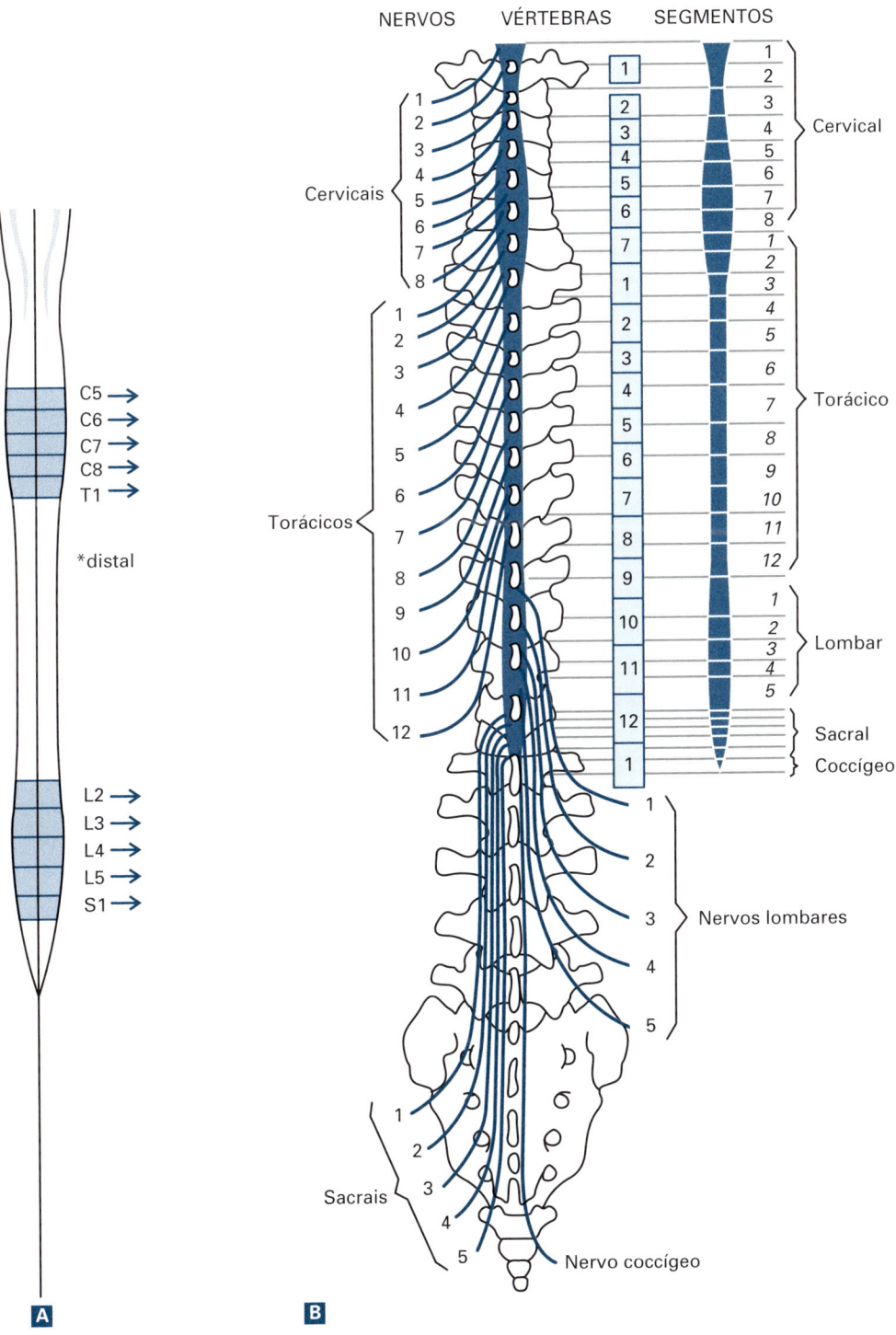

FIGURA 8.2 ■ **(A)** Intumescência cervical e lombar da medula espinal e **(B)** sua relação anatômica com a medula espinal e as vértebras.

Um mecanismo de proteção adicional é formado pelas meninges que revestem a medula espinal. São três meninges, denominadas dura-máter, pia-máter e aracnoide. Entre as meninges e a medula espinal forma-se uma câmara líquida, a cavidade subaracnóidea. A dura-máter reveste toda a medula espinal e a cauda equina, como um dedo de luva, denominado saco dural. Na emergência dos nervos espinais, forma manguitos, que circundam as raízes motoras e sensitivas dos nervos espinais, continuando até a fusão completa dessas raízes para compor o tronco do nervo espinal. A dura-máter é contínua com o epineuro nessa região (Fig. 8.3). O saco dural continua até o forame magno e caudalmente termina na altura da segunda vértebra sacral. A dura-máter está conectada com o periósteo do canal vertebral por meio de feixes delicados de tecido conectivo, denominados ligamento meningovertebral. A pia-máter está em contato íntimo com a medula espinal e se estende na parte caudal da medula espinal, formando o filamento terminal, que conecta o cone medular com o periósteo da primeira vértebra coccígea. A aracnoide está localizada entre a dura-máter e a pia-máter e delimita com a dura-máter a cavidade ou o espaço subdural; também forma o espaço ou a cavidade subaracnóidea que se comunica com o sistema ventricular cerebral, contendo no seu interior o líquido cerebrospinal (ver Fig. 8.3).

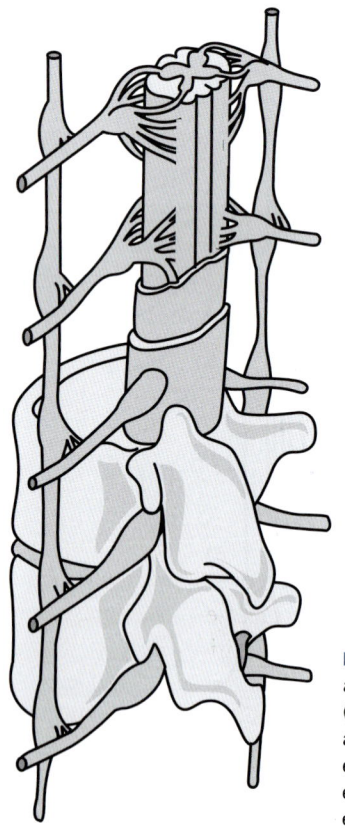

FIGURA 8.3 ■ Relação anatômica das meninges (dura-máter, pia-máter e aracnoide) com a medula espinal, as radículas motoras e sensitivas e os nervos espinais.

A medula espinal é, funcionalmente, dividida em 31 segmentos denominados mielômeros. Cada segmento medular está relacionado com a origem das radículas motoras e sensitivas que formam os nervos espinais. Os mielômeros não estão localizados no nível dos corpos vertebrais correspondentes, sendo que a expressão clínica dessa relação anatômica pode ser observada na ausência de relação entre o nível esquelético e o nível neurológico das lesões. Nos adultos, com a terminação da medula espinal no nível do disco L1-L2, os segmentos medulares e as vértebras apresentam aproximadamente as relações anatômicas descritas a seguir (ver Fig. 8.2):

- C1 – forame magno e espaço atlantoccipital;
- C2 – atlas e processo odontoide;
- C3 a T11 – com exceção do segmento C8, que está localizado entre o disco intervertebral C6-C7, os demais segmentos estão localizados no nível da vértebra imediatamente cranial;
- T12 – disco intervertebral T10-T11;
- L1-L3 e S1 – centro dos corpos vertebrais de T11, T12 e L1, respectivamente;
- L2 – disco intervertebral T11-T12;
- L4-L5 – disco intervertebral T12-L1;
- S2-S5 – terço inferior do corpo vertebral de L1;
- raízes coccígeas – disco intervertebral L1-L2.

A observação de alteração das funções neurológicas proximais no nível da lesão óssea sugere a presença de edema ou hematoma secundário à lesão, sendo que esse padrão de lesão também pode ser observado nas lesões da medula espinal de etiologia vascular isquêmica.

Os 33 pares de nervos espinais têm a sua origem na medula espinal (mielômero): oito cervicais, 12 torácicos, cinco lombares, cinco sacrais e três coccígeos. O primeiro par de nervos espinais emerge entre o occipital e o atlas (C1), de modo que, na coluna cervical, o nervo espinal emerge cranialmente à vértebra correspondente. Somente a partir do primeiro segmento torácico, o nervo espinal emerge caudalmente à vértebra correspondente (ver Fig. 8.2). O nervo espinal é formado por uma raiz motora (ventral) e outra sensitiva (dorsal). A raiz motora é constituída pelo conjunto de axônios cujo corpo celular neuronal está localizado no corno anterior ou ventral da medula espinal (medula cinzenta). A raiz sensitiva é formada pelos axônios dos neurônios sensitivos, cujo corpo celular (neurônio pseudounipolar) está localizado no gânglio da raiz dorsal. Os axônios conectam-se na extremidade proximal com a medula espinal dorsal ou posterior, formando a raiz sensitiva do nervo espinal; distalmente, os axônios conectam-se com a superfície do corpo e formam os receptores sensoriais, por meio dos quais os impulsos aferentes (dor, calor, tato, etc.) são transmitidos ao SNC. Portanto, a medula espinal constitui um grande condutor de impulsos nervosos sensitivos e motores, permitindo a comunicação do cérebro com as demais regiões do corpo.

A medula espinal possui tratos, ou vias, orientados longitudinalmente denominados substância branca, circundando áreas centrais formadas por substância cinzenta. Na substância cinzenta, localizam-se os corpos celulares dos neurônios espinais. Ao corte transversal, a substância cinzenta apresenta a forma de H, sendo subdividida em corno anterior, corno posterior e porções laterais. No corno anterior, estão localizados os corpos celulares dos neurônios motores e visceromotores (eferentes); no corno posterior, localizam-se os neurônios sensitivos (aferentes). Toda a informação sensorial penetra na medula espinal por meio da raiz dorsal. Mergulhados na porção lateral estão os corpos celulares dos neurônios do sistema simpático, formando o núcleo da coluna intermédio lateral. As fibras motoras oriundas do corno anterior juntam-se às fibras sensitivas do corno posterior para formar o nervo espinal. A substância branca é constituída pelas vias neurais ascendentes e descendentes, que conduzem os impulsos nervosos em direção ao cérebro e de várias partes do cérebro para o resto do corpo (Fig. 8.4). A substância branca pode ser dividida em três regiões principais: funículos dorsal, lateral e ventral.[4]

Apesar de serem sete vértebras cervicais, derivam-se oito raízes nervosas cervicais, que saem acima do arco vertebral correspondente, sendo a oitava raiz cervical superiormente a primeira vértebra torácica T1; as demais raízes emergem dos forames inferiores ao corpo vertebral. São 12 vértebras torácicas, cinco lombares, cinco sacrais e quatro coccígeas geralmente fundidas a partir da vértebra S2.[5]

O interior da medula espinal é composto pela substância cinzenta, que contém os corpos celulares, e os dendritos dos nervos espinais têm o formato da letra H, formando os cornos posteriores, os cornos anteriores e a zona intermediária. Essa formação é circundada pela substância cinzenta composta pelos axônios que formam os tratos medulares[6] (ver Fig. 8.4).

Vias descendentes
1a Orticoespinal anterior
1b Corticospinal lateral

Vias ascendentes
2a Espinotalâmico anterior
2b Espinotalâmico lateral
3a Fascículo grácil
3b Fascículo cuneiforme

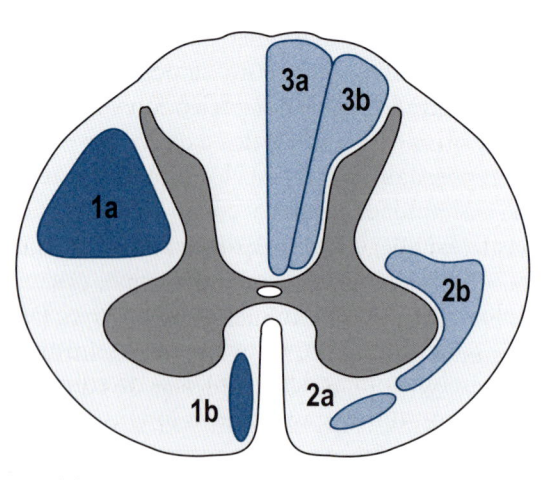

FIGURA 8.4 ■ Corte axial dos tratos espinais.

O trato corticospinal na região anterior é responsável pelas funções motoras ipsilaterais, pois sua decussação ocorre na região das pirâmides no tronco encefálico. Lateralmente a ele estão os tratos espinotalâmico anterior e espinotalâmico lateral (os quais respondem aos estímulos de dor e temperatura contralaterais, já que decussam ao nível medular), posteriormente se localizam os fascículos grácil e cuneiforme, responsáveis pela propriocepção. O entendimento dos principais tratos facilita a identificação das síndromes medulares decorrentes de lesões medulares incompletas.[7]

ETIOLOGIA E EPIDEMIOLOGIA DA LESÃO MEDULAR

A lesão medular pode ser decorrente de eventos traumáticos e não traumáticos. As causas não traumáticas são as deformidades congênitas, os tumores, as infecções e as doenças genéticas. As causas traumáticas são muitas, sendo a maioria decorrente de acidentes de trânsito, quedas de altura, ferimentos por arma de fogo e acidentes esportivos.[6] A distribuição do traumatismo raquimedular tem se tornado bimodal, sobretudo nos países com vasta população idosa, uma população masculina entre 18 e 32 anos predominante e uma segunda população acima de 65 anos, que sofrem quedas da própria altura, com leve predominância do sexo feminino. Em países como o Japão já existe uma inversão, ocorrendo predominância da lesão traumática medular nos pacientes idosos (75%) em relação aos pacientes jovens. Nos países em desenvolvimento, em razão da deficiência de infraestrutura e do predomínio do transporte individual, como carros e motocicletas, a população jovem do sexo masculino é a mais afetada.[8] Ferimentos por arma de fogo representam uma causa importante nos países onde existem altas taxas de violência ou suicídio; no Brasil, correspondem a 16% das lesões medulares.[9]

FISIOPATOLOGIA DA LESÃO MEDULAR

A fisiopatologia da lesão medular deve ser dividida em lesão primária, aquela que ocorre no momento do trauma, e lesão secundária, aquela que ocorre em consequência de reações celulares e inflamatórias subsequentes ao trauma inicial.

A lesão primária decorre de ação mecânica de contusão ou compressão causada por estrutura óssea vertebral fraturada retropulsada para o interior do canal medular ou deslocamento discal, assim como por estiramento da medula, o que desencadeia uma série de respostas bioquímicas fisiológicas que se inicia imediatamente após o trauma e continua por semanas (Figs. 8.5, 8.6 e 8.7).

A cascata de lesões secundárias inicia pelo colapso circulatório gerado pela hipoperfusão devido à lesão direta, a espasmos e à trombose dos capilares sanguíneos, além da hipotensão sistêmica pela perda da regulação autonômica, o que leva à isquemia do tecido nervoso medular afetado. As membranas celulares degeneradas incorporam o oxigênio e criam um ambiente tóxico no qual os ácidos graxos das membranas sofrem oxidação e liberação de radicais livres, como peróxido de hidrogênio, capazes de desnaturar o ácido desoxirribonucleico (DNA, do inglês *deoxyribonucleic* acid) e as proteínas mitocondriais, e isso causa danos irreversíveis na produção de energia celular e morte

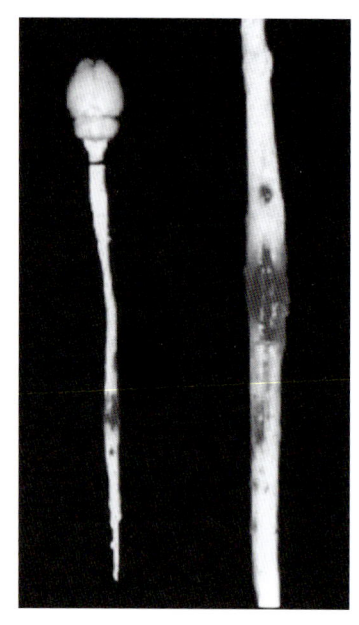

FIGURA 8.5 ■ Aspecto macroscópico da lesão medular aguda produzida pela queda de peso sobre a medula espinal de ratos. (Cortesia da Profª Elaine Del Bell Guimarães.)

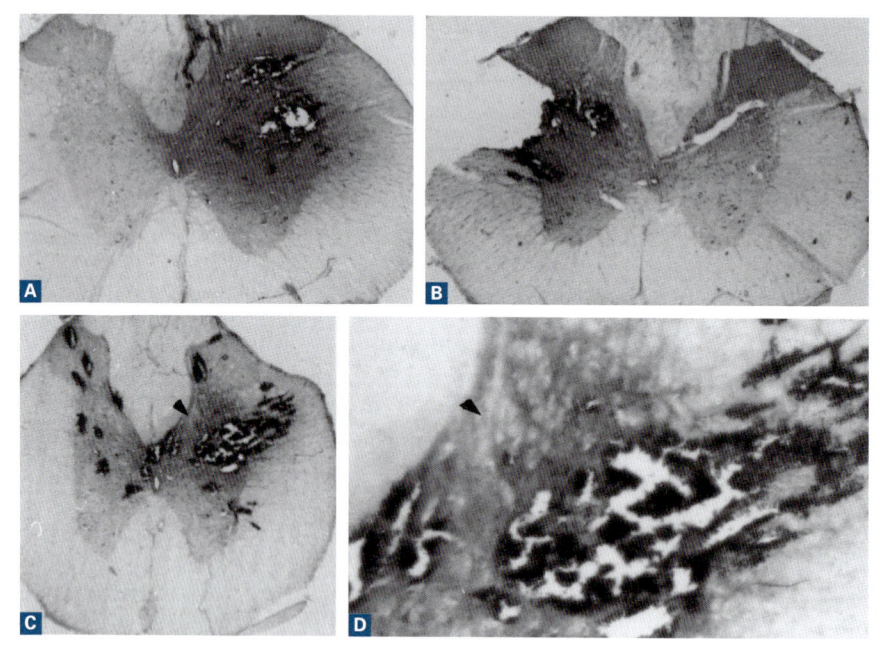

FIGURA 8.6 ■ Aspecto microscópico de diferentes graus de lesão aguda da medula espinal de ratos produzida pela queda de peso sobre a medula espinal. (Cortesia da Profª Elaine Del Bell Guimarães.)

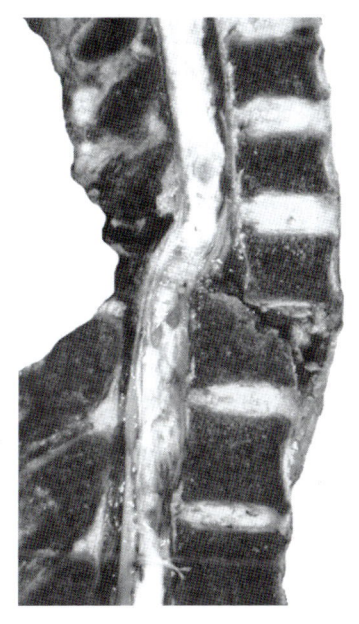

FIGURA 8.7 ▪ Aspecto macroscópico tardio de lesão da medula espinal provocada por fratura-luxação, mostrando a degeneração e os cistos no interior da medula espinal.

celular. A desestabilização da membrana leva à liberação de glutamato, que provoca a sobrecarga fatal de cálcio das células, assim como liberação de lipo-oxigenases e fosfolipases, que levam a mais apoptose celular.[10]

Além da resposta bioquímica, instantaneamente ocorre a resposta inflamatória de mediação celular, atraída pela autodestruição neuronal. Nas próximas horas e semanas, essas células criarão um ambiente que impede a regeneração neuronal. Os neutrófilos serão responsáveis pela liberação de citocinas, prostaglandinas e tromboxano. As citocinas provocam uma maior produção de ciclo-oxigenases e lipase, as prostaglandinas amplificam a resposta inflamatória, e o tromboxano promove a agregação plaquetária, amplificando a isquemia. Os macrófagos também serão atraídos, liberando interleucinas e fator de necrose tumoral.

O processo inflamatório atua por semanas, e os restos celulares são liquefeitos e organizados na forma de um cisto intramedular observado na ressonância magnética como hipersinal em T1 no interior da medula. Após algumas semanas, o processo de regeneração celular inicia, formando a cicatriz glial composta por células reativas: astrócitos, oligodendrócitos, fibroblastos, etc. Essa cicatriz é incapaz de exercer a função neuronal.[6,11]

CONSIDERAÇÕES CLÍNICAS

A lesão da medula espinal (LME) ocorre em cerca de 15 a 20% das fraturas da coluna vertebral, e a incidência desse tipo de lesão apresenta variações nos diferentes países, com

11,5 a 59 casos novos por milhão de habitantes a cada ano. No Brasil, a incidência é estimada em cerca de 40 casos novos por ano por milhão de habitantes. No entanto, a incidência relatada não considera os óbitos que ocorrem antes do atendimento hospitalar dos pacientes, e, nessa situação, a incidência seria maior, atingindo 71 casos novos por milhão de habitantes.[12] A taxa de mortalidade relacionada com a lesão traumática da medula espinal (LTME), que ocorre no momento do acidente, varia de 48,3 a 79%. Após a admissão dos pacientes, esses valores são menores, variando de 4,4 a 16,7%. A avaliação precisa da incidência das LTMEs envolve problemas epidemiológicos, que, mesmo nos países mais desenvolvidos, com sistema de registro organizado dos óbitos, é de difícil obtenção de dados. Os estudos epidemiológicos têm indicado tendência ao aumento da incidência das LTMEs nas últimas décadas, acompanhada da redução da mortalidade, refletindo a melhora na qualidade do atendimento desses pacientes. No entanto, não há dados que também permitam extrapolar esse fato para o nosso meio. A lesão ocorre, preferencialmente, em indivíduos do sexo masculino na proporção de 4:1 e na faixa etária dos 15 aos 40 anos. Acidentes automobilísticos, queda de altura, acidente por mergulho em água rasa e ferimentos por arma de fogo são as principais causas de trauma raquimedular. No entanto, as causas da LTME estão relacionadas com as características econômicas, geográficas, culturais, urbanas ou rurais da região. A localização anatômica da lesão está diretamente relacionada ao mecanismo de trauma e às características anatômicas do segmento vertebral. A coluna cervical é a mais vulnerável à lesão da medula espinal, devido à sua maior mobilidade, ao seu menor tamanho e à resistência das vértebras. Cerca de 55% das lesões medulares estão localizadas na coluna cervical; 15%, na coluna torácica (T1-T11); e 4%, na coluna toracolombar ou lombossacral. A distribuição anatômica da lesão medular é diferente quando a incidência ou a prevalência da lesão é considerada. As lesões cervicais apresentam maior porcentagem quando a incidência é considerada, refletindo a alta taxa de mortalidade por essas lesões.[5]

A incidência da lesão medular sem alterações radiológicas (SCIWORA, do inglês *Spinal Cord Injury Without Radiographic Abnormality*) é mais frequente nas crianças e nos pacientes idosos. A SCIWORA pode ocorrer devido a uma grande variedade de mecanismos que resultam em lesão neurológica sem fraturas. O termo SCIWORA é da época em que o diagnóstico era realizado com base nos exames radiográficos. Com o advento da ressonância magnética, é possível, na maioria dos casos, observar lesões dos tecidos moles na presença de déficit neurológico acompanhado de exames radiográficos normais, embora existam situações em que o déficit neurológico é observado em pacientes que apresentam ressonância magnética normal do segmento vertebral lesado.[13] A expectativa de vida dos pacientes portadores de lesão traumática da medula espinal é menor que a da população geral, mesmo daqueles que apresentam apenas lesão motora. A expectativa de vida reduz com o aumento da idade, gravidade da lesão e necessidade de ventilação para a respiração. Os pacientes com lesão localizada entre C1-C3 possuem mortalidade 6,6 vezes maior em relação aos paraplégicos; as lesões em C4-C5 e C6-C8 equivalem a 2,5 e 1,5 vezes, respectivamente. A mortalidade é maior no primeiro ano de vida e está principalmente relacionada com problemas respiratórios ou cardiológicos.[7]

Choque medular

É a manifestação aguda que inicia imediatamente após o trauma pela despolarização das membranas dos axônios do neuroeixo abaixo da região lesada. O paciente geralmente apresenta-se com paralisia flácida, arreflexia e perda de sensibilidade abaixo do nível da lesão – esses sintomas podem ser reversíveis ou irreversíveis. O choque medular é uma condição limitada e termina entre 24 e 48 horas. O fim do choque medular é marcado pelo retorno do reflexo bulbocavernoso, e a extensão do déficit neurológico só pode ser definida após o término do choque medular. Pacientes nessa condição podem progredir da paralisia total à movimentação completa em horas ou dias.[14] O reflexo bulbocavernoso é avaliado por meio da compressão da glande peniana ou do clitóris durante o toque retal, e pode-se, também, tracionar uma sonda vesical, resultando em uma contração do esfíncter anal (Fig. 8.8).

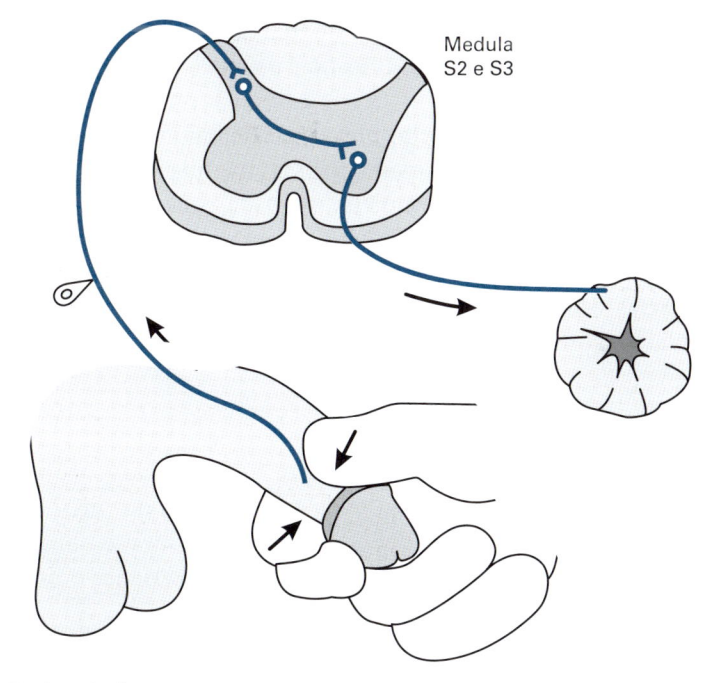

FIGURA 8.8 ■ Reflexo bulbocavernoso.

Choque neurogênico

É uma condição diferente do choque medular, marcado por alterações sistêmicas, como hipotensão e bradicardia, em virtude da permanência intacta do sistema nervoso parassimpático via nervo vago e perda do tônus simpático, devido à ruptura do controle supraespinhoso. O choque decorre do desequilíbrio do sistema autonômico, provocando vasodilatação, bradicardia e pressão sistólica < 90 mmHg. A administração inadvertida de volume na tentativa de reverter o choque geralmente é perigosa, podendo levar ao edema agudo pulmonar. O uso criterioso de vasopressores, como noradrenalina, adrenalina e vasopressina, é recomendado, e pode estender-se por até 5 semanas. A bradicardia pode ser controlada com a administração de atropina. As pressões sistólicas < 80 mmHg são raras; nesse caso, devem ser excluídas outras causas de choque, como possíveis hemorragias.[7,15]

CLASSIFICAÇÃO DAS LESÕES MEDULARES

A avaliação clínica dos pacientes determina o nível de lesão neurológica, sendo considerado como "o segmento mais caudal da medula espinal que apresenta as funções sensitivas e motoras normais, de ambos os lados do corpo". Quando o termo "nível sensitivo" é utilizado, este refere-se ao nível mais caudal da medula espinal que apresenta sensibilidade normal; do mesmo modo, é definido o nível motor. O nível esquelético da lesão é determinado por meio de radiografias e corresponde à vértebra lesada.

A lesão medular é denominada completa quando há ausência completa das funções motoras e sensitivas abaixo do nível da lesão. Só é possível afirmar se a lesão é completa após o término do choque medular.[3]

A lesão medular é denominada incompleta quando há preservação da sensibilidade e da função motora nos segmentos sacrais baixos da medula espinal. A poupança sacral é um sinal importante de lesão incompleta, marcada pela presença de sensibilidade perianal e contração esfincteriana voluntária; nesses pacientes, existe maior potencial de recuperação funcional, considerado sinal de bom prognóstico. Algumas lesões medulares incompletas se encaixam em síndromes medulares específicas de acordo com os tratos medulares acometidos (Fig. 8.9).

Síndrome medular central

Geralmente, decorre de traumatismo cervical em hiperextensão, acometendo os tratos mais centrais da medula, sobretudo o trato corticospinal dos membros superiores. O paciente geralmente demonstra um déficit motor maior dos membros superiores em relação aos membros inferiores, e perda das funções esfincterianas e alterações sensitivas são comuns.

Essa lesão geralmente ocorre em pacientes idosos, por queda da própria altura com traumatismo da região frontal, associada à espondilodiscoartrose cervical e espessamento do ligamento amarelo. Esse tipo de lesão costuma ter bom prognóstico de recuperação. Até 90% recuperam a capacidade de marcha e a força dos membros superiores.[16-18]

Síndrome medular anterior

A lesão ocorre pela compressão ou isquemia dos tratos medulares anteriores, com perda da função motora pela compressão do trato corticospinal, alterações da sensibilidade dolorosa e térmica, com preservação da sensibilidade proprioceptiva pela preservação dos tratos grácil e cuneiforme. Geralmente apresenta prognóstico ruim.[11]

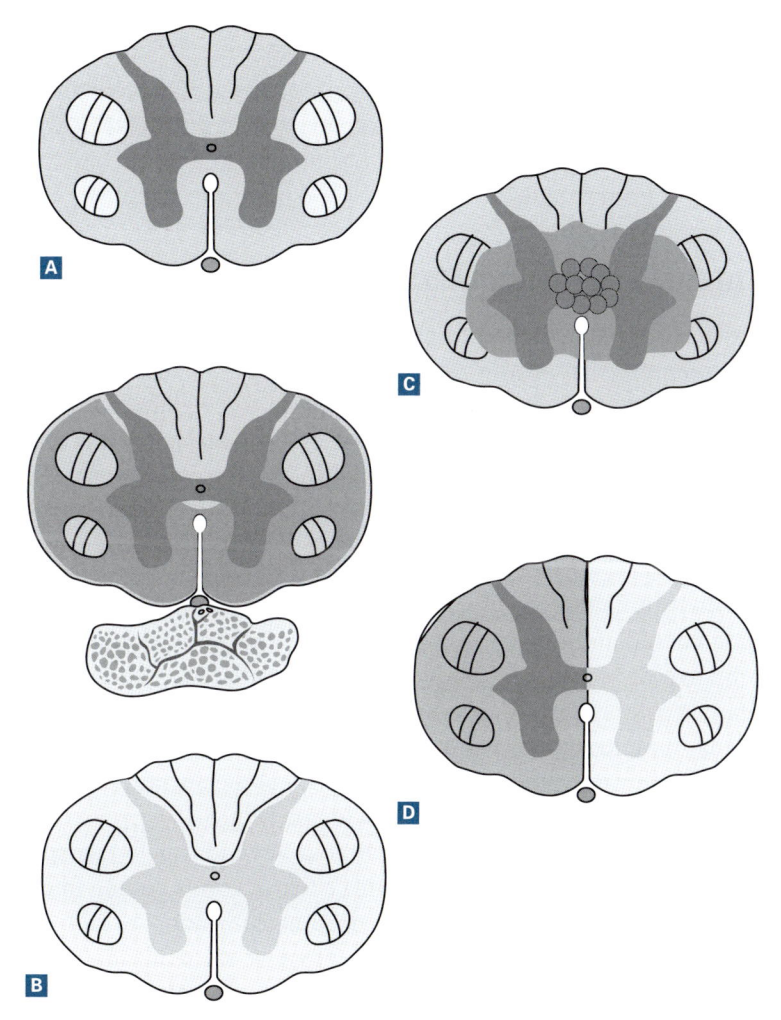

FIGURA 8.9 ■ Síndromes medulares: **(A)** posterior, **(B)** Brown-Sèquard, **(C)** anterior e **(D)** central.

Síndrome de Brown-Séquard

Rara síndrome medular na qual ocorre uma lesão hemimedular, mais comum por trauma penetrante ou compressão tumoral. O paciente apresenta perda motora e proprioceptiva ipsilateral e perda da sensibilidade contralateral, devido à decussão medular dos tratos espinotalâmicos anterior e lateral.[19-21]

Síndrome do cone medular

Acometimento do cone medular que ocorre geralmente em fraturas de vértebra lombar alta L1 ou L2, com perda das funções vesicais e esfincterianas, bexiga neurogênica, parestesia perianal e déficit motor de membros inferiores de caráter variável.[22]

Síndrome da cauda equina

É marcada pela tríade parestesia sem sela, alterações esfincterianas e déficit neurológico. Ocorre devido à compressão das raízes da cauda equina e trata-se de uma urgência cirúrgica. Geralmente é ocasionada por uma volumosa hérnia de disco ou traumatismo da região lombar. O bom prognóstico depende de descompressão cirúrgica precoce.[23]

TRATAMENTO DAS LESÕES MEDULARES

Ainda não existe relato de tratamento efetivo e capaz de restaurar a lesão da medula espinal. Os tratamentos disponíveis têm como principais objetivos minimizar a lesão neurológica na fase aguda, reduzir a lesão secundária da medula espinal, proteger os tecidos nervosos que não foram atingidos pela lesão primária e propiciar condições para a recuperação das funções da medula espinal.

Tratamento pré-hospitalar

O tratamento do trauma raquimedular deve ter início no momento do primeiro atendimento, ainda fora do ambiente hospitalar, durante o resgate e transporte dos pacientes, com o objetivo de evitar lesões adicionais ou ampliação das lesões já existentes. A imobilização da coluna cervical deve ser realizada nos pacientes politraumatizados e deve ser retirada somente após a confirmação da ausência de lesão. Cuidados especiais devem ser tomados durante o transporte desses pacientes e durante a retirada de capacetes de ciclistas ou motociclistas vítimas de acidente (Fig. 8.10).

As cargas fisiológicas sobre a coluna vertebral são evitadas pelo transporte dos pacientes em decúbito sobre uma superfície rígida e firme, com a coluna imobilizada por meio da aplicação de colar cervical ou sacos de areia colocados do lado do pescoço e dos ombros. Qualquer movimentação do paciente deve ser realizada com atenção ao alinhamento da coluna vertebral, com a cabeça e o tronco mantidos em alinhamento. Nas crianças com idade < 7 anos, a coluna cervical fica flexionada durante o decúbito dorsal, devido ao maior volume do crânio em relação ao tronco. Essa posição deve ser corrigida por meio da elevação do tronco, que pode ser efetuada com a colocação de almofadas sob os ombros.

Tratamento na emergência

Tem como principal objetivo manter e restabelecer as funções vitais do paciente (ABC, do inglês *Airway, Breathing, Circulation* [vias aéreas, respiração e circulação]). O tratamento específico da lesão do segmento vertebral com a lesão medular deve ser realizado somente após a resolução dessa fase. A manutenção das condições cardiopulmonares e níveis adequados da pressão arterial (> 85 mmHg) durante a fase aguda da lesão têm mostrado efeito positivo sobre a recuperação das funções neurológicas. Os resultados dos estudos clínicos indicam que a manutenção da volemia adequada e da pressão arterial na fase aguda do tratamento otimiza a recuperação neurológica da lesão da medula

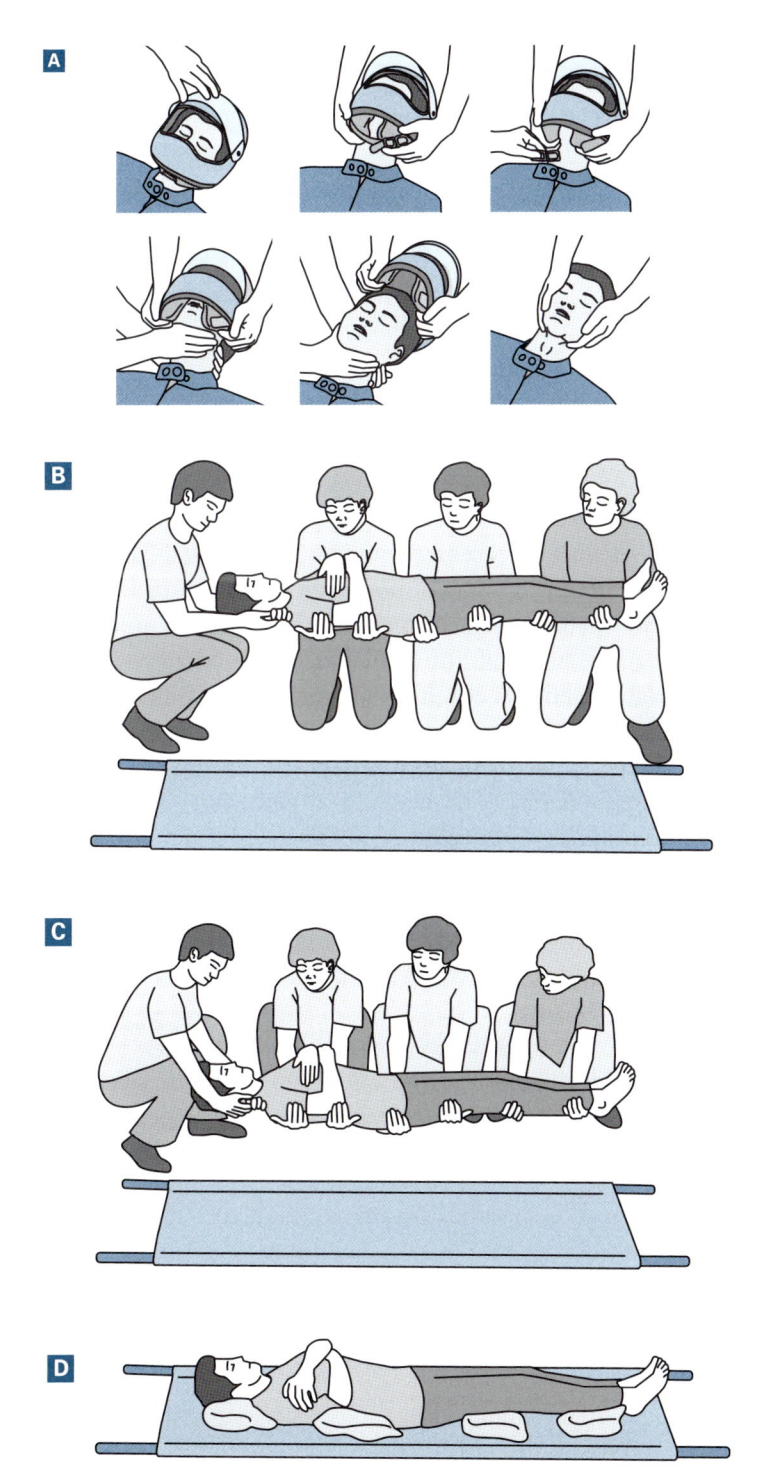

FIGURA 8.10 ■ **(A, B, C)** Cuidados especiais que devem ser observados durante o atendimento e o transporte dos pacientes.

espinal. É importante lembrar a possibilidade de ocorrência do choque neurogênico (hipotensão associada à bradicardia) nos pacientes com lesão acima de T6 para que se evite a administração de líquidos e consequente sobrecarga hídrica.

Tratamento clínico

Ainda não existe medicação ou tratamento capaz de curar ou reverter uma lesão medular. Os esforços de cientistas e pesquisadores parecem estar apenas no início. O tratamento clínico é dividido em farmacológico, clínico e biológico.

Tratamento farmacológico

Os corticoides, como a dexametasona e a metilprednisolona, foram utilizados em larga escala no tratamento do trauma raquimedular, sobretudo pelo seu efeito anti-inflamatório, com objetivo de reduzir a lesão secundária decorrente de reação inflamatória. No entanto, as evidências científicas recentes têm demonstrado que, durante o seguimento tardio, não ocorreu melhora da função motora quando comparada com os medicamentos-placebos. As evidências científicas atuais não apoiam a utilização dos corticoides em altas doses na fase aguda do traumatismo raquimedular, e a recomendação do seu uso foi abandonada e retirada dos guias modernos de tratamento.[24]

Gangliosídeos, como o GM1, parecem estimular o crescimento de neuritos, que são expansões protoplásmicas dos axônios, com base em estudos experimentais. Estudos em seres humanos ainda são escassos, porém promissores.[25] Outros estudos que avaliam o uso de antioxidantes bloqueadores de canal de cálcio (como nimodipino) e bloqueadores de potássio (como aminopiridina) têm sido desenvolvidos, porém ainda são necessários novos estudos para seu uso ser recomendado.

Tratamento biológico

Fatores que promovem regeneração neuronal, como fatores de crescimento autólogos e homólogos e células totipotentes, têm sido objetos de pesquisas nos últimos 10 anos. O transplante de células-tronco tem sido testado. Acredita-se que, quando transplantadas para o local da lesão, células-tronco ou células fetais podem diferenciar-se em tecido neural, servindo de ponte, além de produzir fatores que estimulam a reparação neuronal, conforme demonstrado em estudos animais com algum grau de recuperação funcional. O transplante de células autólogas do SNC parece ser uma técnica promissora.[26]

Tratamento clínico

O tratamento com hipotermia local tenta agir como fator de proteção neuronal, diminuindo hipoxia e isquemia, porém alguns estudos apresentaram elevada taxa de mortalidade. A oxigenoterapia hiperbárica é outro foco de estudo, pois se acredita que o oxigênio em alta pressão compensa a hipoperfusão tecidual decorrente do traumatismo – estudos em animais demonstraram resultados favoráveis.[27]

Existe grande número de agentes neuroprotetores no estágio translacional que tem apresentado resultados promissores em estudos pré-clínicos. No entanto, até o momento, não existe evidência suficiente para a recomendação desses agentes e de medicamentos como terapias emergentes.

Tratamento cirúrgico

Técnicas de reparo medular foram tentadas por mais de 40 anos, porém os resultados são controversos, geralmente pobres, não havendo qualquer recomendação para esse tipo de procedimento. Novas técnicas experimentais combinando células-tronco nervosas, células de Schwann, fibroblastos geneticamente modificados e reparo medular vêm apresentando resultados promissores, porém muitos estudos ainda são necessários.[10]

O tratamento definitivo da lesão no segmento vertebral fraturado tem como objetivos principais preservar a anatomia e a função da medula espinal; restaurar o alinhamento da coluna vertebral; estabilizar o segmento vertebral lesado; prevenir as complicações gerais e locais; assim como restabelecer precocemente as atividades dos pacientes. Ele deve ser realizado o mais breve possível, desde que as condições gerais do paciente permitam. Até o momento, não existe tratamento cirúrgico definitivo capaz de restaurar as funções da medula espinal lesada. Os objetivos do tratamento cirúrgico são apenas a redução e o realinhamento do segmento vertebral lesado, com a restauração da estabilidade do segmento lesado, de modo a evitar lesões adicionais da medula espinal e favorecer a sua recuperação. Os métodos modernos de fixação da coluna vertebral também apresentam vantagens clínicas indiretas, pois permitem reduzir o tempo de internação dos pacientes, reduzir as complicações clínicas gerais secundárias ao trauma da medula espinal e permitir o início precoce da reabilitação dos pacientes, sem a utilização de imobilização externa, o que facilita a reabilitação no período pós-operatório. As alternativas de tratamento dos segmentos vertebrais lesados estão expostas nos capítulos anteriores.

O tratamento na fase aguda das lesões traumáticas da medula espinal deve ser composto por uma série de ações, com o objetivo de otimizar a recuperação da lesão neurológica. Essas ações devem ser aplicadas dentro da janela terapêutica (até 8 horas após a lesão), de modo a atenuar as lesões secundárias por meio de métodos neuroprotetores. Devem ser considerados os seguintes pontos: imobilização correta no transporte do paciente; manutenção da volemia e da pressão sanguínea, adequadas para a perfusão da medula espinal; reconhecimento do choque medular, com diagnóstico diferencial de outros tipos de choque; diagnóstico preliminar do nível da lesão do segmento vertebral, por meio de radiografias simples; instalação de tração craniana para realinhamento ou redução da coluna cervical; e, finalmente, cirurgia para a estabilização e descompressão do segmento vertebral, de acordo com a sua indicação. A estabilização precoce das lesões deve ser realizada, desde que as condições gerais do paciente, a composição da equipe cirúrgica e os recursos necessários para a realização do procedimento sejam adequadas.

As evidências clínicas têm mostrado que o tratamento cirúrgico facilita a mobilização precoce dos pacientes e promove, de modo mais rápido, a reabilitação e a reintegração social, ainda que sua atuação sobre a recuperação neurológica não tenha sido demonstrada de modo inequívoco.

Descompressão do canal medular

O prognóstico da lesão neurológica é muito variável e está relacionado com vários fatores, como a idade, a duração dos sintomas, a localização anatômica da lesão, a integridade histológica e a compressão do tecido nervoso. As lesões do SNC apresentam limitado poder de regeneração se comparadas com as lesões dos nervos periféricos, nas quais as degenerações causadas por esmagamento apresentam potencial de recuperação quando o epineuro permanece íntegro.[28] As lesões incompletas apresentam melhor prognóstico de recuperação,[17] o que estaria relacionado aos fatores intrínsecos (edema, hemorragia, contusão) e aos fatores extrínsecos (redução incompleta da fratura, compressão residual de osso e tecidos moles). A recuperação das funções neurológicas ocorre na maioria dos pacientes com lesão neurológica incompleta, ainda que tratados de forma conservadora. A recuperação total da lesão poderá não ocorrer pela presença de lesão irreversível da medula espinal ou pela permanência da compressão das estruturas nervosas. A recuperação das funções neurológicas ocorre na maioria dos pacientes com lesão neurológica incompleta, ainda que tratados conservadoramente, e a recuperação total da lesão pode não ocorrer pela presença de lesão irreversível da medula espinal ou pela permanência da compressão das estruturas nervosas.[6,29] Os resultados dos estudos experimentais realizados por Bohlman foram confirmados em estudos clínicos, nos quais foi realizada a descompressão tardia de lesão medular crônica e com quadro clínico estabilizado, confirmando o potencial de recuperação de lesões crônicas da medula espinal. A descompressão tardia em pacientes com quadriplegia motora secundária a trauma da coluna cervical resultou em melhora da função em 73% dos pacientes. Ao nível da coluna torácica, foi observado que a descompressão anterior das lesões crônicas melhorou a função em 5 a cada 8 pacientes com lesão parcial, que a laminectomia causou piora do quadro neurológico e que a descompressão anterior não alterou o quadro clínico dos pacientes com lesão medular completa. Ao nível da coluna toracolombar, foi observado que a recuperação neurológica em pacientes com lesão medular incompleta ocorria em maior porcentagem em comparação com séries nas quais o canal vertebral não havia sido submetido à descompressão; foram relatados resultados semelhantes por Sances Jr. e colaboradores[29] e Jelsma e colaboradores.[30] O tema relacionado com a descompressão da medula espinal ainda permanece com controvérsias, apesar dos inúmeros estudos realizados. A descompressão precoce é considerada quando realizada antes das 24 horas após o trauma, e a análise dos resultados depende de muitas variáveis, como a localização da lesão e o método de avaliação.

As taxas de recuperação neurológica nos pacientes com déficit em níveis cervical e dorsal variam entre 1 e 1,8%, e alguns estudos demonstram que a chance de recuperação neurológica aumenta se a descompressão for realizada de maneira precoce.[25]

Quando não é possível a realização da cirurgia precoce, a tração halocraniana pode promover uma descompressão indireta, promovendo a redução da fratura por ligamentotaxia (Fig. 8.11), exclusivamente empregada nas fraturas cervicais, sendo também capaz de estabilizar a fratura, evitando lesões adicionais às estruturas nervosas. As contraindicações para essa técnica são pacientes inconscientes, fratura de crânio ou lesão ligamentar grave por mecanismo de distração (Fig. 8.12).[31]

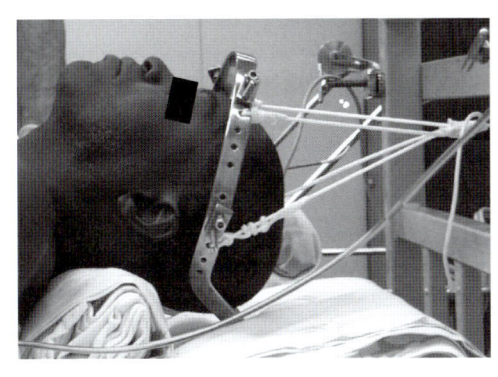

FIGURA 8.11
Tração halocraniana.

A piora do quadro neurológico nas lesões incompletas é uma indicação absoluta da descompressão do canal vertebral, que também está indicada nas lesões neurológicas incompletas progressivas, nas fraturas com compressão de mais de 50% do canal vertebral, nas fraturas do tipo explosão com lesão neurológica incompleta e nas fraturas do tipo explosão agudas ou crônicas, com piora do quadro neurológico. A descompressão do canal vertebral pode ser realizada por meio de métodos diretos (descompressão anterior ou posterolateral) ou indiretos. A descompressão indireta do canal vertebral, denominada ligamentotaxia, está intimamente relacionada com o ligamento longitudinal posterior, que, por meio de seu tensionamento, atua como uma corda de arco sobre o fragmento deslocado da parede posterior do corpo vertebral, permitindo a sua redução.

A descompressão cirúrgica pode ser realizada por via anterior, posterior ou lateral. A via anterior é necessária quando estruturas do corpo vertebral ou disco intervertebral

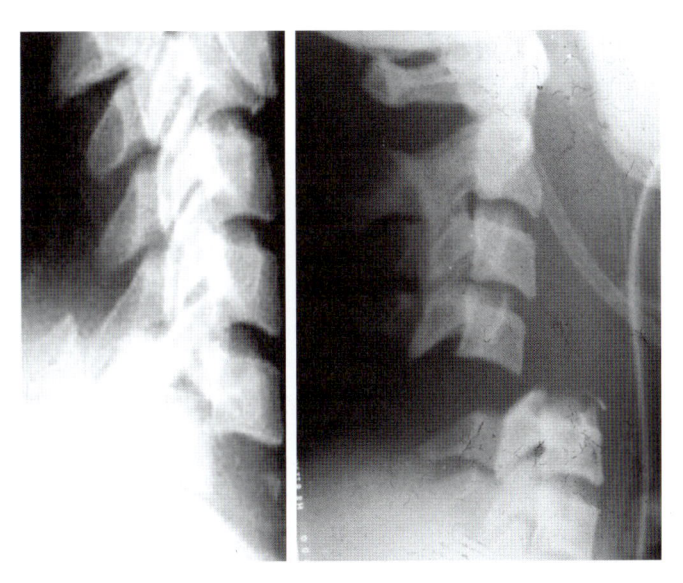

FIGURA 8.12 Fratura-luxação cervical. Colocação de tração halocraniana em lesão ligamentar grave, causando hiperdistração.

causam compressão medular e não podem ser reduzidas, e mais de 50% das cirurgias para descompressão cervical são realizadas pela frente. A descompressão por via anterior é realizada por meio de corpectomia e discectomia com reconstrução anterior com *cage* metálico ou enxerto ósseo estruturado e placa com parafusos. Na via posterior, a descompressão é realizada por meio da laminectomia com instrumentação pedicular, que aumentam as taxas de consolidação, possibilitando estabilização e correção de deformidade (Fig. 8.13).

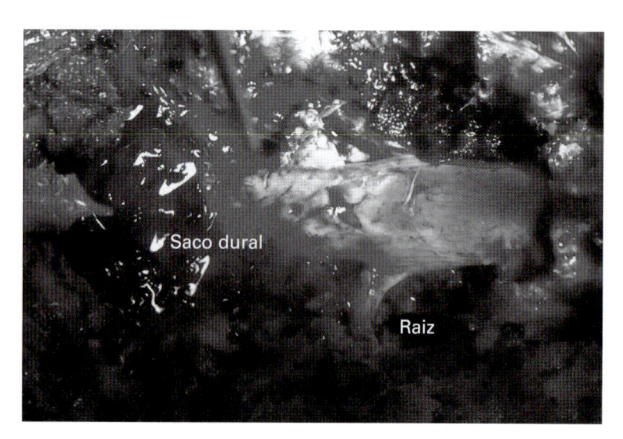

FIGURA 8.13 ■ Descompressão medular direta por laminectomia.

Nas fraturas do tipo explosão toracolombar, a descompressão medular pode ser feita de maneira indireta quando não há lesão ligamentar, por ligamentotaxia. Realiza-se a fixação em um nível acima e abaixo da lesão com parafusos pediculares e a distração é realizada por meio da haste; com isso ocorre redução dos fragmentos retropulsados no interior do canal (Fig. 8.14).

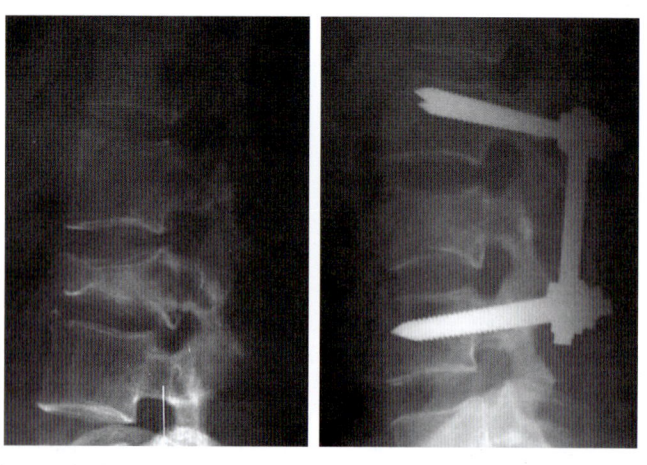

FIGURA 8.14 ■ Fratura do tipo explosão. Redução por ligamentotaxia.

REFERÊNCIAS

1. Breasted JH. The Edwin Smith surgical papyrus: Hieroglyphic transliteration, translation and commentary. Whitefish: Kessinger; 2006.
2. Cooke J. A treatise on nervous diseases. Boston: Wells and Lilly; 1824.
3. Waters R, Adkins R, Yakura J. Definition of complete spinal cord injury. Spinal Cord. 1991;29(9): 573-81.
4. Herkowitz HN. The spine. Philadelphia, Pa.: Saunders/Elsevier; 2011.
5. Spine secrets plus. 2nd ed. St. Louis: Elsevier/Mosby; 2012.
6. Chhabra HS, editor. ISCoS text book on comprehensive management of spinal cord injuries. New Delhi: LWW India; 2015.
7. Hagen EM. Acute complications of spinal cord injuries. World J Orthop. 2015;6(1):17.
8. Cripps R, Lee B, Wing P, Weerts E, Mackay J, Brown D. A global map for traumatic spinal cord injury epidemiology: towards a living data repository for injury prevention. Spinal Cord. 2011;49(4):493-501.
9. de Barros Filho TEP, Cristante AF, Marcon RM, Ono A, Bilhar R. Gunshot injuries in the spine. Spinal Cord. 2014;52(7):504-10.
10. Stenudd M, Sabelström H, Frisén J. Role of endogenous neural stem cells in spinal cord injury and repair. JAMA Neurol. 2015;72(2):235-7.
11. Herkowitz HN, Garfin SR, Eismont FJ, Bell GR, Balderston RA. Rothman Simeone The spine: expert consult. Philadelphia: Elsevier Health Sciences; 2011.
12. Campos MF de, Ribeiro AT, Listik S, Pereira CA de B, Sobrinho A, De J, et al. Epidemiology of spine injuries. Rev Colégio Bras Cir. 2008;35(2):88-93.
13. Rozzelle CJ, Aarabi B, Dhall SS, Gelb DE, Hurlbert RJ, Ryken TC, et al. Spinal cord injury without radiographic abnormality (SCIWORA). Neurosurgery. 2013;72 Suppl 2:227-33.
14. McDonald JW, Sadowsky C. Spinal-cord injury. The Lancet. 2002;359(9304):417-25.
15. Sekhon LH, Fehlings MG. Epidemiology, demographics, and pathophysiology of acute spinal cord injury. Spine. 2001;26(24S):S2-12.
16. Ej R, Mh L, Gm Y. Traumatic central cord syndrome: clinical features and functional outcomes. Arch Phys Med Rehabil. 1990;71(1):18-23.
17. Dvorak MF, Fisher CG, Hoekema J, Boyd M, Noonan V, Wing PC, et al. Factors Predicting Motor Recovery and Functional Outcome After Traumatic Central Cord Syndrome: A Long-term Follow-up. Spine. 2005;30(20):2303-11.
18. Chen L, Yang H, Yang T, Xu Y, Bao Z, Tang T. Effectiveness of surgical treatment for traumatic central cord syndrome. J Neurosurg Spine. 2009;10(1):3-8.
19. Miranda P, Gomez P, Alday R, Kaen A, Ramos A. Brown-Sequard syndrome after blunt cervical spine trauma: clinical and radiological correlations. Eur Spine J. 2007;16(8):1165-70.
20. Roth EJ, Park T, Pang T, Yarkony GM, Lee MY. Traumatic cervical Brown-Sequard and Brown-Sequard-plus syndromes: the spectrum of presentations and outcomes. Spinal Cord. 1991;29(9):582-9.
21. Loncán LI, Sempere DF, Ajuria JE. Brown-Sequard syndrome caused by a Kirschner wire as a complication of clavicular osteosynthesis. Spinal Cord. 1998 Nov;36(11):797-9.
22. Wolfson AB, Hendey GW, Ling LJ, Rosen CL, Schaider JJ, Sharieff GQ. Harwood-Nuss' clinical practice of emergency medicine. Philadelphia: Lippincott Williams & Wilkins; 2012.
23. Shapiro S. Medical realities of cauda equina syndrome secondary to lumbar disc herniation. Spine. 2000;25(3):348-52.
24. Evaniew N, Belley-Côté EP, Fallah N, Noonan VK, Rivers CS, Dvorak MF. Methylprednisolone for the treatment of patients with acute spinal cord injuries: A systematic review and meta-analysis. J Neurotrauma. 2016;33(5):468-81.

25. Cristante AF, Filho B, De TEP, Marcon RM, Letaif OB, Rocha ID da. Therapeutic approaches for spinal cord injury. Clinics. 2012;67(10):1219-24.
26. Cristante AF, Damasceno ML, Marcon RM, Oliveira RP de, Barros Filho TEP. Viabilidade de células do sistema nervoso central fetal no tratamento da lesão medular em ratos. Acta Ortop Bras. 2010;18(5):284-90.
27. Eduardo P, Galvão C, Cristante AF, Mennucci H, Jorge H. Avaliação funcional e histológica da oxigenoterapia hiperbárica em ratos com lesão medular. Acta Ortopédica Bras. 2011;19(1):10-6.
28. Torg JS, Corcoran TA, Thibault LE, Pavlov H, Sennett BJ, Naranja Jr RJ, et al. Cervical cord neurapraxia: classification, pathomechanics, morbidity, and management guidelines. J Neurosurg. 1997;87(6):843-50.
29. Sances Jr A, Myklebust J, Maiman DJ, Larson S, Cusick JF, Jodat R. The biomechanics of spinal injuries. Crit Rev Biomed Eng. 1983;11(1):1-76.
30. Jelsma RK, Rice JF, Jelsma LF, Kirsch PT. The demonstration and significance of neural compression after spinal injury. Surg Neurol. 1982; 18(2):79-92.
31. Damasceno ML, Letaif OB, Cristante AF, Marcon RM, Iutaka AS, Oliveira RP, et al. Retrospective results analysis of the use of cranial fractures halo subaxial dislocations. Coluna/Columna. 2010; 9(4):376-80.

9

Traumatismos da Coluna Vertebral na Criança

André Luís F. Andújar, Luiz E. M. Rocha
e Jean Carlo Frigotto Queruz

As lesões da coluna nas crianças diferem das dos adultos em razão das características biomecânicas singulares, modificando inclusive a forma de tratamento. As lesões associadas da coluna vertebral são frequentes, e deve-se ter alto grau de suspeita para diagnosticá-las. O exame físico completo e radiográfico de toda a coluna vertebral é mandatório nas crianças com suspeita de lesão traumática da coluna vertebral.[1]

Essas lesões são eventos raros, compreendendo cerca de 1 a 3% de todas as fraturas na criança.[2] A despeito da sua relativa raridade, seus efeitos são, com muita frequência, devastadores, e apresentam elevada incidência de lesão neurológica associada (até 50%) e mortalidade (4 a 41%).[3]

Os acidentes de trânsito são a causa mais frequente, seguidos da prática de esportes de contato, quedas, ferimento por arma de fogo, maus-tratos e trauma obstétrico.[4,5]

ANATOMIA E DESENVOLVIMENTO DA COLUNA VERTEBRAL NA INFÂNCIA

A anatomia da coluna vertebral da criança difere da do adulto. O conhecimento da presença dos núcleos de ossificação, sincondroses e sua evolução até a ossificação final na adolescência é fundamental para diferenciar entre o que é normal e o que pode ser considerado lesão.

O atlas (C1) é derivado de três núcleos de ossificação: corpo e dois arcos neurais. O núcleo do corpo apresenta-se ossificado em apenas 20% das crianças ao nascimento, ossificando-se em todas as crianças até 1 ano de idade. O atlas possui três sincondroses entre o corpo e os dois arcos anteriormente e entre os dois arcos posteriormente, que costumam ossificar até o sétimo e o terceiro ano de vida, respectivamente[6,7] (Fig. 9.1).

O áxis (C2) possui cinco centros de ossificação: corpo, dois arcos neurais, odontoide e ápice do odontoide.

Os arcos neurais fundem-se posteriormente até os 3 anos de idade, enquanto a epífise apical do odontoide, as sincondroses neurocentrais (entre o corpo e os arcos) e a basilar do odontoide (entre o corpo e o odontoide) fundem-se entre 3 e 6 anos de idade. A basilar do odontoide, no entanto, pode permanecer visível na radiografia como uma linha radioluscente até por volta dos 12 anos de idade, sendo frequentemente confundida com fratura[6,7] (Fig. 9.2).

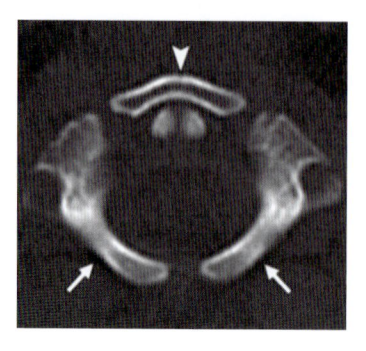

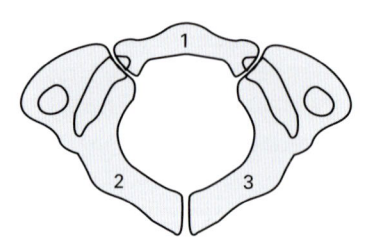

FIGURA 9.1 ■ Imagem radiográfica axial e esquema ilustrando os núcleos de ossificação do atlas.
Fonte: Carr e colaboradores.[8]

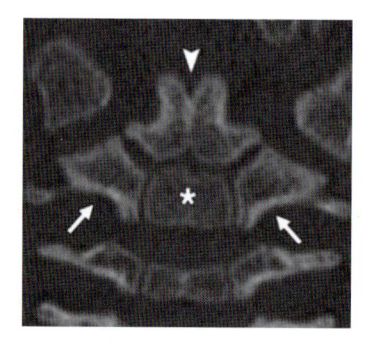

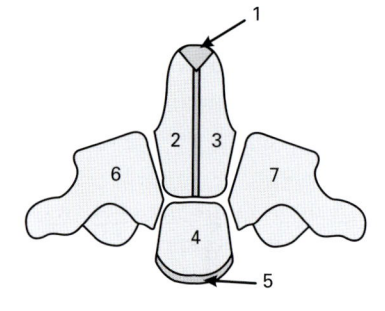

FIGURA 9.2 ■ Imagem radiográfica coronal e esquema ilustrando os núcleos de ossificação do áxis.
Fonte: Carr e colaboradores.[8]

De C3 a C7, o padrão de desenvolvimento é semelhante, apresentando três núcleos de ossificação, sendo um no corpo vertebral e os dois arcos neurais. Estes se fundem entre 3 e 6 anos de idade. Os corpos vertebrais apresentam aspecto acunhado nas radiografias até por volta dos 7 anos de idade, devido à sua ossificação ainda insuficiente. Na adolescência, surgem núcleos de ossificação secundários nos processos transversos e espinhosos, que podem completar sua fusão até os 25 anos de idade[6,7] (Fig. 9.3).

As facetas articulares cervicais são mais horizontalizadas ao nascimento e tornam-se mais verticalizadas com o crescimento, conferindo maior estabilidade à coluna cervical.

Até os 8 anos de idade, o diâmetro cefálico da criança, quando comparado ao diâmetro torácico, é maior que no adulto. Todas essas características em conjunto fazem o fulcro do movimento da coluna cervical estar localizado ao nível de C3-C4 até os 8 anos de idade, deslocando-se progressivamente para C5-C6 após os 12 anos de idade[9] (Fig. 9.4).

As diferenças anatômicas e biomecânicas da coluna cervical da criança supradescritas, como o diâmetro cefálico aumentado, a horizontalização das facetas, o fulcro do movimento na coluna cervical alta e a ossificação incompleta dos corpos vertebrais, associadas com a frouxidão ligamentar e o tônus muscular menos desenvolvido, fazem as lesões da coluna cervical em crianças com idade < 11 anos serem mais raras, com localização mais frequente na coluna cervical alta. Essas lesões comprometem mais as estruturas não ósseas e apresentam elevada mortalidade.[10]

Após os 11 anos de idade, essas lesões assumem as características típicas do adulto, apresentando lesões ósseas na coluna cervical baixa (entre C5 e T1), com menor incidência de mortalidade.

Da mesma forma, as lesões neurológicas, quando presentes, apresentam maior capacidade de recuperação nos pacientes com idade < 11 anos, em virtude da maior capacidade de regeneração dos tecidos da criança.[11]

Na coluna toracolombar da criança, também há maior proporção de tecido cartilaginoso em relação ao tecido ósseo (o que explica o formato acunhado e arredondado do corpo na radiografia em perfil), o tônus muscular é menos potente e também há frouxidão ligamentar. Somados ao fato de que os discos intervertebrais possuem um núcleo pulposo mais hidratado que o dos adultos, esses fatores permitem que a coluna toracolombar consiga absorver e transmitir a energia do trauma com maior eficiência, dissipando-a para os níveis adjacentes, o que confere certa "proteção" e explica a raridade das suas lesões.[5]

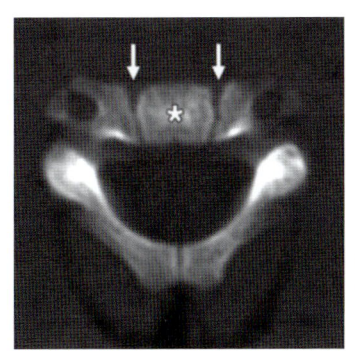

FIGURA 9.3 ■ Imagem radiográfica ilustrando os núcleos de ossificação de vértebra da coluna cervical baixa.
Fonte: Carr e colaboradores.[8]

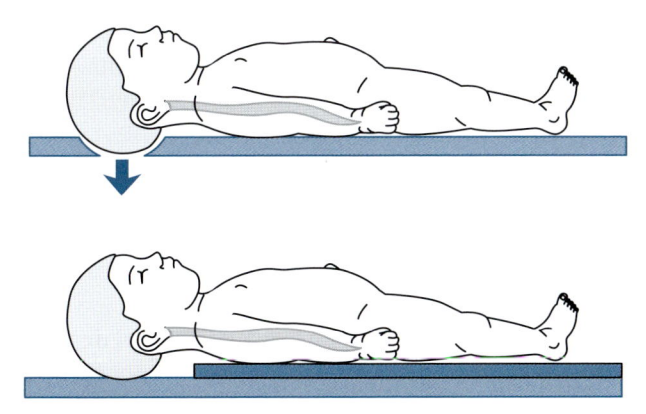

FIGURA 9.4 ■ Desenho ilustrando a influência do diâmetro da cabeça das crianças durante o transporte dos pacientes com lesão da coluna cervical.

Essas mesmas características biomecânicas da criança também permitem o desenvolvimento de lesões específicas que são raramente encontradas nos adultos, como fraturas em múltiplos segmentos, fratura do limbo (ou da apófise vertebral), lesão medular sem alterações radiológicas (SCIWORA, do inglês *Spinal Cord Injury Without Radiographic Abnormality*) e discrepância entre o nível da lesão da medula espinal e da lesão da coluna vertebral.[12]

AVALIAÇÃO INICIAL E DIAGNÓSTICO

Toda criança politraumatizada, com trauma craniencefálico, inconsciente ou que apresente cervicalgia, fraqueza ou parestesia após trauma, é portadora de lesão raquimedular até que se prove o contrário, e assim deve ser tratada.[13] Essas crianças devem ser avaliadas e tratadas pelo protocolo do suporte avançado de vida no trauma (ATLS, do inglês *Advanced Trauma Life Support*).

No transporte do paciente para o serviço hospitalar, deve-se considerar a diferença entre o diâmetro cefálico da criança e do adulto. O maior diâmetro cefálico da criança com idade < 8 anos determina o indesejável alinhamento em flexão da coluna cervical, quando posicionada em uma maca de transporte convencional. Para essas crianças, o correto é utilizar uma maca com uma depressão suave na região do crânio ou utilizar coxim elevando todo o tronco, permitindo, assim, a extensão da coluna cervical para um alinhamento mais fisiológico.[14]

Exames complementares

A avaliação radiográfica ideal da coluna pediátrica após o trauma não apresenta consenso. A sensibilidade da radiografia simples varia de 75% em crianças com idade < 8 anos a 93% naquelas com idade > 8 anos.

Nas crianças com diagnóstico de lesão na coluna vertebral, é importante radiografar todo o restante da coluna vertebral, pois em 11 a 34% dos pacientes podem ocorrer lesões concomitantes em outras áreas da coluna vertebral.[15-17]

A tomografia computadorizada (TC) é indicada em lesões de alta energia, déficits neurológicos, crepitação, trauma craniencefálico, estado mental alterado, ou nos pacientes que não colaboram com o exame físico ou radiográfico.[18] O risco de exposição excessiva à radiação deve ser considerado nos pacientes pediátricos, porque uma única varredura tomográfica resulta, teoricamente, em um aumento de 13 a 25% de risco relativo à indução de câncer de tireoide.[15]

Na presença de déficit neurológico ou história de déficit transitório antes da chegada ao hospital, a ressonância magnética (RM) é indicada.[4,20]

LESÕES DA COLUNA CERVICAL

As lesões da coluna cervical podem ser diferenciadas em três distintas faixas etárias: infantil, juvenil precoce e juvenil tardia.[13]

O período infantil caracteriza-se pela ausência de bom controle cefálico. Essas crianças estão expostas a traumas por tração e torção durante o parto e, posteriormente, por traumas em flexoextensão, causados geralmente por maus-tratos.[13]

Considera-se o período juvenil precoce após o desenvolvimento de um bom controle cefálico até os 8 anos de idade, sendo frequentes as lesões não ósseas proximais a C4.[13]

O período juvenil tardio inicia aos 8 anos de idade. O padrão de lesão modifica-se gradativamente, até que as lesões passam a apresentar características típicas dos adultos após os 11 anos de idade.[13]

Luxação occipitocervical

Essa lesão é consequência de traumas de alta energia e é frequentemente relacionada com outras lesões, sendo rara e, muitas vezes, associada ao óbito. Consiste em lesão extremamente instável, e a tração exagerada não deve ser realizada durante o tratamento.[7,13,21]

O diagnóstico radiográfico pode não ser evidente até que seja aplicada tração ao crânio. A relação de Powers pode colaborar para o diagnóstico, porém é muito imprecisa e de difícil mensuração, especialmente nas crianças menores. A RM permite a identificação da lesão ligamentar, da medula espinal, do tronco cerebral ou hematomas, sendo o principal exame complementar diagnóstico.[7,13,21]

Na suspeita dessa lesão, a flexoextensão do crânio deve ser evitada, e a imobilização da cabeça deve ser realizada por meio de tração halocraniana. As lesões ligamentares mais graves e agudas devem ser tratadas cirurgicamente por meio da artrodese occipitocervical. Nas lesões crônicas ou instabilidades leves, pode-se tentar o tratamento conservador com a utilização de colete halo ou halogesso.[7,13,21,22]

Fraturas do côndilo occipital

Com frequência, essas fraturas não são diagnosticadas devido à dificuldade da sua visualização nas radiografias simples. O diagnóstico é realizado com o auxílio da TC, geralmente nos pacientes com trauma craniencefálico, para os quais é solicitada TC de crânio.[21,23-25]

Anderson e Montesano classificaram essas fraturas em três tipos (Fig. 9.5). Os tipos I e II são lesões estáveis e com indicação do tratamento conservador por meio do colar Philadelphia por cerca de 6 semanas. As lesões do tipo III são instáveis e necessitam de tratamento cirúrgico.[26]

Fraturas do atlas (C1)

Causadas por trauma axial, são raras na infância. Nas crianças menores, podem ocorrer por meio da sincondrose neurocentral. A TC (Fig. 9.6) é muito útil para o diagnóstico, mas a RM também pode mostrar as lesões ligamentares associadas.[20] Em geral, o tratamento conservador com colar do tipo Philadelphia é suficiente para o tratamento dessas fraturas.[21]

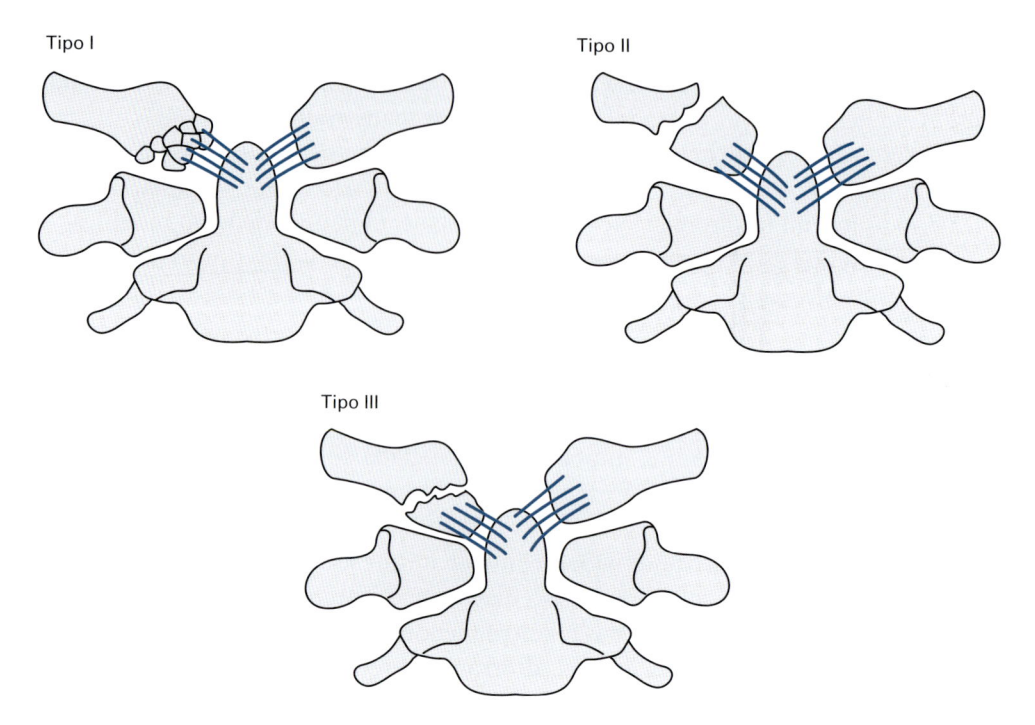

FIGURA 9.5 ■ Classificação de Anderson e Montesano para as fraturas de côndilo occipital.

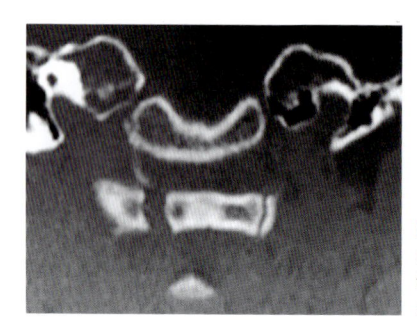

FIGURA 9.6 ■ Tomografia computadorizada em corte coronal evidenciando fratura de C1 em paciente com 3 anos de idade.

Espondilolistese traumática do áxis (C2)

Também conhecidas como fraturas do enforcado, as fraturas dos pedículos de C2 raramente estão associadas com déficit neurológico e são raras na infância. A avaliação radiográfica deve ser cuidadosa, pois a sincondrose neurocentral pode ser facilmente confundida com fratura. A TC confirma o diagnóstico. A pseudossubluxação de C2 sobre C3 (presente em 40% das radiografias de crianças normais) deve ser reconhecida, devendo-se avaliar o alinhamento da coluna cervical pela cortical anterior dos processos espinhosos (Fig. 9.7). A linha posterior de Swischuk também pode auxiliar nessa diferenciação.[22,27]

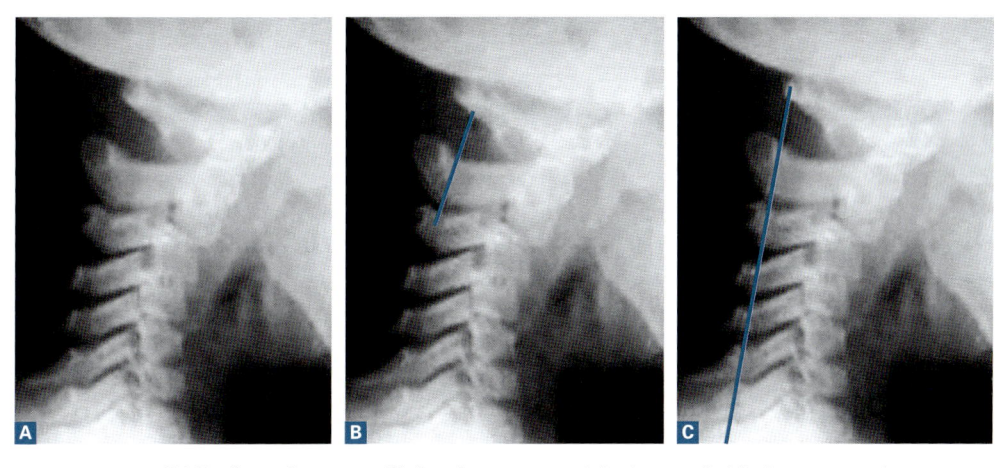

FIGURA 9.7 ■ **(A)** Radiografia em perfil de criança normal de 4 anos de idade, mostrando aparente subluxação em C2-C3, que é desconsiderada por meio do traçado da linha de Swischuk **(B)** e da linha espinolaminar posterior **(C)**.

O tratamento da fratura do enforcado pode ser realizado por meio de colar Philadelphia quando sem desvio ou com desvio < 3 mm. Nos pacientes com desvio > 3 mm, a redução e a manutenção por meio do halogesso ou colete halo estão indicadas.[21,26]

Fratura do odontoide

As fraturas do odontoide geralmente ocorrem por meio da sincondrose basilar do odontoide, equivalente ao tipo II de Anderson e D'Alonzo, especialmente em crianças com idade < 8 anos. Raramente acompanha-se de déficit neurológico. A TC auxilia no diagnóstico em virtude da dificuldade na obtenção da incidência radiográfica transoral nas crianças.

O tratamento consiste na redução e imobilização por meio de halogesso ou colete halo por 2 a 3 meses, mesmo nos pacientes com idade > 8 anos com fraturas do tipo II de Anderson e D'Alonzo (Fig. 9.8). Essas fraturas raramente evoluem para pseudoartrose, como nos adultos. A falha no diagnóstico pode levar à consolidação viciosa ou predispor à formação de *odontoideum*.[7,22]

Fraturas da coluna subaxial (C3-C7)

A fratura por compressão anterior associada à lesão ligamentar posterior é o padrão de lesão mais frequente nessa região, e pode ser muito extensa. O tratamento cirúrgico é raramente necessário, mas é indicado se houver lesão ligamentar extensa.

O tratamento cirúrgico é indicado quando não pode ser obtida a redução completa da lesão ou na presença de instabilidade residual. A redução por meio de tração seguida de imobilização rígida, geralmente em hiperextensão, com halogesso ou colete halo por cerca de 3 meses é o tratamento convencional.[4] A artrodese pela via anterior deve ser evitada, pois impede o crescimento anterior dos corpos vertebrais, e deve ser indicada

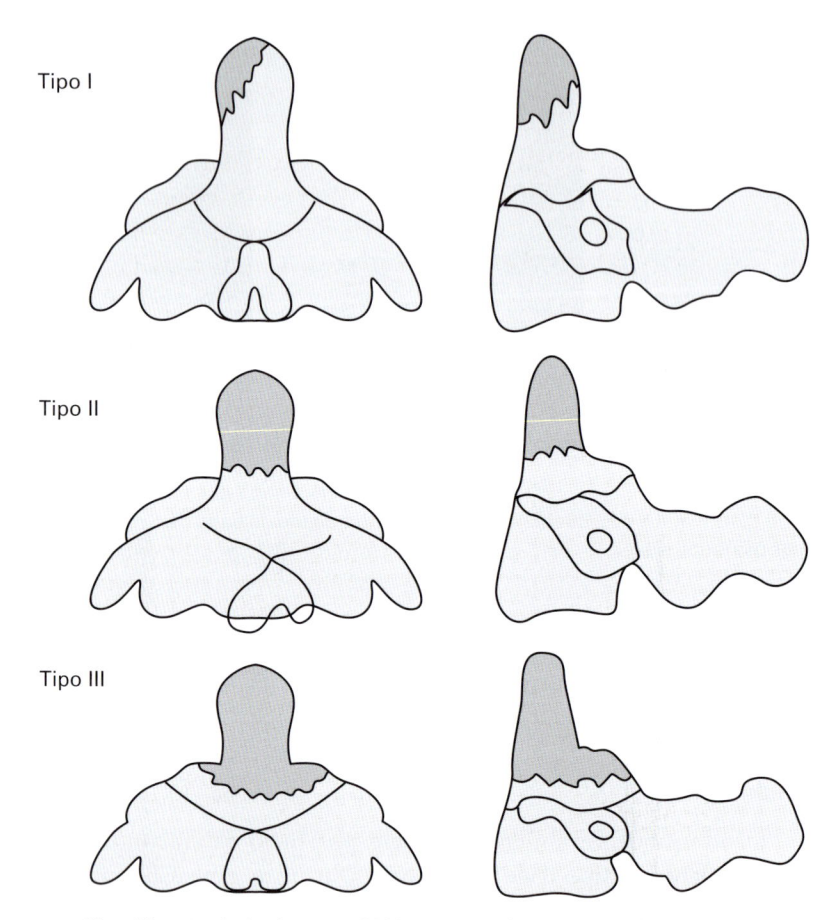

FIGURA 9.8 ■ Classificação de Anderson e D'Alonzo para fraturas do odontoide.

somente nas fraturas do tipo explosão com a presença de fragmentos ósseos no interior do canal vertebral e que comprimem a medula espinal. No acesso posterior, os níveis adjacentes não devem ser expostos, para evitar a anquilose espontânea desses segmentos vertebrais.[7,13]

LESÕES DA COLUNA TORACOLOMBAR

A grande maioria das lesões da coluna toracolombar é estável, e pode ser tratada conservadoramente. As fraturas dos processos espinhosos e transversos, quando isoladas, podem ser tratadas apenas com medidas sintomáticas.[5]

As fraturas do tipo compressão anterior com < 50% de perda da altura anterior do corpo vertebral podem ser tratadas com órteses do tipo Jewett. No entanto, a presença dessas fraturas em múltiplos níveis pode desencadear o aumento global da cifose torácica, tornando necessário o tratamento cirúrgico. Essas fraturas geralmente evoluem com recuperação espontânea da altura do corpo vertebral de acordo com o potencial de crescimento, mas, na presença de lesão da apófise vertebral, podem evoluir com cifose progressiva mesmo após a consolidação, e devem ser observadas e monitoradas ao longo do crescimento.[5]

As fraturas em flexodistração, quando totalmente ósseas (fratura de Chance), podem ser tratadas com colete gessado em hiperextensão durante 2 a 3 meses.[5,28]

As fraturas do tipo explosão, quando não acompanhadas de lesão neurológica e com perda da altura anterior do corpo vertebral < 50%, podem ser tratadas conservadoramente com colete gessado durante 3 a 4 meses. Assim como as fraturas em múltiplos níveis, devem ser acompanhadas por longo tempo devido ao risco de desenvolver deformidade em cifose no decorrer do crescimento (Fig. 9.9).[5]

As fraturas-luxação o devem ser tratadas cirurgicamente, devido ao seu alto grau de instabilidade e lesão neurológica associada.[5]

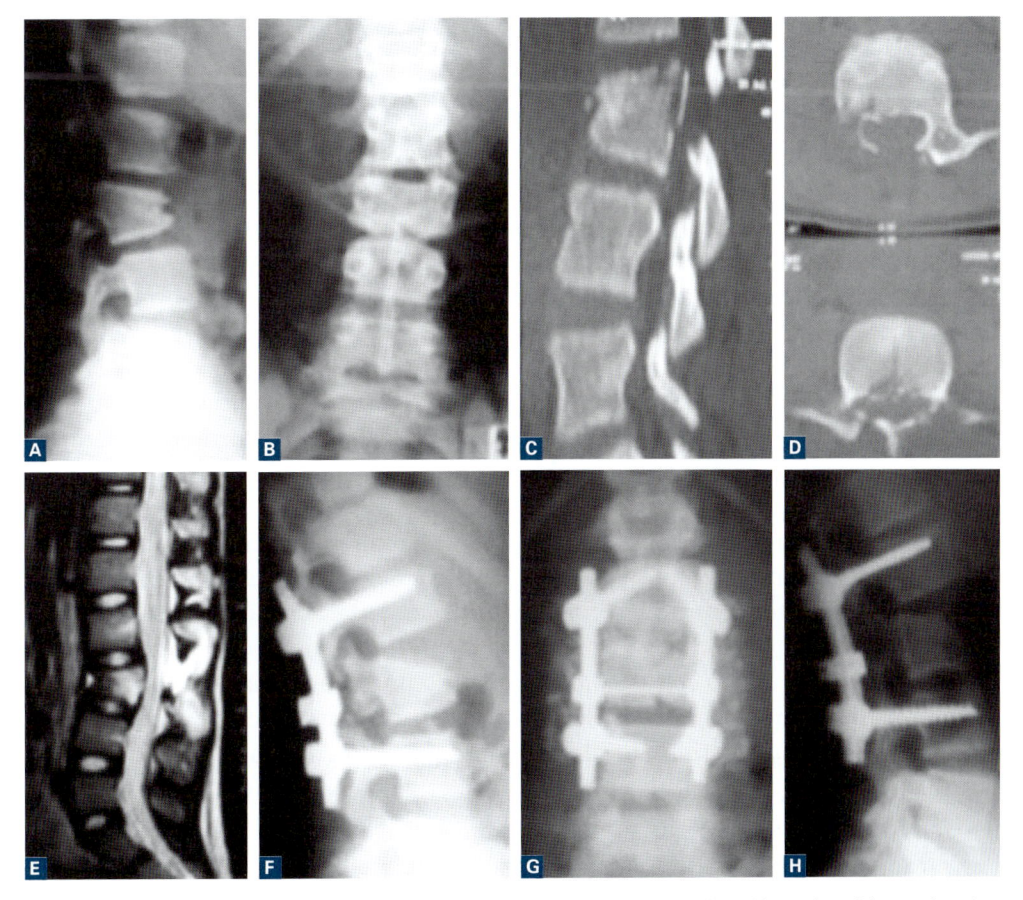

FIGURA 9.9 ■ Paciente do sexo feminino, 12 anos e 9 meses de idade, vítima de acidente de trânsito, com fratura do tipo flexodistração. **(A, B)** Radiografias, **(C,D)** tomografia computadorizada e **(E)** ressonância magnética pré-operatórias. **(F, G)** Radiografia pós-operatória imediata mostrando o acunhamento anterior do corpo vertebral, **(H)** na radiografia aos 6 meses de pós-operatório apresenta total recuperação e remodelamento ósseo do corpo vertebral de L3.

LESÕES ESPECÍFICAS DA INFÂNCIA
Fratura do limbo

Consiste na fratura da apófise posterior do corpo vertebral ou na fratura da placa terminal. É uma lesão incomum. Caracteriza-se por arrancamento da apófise anelar cartilaginosa das margens posteroinferior ou posterossuperior do corpo vertebral. Essas apófises fundem-se ao corpo vertebral somente entre 18 e 25 anos de idade.

Essa lesão foi classificada inicialmente por Takata e colaboradores,[29] sendo posteriormente acrescentado o tipo IV por Epstein e Epstein[29] (Tab. 9.1).

Tabela 9.1 ■ Classificação de Takata e colaboradores[29] modificada por Epstein e Epstein[30]

Tipo	Característica
I	Avulsão marginal cartilaginosa pura sem envolvimento ósseo
II	Presença de fragmento central ósseo envolvendo osso cortical e esponjoso
III	Localização lateral no formato de lágrima
IV	Comprometimento de toda a parede posterior do corpo vertebral

Ocorre com frequência nos adolescentes e adultos jovens. Em cerca de 60% dos pacientes, essas lesões acometem a margem posteroinferior de L4; em 30%, L5; e 10%, L3. A coluna cervical e S1 também têm sido descritas como possíveis locais dessas lesões. O mecanismo do trauma é controverso. Geralmente, está associado com o esforço durante atividades esportivas.[7,30] O quadro clínico assemelha-se ao da lombociatalgia por hérnia discal, geralmente com história insidiosa. Pode estar associado à contratura muscular com restrição dos movimentos da coluna lombar e dos membros inferiores. Os sinais e sintomas neurológicos podem estar presentes, como o sinal de Lasègue, parestesia e perda de força.[31]

Geralmente, essa lesão não pode ser observada nas radiografias simples, e a RM pode confundir a fratura com hérnia discal. O exame de escolha para o diagnóstico é a TC, que permite identificar o fragmento ósseo destacado do rebordo vertebral (Fig. 9.10).[31]

O tratamento cirúrgico consiste na ressecção do fragmento e na descompressão do tecido neural. Quando os sintomas forem crônicos, a ressecção desse fragmento pode ser difícil, pois ele fica aderido e localizado abaixo do ligamento longitudinal posterior, dificultando a sua identificação e, muitas vezes, exigindo a utilização de broca de alta rotação para a sua remoção.[31]

Fraturas em múltiplos níveis

Em virtude da capacidade de absorção e transmissão da força deformante do trauma para os níveis adjacentes, é frequente a ocorrência de fraturas em múltiplos níveis. Esse tipo de lesão acomete a coluna toracolombar e pode ser responsável por até 35%

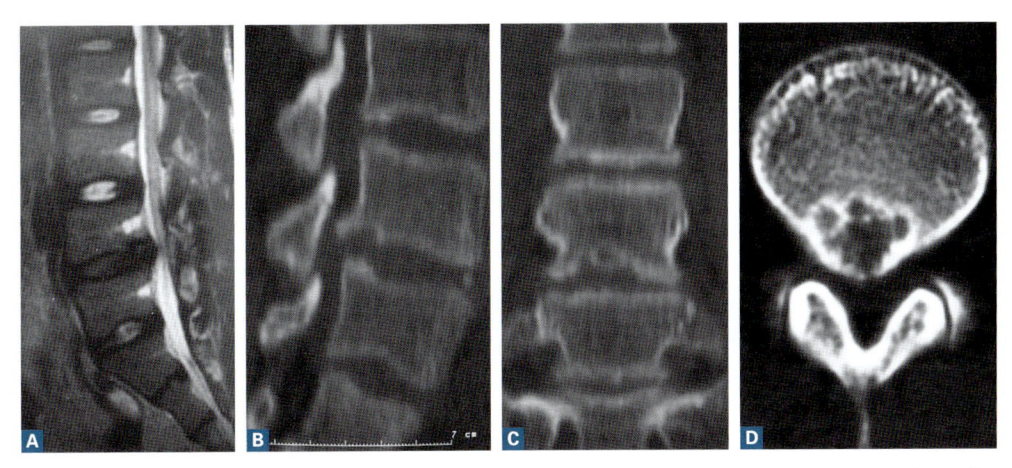

FIGURA 9.10 ■ Paciente com 13 anos de idade e quadro de lombociatalgia com 6 meses de evolução. **(A)** A ressonância magnética mostra quadro semelhante à hérnia discal. **(B, C, D)** A tomografia computadorizada confirma o diagnóstico de fratura do rebordo posterior e inferior de L4.

das fraturas toracolombares nas crianças.[32] O mecanismo da lesão é a hiperflexão, e as fraturas podem ser contíguas ou não.[5] Geralmente, são fraturas do tipo compressão anterior, e o tratamento conservador é o mais indicado. Nesses pacientes, é importante avaliar não somente a cifose regional e a cifose global. Nos pacientes em que há aumento da cifose torácica global, pode ser necessário uso de colete do tipo Milwaukee ou até mesmo o tratamento cirúrgico.

Lesão medular sem alterações radiológicas (SCIWORA)

O termo "SCIWORA" (do inglês *Spinal Cord Injury Without Radiographic Abnormality*) refere-se a qualquer tipo de lesão medular sem sinais de fratura ou luxação evidentes nas radiografias simples, sendo lesões típicas da infância, mas que também podem ocorrer nos adultos, com menor frequência.[3]

As lesões completas da medula espinal geralmente evoluem com pouca recuperação neurológica, enquanto as lesões incompletas em geral evoluem com melhora significativa ou recuperação completa. As causas mais frequentes são os acidentes automobilísticos, as quedas de altura, as lesões em atividades esportivas e os maus-tratos. O tratamento cirúrgico não tem indicação nessas situações. A necessidade e o tipo de imobilização dependerão dos achados da RM, com base na extensão e na localização da lesão ligamentar.[7,10]

Lesão medular discrepante do nível da fratura

Devido aos mesmos mecanismos que justificam a SCIWORA nas crianças, também é possível que o nível da lesão medular não seja o mesmo da lesão na coluna vertebral. Isso significa que, em algumas situações, na presença de lesão neurológica completa, deve-se procurar por fraturas em níveis mais distais que o da lesão neurológica.[33]

Maus-tratos

A incidência de lesões na coluna vertebral decorrentes de maus-tratos não está bem definida, possivelmente por falta de diagnóstico e notificação.

Com frequência, o mecanismo de lesão é hiperflexão e hiperextensão alternadas, devido ao chacoalhamento da criança por parte do agressor. Geralmente, a lesão envolve o corpo vertebral, e, raramente, os elementos posteriores. A lesão medular pode estar associada, mesmo com ausência de fratura. É comum observar múltiplas fraturas do tipo compressão anterior e, nas situações mais graves, fratura-luxação da coluna, que se localizam com mais frequência na coluna lombar e toracolombar e, com menos frequência, na coluna cervical.

O diagnóstico diferencial com infecção e malformação congênita deve ser realizado.

A coluna da criança é muito flexível, e, para que haja lesão traumática, o trauma de origem deve ser de alta energia. É importante uma história bem-detalhada nesses casos, pois, na presença de inconsistências entre a história e o tipo de lesão, é elevada a possibilidade de maus-tratos. Portanto, é importante seguir os princípios de conduta em casos de maus-tratos, como avaliação completa da criança, proteção de seu possível agressor (geralmente por meio da internação hospitalar), notificação aos órgãos competentes para investigação da família e o tratamento adequado da lesão.[34-37]

REFERÊNCIAS

1. Murphy RF, Davidson AR, Kelly DM, Warner Jr WC, Sawyer JR. Subaxial cervical spine injuries in children and adolescents. J Pediatr Orthop. 2015; 35(2):136-9.
2. Pešl T, Kryl J, Vyskočil T, Šebesta P, Havránek P. Poranění páteře u dětí a adolescent. Acta Chir Orthop Traumatol Cech. 2006;73(5):313-20.
3. Hadley MN, Zabramski JM, Browner CM, Rekate H, Sonntag VK. Pediatric spinal trauma. Review of 122 cases of spinal cord and vertebral column injuries. J Neurosurg. 1988;68(1):18-24.
4. Pang D, Wilberger JE. Spinal cord injury without radiographic abnormalities in children. J Neurosurg. 1982;57(1):114-29.
5. Hubbard D. Fractures of the dorsal and lumbar spine. Orthop Clin North Am. 1976;7(3):605-14.
6. Bailey DK. The normal cervical spine in infants and children. Radiology. 1952;59(5):712-9.
7. Gore PA, Chang S, Theodore N. Cervical spine injuries in children: attention to radiographic differences and stability compared to those in the adult patient. Semin Pediatr Neurol. 2009;16(1):42-58.
8. Carr RB, Fink KR, Gross JA. Imaging of trauma - Pseudotrauma of the spine-osseous variants that may simulate injury. AJR 2012;199:1200-6.
9. Parisini P, Di Silvestre M, Greggi T. Treatment of spinal fractures in children and adolescents: long-term results in 44 patients. Spine. 2002;27(18):1989-94.
10. McGrory BJ, Klassen RA, Chao EY, Staeheli JW, Weaver AL. Acute fractures and dislocations of the cervical spine in children and adolescents. J Bone Joint Surg Am. 1993;75(7):988-95.
11. Parent S, Mac-Thiong J-M, Roy-Beaudry M, Sosa JF, Labelle H. Spinal cord injury in the pediatric population: a systematic review of the literature. J Neurotrauma. 2011; 28(8):1515-24.
12. Hubbard DD. Injuries of the spine in children and adolescents. Clin Orthop Relat Res. 1974;(100): 56-65.

13. Lebwohl NH, Eismont FJ. Cervical spine injuries in children. In: Weinstein SL, editor. The pediatric spine. 2nd ed. Philadelphia: Lippincott Williams & Wilkins; 2001. p. 555.
14. Herzenberg JE, Hensinger RN, Dedrick DK, Phillips WA. Emergency transport and positioning of young children who have an injury of the cervical spine. The standard backboard may be hazardous. J Bone Joint Surg Am. 1989;71(1):15-22.
15. Lustrin ES, Karakas SP, Ortiz AO, Cinnamon J, Castillo M, Vaheesan K, et al. Pediatric cervical spine: normal anatomy, variants, and trauma. Radiographics. 2003;23(3):539-60.
16. Carreon LY, Glassman SD, Campbell MJ. Pediatric spine fractures: a review of 137 hospital admissions. J Spinal Disord Tech. 2004;17(6):477-82.
17. Hadley MN, Zabramski JM, Browner CM, Rekate H, Sonntag VK. Pediatric spinal trauma: review of 122 cases of spinal cord and vertebral column injuries. J Neurosurg 1988;68(1):18-24.
18. Garton H, Hammer M. Detection of pediatric cervical spine injury. Neurosurgery. 2008;62(3):700-8.
19. Mahan ST, Mooney DP, Karlin LI, Hresko MT. Multiple level injuries in pediatric spinal trauma. J Trauma. 2009; 67(3):537-42.
20. Launay F, Leet AI, Sponseller PD. Pediatric spinal cord injury without radiographic abnormality: a meta-analysis. Clin Orthop Relat Res. 2005;(433): 166-70.
21. Fenoy AJ, Menezes AH. Pediatric Craniocervical Trauma. In: Kim DH, Ludwig SC, Vaccaro AR, Chang J-C, editors. Atlas of spine trauma: adult and pediatric. Philadelphia: Saunders-Elsevier; 2008. p. 160-72.
22. Junewick JJ. Pediatric craniocervical junction injuries. AJR Am J Roentgenol. 2011;196(5):1003-10.
23. Alcelik I, Manik KS, Sian PS, Khoshneviszadeh SE. Occipital condylar fractures. Review of the literature and case report. J Bone Joint Surg Br. 2006; 88(5):665-9.
24. Cakmakci H. Essentials of trauma: head and spine. Pediatr Radiol. 2009;39 Suppl 3:391-405.
25. Strehle E-M, Tolinov V. Occipital condylar fractures in children: rare or underdiagnosed? Dentomaxillofac Radiol. 2012;41(2):175-6.
26. Anderson PA, Montesano PX. Morphology and treatment of occipital condyle fractures. Spine. 1988;13(7):731-6.
27. Cattel H, Filtzer D. Pseudosubluxation and other normal variations in the cervical spine in children. J Bone Joint Surg Am. 1965;47(7):1295-309.
28. Arkader A, Warner WC, Tolo VT, Sponseller PD, Skaggs DL. Pediatric Chance fractures: a multicenter perspective. J Pediatr Orthop. 2011;31(7): 741-4.
29. Takata K, Inoue S, Takahashi K, Ohtsuka Y. Fracture of the posterior margin of a lumbar vertebral body. J Bone Joint Surg Am. 1988;70(4):589-94.
30. Epstein NE, Epstein JA. Limbus lumbar vertebral fractures in 27 adolescents and adults. Spine. 1991;16(8):962-6.
31. Yen CH, Chan SK, Ho YF, Mak KH. Posterior lumbar apophyseal ring fractures in adolescents: a report of four cases. J Orthop Surg (Hong Kong). 2009;17(1):85-9.
32. Roche C, Carty H. Spinal trauma in children. Pediatr Radiol. 2001;31(10):677-700.
33. Andújar ALF, Oliveira GC, Souza Jr W, Souza MP, Kotzias Neto A. Lesões traumáticas na coluna toracolombar do paciente pediátrico. 10. Congresso da Sociedade Brasileira de Coluna; 2005 maio 12-14; Sauípe, Bahia; 2005.
34. Piatt Jr JH. Isolated spinal cord injury as a presentation of child abuse. Pediatrics. 1995;96(4):780-2.
35. Carrion WV, Dormans JP, Drummond DS, Christofersen MR. Circunferencial growth plate fracture of the thoracolumbar spine from child abuse. J Pediatr Orthop. 1996;16(2):210-4.
36. Diamond P, Hansen CM, Christofersen MR. Child abuse presenting as a thoracolumbar spinal fracture dislocation: acase report. Pediatr Emerg Care. 1994;10(2):83-6.
37. Cullen JC. Spinal lesions in battered babies. J Bone Joint Surg Br. 1975;57(3):364-6.

10
Fratura Patológica

William Gemio Jacobsen Teixeira, Douglas Kenji Narazaki
e Alexandre Fogaça Cristante

A coluna vertebral é o local mais frequente das metástases ósseas. Em até 20% dos pacientes, os sintomas relacionados à metástase da coluna são a manifestação inicial do câncer.

A queixa clínica mais associada aos tumores da coluna é a dor axial e ocorre em 85% dos pacientes. Dessa forma, a pesquisa de sinais de alarme é importante na avaliação de qualquer paciente com dor na coluna vertebral. Deve-se suspeitar da possibilidade de lesão neoplásica nos pacientes com dor na coluna torácica média ou alta, dor progressiva, dor que piora à manobra de Valsalva e dor noturna. História de febre vespertina, queixas relacionadas a outros órgãos e sistemas, incontinência fecal ou urinária e perda de peso inexplicada devem ser valorizadas. Ao exame físico, deve-se procurar por deformidade nova, déficit motor ou sensitivo e alterações dos reflexos.

Na presença de sinais de alerta, os exames de imagem devem ser solicitados precocemente.

EXAMES DE IMAGEM DA COLUNA

A radiografia simples é útil para avaliar o alinhamento da coluna vertebral, localizar áreas com fratura, auxiliar na interpretação da estabilidade mecânica da coluna e guiar áreas de interesse para exames mais avançados. Por ser de alta disponibilidade e custo baixo, é um exame adequado para o acompanhamento do doente com fratura patológica da coluna. Entretanto, tem sensibilidade baixa para diagnosticar a presença de uma neoplasia, pois necessita que haja comprometimento mínimo de 30 a 50% do trabeculado ósseo para que uma lesão tumoral seja visível (Fig. 10.1).

A tomografia computadorizada (TC) é o melhor exame para avaliar a qualidade óssea e para auxiliar no diagnóstico diferencial da fratura relacionada a tumor daquela decorrente da osteoporose. São sinais sugestivos de que a fratura está relacionada a tumor: erosão das corticais; comprometimento dos pedículos; convexidade do muro posterior da vértebra; massa extravertebral ou peridural; e presença de lesões líticas, mistas ou blásticas. A TC é o melhor exame para avaliar a estabilidade na coluna com fratura patológica (Fig. 10.2).

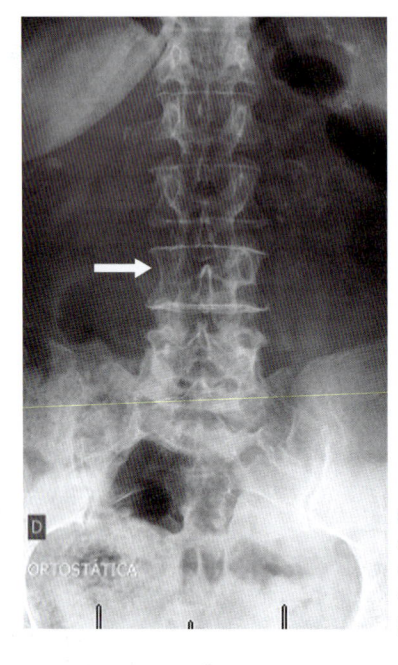

FIGURA 10.1 ■ Paciente de 68 anos de idade com dor lombar progressiva com antecedente de câncer de tireoide. Observa-se ausência dos limites do pedículo à direita (seta).

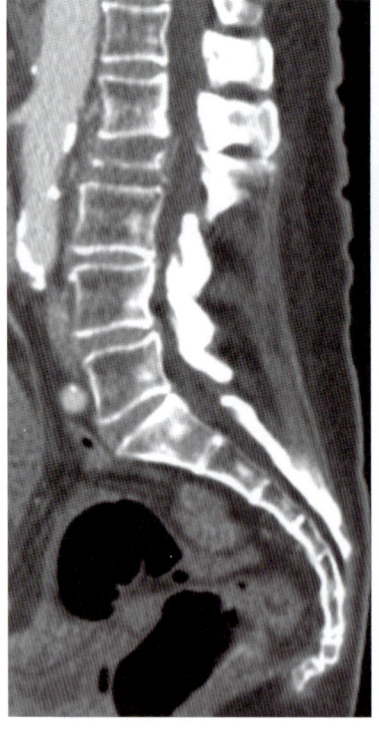

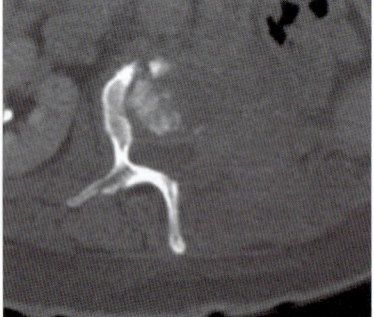

FIGURA 10.2 ■ Paciente do sexo feminino, 62 anos de idade. Fratura de coluna por baixa energia em L2. A tomografia computadorizada demonstra presença de massa peridural e paravertebral e lesão lítica com envolvimento do pedículo. Investigação resultou no diagnóstico de metástase de câncer de rim.

Fratura Patológica 249

A ressonância magnética (RM) é o exame mais sensível para o diagnóstico da lesão tumoral vertebral. Permite diferenciar adequadamente as fraturas de baixa energia por osteoporose das fraturas por tumor. São sinais indicativos de fratura vertebral patológica: abaulamento do muro posterior do corpo vertebral; alteração do sinal dos pedículos; sinal baixo difuso ou focal na ponderação em T1 da vértebra; e presença de massa de tecidos moles peridural ou extravertebral. A RM é melhor do que a TC para identificar áreas de compressão medular ou radicular por massa de tecidos moles (Fig. 10.3).

Após a identificação de uma lesão tumoral, é importante que a coluna vertebral seja avaliada em toda a sua extensão, pois a presença de doença multifocal é frequente e influencia no tratamento.

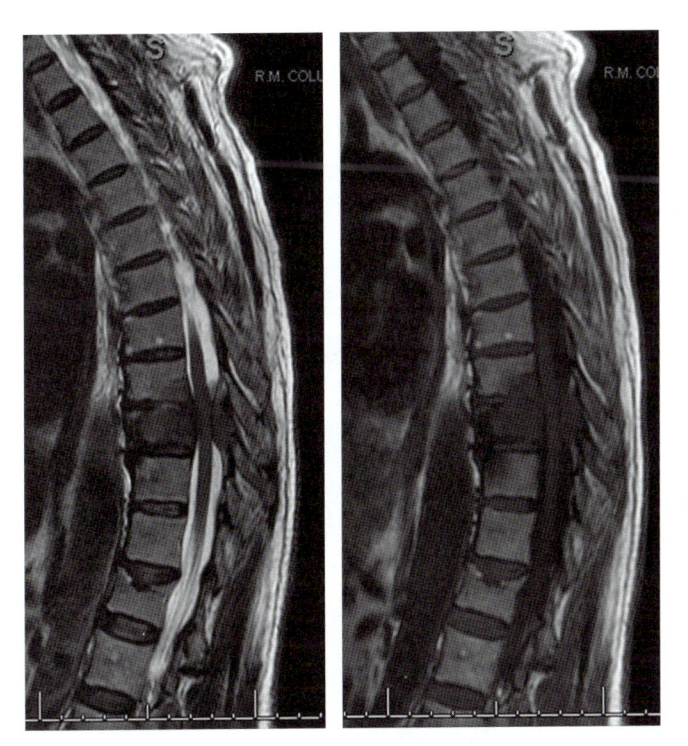

FIGURA 10.3 ■ Ressonância magnética sagital ponderada em T2 e T1 de doente com fratura patológica por tumor de pulmão com compressão da medula espinal.

ESTADIAMENTO E DIAGNÓSTICO ONCOLÓGICO

No paciente com exame de imagem sugestivo de fratura patológica, há indicação de exames de estadiamento para a compreensão da extensão sistêmica da doença. Devem ser feitas TCs de tórax, abdome e pelve e cintilografia óssea. A eletroforese de proteínas séricas é útil para o diagnóstico do mieloma múltiplo; o antígeno prostático específico auxilia no diagnóstico do câncer de próstata; hematócrito baixo pode ser indicativo de doença que infiltre a medula óssea ou câncer avançado.

250 Coluna Vertebral

O diagnóstico histológico deve ser obtido para a confirmação de uma neoplasia. A biópsia deve ser realizada preferencialmente no órgão mais provável para a origem do tumor primário, se identificado pelas TCs. Quando a coluna vertebral for o local de interesse para a biópsia, deve-se escolher o local de menor morbidade e dar preferência para métodos percutâneos guiados por imagem (Fig. 10.4). Se for necessária biópsia da coluna vertebral por via aberta, deve-se fazer sempre incisões longitudinais, na linha média, em caso de diagnóstico de um tumor primário que necessite de ressecção em bloco.

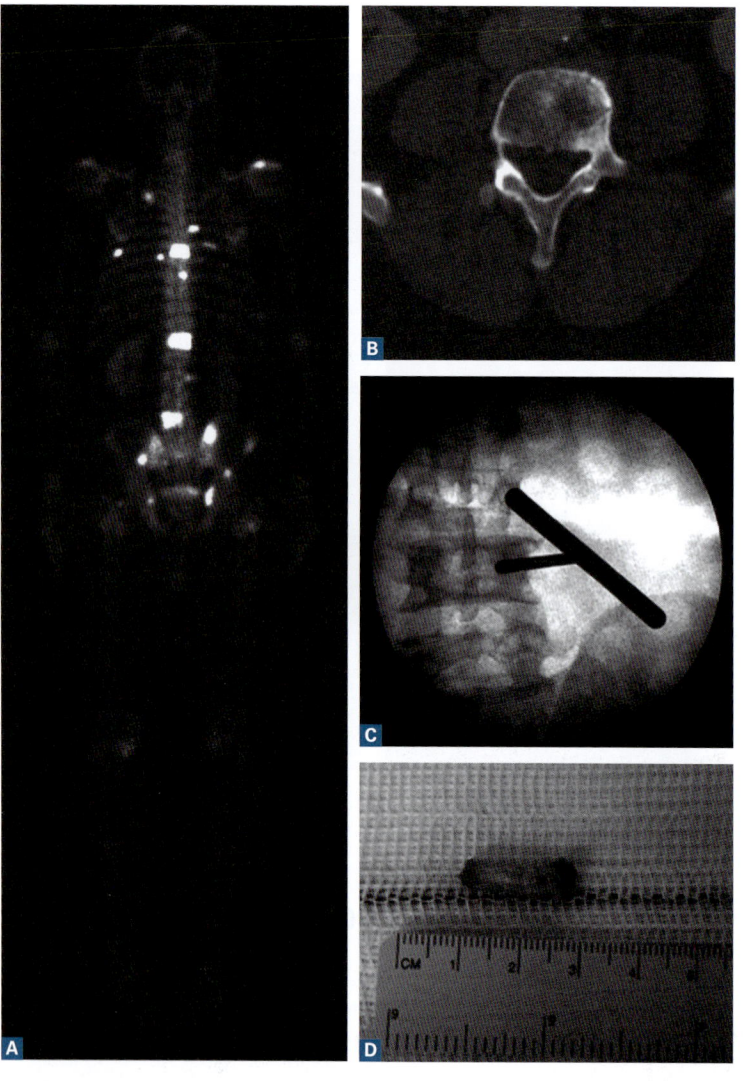

FIGURA 10.4 ■ Paciente com fratura patológica de coluna que apresenta lesões multifocais à cintilografia óssea. Foi feita opção de biópsia de vértebra lombar guiada por radioscopia. O resultado do exame anatomopatológico permitiu o diagnóstico de câncer de esôfago.

AVALIAÇÃO DA ESTABILIDADE DA COLUNA

Os critérios para definição da instabilidade da coluna vertebral são bem aceitos nas lesões traumáticas. Entretanto, há controvérsia em relação aos que devem ser utilizados para determinar se há instabilidade decorrente do comprometimento neoplásico da coluna vertebral.[1] A ausência de critérios objetivos é uma das razões pelas quais muitos pacientes são encaminhados sem necessidade ao especialista e outros são tratados de modo insuficiente, com piora da fratura, deformidade, dor e/ou déficit neurológico.

O Spine Oncology Study Group definiu a instabilidade como a perda da integridade espinal por resultado de um processo neoplásico que está associado à dor relacionada ao movimento, deformidade sintomática ou progressiva e/ou comprometimento neurológico sob cargas fisiológicas. Foi desenvolvida uma classificação chamada de *Spinal Instability Neoplastic Score* (SINS),[2] que permite classificar a fratura patológica em estável (1 a 6 pontos), indeterminada (7 a 12 pontos) ou instável (> 12 pontos) (Tabela 10.1). Os doentes com estabilidade indeterminada ou instáveis (> 6 pontos) devem ser referenciados ao especialista para definir se há necessidade de estabilização cirúrgica ou uso de imobilização externa.

Apesar dos avanços trazidos pela introdução da escala SINS na avaliação da estabilidade das fraturas patológicas, há limitações que reduzem a sua utilidade na rotina. Muitos pacientes são classificados como de estabilidade indeterminada, o que requer o uso da experiência do especialista na tomada de decisão (Fig. 10.5). Além disso, há concordância interobservador limitada quando aplicada por profissionais menos experientes.[3] A escala não considera modificadores para lesões contíguas que são frequentes na doença metastática e que podem ter impacto na avaliação da estabilidade.

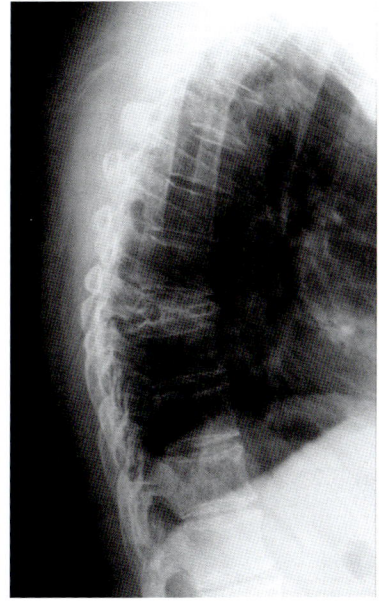

FIGURA 10.5 ■ Doente com plasmocitoma isolado de coluna, apresentou fratura por baixa energia. SINS = 11 (indeterminado). Foi tratado com 45 Gy de radiação com resolução da dor. Após 2 anos de seguimento, mantém-se assintomático.

TABELA 10.1 ■ Escala SINS[2]

Localização	Pontuação
■ Juncional (occipício-C2; C7-T2; T11-L1; L5-S1)	3
■ Coluna móvel (C3-C6; L2-L4)	2
■ Semirrígida (T3-T10)	1
■ Rígida (S2-S5)	0
Alívio da dor com repouso e/ou dor com movimento/carga da coluna	**Pontuação**
■ Sim	3
■ Não (dor ocasional, mas não mecânica)	2
■ Lesão indolor	1
Lesão óssea	**Pontuação**
■ Lítica	2
■ Mista (lítica/blástica)	1
■ Blástica	0
Alinhamento radiográfico da coluna	**Pontuação**
■ Subluxação/translação presente	4
■ Deformidade *de novo* (cifose/escoliose)	2
■ Alinhamento normal	0
Colapso do corpo vertebral	**Pontuação**
■ > 50% de colapso	3
■ < 50% de colapso	2
■ Sem colapso, mas com > 50% de envolvimento do corpo	1
■ Nenhuma das anteriores	0
Envolvimento posterolateral dos elementos espinais posteriores (fratura ou substituição do tumor de facetas, pedículo ou articulações costovertebrais)	**Pontuação**
■ Bilateral	3
■ Unilateral	1
■ Nenhuma das anteriores	0
Total	–

TRATAMENTO

O tratamento da fratura patológica depende da resposta esperada do tumor ao tratamento oncológico, do prognóstico de sobrevida, do desempenho do doente, da gravidade dos sintomas e da instabilidade da coluna. Dessa forma, o trabalho multidisciplinar do cirurgião de coluna em conjunto com o radioterapeuta e o oncologista permite um processo de tomada de decisão mais adequado.

Escalas de prognóstico, como a escala de Tokuhashi,[4] podem ser úteis, mas não levam em consideração a evolução do tratamento oncológico e a resposta prévia do doente ao tratamento.

Nas fraturas patológicas classificadas como estáveis, em que o sintoma principal é a dor, o tratamento radioterápico é efetivo em até 70% dos casos[5] (Fig. 10.6). O resultado da radioterapia dependerá da sensibilidade do tumor à radiação. São considerados de boa resposta à radioterapia os doentes com câncer de mama ou de próstata, tumor de pulmão de pequenas células, mieloma, linfoma e leucemia. A resposta é intermediária ou ruim à radioterapia convencional nos casos de câncer renal, gastrintestinal ou de cabeça e pescoço, melanoma e muitos sarcomas.

O tratamento cirúrgico deve ser considerado se houver instabilidade mecânica, pois contribui para a melhora da qualidade de vida e manutenção da capacidade de marcha desses doentes[6] (Fig. 10.7).

O reforço vertebral com cimento é uma opção adequada para o tratamento da dor mecânica persistente e que não teve resposta adequada a outros tratamentos.[7,8] Está contraindicado como técnica isolada na presença de compressão medular. As taxas de complicações da cimentação vertebral são maiores no tratamento da doença metastática da coluna do que na osteoporose.[9] Deve-se evitar o uso do reforço com cimentação percutânea se houver erosão do muro posterior da vértebra ou comprometimento significativo do pedículo ou da lâmina.

Na presença de compressão medular metastática por tumor sólido, a indicação de tratamento cirúrgico para descompressão circunferencial da medula está bem definida.[10,11] A compressão medular pode ser decorrente do crescimento da massa tumoral no espaço peridural, associada à fratura patológica da vértebra com compressão por fragmentos ósseos ou pela deformidade resultante da instabilidade mecânica da

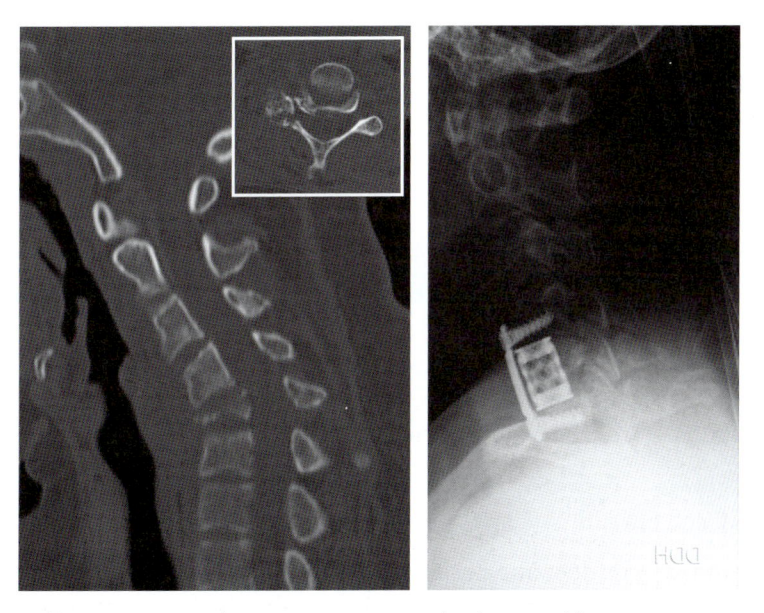

FIGURA 10.6 ■ Doente com condrossarcoma mesenquimal metastático apresentou cervicalgia de instalação súbita, sem déficit neurológico. SINS = 15. O tratamento cirúrgico com reconstrução da coluna anterior seguido de radioterapia resultou em alívio satisfatório da dor.

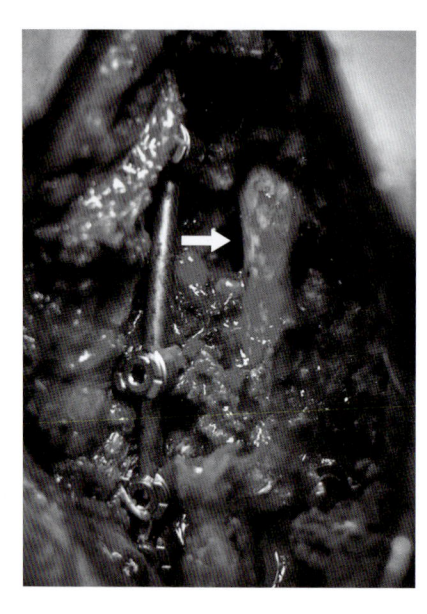

FIGURA 10.7 ■ Paciente com tumor renal submetido à descompressão medular por via posterior exclusiva. A descompressão ventral à medula foi realizada por meio da ressecção de ambos os pedículos, evitando a necessidade de uma via anterior para ressecção da porção posterior do corpo vertebral.

fratura.[12,13] A cirurgia tem como objetivo a descompressão medular circunferencial e a reconstrução da coluna por acesso posterior, anterior ou dupla via (Fig. 10.8).

Nos doentes com sobrevida e desempenho limitado, não há necessidade de realizar uma cruentação das superfícies articulares ou utilizar enxerto, pois a taxa de complicações mecânicas é relativamente baixa.[14] O processo de consolidação também sofre impacto negativo do efeito da radioterapia adjuvante, que é habitualmente realizada no pós-operatório, e de diversos agentes quimioterápicos que reduzem a capacidade de fusão.

Nos pacientes oligometastáticos em que há estimativa de sobrevida longa e tumores classicamente radiorresistentes, preconizou-se a vertebrectomia em bloco como forma de reduzir a probabilidade de recidiva local, mas com risco grande de complicações graves.[15]

Com o desenvolvimento de novas técnicas de radioterapia, como a radiocirurgia estereotáctica, houve a possibilidade de melhorar o controle local de tumores previamente radiorresistentes. Com o tratamento radiocirúrgico, as taxas de controle local são similares às obtidas com a ressecção vertebral em bloco.[5] Dessa forma, a indicação de ressecção vertebral em bloco por metástase tem sido reduzida nos locais onde há tecnologia para realização de radiocirurgia.

CONSIDERAÇÕES FINAIS

A dor é o sintoma mais frequente dos tumores da coluna vertebral. A pesquisa de sinais de alerta é fundamental para que o diagnóstico precoce seja instituído. Os exames de imagem auxiliam na diferenciação das fraturas de baixa energia entre as relacionadas à doença osteometabólica e às doenças tumorais.

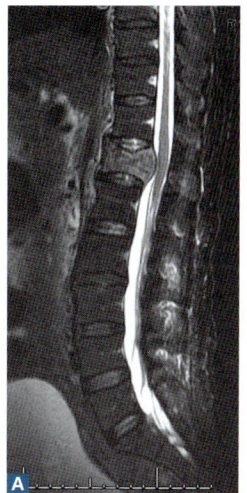

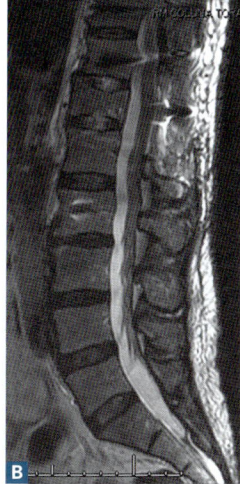

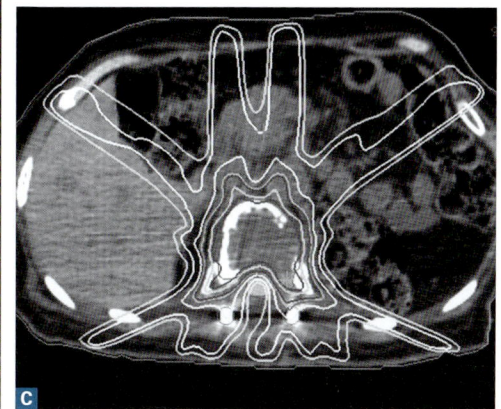

FIGURA 10.8 ■ **(A)** Doente de 58 anos de idade com fratura patológica por tumor renal e compressão medular. **(B)** Cirurgia para fixação e separação do tumor da medula espinal para preparo para tratamento radiocirúrgico. **(C)** Tratamento radiocirúrgico adjuvante.

Para que o tratamento da fratura patológica seja adequado, é importante que a doença de base seja compreendida por meio de exames de estadiamento sistêmico e do conhecimento da oncologia. As decisões de tratamento devem ser feitas de forma multidisciplinar para tratar a fratura patológica de acordo a expectativa do resultado do tratamento oncológico. O tratamento cirúrgico deve ser considerado na presença de sinais clínicos e radiológicos de instabilidade e quando há sinais de compressão da medula espinal.

REFERÊNCIAS

1. Weber MH, Burch S, Buckley J, Schmidt MH, Fehlings MG, Vrionis FD, et al. Instability and impending instability of the thoracolumbar spine in patients with spinal metastases: a systematic review. Int J Oncol. 2011;38(1):5-12.
2. Fisher CG, DiPaola CP, Ryken TC, Bilsky MH, Shaffrey CI, Berven SH, et al. A novel classification system for spinal instability in neoplastic disease: an evidence-based approach and expert consensus from the Spine Oncology Study Group. Spine (Phila Pa 1976). 2010;35(22):E1221-9.
3. Teixeira W, Coutinho P, Marchese L, Narazaki D, Cristante A, Teixeira M, et al. Interobserver agreement for the spine instability neoplastic score varies according to the experience of the evaluator. Clinics. 2013;68(2):213-7.
4. Tokuhashi Y, Matsuzaki H, Oda H, Oshima M, Ryu J. A revised scoring system for preoperative evaluation of metastatic spine tumor prognosis. Spine (Phila Pa 1976). 2005;30(19):2186-91.
5. Gerszten PC, Yamada Y, Mendel E. Radiotherapy and radiosurgery for metastatic spine disease. Spine (Phila Pa 1976). 2009;34(22):78-92.
6. Falicov A, Fisher CG, Sparkes J, Boyd MC, Wing PC, Dvorak MF. Impact of surgical intervention on quality of life in patients with spinal metastases. Spine (Phila Pa 1976). 2006;31(24):2849-56.

7. Fisher CG, Andersson GBJ, Weinstein JN. Spine focus issue summary of management recommendations in spine oncology. Spine (Phila Pa 1976). 2009;34(22):2-6.
8. Tancioni F, Lorenzetti MA, Navarria P, Pessina F, Draghi R, Pedrazzoli P, et al. Percutaneous vertebral augmentation in metastatic disease: state of the art. J Support Oncol. 2011;9(1):4-10.
9. Tomycz ND, Gerszten PC. Minimally invasive treatments for metastatic spine tumors: vertebroplasty, kyphoplasty, and radiosurgery. Neurosurg Q. 2008;18(2):104-8.
10. Patchell R a, Tibbs PA, Regine WF, Payne R, Saris S, Kryscio RJ, et al. Direct decompressive surgical resection in the treatment of spinal cord compression caused by metastatic cancer: a randomised trial. Lancet. 2005;366(9486):643-8.
11. Bilsky MH, Laufer I, Burch S. Shifting paradigms in the treatment of metastatic spine disease. Spine (Phila Pa 1976). 2009;34(22 Suppl):S101-7.
12. Constans JP, de Divitiis E, Donzelli R, Spaziante R, Meder JF, Haye C. Spinal metastases with neurological manifestations. Review of 600 cases. J Neurosurg. 1983;59(1):111-8.
13. Eastley N, Newey M, Ashford RU. Skeletal metastases – the role of the orthopaedic and spinal surgeon. Surg Oncol. 2012;21(3):216-22.
14. Bellato RT, Teixeira WGJ, Torelli AG, Cristante AF, Barros Filho TEP de, Camargo OP de. Late failure of posterior fixation without bone fusion for vertebral metastases. Acta Ortopédica Bras. 2015;23(6):303-6.
15. Boriani S, Bandiera S, Donthineni R, Amendola L, Cappuccio M, De Iure F, et al. Morbidity of en bloc resections in the spine. Eur Spine J. 2010;19(2):231-41.

11

Deformidades Pós-Traumáticas

Murilo T. Daher, Nilo Carrijo Melo, Pedro Felisbino Junior, Vinicio Nunes Nascimento e Sérgio Daher

O bom resultado do tratamento das lesões traumáticas da coluna vertebral está diretamente relacionado ao restabelecimento das funções biomecânicas do segmento vertebral e à sua capacidade de suportar cargas fisiológicas. Apenas em algumas fraturas (odontoide, espondilolistese traumática do áxis, fratura da *pars interarticularis*) é possível a consolidação óssea e o restabelecimento da morfologia da vértebra; no entanto, na grande maioria das fraturas, isso não acontece.[1]

Mesmo que muitas fraturas sejam consideradas estáveis e tratadas de maneira conservadora, elas irão consolidar com algum grau de acunhamento, pela compressão do osso esponjoso que ocorre no interior do corpo vertebral. Nessas situações, o restabelecimento da função biomecânica acontece porque, mesmo com o acunhamento local, não há grande cifotização do segmento vertebral fraturado, alteração do equilíbrio sagital ou coronal da coluna ou perda da função e aparecimento de dor em longo prazo.[2]

Nas fraturas instáveis, se não for realizado o tratamento adequado, não haverá o restabelecimento da função biomecânica do segmento lesado, podendo ocorrer alterações do alinhamento sagital ou coronal, denominadas deformidades pós-traumáticas. Essas deformidades podem ocorrer em decorrência do acunhamento exacerbado do corpo vertebral, associado ou não a lesões do disco intervertebral e/ou do complexo osteoligamentar posterior. A contribuição do disco para a deformidade pode ocorrer agudamente ou depois de um longo período, devido às alterações degenerativas.[2]

Os sintomas relacionados às deformidades pós-traumáticas são muito variáveis e dependem de vários fatores, destacando-se: a sensibilidade do paciente à dor, o grau e a localização da deformidade, a degeneração discal, a compressão nervosa, a deformidade angular, a pseudoartrose e a instabilidade focal.[2] Atualmente, com o conhecimento e avaliação mais detalhada das relações entre a pelve e a coluna vertebral, sabe-se que a localização da deformidade é um fator importante na sintomatologia do paciente, sendo a deformidade na região lombar menos tolerada do que na região torácica.[2] Alguns pacientes têm maior tolerância às deformidades cifóticas do que outros, por possuírem maior possibilidade de mecanismos compensatórios antes de desenvolver algum desequilíbrio sagital[3,4] (Fig. 11.1).

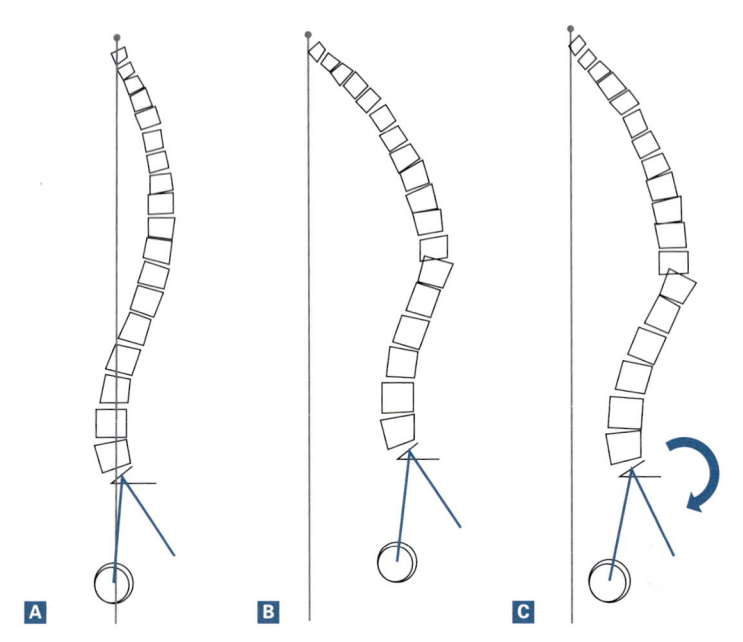

FIGURA 11.1 ■ Paciente com incidência pélvica (IP) pequena tem menor poder de compensação do que pacientes com IP elevada, pois tem menor capacidade de retroversão da pelve. **(A)** A ilustração representa um paciente com IP de 40° (baixa), **(B)** que teve uma fratura com cifotização T11-T12. **(C)** Ele fez uma retroversão da pelve para tentar compensar a deformidade, mas isso não foi suficiente.

CAUSAS DAS DEFORMIDADES PÓS-TRAUMÁTICAS

As causas das deformidades pós-traumáticas podem estar relacionadas ao **diagnóstico**, ao **tratamento** ou a **problemas biológicos** (Fig. 11.2).[1]

Com relação ao diagnóstico, pode ocorrer a não observação da fratura ou uma avaliação inadequada da biomecânica da lesão. As fraturas da coluna podem passar despercebidas, principalmente quando a avaliação clínica e os exames de imagem forem realizados de modo inadequado (Capítulos 1 e 2). Existem protocolos para minimizar

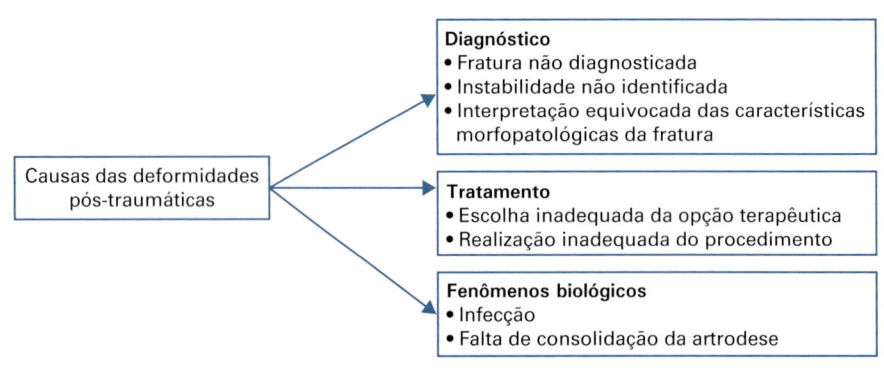

Causas das deformidades pós-traumáticas
- **Diagnóstico**
  - Fratura não diagnosticada
  - Instabilidade não identificada
  - Interpretação equivocada das características morfopatológicas da fratura
- **Tratamento**
  - Escolha inadequada da opção terapêutica
  - Realização inadequada do procedimento
- **Fenômenos biológicos**
  - Infecção
  - Falta de consolidação da artrodese

FIGURA 11.2 ■ Causas das deformidades pós-traumáticas.

a falta de diagnóstico dessas lesões, principalmente das lesões que acometem a coluna cervical, sendo cada vez mais utilizada a tomografia computadorizada (TC) multicanais na avaliação in2icial dos pacientes politraumatizados.[5]

Já em relação à avaliação inadequada da biomecânica da lesão, o problema é mais complexo. Há várias classificações que tentam definir a estabilidade da lesão, como a classificação de *Load sharing*[6] e TLICS[7] para as lesões toracolombares, mas não são isentas de falhas.[8] O principal erro na avaliação de uma fratura é a não identificação da lesão do complexo ligamentar posterior. Com o advento da ressonância magnética (RM), acredita-se que essas lesões possam ser mais bem diagnosticadas.[9] No entanto, esse não é um exame disponível na avaliação de todo paciente vítima de trauma de coluna, e não existe consenso na avaliação desses exames pelos radiologistas, já que o espectro da lesão ligamentar pode dificultar a interpretação das imagens (estiramento ligamentar, ruptura parcial ou total). Acredita-se que a RM apresente uma elevada sensibilidade e baixa especificidade na avaliação dessas lesões.[10] Assim, mesmo com a RM, é importante uma avaliação minuciosa à procura de sinais indiretos de lesão posterior (Fig. 11.3). Isso também pode ocorrer na coluna cervical, que pode ser ainda mais grave pela maior possibilidade de lesão neurológica secundária (Fig. 11.4).

Mesmo com o diagnóstico adequado, ainda pode ocorrer deformidade nos casos de falha na escolha do tratamento ou falha na realização do procedimento cirúrgico (técnica inadequada).[1] O principal erro na escolha da terapêutica é confiar demasiadamente na abordagem posterior e não realizar a reconstrução da coluna anterior.[1] Essa decisão não é simples. A única classificação que se propõe a responder a essa questão

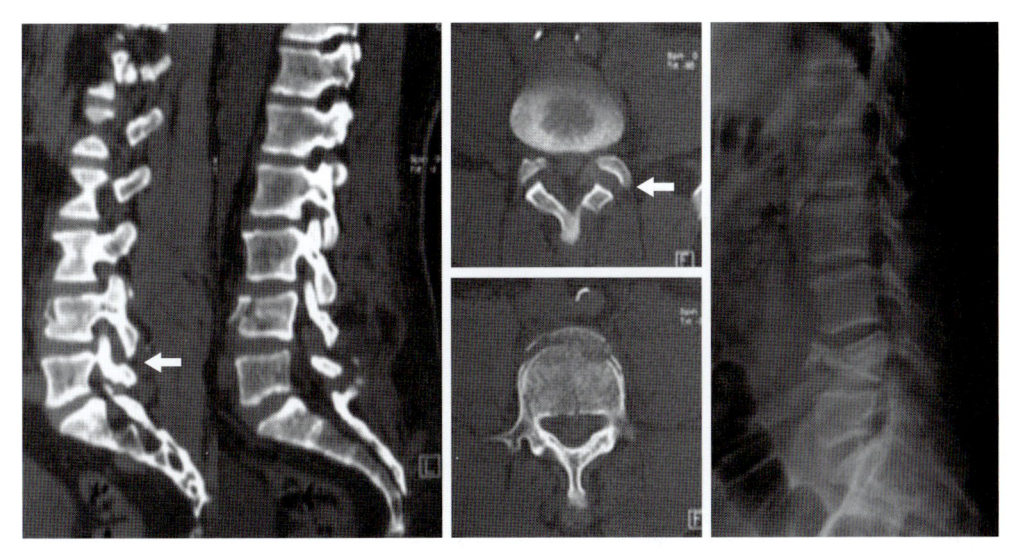

FIGURA 11.3 ■ Paciente com fratura de L4 considerada estável em avaliação na cidade de origem, evoluiu com deformidade e cifose segmentar. Mesmo com a tomografia computadorizada, foi realizada uma avaliação equivocada quanto à biomecânica da lesão. Apesar de pouca cominuição do corpo vertebral, já havia indícios de lesão do complexo ligamentar posterior na tomografia computadorizada, pela aparente lesão capsular (abertura das facetas articulares) (setas).

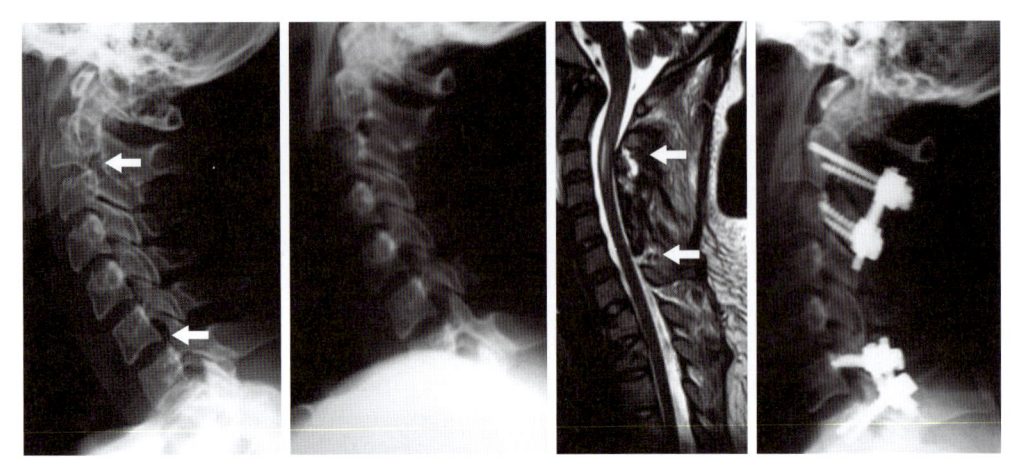

FIGURA 11.4 ■ Paciente de 23 anos de idade vítima de acidente automobilístico com lesão medular incompleta. A lesão foi considerada estável na avaliação inicial, e a paciente foi submetida a tratamento conservador com colar cervical. Quando encaminhada para reabilitação, apresentou hiperextensão em C2-C3 e cifotização em C6-C7. Na radiografia inicial, já era possível avaliar a subluxação em C2-C3 e a aparente cifotização no disco C6-C7 (setas). A ressonância magnética mostra a lesão ligamentar de C2-C3 e C6-C7, com aparente ruptura completa, inclusive do ligamento amarelo em C6-C7 (setas). Foi submetida à redução e à artrodese posterior de C2-C3 e C6-C7. A presença de lesão neurológica é um indício muito forte de instabilidade.

é a classificação proposta por Gaines, conhecida como *Load sharing*.[6] Seus pontos fracos são os fatos de ter sido baseada em uma casuística pequena de pacientes e utilizar conceitos e implantes não mais utilizados. Na verdade, as classificações de fraturas que foram propostas até o momento permitem apenas a identificação do mecanismo do trauma, mas não permitem a avaliação da história natural da fratura e potencial de cifotização do segmento vertebral fraturado. A instrumentação da vértebra fraturada parece ser um fator que aumenta a estabilidade das reconstruções e diminui a necessidade da abordagem anterior. Há redução significativa da realização das abordagens anteriores para o tratamento de fraturas. Outra falha na escolha do tratamento é a tentativa de descompressão do canal vertebral por meio da laminectomia sem instrumentação. Esse procedimento aumenta a instabilidade do segmento, tornando uma fratura do tipo A em uma fratura do tipo B (Fig. 11.5).

Quanto à falha na execução cirúrgica, ainda observam-se situações em que o cirurgião que se propõe a tratar o paciente não apresenta o mínimo grau de conhecimento, sendo o tratamento iatrogênico e causador de deformidades de difícil tratamento (Fig. 11.6). Geralmente, nesses casos, se perde a oportunidade de realizar uma cirurgia de menor porte no tratamento inicial, havendo a necessidade da realização de procedimento definitivo com maior morbidade para o paciente. Assim, as lesões de coluna devem ser tratadas em centros especializados, por uma equipe com conhecimento e experiência no tratamento dessas lesões.

Finalmente, outras causas de deformidades são as alterações biológicas, como a pseudoartrose, a necrose óssea (doença de Kümmel) e a doença neuropática (doença de Charcot), e

Deformidades Pós-Traumáticas

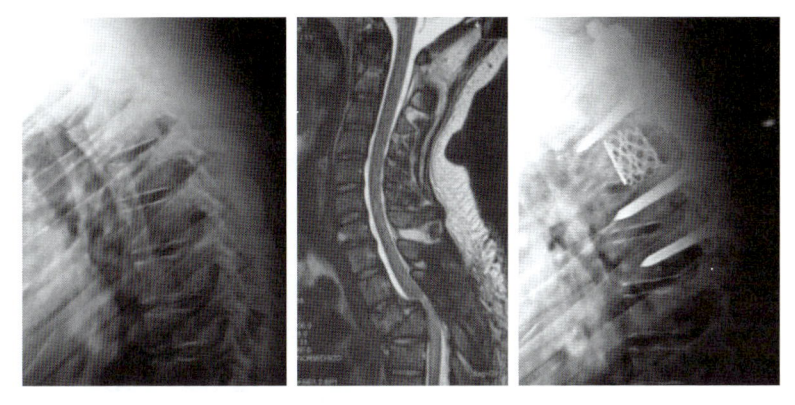

FIGURA 11.5 ■ Paciente Frankel A vítima de fratura de T4 tratada de maneira inadequada com laminectomia isolada na tentativa de descompressão medular. A laminectomia, além de não descomprimir, pois a compressão é anterior, piora a instabilidade, lesando a banda de tensão posterior. Evoluiu com subluxação em T3-T4 e piora da compressão medular. O paciente foi tratado com uma ressecção vertebral de T4, realinhamento e artrodese T2 a T6 pela via posterior.

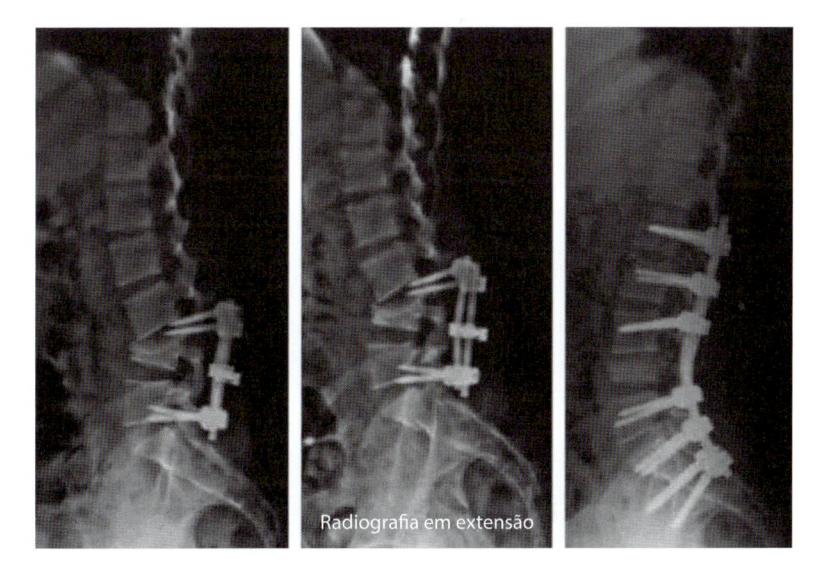

FIGURA 11.6 ■ Paciente com fratura de L4 tratada em outro serviço com tentativa de artrodese de L3-L5. Observam-se parafusos sem nenhuma fixação e cifotização importante na coluna lombar, com desequilíbrio anterior do tronco, dificultando a marcha da paciente. Deformidade rígida, sem melhora na radiografia dinâmica. A paciente foi submetida à correção de deformidade por meio de osteotomia de subtração pedicular de L4 e artrodese da L1 ao ilíaco.

a infecção. Nessas situações, mesmo com o tratamento correto, pode haver perda da redução e deformidade. Em alguns casos de infecção, pode ser necessária a retirada dos implantes, conduzindo ao aparecimento de deformidades complexas (Figs. 11.7 e 11.8). Assim, na presença de infecção, deve-se evitar a retirada dos implantes, a não ser que se tenha certeza de que a fratura está consolidada e de que o segmento está completamente estável.

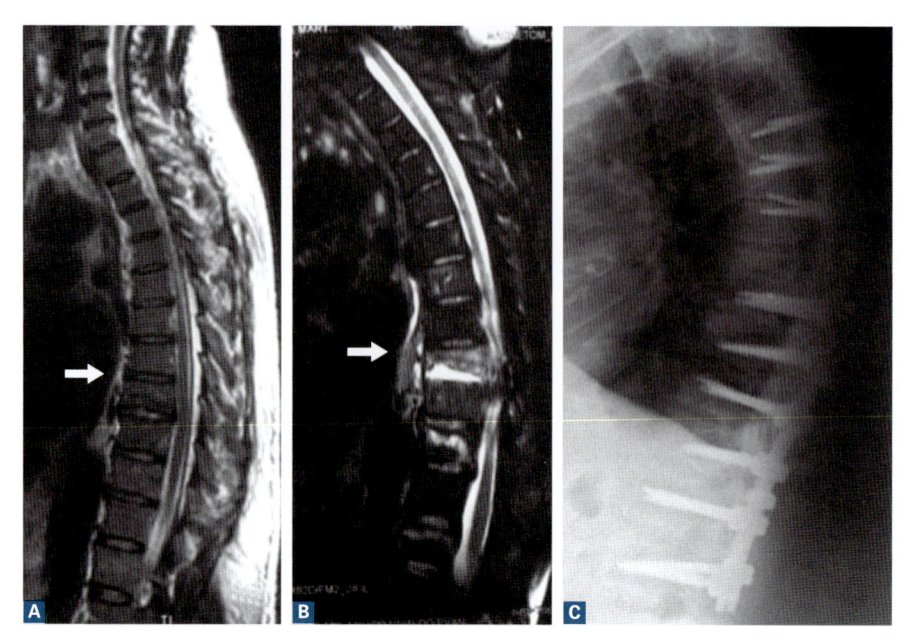

FIGURA 11.7 ■ **(A)** Paciente com fratura de T8 tratada conservadoramente **(B)** evoluiu com infecção e abscesso peridural com compressão medular e paraparesia. **(C)** Foi tratada em outro serviço com descompressão e artrodese longa (T5 a L2).

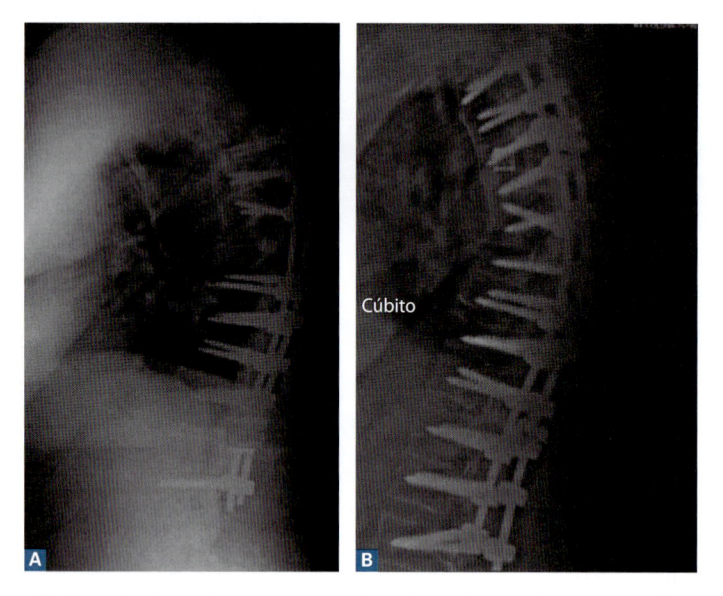

FIGURA 11.8 ■ **(A)** O paciente evoluiu com infecção acima da artrodese com soltura dos parafusos proximais, cifotização proximal e fístula ativa. **(B)** Foi submetido à ressecção do tecido desvitalizado, vertebrectomia para correção da deformidade, troca dos implantes e extensão da artrodese até T3. Esse paciente ilustra um caso de escolha inadequada com tratamento inicial (artrodese muito longa não justificável), que evoluiu com piora da deformidade com a infecção e soltura dos materiais proximais.

AVALIAÇÃO CLÍNICA E DE IMAGEM

A avaliação do paciente com deformidades pós-traumáticas segue os padrões clássicos da semiologia médica (anamnese, exame físico e exames complementares).

A dor é o principal sintoma, geralmente está localizada no ápice da deformidade, e pode ou não estar associada com as alterações compensatórias, como hiperlordose na região lombar ou hipocifose torácica. Esses mecanismos podem ser suficientes, ou o paciente pode apresentar-se com o tronco desequilibrado e com desvio anterior. Existem estudos mostrando que as deformidades no plano sagital limitam a qualidade de vida do paciente mais do que as deformidades no plano coronal.[11]

Além da dor, outra queixa importante é o déficit neurológico. Algumas vezes, ele pode manifestar-se ou agravar-se com a progressão da deformidade. A compressão neurológica pode ser radicular ou medular e, também, uma causa de dor ou de outras complicações, como siringomielia pós-traumática.[12]

A queixa estética também deve ser considerada. Apesar de menos importante, o acunhamento significativo do corpo vertebral com cifotização pode levar à aparência de um tronco curto.

Na avaliação complementar, os exames mais importantes são as radiografias, a TC e a RM. A avaliação radiográfica deve ser feita com filmes panorâmicos para avaliar o equilíbrio global da coluna vertebral, realizada com os quadris e joelhos estendidos, permitindo a correta avaliação dos parâmetros espinopélvicos. Além das radiografias panorâmicas, são importantes a radiografia do segmento vertebral acometido para a avaliação detalhada da deformidade e as radiografias em extensão para avaliar o grau de rigidez e flexibilidade da deformidade (ver Fig. 11.6).

A TC é importante para avaliar a arquitetura óssea com mais detalhes e é mais sensível para o diagnóstico da pseudoartrose. A RM é importante, principalmente, para avaliar a relação das estruturas neurológicas com as estruturas osteoligamentares e identificar alterações de sinal do parênquima medular (ver Fig. 11.4).

Em situações específicas, outros exames podem ser necessários, como em casos de correções de deformidades na transição craniocervical, nos quais a avaliação das artérias vertebrais por meio de angiotomografia pode ser útil.

INDICAÇÕES CIRÚRGICAS E PLANEJAMENTO

A cirurgia é indicada nos pacientes portadores de dor, geralmente com limitação funcional, e cifose local > 20°.[2] Outra indicação importante da cirurgia é a compressão nervosa com déficit neurológico. Acredita-se que, nos pacientes com déficit parcial e com compressão neurológica, sempre existe indicação de cirurgia, já que pode ocorrer melhora do déficit mesmo nas lesões antigas (Fig. 11.9). No entanto, revisões sistemáticas não têm suportado essa afirmação e mostram que o déficit neurológico parcial apresenta potencial espontâneo de resolução.

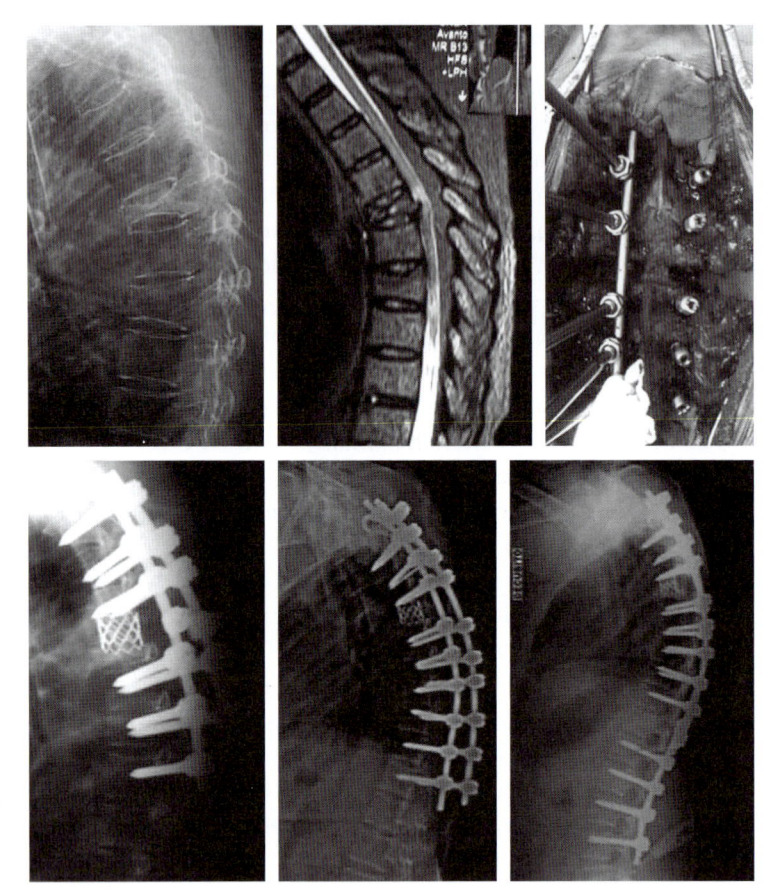

FIGURA 11.9 ■ Paciente com diagnóstico de lúpus, uso crônico de corticoides e tabagista apresentou queda durante internação hospitalar em outro serviço, evoluindo com perda de força gradativa em membros inferiores. Foi encaminhada para reabilitação com déficit neurológico importante (Frankel B há 6 meses). Na ressonância magnética, foi observada fratura com consolidação viciosa de T5 e compressão medular com hipersinal no interior da medula na sequência ponderada em T2 (T2 com saturação de gordura). A paciente foi submetida à ressecção vertebral de T5 e correção da deformidade e artrodese de T2 a T8. Evoluiu com grande melhora da força muscular, obtendo marcha independente (Frankel D). Durante evolução, apresentou cifotização distal duas vezes, e foi realizada a extensão da artrodese (T1 a T12 e posterior T1 a L4).

Os principais objetivos do tratamento cirúrgico são:

- estabilização do segmento vertebral;
- descompressão das estruturas nervosas;
- restauração da função, restabelecendo o equilíbrio sagital e coronal do paciente, permitindo postura adequada, com mínimo esforço muscular.

O planejamento cirúrgico é extremamente importante. Geralmente, as correções são realizadas no ápice da deformidade. A flexibilidade da deformidade, a presença de déficit neurológico e a sua localização influenciam na elaboração do tratamento cirúrgico.

O grau de correção necessário pode ser obtido no pré-operatório com o auxílio de *softwares* que permitem o planejamento, inclusive simulando as possíveis osteotomias para as correções das deformidades (Fig. 11.10).

TRATAMENTO

O tratamento das deformidades pós-traumáticas é complexo e deve ser elaborado considerando a queixa principal do paciente (dor, deformidade, déficit neurológico) juntamente com a situação biológica e psicossocial. As opções terapêuticas devem ser individualmente elaboradas para cada paciente, considerando a localização da deformidade (cervical, torácica ou lombar), o tipo da deformidade (cifose, escoliose), a presença de déficit neurológico, a extensão e a flexibilidade da deformidade.

A cifose é a deformidade pós-traumática mais frequente, e sua correção depende da sua localização, flexibilidade e presença de déficit neurológico.

Na junção craniocervical, as deformidades rígidas e não redutíveis (após tentativa de tração) requerem a realização de osteotomias quando a descompressão e a estabilização isoladas não são suficientes para aliviar a dor e restaurar a função (Figs. 11.11 e 11.12).

Na coluna cervical subaxial, a estabilização posterior pode ser realizada nas deformidades flexíveis (Fig. 11.13) e a osteotomia de Smith-Petersen pode ser utilizada nas deformidades semirrígidas. No entanto, nas deformidades rígidas, a cifose deve ser corrigida por meio de osteotomia circunferencial ou por meio de osteotomias ao nível de C7 ou T1 nas deformidades localizadas na parte média ou baixa da coluna cervical[2] (Fig. 11.14). Nas deformidades rígidas e com déficit neurológico, a medula espinal está comprimida sobre o segmento cifótico, e a descompressão é necessária (Figs. 11.14 e 11.15).

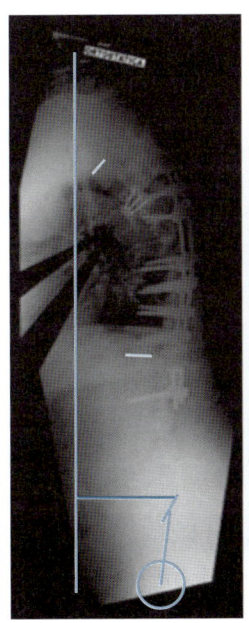

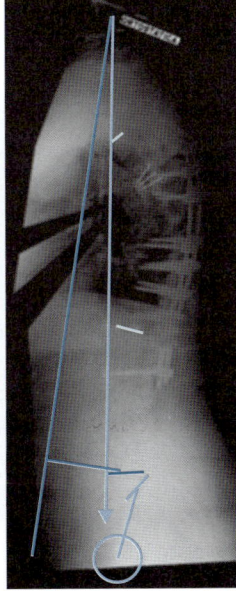

FIGURA 11.10 ■ Planejamento cirúrgico da paciente mostrada nas Figuras 11.6 e 11.7. Observa-se o planejamento da osteotomia de ressecção vertebral com a melhora do eixo sagital vertical (caindo atrás da cabeça do fêmur).

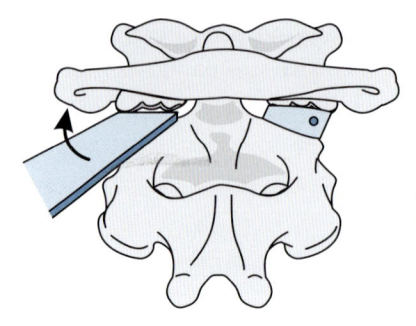

FIGURA 11.11 ■ Exemplo de osteotomia utilizada para a mobilização do espaço articular C1-C2 nas deformidades fixas da articulação atlantoaxial.

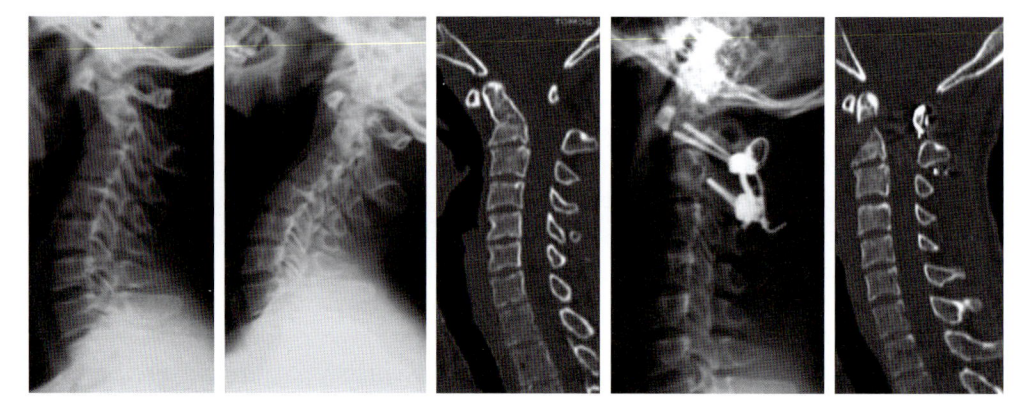

FIGURA 11.12 ■ Paciente vítima de fratura de odontoide não diagnosticada que evoluiu com consolidação viciosa e cifotização do segmento C1-C2. As radiografias dinâmicas mostravam deformidade fixa. Foi submetido à osteotomia do odontoide pela via anterior (via de Smith-Robinson) e redução e artrodese posterior com fixação em C1-C2. A amarria sublaminar foi utilizada para auxiliar na redução. Como o sulco da artéria vertebral era muito alto em C2, foi realizada a fixação apenas no istmo de C2 e não pedicular.[14]

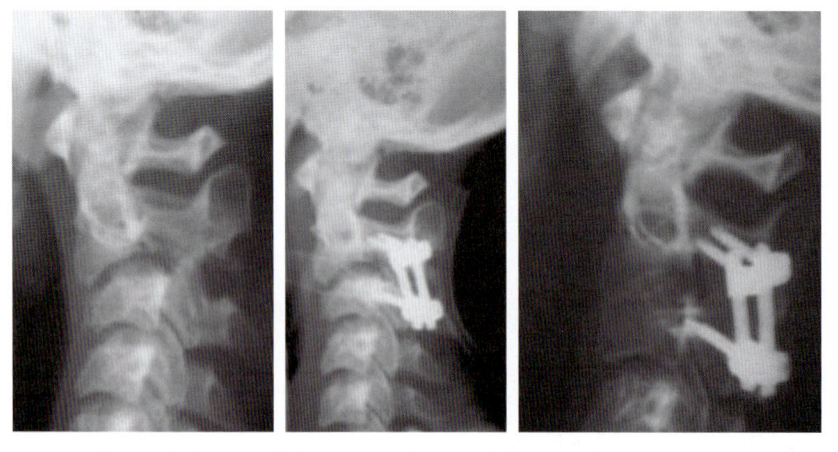

FIGURA 11.13 ■ Exemplo de caso clínico com deformidade não rígida e corrigida somente por meio de fixação e artrodese posterior.

Deformidades Pós-Traumáticas

I Laminectomia

II Ressecção óssea

1 2 3
Macheamento

Ângulo de correção

III Ressecção óssea
Curetagem óssea

Manter o ligamento posterior

Manter a proteção na lateral do corpo

IV Ressecção óssea

Remover o muro lateral e posterior

V Fechamento da cunha posterior

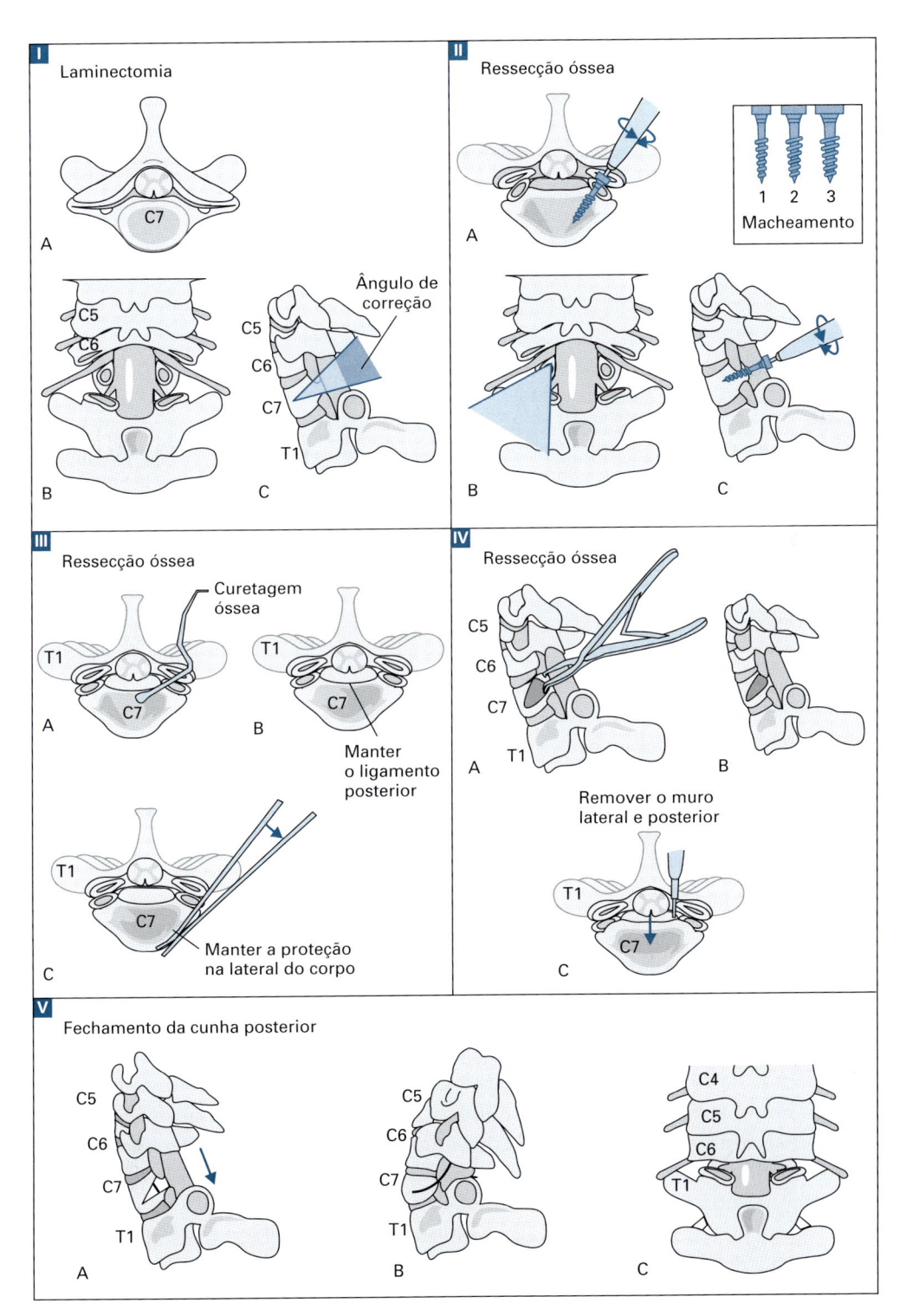

FIGURA 11.14 ■ Osteotomia ao nível de C7.

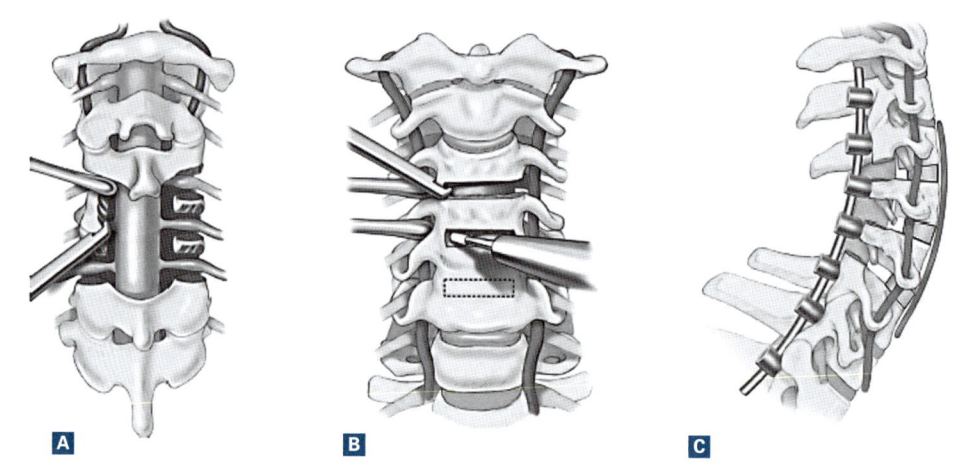

FIGURA 11.15 ■ Estágios da osteotomia circunferencial. Liberação posterior com a descompressão central e foraminal, liberação anterior e fixação, e estágio final após a fixação posterior.

A abordagem anterior é realizada para o alongamento e suporte da coluna anterior, e é feita a discectomia ou a corpectomia de acordo com a necessidade individual. O ligamento longitudinal posterior deve ser preservado para atuar como fulcro no momento da redução.[15] A fixação posterior é realizada para encurtamento da coluna posterior e restauração da função biomecânica do tirante de tensão. Nas deformidades mais graves, pode ser necessária a realização de osteotomias.[2]

Na coluna toracolombar, as deformidades mais frequentes são em cifose, e existem várias opções de tratamento. Em geral, como as deformidades são rígidas, a estabilização posterior isolada é insuficiente, e é necessária a mobilização da coluna anterior. Classicamente, as abordagens eram realizadas por meio da dupla ou tripla abordagem (via anterior e posterior ou posterior-anterior e posterior), que permitia a mobilização do segmento afetado e sua correção. Quando necessário, a descompressão do canal vertebral era associada. Alguns autores[16] preconizavam que o tratamento poderia ser feito apenas pela via anterior, mas essa técnica apresentava menor poder de correção se comparada com as demais, sendo pouco utilizada.[17] A tripla abordagem era indicada para os casos mais graves e com deformidade mais rígida. No entanto, essa abordagem apresenta grande morbidade e é, tecnicamente, muito demandante.

Na década de 1990, Gertzbein e Harris[18] descreveram osteotomias posteriores para o tratamento das deformidades pós-traumáticas de raio curto. Posteriormente, já utilizando parafusos pediculares, Wu e colaboradores[19] demonstraram bons resultados com a osteotomia do tipo *egg-shell* posterior e fixação pedicular com pinos de Schanz. Nos últimos anos, as técnicas de osteotomias posteriores evoluíram, e hoje são uma ótima opção no tratamento dessas deformidades.[20,21] Entre elas, as mais utilizadas são a osteotomia de subtração pedicular (PSO, do inglês *pedicle subtraction osteotomy*) e a ressecção vertebral (VCR, do inglês *vertebral column resection*) posterior (Fig. 11.16). Geralmente, na coluna torácica e toracolombar, a mais utilizada é a VCR (ver Figs. 11.5,

11.8 e 11.9), e na coluna lombar, a PSO (Fig. 11.6). Em alguns casos menos graves, pode ser possível a correção por meio de cirurgias menos mórbidas, sem osteotomias das três colunas com PSO e VCR. No entanto, são casos bem-selecionados, nos quais o cirurgião deve estar preparado para mudar de tática caso não obtenha a correção necessária apenas com a osteotomia dos elementos posteriores (osteotomia de Smith-Petersen) (Figs. 11.16 e 11.17). Mais recentemente, algumas técnicas minimamente invasivas, como as abordagens laterais, têm sido utilizadas para a correção de algumas deformidades pós-traumáticas, havendo uma nova volta à abordagem anterior, mas com mínima literatura a respeito.[22]

Apesar dos avanços recentes na instrumentação e na técnica cirúrgica, permitindo a realização de osteotomias corretivas de maneira segura, as cirurgias de correção das deformidades são procedimentos de alta morbidade e de alta complexidade. Assim, a melhor forma de tratamento desses casos é a sua prevenção, sempre atentando ao diagnóstico e ao correto tratamento das lesões.

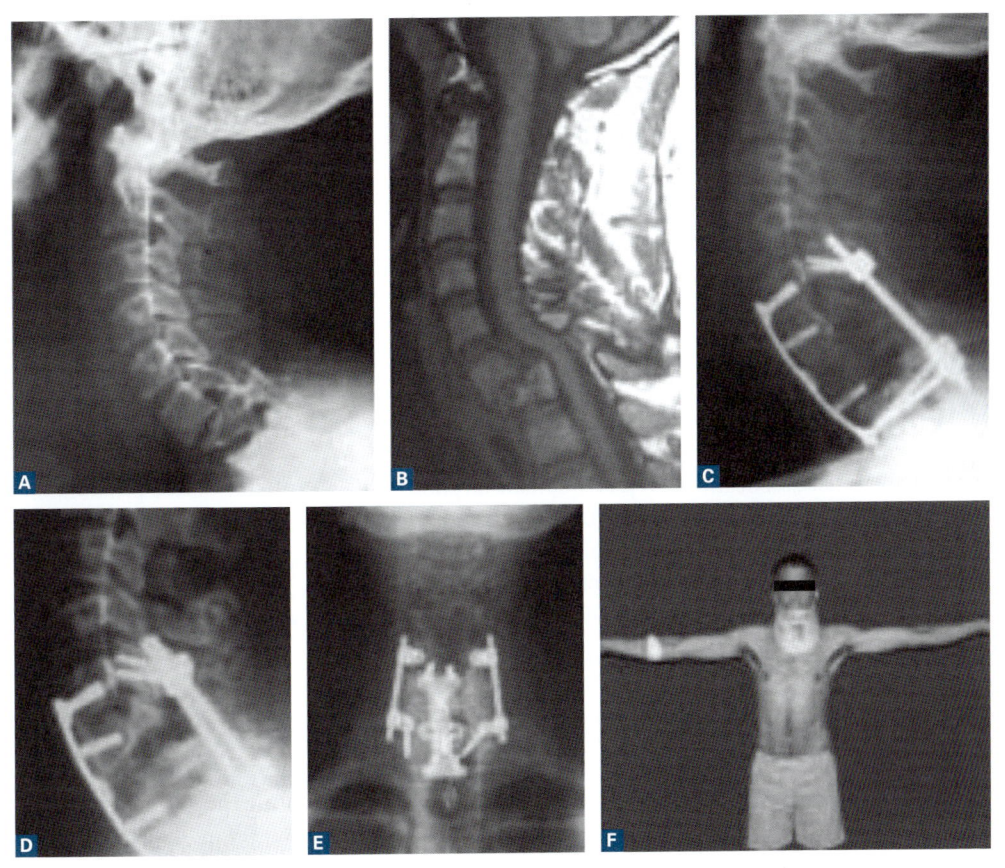

FIGURA 11.16 ■ Caso clínico ilustrando a osteotomia circunferencial da coluna cervical para o tratamento de cifose pós-traumática. O segundo tempo do procedimento foi realizado por meio da corpectomia de C6-C7.

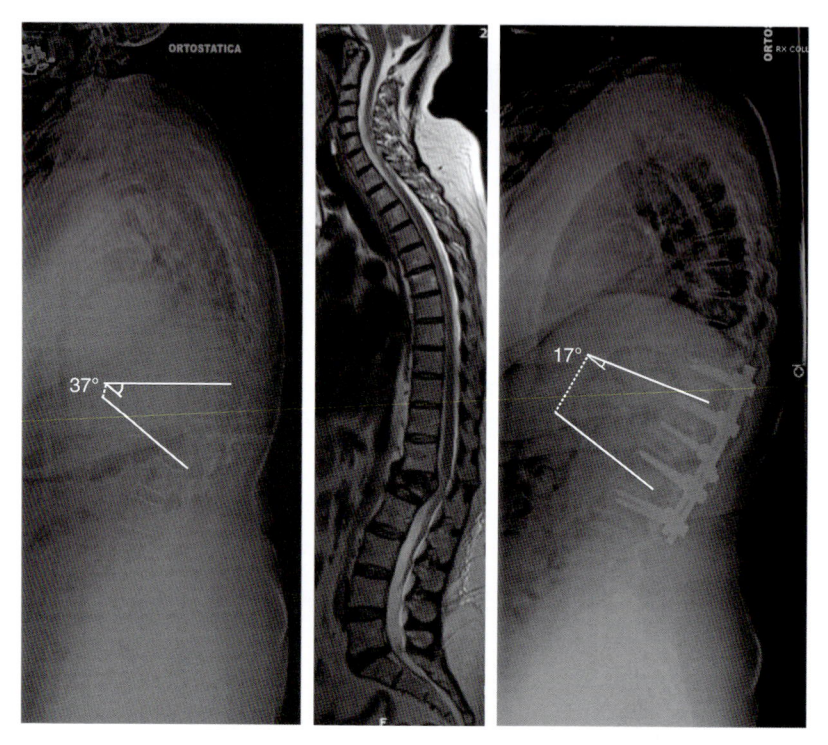

FIGURA 11.17 ■ Paciente de 64 anos de idade vítima de queda há 1 ano com fratura de L1 e cifotização da transição toracolombar. Apresentava dor e limitação de suas atividades. Foi submetida à correção por meio de osteotomia posterior do tipo Smith-Peterson e artrodese de T11 a L3 com bom realinhamento.

REFERÊNCIAS

1. Harms J, Stoltze D. The indications and principles of correction of post-traumatic deformities. Eur Spine J. 1992;1(3):142-51.
2. Munting E. Surgical treatment of post-traumatic kyphosis in the thoracolumbar spine: indications and technical aspects. Eur Spine J. 2010;19(1):69-73.
3. Diebo BG, Henry J, Lafage V, Berjano P. Sagittal deformities of the spine: factors influencing the outcomes and complications. Eur Spine J. 2015;24(1):3-15.
4. Roussouly P, Nnadi C. Sagittal plane deformity: an overview of interpretation and management. Eur Spine J. 2010;19(11):1824-36.
5. Mathen R, Inaba K, Munera F, Teixeira PG, Rivas L, McKenney M, Lopez P, Ledezma CJ. Prospective evaluation of multislice computed tomography versus plain radiographic cervical spine clearance in trauma patients. J Trauma Acute Care Surg. 2007;62(6):1427-31.
6. McCormack T, Karaikovic E, Gaines RW. The load sharing classification of spine fractures. Spine. 1994;19(15):1741-4.
7. Fassett DR, Politi R, Patel A, Brown Z, Vaccaro AR. Classification systems for acute thoracolumbar trauma. Curr Opin Orthopaedics. 2007; 18(3):253-8.
8. Öner FC, Wood KB, Smith JS, Shaffrey CI. Therapeutic decision making in thoracolumbar spine trauma. Spine. 2010;35(21S):S235-44.

9. Lee HM, Kim HS, Kim DJ, Suk KS, Park JO, Kim NH. Reliability of magnetic resonance imaging in detecting posterior ligament complex injury in thoracolumbar spinal fractures. Spine. 2000;25(16):2079-84.
10. Marin AG, Herrero CFS, Nogueira-Barbosa MH, Simão MN, Defino HLA. Correlação das imagens da ressonância magnética e observação intra operatória nas lesões traumáticas da coluna vertebral. Coluna/Columna. 2012;11(1):29-31.
11. Glassman SD, Berven S, Bridwell K, Horton W, Dimar JR. Correlation of radiographic parameters and clinical symptoms in adult scoliosis. Spine. 2005;30(6):682-8.
12. Perrouin-Verbe B, Lenne-Aurier K, Robert R, Auffray-Calvier E, Richard I, De la Greve IM, Mathe JF. Post-traumatic syringomyelia and post-traumatic spinal canal stenosis. A direct relationship: Review of 75 patients with a spinal cord injury. Spinal Cord. 1998;36(2):137-43.
13. Lazennec JY, Neves N, Rousseau MA, Boyer P, Pascal-Mousselard H, Saillant G. Wedge osteotomy for treating post-traumatic kyphosis at thoracolumbar and lumbar levels. J Spinal Disord Tech. 2006;19(7):487-94.
14. Nogueira-Barbosa MH, Defino HL. Multiplanar reconstructions of helical computed tomography in planning of atlanto-axial transarticular fixation. Eur Spine J. 2005;14(5):493-500.
15. Vaccaro AR, Silber JS. Post-traumatic spinal deformity. Spine. 2001;26(24S):S111-8.
16. Benli İT, Kaya A, Uruç V, Akalin S. Minimum 5-year follow-up surgical results of post-traumatic thoracic and lumbar kyphosis treated with anterior instrumentation: comparison of anterior plate and dual rod systems. Spine. 2007;32(9):986-94.
17. El-Sharkawi MM, Koptan WM, El-Miligui YH, Said GZ. Comparison between pedicle subtraction osteotomy and anterior corpectomy and plating for correcting post-traumatic kyphosis: a multicenter study. Eur Spine J. 2011;20(9):1434-40.
18. Gertzbein SD, Harris MB. Wedge osteotomy for the correction of post- traumatic kyphosis. A new technique and a report of three cases. Spine (Phila Pa 1976). 1992;17(3):374-9.
19. Wu SS, Hwa SY, Lin LC, Pai WM, Chen PQ, Au MK. Management of Rigid Post-traumatic Kyphosis. Spine. 1996;21(19):2260-6.
20. Daher MT, Esperidião AP, Cardoso AL, Pimenta Júnior WE, Daher S. Results and complications of vertebrectomy with posterior approach after 2-year follow-up. Coluna/Columna. 2015;14(2):121-4.
21. Tang HZ, Xu H, Yao XD, Lin SQ. Single-stage posterior vertebral column resection and internal fixation for old fracture dislocations of thoracolumbar spine: a case series and systematic review. Eur Spine J. 2016;25(8):2497-513.
22. Berjano P, Damilano M, Lamartina C. Sagittal alignment correction and reconstruction of lumbar post-traumatic kyphosis via MIS lateral approach. Eur Spine J. 2012;21(12):2718-20.

12

Reabilitação das Lesões Traumáticas da Medula Espinal

Marcelo Riberto, Beatriz Guidolin Castiglia, Luiza Previato Trevisan, Chiara Maria Tha Crema e Ana Paula B. C. dos Santos

No Brasil, a lesão medular (LM) é causada principalmente por traumas raquimedulares (TRMs), e há várias repercussões sobre as funções fisiológicas e a capacidade de realização de atividades, refletindo diretamente sobre a qualidade de vida do paciente. A incidência de TRM é de 40 casos novos por ano por milhão de habitantes – ou seja, cerca de 6 a 8 mil casos novos por ano –, dos quais 80% são homens e 60% encontram-se entre os 10 e os 30 anos de idade,[1] o que deixa evidente seu alto impacto socioeconômico. O custo médio do atendimento a esses indivíduos com trauma da coluna vertebral foi de R$ 8.940,00, sendo R$ 16.510,00 com LM *versus* R$ 7.520,00 sem LM,[2] porém não foram contabilizadas as perdas indiretas de produtividade e custos relacionados a benefícios sociais e previdenciários.

No Hospital das Clínicas da Faculdade de Medicina de Ribeirão Preto – USP, a sobrevida após 5 anos da LM foi de 89% em uma coorte de pacientes acompanhados desde 2009, independentemente do nível da lesão. Dados da literatura apontam as pneumonias como principal causa de óbito, seguidas por cardiopatia e sepse decorrente de úlceras por pressão, infecções urinárias ou respiratórias.

A classificação do prejuízo neurológico da pessoa com LM por TRM foi padronizada internacionalmente pela American Spinal Injury Association (ASIA) e baseia-se no exame neurológico dermatomérico, cujos componentes motores e sensoriais determinam o nível neurológico (segmento neurológico motor e sensitivo normal mais baixo bilateral), e no fato de a lesão ser completa ou incompleta (conforme a ocorrência de comprometimento do nível sacral).[3]

As consequências da LM sobre a funcionalidade variam de acordo com o nível neurológico e o grau de comprometimento da medula espinal. Dessa forma, o conhecimento das deficiências sensoriais, motoras e neurovegetativas influencia o prognóstico funcional, conforme exemplificado nas Tabelas 12.1 e 12.2 para as lesões completas.

Tabela 12.1 ■ Prognóstico funcional de acordo com o nível da lesão medular completa cervical

Atividade	C1-C4	C5	C6	C7	C8
Alimentação	Dependente	Dependente parcial	Dependente parcial	Independente	Independente
Cuidados com a aparência	Dependente	Dependente parcial	Dependente parcial	Independente	Independente
Vestir a metade superior do corpo	Dependente	Dependente parcial	Independente	Independente	Independente
Vestir a metade inferior do corpo	Dependente	Dependente	Dependente parcial	Independente com adaptações	Independente com adaptações
Banho	Dependente	Dependente	Dependente	Independente com adaptações	Independente com adaptações
Mobilidade no leito	Dependente	Dependente parcial	Dependente parcial	Independente	Independente
Transferências	Dependente	Dependente	Dependente parcial	Independente com ou sem tábua de transferência	Independente
Conduzir uma cadeira de rodas	Motorização; controle adaptado de direção	Motorização; algum controle em superfícies planas	Independente para força e direção em superfícies planas	Independente	Independente
Dirigir	Não realiza	Independente com adaptações	Independente com adaptações	Independente com adaptações	Independente com adaptações

Tabela 12.2 ■ Prognóstico funcional de acordo com o nível da paraplegia completa

Atividade	T2-T9	T10-L2	L3-S5
Autocuidados	Independente	Independente	Independente
Mobilidade no leito	Independente	Independente	Independente
Transferências	Independente	Independente	Independente
Locomoção	Terapêutica, pendular com andador ou muletas	Domiciliar com órteses	Comunitária
Órteses e equipamentos	Cruropodálicas e muletas ou andador	Cruropodálicas e muletas ou andador	Cruropodálicas ou suropodálicas com bengala ou muleta

AVALIAÇÃO FUNCIONAL NA LESÃO MEDULAR

A avaliação funcional por meio de instrumentos validados permite estabelecer objetivos para o programa de reabilitação, além de acompanhar a mudança funcional ao longo do tempo, e deve ser realizada de forma sistemática. Vários instrumentos estão disponíveis para a avaliação do indivíduo com LM, com destaque para a medida de independência funcional (MIF) e, recentemente, a terceira versão da medida de independência da medula espinal (SCIM III, do inglês *Spinal Cord Independence Measure Version* III; Quadro 12.1), que é mais específica e mais sensível para os pacientes com LM e é dividida em três subescalas (cuidados pessoais, respiração e controle de esfíncteres e mobilidade), com pontuação total variando de 0 (totalmente dependente) a 100 (totalmente independente). Especificamente para a marcha, pode ser utilizado o índice de marcha para lesão medular (WISCI, do inglês *Walking Index For Spinal Cord Injury*).[4]

QUADRO 12.1 ■ Versão brasileira da SCIM III

Cuidados pessoais

1. **Alimentação (cortar, abrir recipientes, despejar, levar alimento à boca, segurar xícara contendo líquido)**
   0. Necessita de alimentação parental, de gastrostomia ou assistência total para alimentação oral
   1. Necessita de assistência parcial para comer ou beber ou para utilizar dispositivos de adaptação
   2. Come com independência; necessita de dispositivos de adaptação ou assistência somente para cortar os alimentos e/ou despejar e/ou abrir recipientes
   3. Come e bebe com independência; não necessita de assistência ou dispositivos de adaptação

2. **Tomar banho (passar sabonete, secar o corpo e a cabeça, manusear a torneira de água)**
   A: parte superior do corpo; B: parte inferior do corpo
   A. 0. Necessita de assistência total
      1. Necessita de assistência parcial
      2. Lava-se com independência com dispositivos de adaptação ou em locais adaptados (p. ex., com barras, na cadeira)
      3. Lava-se com independência; não necessita de **d**ispositivos de **a**daptação ou **l**ocais **a**daptados (**DALA**) (que não sejam de uso habitual para indivíduos saudáveis)
   B. 0. Necessita de assistência total
      1. Necessita de assistência parcial
      2. Lava-se com independência com **DALA**
      3. Lava-se com independência; não necessita de **DALA**

3. **Vestir-se (roupas, sapatos, órteses permanentes: vestir-se, usar a roupa e tirar a roupa)**
   A: parte superior do corpo; B: parte inferior do corpo
   A. 0. Necessita de assistência total
      1. Necessita de assistência parcial com **r**oupas **s**em **b**otões, **z**íperes ou **c**adarços (**RSBZC**)
      2. Independente em relação a **RSBZC**; necessita de **DALA**
      3. Independente em relação a **RSBZC**; não necessita de **DALA**; necessita de assistência ou **DALA** somente para **BZC**
      4. Veste (qualquer roupa) com independência; não necessita de **DALA**
   B. 0. Necessita de assistência total
      1. Necessita de assistência parcial com **r**oupas **RSBZC**
      2. Independente com **RSBZC**; necessita de **DALA**
      3. Independente com **RSBZC** sem **DALA**; necessita de assistência ou **DALA** somente para **BZC**
      4. Veste (qualquer roupa) com independência; não necessita de **DALA**

4. **Cuidados com a aparência exterior (lavar as mãos e o rosto, escovar os dentes, pentear os cabelos, fazer a barba, maquiar-se)**
   0. Necessita de assistência total
   1. Necessita de assistência parcial
   2. Arruma-se com independência usando dispositivos de adaptação
   3. Arruma-se com independência sem o uso de dispositivos de adaptação

Subtotal (0-20)

(continua)

Coluna Vertebral

QUADRO 12.1 ■ Versão brasileira da SCIM III (*Continuação*)

Respiração e controle do esfíncter

5. Respiração

0. Necessita de tubo traqueal (TT) e ventilação assistida intermitente ou permanente (VAIP)
2. Respira com independência com TT; necessita de oxigênio, muita ajuda para tossir ou cuidados com o TT
4. Respira com independência com TT; necessita de pouca ajuda para tossir ou administrar o TT
6. Respira com independência sem TT; necessita de oxigênio, muita ajuda para tossir, uma máscara (p. ex., PEEP) ou VAIP (BIPAP)
8. Respira com independência sem TT; necessita de pouca assistência ou estimulação para tossir
10. Respira com independência sem assistência ou dispositivo

6. Controle do esfíncter – bexiga

0. Cateter de demora
3. Volume de urina residual (VUR) > 100 cc; nenhum cateterismo regular ou cateterismo assistido intermitente
6. VUR < 100 cc ou autocateterismo intermitente; necessita de assistência para utilizar os instrumentos de drenagem
9. Autocateterismo intermitente; utiliza instrumentos de drenagem externos; não necessita de assistência para utilização
11. Autocateterismo intermitente; continente entre cateterismos; não utiliza instrumentos de drenagem externos
13. VUR < 100 cc; necessita somente de drenagem externa da urina; não é necessária nenhuma assistência para fazer a drenagem
15. VUR < 100 cc; continente; não utiliza instrumentos de drenagem externa da urina

7. Controle do esfíncter – intestino

0. Movimentos intestinais em horários irregulares ou com baixíssima frequência (< 1 vez em 3 dias)
5. Horários regulares, mas necessita de assistência (p. ex., para aplicar supositório); acidentes são raros (< 2 vezes por mês)
8. Movimentos intestinais regulares, sem assistência; acidentes são raros (< 2 vezes por mês)
10. Movimentos intestinais regulares, sem assistência; sem acidentes

8. Uso do vaso sanitário (higiene do períneo, ajuste das roupas antes/depois, uso de absorventes ou fraldas)

0. Necessita de assistência total
1. Necessita de assistência parcial; não se limpa sozinho
2. Necessita de assistência parcial; limpa-se com independência
4. Usa a toalete com independência em todas as tarefas, mas necessita de **DALA** (p. ex., com barras)
5. Usa a toalete com independência; não necessita de **DALA**

Subtotal (0-40)

(*continua*)

QUADRO 12.1 ■ Versão brasileira da SCIM III (*Continuação*)

Mobilidade (quarto e banheiro)

9. Mobilidade na cama e movimentos para impedir o aparecimento de úlceras de pressão (escaras)

0. Necessita de assistência em todas as atividades: mover a parte superior do corpo na cama, mover a parte inferior do corpo na cama, ficar sentado na cama, fazer *push-ups* na cadeira de rodas, com ou sem dispositivos de adaptação, mas não com ajuda de equipamentos elétricos
2. Faz uma das atividades sem ajuda
4. Faz duas ou três atividades sem ajuda
6. Faz todas as atividades de mobilidade na cama e movimentos para alívio da pressão com independência

10. Transferências: cama – cadeira de rodas (travar a cadeira de rodas, levantar o apoio de pés, remover e ajustar os apoios de braços, fazer a transferência, levantar os pés)

0. Necessita de assistência total
1. Necessita de assistência parcial e/ou supervisão, e/ou dispositivos de adaptação (p. ex., tábua de transferência)
2. Independente (ou não precisa de cadeira de rodas)

11. Transferências: cadeira de rodas – vaso sanitário – banheira (se usar cadeira de banho: transferir-se da cadeira para o vaso sanitário/banheira; se usar cadeira de rodas normal: travar a cadeira de rodas, levantar o apoio de pés, remover e ajustar os apoios de braços, fazer a transferência, levantar os pés)

0. Necessita de assistência total
1. Necessita de assistência parcial e/ou supervisão, e/ou dispositivos de adaptação (p. ex., barras de apoio)
2. Independente (ou não precisa de cadeira de rodas)

Mobilidade (dentro e fora de casa ou em superfícies planas)

12. Mobilidade dentro de casa

0. Necessita de assistência total
1. Necessita de cadeira de rodas elétrica ou assistência parcial para operar uma cadeira de rodas manual
2. Move-se com independência com uma cadeira de rodas manual
3. Necessita de supervisão ao andar (com ou sem dispositivos)
4. Anda com um andador ou muletas (movimento pendular)
5. Anda com muletas ou duas bengalas (caminhar recíproco)
6. Anda com uma bengala
7. Necessita somente de órtese em membro inferior
8. Anda sem instrumentos auxiliares de locomoção

13. Mobilidade para distâncias moderadas (10-100 metros)

0. Necessita de assistência total
1. Necessita de cadeira de rodas elétrica ou assistência parcial para operar uma cadeira de rodas manual
2. Move-se com independência com uma cadeira de rodas manual
3. Necessita de supervisão ao andar (com ou sem dispositivos)
4. Anda com um andador ou muletas (movimento pendular)
5. Anda com muletas ou duas bengalas (caminhar recíproco)
6. Anda com uma bengala
7. Necessita somente de órtese em membro inferior
8. Anda sem instrumentos auxiliares de locomoção

(continua)

QUADRO 12.1 ■ Versão brasileira da SCIM III (*Continuação*)

Mobilidade (dentro e fora de casa ou em superfícies planas) (*Continuação*)

14. Mobilidade fora de casa (> 100 metros)

0. Necessita de assistência total
1. Necessita de cadeira de rodas elétrica ou assistência parcial para operar uma cadeira de rodas manual
2. Move-se com independência com uma cadeira de rodas manual
3. Necessita de supervisão ao andar (com ou sem dispositivos)
4. Anda com um andador ou muletas (movimento pendular)
5. Anda com muletas ou duas bengalas (caminhar recíproco)
6. Anda com uma bengala
7. Necessita somente de órtese em membro inferior
8. Anda sem instrumentos auxiliares de locomoção

15. Controle em escadas

0. Incapaz de subir ou descer escadas
1. Sobe e desce pelo menos 3 degraus com ajuda ou supervisão de outra pessoa
2. Sobe e desce pelo menos 3 degraus com ajuda de corrimão e/ou muleta ou bengala
3. Sobe e desce pelo menos 3 degraus sem qualquer suporte ou supervisão

16. Transferências: cadeira de rodas – carro (aproximar-se do carro, travar a cadeira de rodas, remover os apoios de braços e pés, transferir-se até o carro e sair dele, levar a cadeira até o carro e retirá-la)

0. Necessita de assistência total
1. Necessita de assistência parcial e/ou supervisão e/ou dispositivos de adaptação
2. Faz a transferência com independência, não precisa de dispositivos de adaptação (ou não precisa de cadeira de rodas)

17. Transferências: chão – cadeira de rodas

0. Necessita de assistência
1. Faz a transferência com independência, com ou sem dispositivos de adaptação (ou não precisa de cadeira de rodas)

Com a finalidade de padronizar a coleta de informações oriundas do atendimento clínico e viabilizar a realização de estudos multicêntricos, a International Spinal Cord Society (ISCoS) desenvolveu um conjunto de avaliações-padrão para o indivíduo com LM, denominado SCI Data Sets.[5] Esses roteiros de avaliação abordam questões específicas do tipo de lesão (traumática ou não traumática), além de repercussões sobre os sistemas de órgãos, capacidade de realização de atividades, bem como qualidade de vida.

COMPLICAÇÕES E CUIDADOS DE REABILITAÇÃO

O atendimento na fase aguda deve prevenir a instalação de complicações que podem se perpetuar para fases posteriores do cuidado de reabilitação, focando aspectos específicos desse momento. Nas fases subsequentes, visa aprimorar a funcionalidade e qualidade de vida do paciente, fornecendo habilidades para que ele aprenda a lidar com as consequências da LM de forma independente e preveni-las, considerando seu nível neurológico.

Trombose venosa profunda

A redução da mobilização ativa de membros inferiores, somada à instabilidade da camada íntima vascular e ao estado de hipercoagulabilidade, favorece a formação intravascular de trombos no sistema venoso. A profilaxia pode ser feita com medidas mecânicas, como meias elásticas, mas a terapia anticoagulante com heparina fracionada ou de baixo peso molecular é a medida de escolha nos primeiros 3 meses pós-lesão.[6] O diagnóstico precoce baseia-se na detecção prévia de trombose venosa profunda e na inspeção regular dos membros inferiores, exame ultrassonográfico e dosagem de D-dímero, pois pode ocorrer em cerca de 67% dos casos, havendo o risco de tromboembolismo pulmonar em 5 a 8%.[6]

Anemia

A anemia na fase aguda é consequência da própria perda sanguínea no momento do trauma ou das cirurgias subsequentes, bem como das alterações agudas do metabolismo durante a internação. No entanto, esse é um aspecto clínico que exige atenção durante todo o primeiro ano após a lesão, especialmente na vigência de infecções e úlceras de pressão com estadiamento > 2. Funcionalmente, a anemia implica fadiga e dispneia, podendo retardar e até interromper o processo de reabilitação.[7]

Hipercalcemia

Em resposta ao trauma, pode ocorrer descontrole hormonal do metabolismo do cálcio, caracterizado pelo aumento da reabsorção óssea e redução da excreção de cálcio pelos rins, o que resulta na elevação dos valores de cálcio sérico. Os sintomas associados a essa queixa são náusea, anorexia, poliúria, polidipsia, vômito e desidratação. O manejo desse quadro é feito com o controle de sintomas e agilização da liberação do paciente para ortostatismo e a posição sentada, que promovem a estabilização hormonal.[8]

Complicações respiratórias

As complicações respiratórias podem ocorrer em 20 a 25% dos pacientes, caracterizando-se por pneumonias, atelectasias e insuficiência respiratória por deficiência mecânica da ventilação, especialmente nas lesões cervicais, e estão associadas à alta mortalidade. Quando há necessidade de ventilação mecânica na fase aguda, podem ser instituídos regimes fisioterapêuticos com o objetivo de fortalecer a musculatura respiratória, bem como técnicas de higiene das vias aéreas para reduzir a necessidade de equipamentos.[9] Outras alternativas de ventilação, como as de pressão positiva por meio de máscaras (CPAP e BiPAP) e instalação de marca-passo diafragmático ou frênico, podem ser utilizadas seletivamente.[10,11]

Choque

A redução de tônus vascular abaixo do nível de lesão resulta em vasodilatação e redução da pressão arterial. Nesse caso, não se recomenda a hidratação ou o uso de fármacos vasoativos, desde que não haja repercussões sobre o sistema circulatório ou respiratório. Esse quadro costuma ser delimitado pela recuperação da fase de choque medular, e medidas como hidratação e fármacos vasoativos podem ter efeito-rebote, piorando o quadro geral.[12]

Bexiga neurogênica

Cuidados para garantia da eliminação regular de urina por meio de cateterismo devem ser instituídos desde a chegada ao pronto socorro, uma vez que a arreflexia do músculo detrusor na fase aguda pode levar à hiperdistensão e à necrose dessa musculatura.

Na LM, é comum a perda da sensação de plenitude vesical e do controle do jato urinário; assim, dependendo do nível da LM, a bexiga pode ter, essencialmente, dois tipos de comportamento:

- passa a acumular uma quantidade menor de urina do que antes da LM, e o músculo detrusor passa a ter contrações involuntárias com perdas frequentes de urina – bexiga espástica, comum nas LMs acima do nível sacral (acima de T12);
- passa a acumular uma quantidade maior de urina do que antes da LM, porque o músculo detrusor não se contrai adequadamente, levando ao acúmulo de grande quantidade de urina na bexiga, muito acima da capacidade normal – bexiga flácida, comum nas LMs ao nível sacral (abaixo de T12).

O aumento da retenção urinária pode ocasionar infecções urinárias de repetição, bem como refluxo urinário para o rim com consequências de perdas funcionais para o órgão. O método de escolha para esvaziamento da bexiga é o cateterismo intermitente limpo. Todavia, mesmo com o cateterismo realizado adequadamente, pode continuar havendo perdas. Nesse caso, são indicados medicamentos anticolinérgicos de uso simultâneo para garantir melhores condições de armazenamento e esvaziamento.[13,14]

Intestino neurogênico

A diminuição na mobilidade do segmento paralisado do corpo e na força da parede abdominal ocasiona uma diminuição nos movimentos habituais do intestino, com redução da frequência da evacuação. O indivíduo relata não ter mais a sensação de plenitude intestinal ou retal, a vontade e o controle da evacuação, o que se manifesta em última análise como obstipação crônica ou perdas fecais involuntárias. Para a reabilitação, deve ser realizada reeducação intestinal com dieta rica em fibras vegetais, ingestão adequada de líquidos, horário programado para estimular o funcionamento do intestino com toque retal e massagem abdominal. Quando as medidas não forem efetivas, alguns recursos, como laxantes, supositórios, extração digital das fezes ou enemas, podem regularizar o hábito intestinal.[15]

Disautonomia reflexa

A disautonomia reflexa desenvolve-se nos indivíduos com nível neurológico da lesão acima de T6. É uma resposta reflexa de descarga simpática exagerada diante de estímulos nociceptivos, levando ao aumento repentino (20 a 40 mmHg) da pressão, potencialmente com risco à vida. Ela é considerada uma emergência médica e deve ser reconhecida imediatamente, pois o pico pressórico pode desencadear convulsões, hemorragia retiniana, edema pulmonar, insuficiência renal, infarto agudo do miocárdio e acidente vascular cerebral, com grave risco de instalação de novas deficiências e de óbito. Os fatores desencadeantes observados com mais frequência são a distensão vesical ou intestinal, resultantes dos comprometimentos esfincterianos e neurovegetativos descritos anteriormente. Porém, estímulos nociceptivos, como úlceras por pressão, fraturas patológicas, roupas apertadas e unhas encravadas, que não são conscientemente percebidos pelo indivíduo devido à perda sensorial, também estão presentes com frequência. Os sintomas mais frequentes são aumento da pressão arterial, suor e vermelhidão acima do nível da lesão, dor de cabeça, mal-estar, calafrios e sensação de morte iminente. O tratamento exige o reconhecimento precoce dos sintomas, afrouxamento de vestimentas, drenagem vesical imediata e avaliação da presença de fecaloma ou outros fatores desencadeantes supracitados. A remoção do fator causador leva ao controle imediato dos sintomas, e o uso de medicamentos não é necessário.[16]

Úlceras por pressão

As úlceras por pressão são a segunda causa mais comum de reinternações de pacientes com LM. Em algum momento da vida, até 80% das pessoas com LM podem desenvolver uma úlcera por pressão, com uma prevalência na comunidade de cerca de um terço dos indivíduos com LM.[17]

A topografia habitual são as lesões sacrais, trocantéricas e calcâneas nos pacientes agudos que permanecem deitados, mas com a utilização progressiva de cadeiras de rodas prevalecem as lesões isquiáticas e sacrais. As úlceras por pressão são portas de entrada para infecções e podem complicar-se com quadros sépticos, também agravam a espasticidade e são causa habitual de dor ou disautonomia reflexa. Sua prevenção deve ser realizada pela mudança regular de decúbito por terceiros ou aprendizado de técnicas para redução da pressão em extremidades ósseas, inspeção regular da pele, adequação das condições locais (evitar umedecimento exagerado, resíduos de urina ou fezes locais, infecções epidérmicas fúngicas ou bacterianas), e podem ser usados colchões e almofadas especiais. Na avaliação das úlceras por pressão, devem ser considerados aspectos locais de dimensões, profundidade, presença de fístulas, infecções locais ou de tecidos profundos, além de aspectos sistêmicos de estado nutricional ou clínicos. O principal recurso terapêutico consiste no alívio da pressão local, na limpeza e cobertura com curativos adequados, no tratamento das infecções e, em situações selecionadas, podem ser necessários procedimentos cirúrgicos com retalhos ou enxertos musculocutâneos.

Ossificação heterotópica

As ossificações heterotópicas são formações ósseas em tecido não esquelético, geralmente entre os músculos e a cápsula articular. As causas permanecem desconhecidas, mas os fatores de risco conhecidos são a predisposição genética, situações traumáticas (trauma craniencefálico e LMs) e posteriores cascatas inflamatórias relacionadas à complicação do quadro clínico. Geralmente, surgem nos primeiros 6 meses após a lesão.

Analiticamente, os níveis de cálcio e fósforo sérico são normais, mas nos estágios precoces ocorre aumento sérico da fosfatase alcalina e creatinafosfocinase. A visualização das ossificações heterotópicas por ultrassonografia, ressonância magnética (RM) e cintilografia óssea auxilia no diagnóstico. A ossificação não é visível nas radiografias nas fases iniciais (0 a 4 semanas), podendo detectar sinais de osteogênese na fase intermediária (5 a 8 semanas) e sinais definitivos na fase tardia (9 a 12 semanas).

As ossificações heterotópicas podem aumentar ao longo dos primeiros 6 meses, depois tendem a amadurecer.[18] Normalmente, o paciente refere dor articular acompanhada de diminuição da movimentação associada a calor e vermelhidão local (nem sempre presente). A articulação mais afetada costuma ser a do quadril, o que para um paciente que utiliza a cadeira de rodas pode tornar-se um empecilho, impedindo-o de sentar-se adequadamente na cadeira. Radioterapia, anti-inflamatórios e inibidores da reabsorção óssea são importantes métodos de profilaxia e tratamento.[19]

Deformidades articulares

A redução da mobilidade segmentar ativa implica encurtamentos musculares e de cápsula articular, particularmente quando os membros permanecem em posições desfavoráveis para manutenção da amplitude articular. Deformidades normalmente observadas são o equinismo, flexão dos joelhos ou dos quadris (que pode ser agravada em fases mais tardias pela instalação de espasticidade), ossificação heterotópica ou fraturas (que limitam o potencial para sentar adequadamente ou permanecer em pé nas transferências), treino de marcha ou ortostatismo terapêutico. A movimentação passiva dos segmentos corporais paralisados e o uso de órteses são os principais recursos para prevenção de deformidades.

Osteoporose e fraturas

Nos pacientes com lesão da medula espinal, a deterioração da composição corporal (alterações na massa óssea, gordura e massa muscular) está associada com risco aumentado de fraturas osteoporóticas. A imobilidade leva a um padrão de mudança de carga nas áreas paralisadas e à alteração secundária na sua microestrutura. A avaliação com densitometria óssea da coluna lombar e fêmur em curto prazo após a LM é um método simples e eficaz para predizer o desenvolvimento da osteoporose durante o primeiro ano após a lesão.[20,21] Nos indivíduos com LM, a incidência de fraturas patológicas aumenta após 5 anos de lesão. Geralmente ocorrem durante as transferências e na diáfise ou metáfise de ossos longos, especialmente na porção distal do fêmur.

Espasticidade e automatismos

O indivíduo com medula espinal sadia é capaz de inibir os reflexos medulares por meio das vias nervosas descendentes. Após a LM, a interrupção dessas vias facilita a exacerbação dos reflexos medulares. A espasticidade caracteriza-se pelo aumento do tônus muscular e dos reflexos miotáticos, dependente da velocidade a que um segmento corporal é passivamente mobilizado. Ela deve ser diferenciada dos encurtamentos musculares que também impõem resistência à mobilização passiva do membro. Automatismos e espasmos são quadros de contração súbita de um ou mais segmentos de um membro, por vezes espontâneos ou desencadeados por outro movimento ou posição. Quando os automatismos são muito intensos, podem causar quedas ou projetar o indivíduo para fora da cadeira de rodas. A espasticidade pode estar associada à dor, pode limitar ainda mais a realização de tarefas da vida diária e aumenta a possibilidade de deformidades articulares em longo prazo; porém, em algumas situações, seu efeito pode ser usado funcionalmente, por exemplo, quando a espasticidade mantém os joelhos em extensão durante o ortostatismo, e isso pode ser usado para apoio nas transferências e na marcha.

O tratamento é realizado com o uso adequado de medicação, como baclofeno, benzodiazepínicos ou tizanidina, seja por via oral ou intratecal, por meio de bombas implantadas neurocirurgicamente. A aplicação de toxina botulínica ou a neurólise periférica com fenol e álcool são usadas quando os medicamentos apresentam efeitos colaterais indesejados ou se o objetivo do controle da espasticidade é mais focal. A piora repentina da espasticidade pode ocorrer como resposta a estímulos nociceptivos, devendo servir de alerta.[22]

Dor

A dor no indivíduo com LM pode ter natureza nociceptiva ou neuropática, sendo necessário diferenciar esses componentes, uma vez que o tratamento é diferenciado. Em geral, a dor nociceptiva é de natureza musculoesquelética e está relacionada à postura e a práticas inadequadas de atividade física, mas pode decorrer de espasticidade, fraturas, distensões viscerais, entre outras lesões teciduais. Normalmente, a dor nociceptiva terá fatores desencadeantes claros, ocorre na parte não paralisada do corpo e pode ser controlada com o alívio da lesão tecidual. Por outro lado, a dor neuropática é causada pela LM, e também é chamada de mielopática. Ela se manifesta como choques de forma intermitente, e os fatores desencadeantes não são tão claros, podendo ocorrer crises dolorosas com o paciente em repouso ou durante o sono, e a topografia da dor é sobre a área paralisada do corpo. O tratamento da dor neuropática requer o uso de antidepressivos, anticonvulsivantes e, na maior parte dos casos, não ocasiona alívio completo dos sintomas. Nos pacientes selecionados, podem ser realizados bloqueios nervosos.[23]

Doença cardiovascular, diabetes e obesidade

A doença cardiovascular é a principal causa de mortalidade e morbidade em pessoas com LMs crônicas. Ao contrário da população-controle, as doenças cardiovasculares ocorrem com mais frequência e em idades mais precoces na população com TRM. A fisiopatologia das doenças cardiovasculares nas pessoas com TRM é multifatorial, incluindo estilo de vida sedentária, maus hábitos alimentares, dislipidemia, tabagismo, aumento da prevalência da obesidade e diabetes melito. A tetraplegia e as LMs completas aumentam o risco de doença cardiovascular entre 25 e 50%. Inicialmente, as intervenções para diminuir o risco de eventos cardiovasculares devem concentrar-se na redução de fator de risco modificável, incluindo cessação do tabagismo, perda de peso, modificação da dieta e aumento dos níveis de atividade física.[24]

Questões psicológicas

Os indivíduos com TRM normalmente experimentam um período de luto em decorrência da perda da mobilidade e das funções corpóreas. São reações esperadas: negação, raiva, barganha e depressão. A pessoa que vive com LM tem risco aumentado para a "síndrome dos quatro Ds" – dependência, depressão, vício em drogas e, se casada, divórcio. Problemas psicológicos, como transtornos depressivos, são a forma mais comum de sofrimento após a LM e representam um impacto negativo sobre as capacidades funcionais do paciente, aumentando a ocorrência de suicídio.[25] De forma geral, a abordagem a essas pessoas deve focalizar o que poderá ser feito a partir do nível funcional atual e futuro, e não o que era possível fazer no passado, pois isso dá margem a ilusões sobre a recuperação e torna o indivíduo suscetível a charlatanismo e frustrações recorrentes. As mesmas estratégias de percepção da realidade funcional devem ser utilizadas para a família e para os contatos mais próximos. Todos os membros da equipe de reabilitação devem estar cientes dos sinais de evolução da depressão e reagir adequadamente.

Siringomielia

A siringomielia pós-traumática é mais frequente nos pacientes com idade > 30 anos, vítimas de LMs altas (6 entre 10 pacientes) e completas (mais da metade dos pacientes com classificação A na escala abreviada de lesões [AIS, do inglês *Abreviate Injury Scale*]). Está associada à deformidade significativa e à estenose do canal medular, pode ser identificada após queixa do paciente de piora da função motora e/ou sensibilidade, bem como alteração de reflexos no exame físico. Mais da metade dos pacientes necessitará de reabordagem neurocirúrgica quando a siringomielia for detectada.

Sexualidade

Muitos aspectos da sexualidade podem ser comprometidos pela LM. A lesão pode alterar a imagem corporal e a autoestima do indivíduo, além de interferir no posicionamento e na mobilidade. No homem, funções fisiológicas relacionadas à ereção e à ejaculação são prejudicadas, enquanto a mulher pode ter redução da lubrificação vaginal, congestão genital e maior risco de infecções locais. Além do ato sexual propriamente dito, as alterações da mobilidade e quantidade de espermatozoides ou períodos de amenorreia podem reduzir o nível de fertilidade do casal. Todas essas preocupações devem ser abordadas durante a reabilitação para que os pacientes possam continuar a viver uma vida sexual ativa, modificada, porém saudável.[27]

ACESSIBILIDADE E FATORES AMBIENTAIS

A acessibilidade é um dos princípios gerais transversais enumerados no artigo 3 da Convenção sobre os Direitos das Pessoas com Deficiência, que garante o direito à vida independente na comunidade e de participar plenamente em todas as áreas da vida.[28]

Modificações domiciliares

As modificações das casas são importantes para os pacientes com LM, a fim de promover independência na vida diária. Como regra geral, a largura das portas deve ser compatível com o trânsito de cadeiras de rodas manuais ou motorizadas. A altura de interruptores elétricos, pias, tanques, mesas e eletrodomésticos deve permitir o alcance a partir da posição sentada. Trincos das portas e torneiras devem ser do tipo alavanca, especialmente quando houver tetraplegia, e a altura das soleiras das portas não deve impedir a passagem de uma cadeira de rodas. Banheiros devem garantir que uma cadeira de rodas possa transitar e manobrar, além de oferecer oportunidade para transferência para o vaso sanitário e chuveiro por meio de barras laterais para apoio. Entradas devem ter rampas de acesso com, no máximo, 30° de inclinação. Outras modificações podem ser necessárias, variando caso a caso.[29]

Prescrição de órteses, auxiliares de marcha e tecnologia assistiva

A prescrição de uma cadeira de rodas deve identificar as capacidades do paciente (estado cognitivo e movimentos funcionais), as tarefas realizadas normalmente e almejadas, os objetivos do paciente, assim como as barreiras ambientais que possam estar presentes. Na vigência de deformidades musculoesqueléticas, podem ser necessárias adaptações de assentos ou encostos para garantir maior conforto e funcionalidade. Apesar de ser imensamente útil e prevenir sobrecarga musculoesquelética nos membros superiores, as cadeiras motorizadas exigem cuidados, espaços, recursos para recarregamento e transporte que nem sempre estão disponíveis e podem impedir seu uso adequado.

Órteses são instrumentos usados sobre o corpo para aumentar a capacidade funcional, aliviar a dor ou garantir o posicionamento adequado, prevenindo a instalação de deformidades. Nos casos de tetraplegia, órteses e adaptações podem viabilizar a preensão de objetos e realização de algumas atividades da vida diária, como alimentação, autocuidados e uso de computador e controles remotos. Conforme o nível e o grau de lesão nos indivíduos paraplégicos, o uso de órteses pode tornar possível o ortostatismo e a marcha.

A tecnologia assistiva consiste em adaptações para melhorar a funcionalidade da pessoa com LM. Ela pode incluir desde um controle para a cadeira de rodas motorizada por sopro ou apoio mentoniano até a automação de fechaduras da casa. A correta prescrição pode aumentar a qualidade de vida da pessoa, dando-lhe a sensação de autonomia, segurança e independência. O desenvolvimento de interfaces cérebro-máquina oferece um novo horizonte para a reabilitação, no qual o uso de comandos cerebrais pode controlar as tecnologias assistivas, os robôs ou as neuropróteses.[30]

REFERÊNCIAS

1. Brasil. Ministério da Saúde. Diretrizes de atenção à pessoa com lesão medular. Brasília: MS; 2013.
2. Kirshblum SC, Burns SP, Biering-Sorensen F, Donovan W, Graves DE, Jha A, et al. International standards for neurological classification of spinal cord injury (revised 2011). J Spinal Cord Med. 2011; 34(6):535-46.
3. Riberto M, Tavares DA, Rimoli JRJ, Castineira CP, Dias RV, Franzoi AC, et al . Validação da versão brasileira da Medida de Independência da Medula Espinal III. Arq. Neuro-Psiquiatr. 2014;72(6):439-44.
4. Biering-Sørensen F, Charlifue S, DeVivo M, Noonan V, Post M, Stripling T, Wing P. International Spinal Cord Injury Data Sets. Spinal Cord. 2006;44(9):530-4.
5. Giorgi Pierfranceschi M, Donadini MP, Dentali F, Ageno W, Marazzi M, Bocchi R, Imberti D. The short- and long-term risk of venous thromboembolism in patients with acute spinal cord injury: a prospective cohort study. Thromb Haemost. 2013;109(1):34-8.
6. Hirsch GH, Menard MR, Anton HA.Anemia after traumatic spinal cord injury. Arch Phys Med Rehabil. 1991;72(3):195-201.
7. Maïmoun L, Fattal C, Sultan C. Bone remodeling and calcium homeostasis in patients with spinal cord injury: a review. Metabolism. 2011;60(12):1655-63.
8. Garstang SV , Kirshblum SC , Wood KE. Patient preference for in-exsufflation for secretion management with spinal cord injury. J Spinal Cord Med. 2000;23(2):80-5.
9. Krieger LM, Krieger AJ. The intercostal to phrenic nerve transfer: an effective means of reanimating the diaphragm in patients with high cervical spine injury. Plast Reconstr Surg. 2000;105(4):1255-61.
10. DiMarco AF1, Onders RP, Ignagni A, Kowalski KE, Mortimer JT. Phrenic Nerve pacing via intramuscular diaphragm electrodes in tetraplegic subjects. Chest. 2005;127(2):671-8.
11. Teasell RW, Arnold JM, Krassioukov A, Delaney GA. Cardiovascular consequences of loss of supraspinal control of the sympathetic nervous system after spinal cord injury. Arch Phys Med Rehabil. 2000;81(4):506-16.
12. Rabadi MH, Aston C. Complications and urologic risks of neurogenic bladder in veterans with traumatic spinal cord injury. Spinal Cord. 2015;53(3):200-3.
13. Afsar SI, Yemisci OU, Cosar SN, Cetin N. Compliance with clean intermittent catheterization in spinal cord injury patients: a long-term follow-up study. Spinal Cord. 2013;51(8):645-9.
14. Cowan H. Autonomic dysreflexia in spinal cord injury. Nurs Times. 2015;111(44):22-4.
15. Garber SL, Rintala DH, Hart KA, Fuhrer MJ. Pressure ulcer risk in spinal cord injury: predictors of ulcer status over 3 years. Arch Phys Med Rehabil. 2000;81(4):465-71.
16. Ozisler Z, Koklu K, Ozel S, Unsal-Delialioglu S. Outcomes of bowel program in spinal cord injury patients with neurogenic bowel dysfunction. Neural Regen Res. 2015;10(7):1153-8.
17. Pestana E, Peixoto I, Pereira A, Laíns J. Ossificações heterotópicas – a propósito de um caso clínico. Rev Soc Portug Med Fís Reabil. 2012;21(1):48-51.
18. Ranganathan K, Loder S, Agarwal S, Wong VW, Forsberg J, Davis TA, et al. Heterotopic ossification: basic-science principles and clinical correlates. J Bone Joint Surg Am. 2015;97(13):1101-11.
19. Gifre L, Vidal J, Carrasco JL, Muxi A, Portell E, Monegal A, et al. Risk factors for the development of osteoporosis after spinal cord injury. A 12-month follow-up study. Osteoporos Int. 2015; 26(9):2273-80.
20. Dionyssiotis Y, Mavrogenis A, Trovas G, Skarantavos G, Papathanasiou J, Papagelopoulos P. Bone and soft tissue changes in patients with spinal cord injury and multiple sclerosis. Folia Med (Plovdiv). 2014;56(4):237-44.

21. Adams M M, Hicks A L. Spasticity after spinal cord injury. Spinal Cord. 2005;43(10):577-86.
22. Jensen MP, Hoffman AJ, Cardenas CC. Chronic pain in individuals with spinal cord injury: a survey and longitudinal study. Spinal Cord. 2005;43(12):704-12.
23. Pearson TA, Blair SN, Daniels SR, Eckel RH, Fair JM, Fortmann SP, et al. AHA Guidelines for primary prevention of cardiovascular disease and stroke: 2002 update – consensus panel guide to comprehensive risk reduction for adult patientes without coronary or other atherosclerotic vascular diseases. AHA Scientific Statement. Circulation. 2002;106(3):388-91.
24. Martz E, Livneh H, Priebe M, Wuermser LA, Ottomanelli L. Predictors of psychosocial adaptation among people with spinal cord injury or disorder. Arch Phys Med Rehabil. 2005;86(6): 1182-92.
25. Karam Y, Hitchon PW, Mhanna NE, He W, Noeller J. Post-traumatic syringomyelia: outcome predictors. Clin Neurol Neurosurg. 2014;124:44-50.
26. Courtois F, Charvier K. Sexual dysfunction in patients with spinal cord lesions. Handb Clin Neurol. 2015;130:225-45.
27. Vital FMP, Queiroz MA. Artigo 9. Acessibilidade. In: Vital FMP, Resende APC, organizadores. A convenção sobre os direitos das pessoas com deficiência comentada. Brasília: CORDE; 2008. p. 44-6.
28. Nas K, Yazmalar L, Şah V, Aydın A, Öneş K. Rehabilitation of spinal cord injuries. World J Orthop. 2015;6(1):8-16.
29. Graf M, Holle A. Environmental control unit considerations for the person with high level tetraplegia. Top Spinal Cord Inj Rehabil. 1997;2:30-40.
30. Hochberg LR, Serruya MD, Friehs GM, Mukand JA, Saleh M, Caplan AH, et al. Neuronal ensemble control of prosthetic devices by a human with tetraplegia. Nature. 2006;442(7099):164-71.

Leituras recomendadas

D'Andrea Greve J. Traumatismos raquimedulares nos acidentes de trânsito e uso de equipamentos de segurança. Diag Tratam. 1997;2(3):10-3.
Waters RL, Muccitelli LM. Tendon transfers to improve function of patients with tetraplegia. In: Kirshblum SC, Campagnolo D, DeLisa JE, editors. Spinal cord medicine. Philadelphia: Lippincott Williams & Wilkins; 2002. p. 424-38.

13
Fixação Occipitocervical

Aluizio Augusto Arantes Junior e Marco Túlio Reis

A fixação occipitocervical apresentou grande evolução desde a sua descrição inicial por Foester, em 1927. No entanto, a realização dessa técnica resulta em significativa perda da flexão, da extensão e da rotação e deve ser reservada para as situações que provocam compressão da medula espinal ou instabilidade da junção occipitocervical. As técnicas de estabilização occipitocervical evoluíram desde a fixação por meio de enxerto ósseo associado com fios de cerclagem e imobilização por meio de halogesso até as modernas técnicas de fixação utilizando parafusos, hastes ou placas sem a necessidade de imobilização externa (Fig. 13.1).

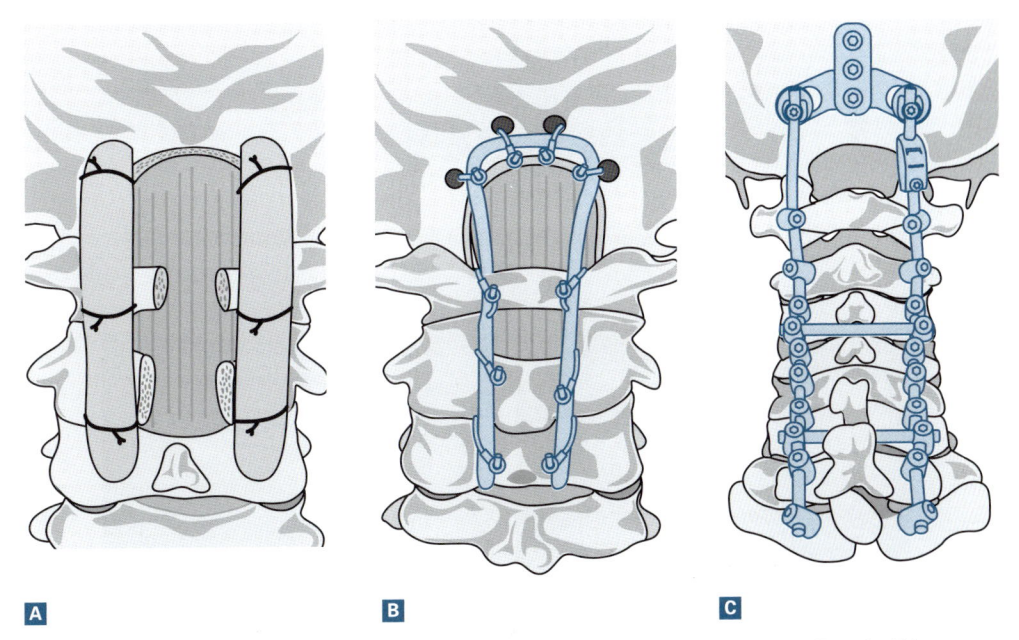

FIGURA 13.1 ■ Ilustração da evolução das técnicas da artrodese occipitocervical utilizando **(A)** enxerto ósseo; **(B)** haste fixada por meio de fios metálicos; e **(C)** placa e sistema de fixação moderno com hastes e parafusos.

Coluna Vertebral

ANATOMIA E BIOMECÂNICA

A fixação do osso occipital por meio de parafusos requer o conhecimento detalhado da sua anatomia. O entendimento da espessura do osso occipital e da localização dos seios venosos é essencial para a colocação segura dos implantes.

A protuberância externa do occipital na linha média é a parte mais espessa desse osso, possui cerca de 10 a 18 mm, e sua espessura diminui lateral e inferiormente, onde possui cerca de 2 a 8 mm. A porção média da quilha do occipital possui a maior espessura e é o local ideal para a colocação dos parafusos na fixação do occipital (Figs. 13.2 e 13.3).

A colocação dos parafusos no occipital deve ser preferencialmente abaixo do nível da linha nucal superior e sobre a linha média para evitar o seio transverso. Em geral, o seio transverso está localizado ao nível da protuberância occipital externa e cursa lateralmente ao longo da superfície intracranial do osso occipital. Ocasionalmente, o seio transverso pode estar localizado ao longo da linha média do occipital, estendendo-se desde o forame magno até a confluência dos seios, e algumas vezes localizado dentro do osso occipital. A lesão do seio transverso pode ocasionar sangramento intraoperatório, e sua localização deve ser considerada.

Na junção atlantoccipital e atlantoaxial está localizado o plexo venoso posterior ao espaço articular e adjacente à artéria vertebral, que pode ser local de origem de sangramento intraoperatório.

A artéria vertebral ao nível do áxis (C2) cursa lateral e posteriormente antes de penetrar no forame transverso do atlas (C1). Após emergir do forame transverso do atlas,

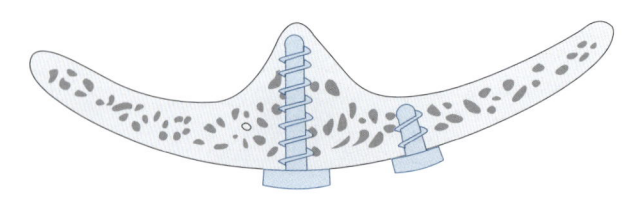

FIGURA 13.2 ■ Corte transversal do occipital ilustrando a maior espessura na linha média.

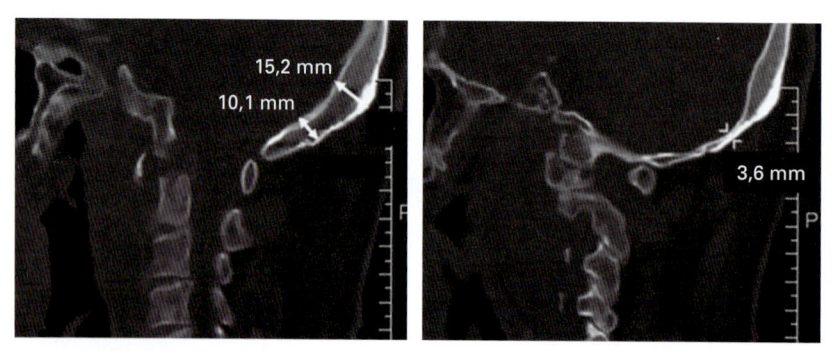

FIGURA 13.3 ■ Tomografia computadorizada ilustrando a espessura do osso occipital na linha média e na parte mais lateral.

a artéria vertebral corre medial e posteriormente sobre o sulco do atlas. Esse trajeto horizontal da artéria vertebral está localizado posteriormente e levemente inferior à articulação atlantoccipital. A seguir, perfura a membrana atlantoccipital na direção anterior e medial (Fig. 13.4).

INDICAÇÕES CIRÚRGICAS

As indicações cirúrgicas estão relacionadas com a instabilidade da junção occipitocervical, que pode ser oriunda de lesões traumáticas, infecciosas, inflamatórias ou tumorais.

Entre as lesões instáveis da transição occipitocervical, destacam-se as fraturas instáveis do côndilo occipital, a luxação atlantoccipital, anomalias congênitas, artrite reumatoide, doenças infecciosas, neoplasias e metástase à descompressão ou a outros procedimentos cirúrgicos (Fig. 13.5).

Técnica cirúrgica

O paciente deve ser adequadamente posicionado, e a posição da cabeça e as relações articulares devem ser verificadas. A região do occipital, do pescoço e da coluna torácica e a região interescapular devem ser preparadas.

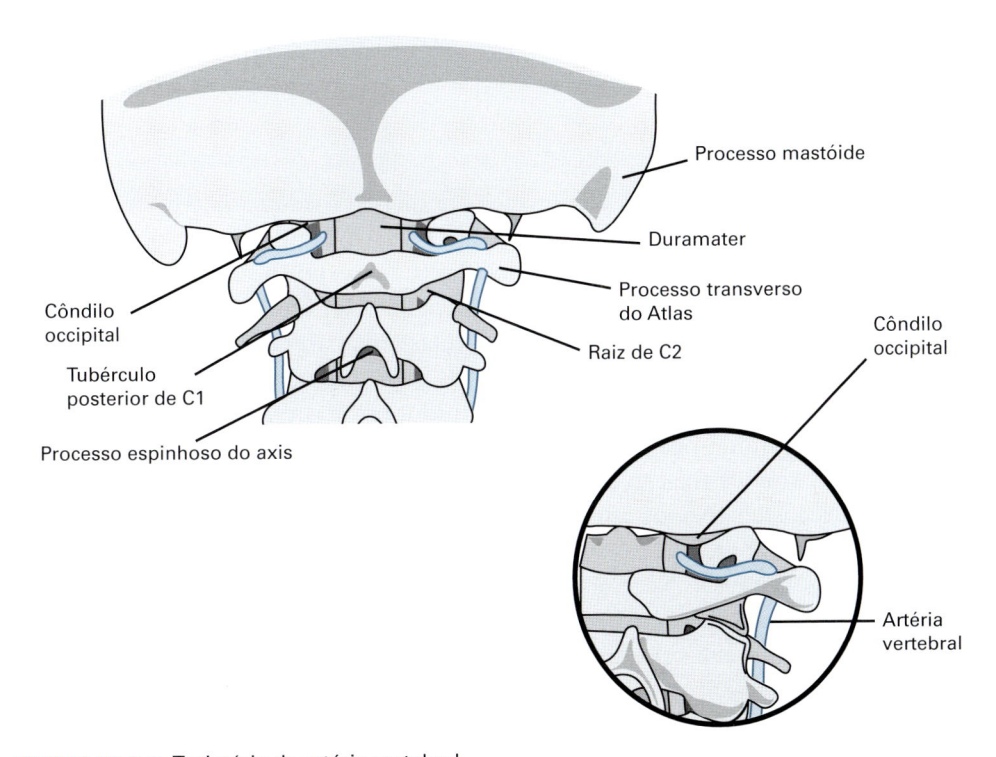

FIGURA 13.4 ■ Trajetória da artéria vertebral.

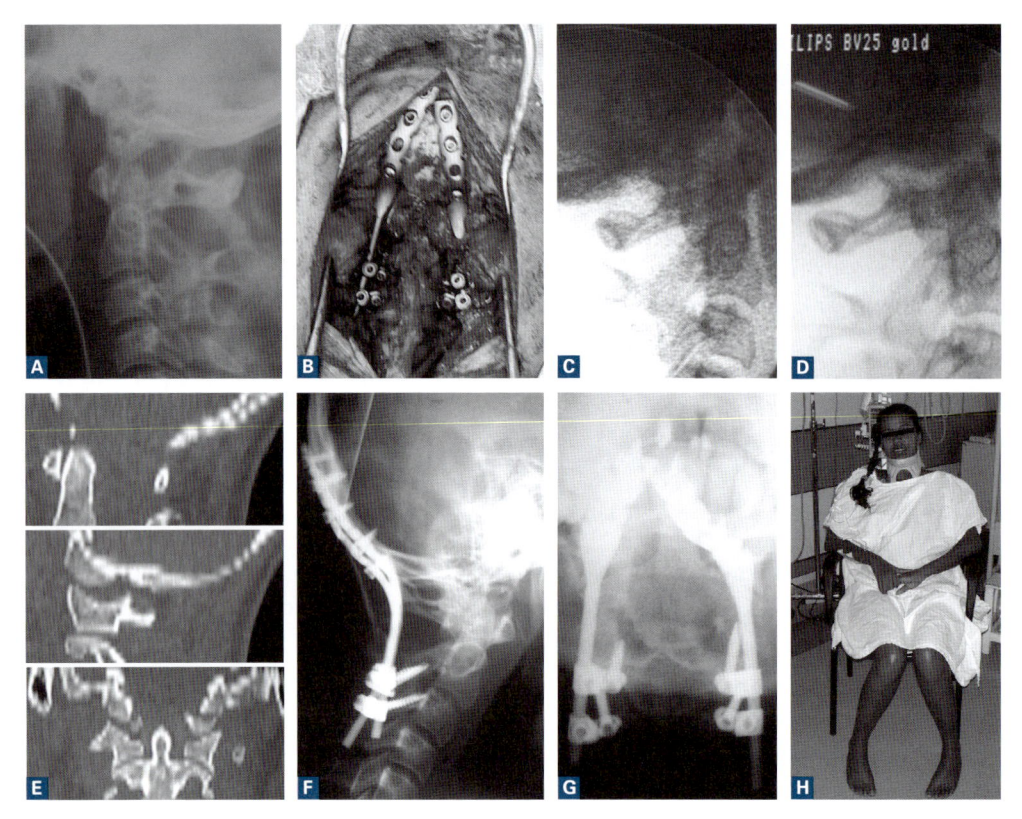

FIGURA 13.5 ■ Exemplo clínico de fixação occipitocervical para estabilização de luxação atlantoccipital.

A exposição cirúrgica é realizada por meio de incisão mediana que permita acesso ao osso occipital até o segmento vertebral distal a ser artrodesado. O osso occipital deve ser exposto por cerca de 5 a 6 cm. O arco do atlas (C1) é exposto subperiostalmente na direção lateral. Nos níveis mais distais, a exposição cirúrgica deve estender-se até que seja possível visualizar as bordas laterais das facetas articulares (Fig. 13.6).

O osso occiptal ("C0") pode ser incluído nas instrumentações cervicais por meio de parafusos implantados no osso occipital (unidos por haste ou placa), por inserção de parafusos no côndilo occipital (Fig. 13.7) ou por meio da fixação transarticular C0-C1. Outra forma de fixação occipitocervical considerada como não rígida inclui hastes ou arcos costais fixados por meio de amarria. Essas técnicas devem ser usadas apenas na indisponibilidade das técnicas rígidas com parafusos, pois são biomecanicamente mais instáveis. Necessitam de colete halo no pós-operatório por longa data e têm uma grande tendência de perder a resistência com o tempo, comprovada pelos testes de fadiga realizados *in vitro* e pela maior taxa de pseudoartrose e falha da instrumentação.

Diferentes dispositivos foram desenvolvidos para a fixação do osso occipital: placas, hastes e outros, que são acoplados a parafusos inseridos no osso occipital (Fig. 13.8).

Fixação Occipitocervical 293

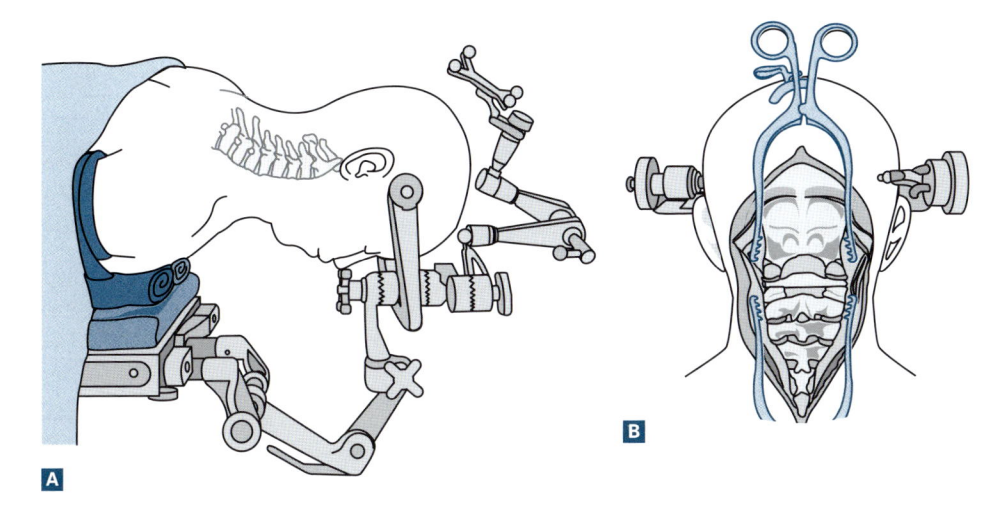

FIGURA 13.6 ■ Posicionamento da cabeça e ilustração da abordagem cirúrgica.

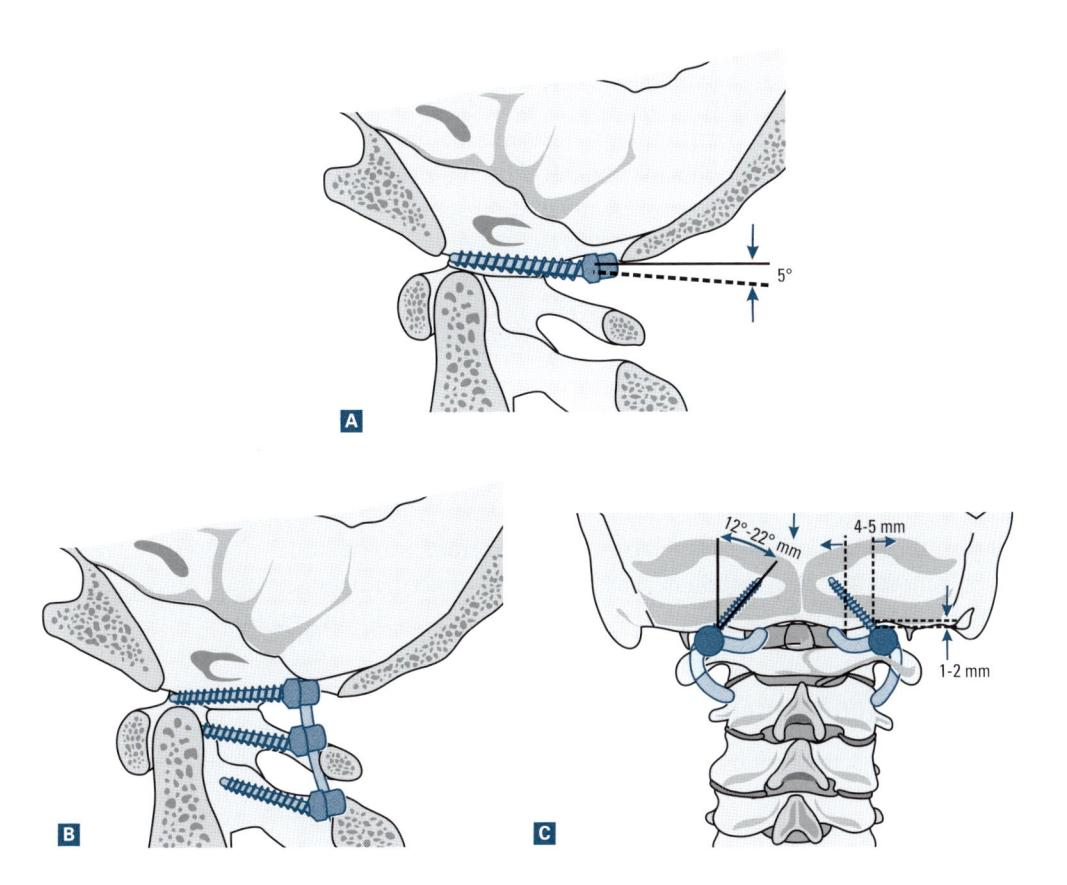

FIGURA 13.7 ■ Colocação de parafuso bilateral no côndilo occipital.

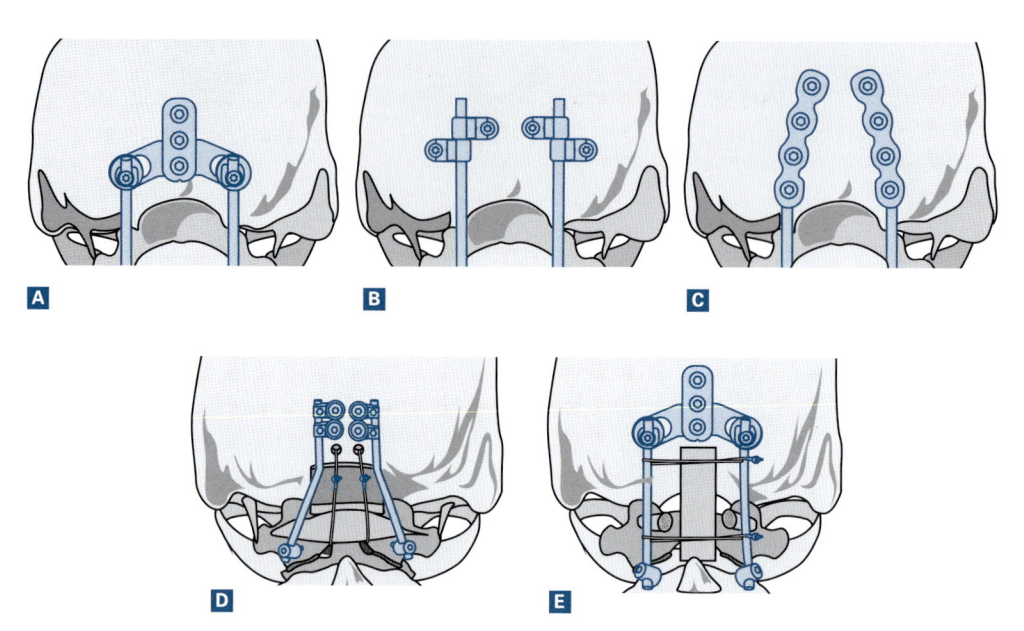

FIGURA 13.8 ■ Diferentes modalidades de fixação do occipital.

A espessura do osso occipital deve ser avaliada antes do procedimento cirúrgico, e os parafusos devem ser colocados na parte média da quilha do occipital que possui a maior espessura. A colocação dos parafusos deve ser cuidadosa para evitar a perfuração do occipital, e, geralmente, parafusos de 10 mm de comprimento podem ser inseridos.

O ajuste da placa ou haste à parte distal da fixação deve considerar a posição da cabeça, evitando a hiperflexão ou hiperextensão. Os implantes devem ser colocados cerca de 5 mm acima do forame magno para permitir a aposição dos enxertos ósseos.

No período pós-operatório, os pacientes utilizam colar cervical rígido ou colete halo, dependendo da estabilidade da fixação utilizada.

Complicações

As complicações podem estar relacionadas com elementos vasculares (artéria vertebral, plexo venoso, seio venoso) ou nervosos (medula espinal, raízes nervosas) ou com a falta de consolidação com pseudoartrose, quebra ou soltura dos implantes.

LEITURAS RECOMENDADAS

Apfelbaum RI. Screw fixation of the upper cervical spine: indications and techniques. Contemp Neurosurg. 1994;16(7):1-8.

Goel A, Laheri V. Plate and screw fixation for atlanto-axial subluxation. Acta Neurochir (Wien). 1994; 129(1-2):47-53.

Gonzalez LF, Crawford NR, Chamberlain RH, Perez Garza LE, Preul MC, Sonntag VK, et al. Craniovertebral junction fixation with transarticular screws: biomechanical analysis of a novel technique. J Neurosurg. 2003;98(2 Suppl):202-9.

Grob D. Transarticular screw fixation for atlanto-occipital dislocation. Spine (Phila Pa 1976). 2001; 26(6):703-7.

Harms J, Melcher RP. Posterior C1-C2 fusion with polyaxial screw and rod fixation. Spine (Phila Pa 1976). 2001;26(22):2467-71.

La Marca F, Zubay G, Morrison T, Karahalios D. Cadaveric study for placement of occipital condyle screws: technique and effects on surrounding anatomic structures. J Neurosurg Spine. 2008; 9(4):347-53.

Magerl F, Seeman PS. Stable posterior fusion of the atlas and axis by transarticular screw fixation. In: Kehr P, Weidner A, editors. Cervical spine. Berlin: Springer-Verlag; 1986. p. 322-7.

Reis MT, Nottmeier EW, Reyes PM, Baek S, Crawford NR. Biomechanical analysis of a novel hook-screw technique for C1-C2 stabilization. J Neurosurg Spine. 2012;17(3):220-6.

Roy-Camille R, Mazel C, Saillant G. Treatment of cervical spine injuries by posterior osteosynthesis plates and screws. In: Kehr P, Weidner A, editors. Cervical spine. Berlin: Springer-Verlag; 1986. p. 163-74.

Sasso RC, Jeanneret B, Fischer K, Magerl F. Occipitocervical fusion with posterior plate and screw instrumentation. A long-term follow-up study. Spine (Phila Pa 1976). 1994;19(20):2364-8.

Uribe JS, Ramos E, Vale F. Feasibility of occipital condyle screw placement for occipitocervical fixation: a cadaveric study and description of a novel technique. J Spinal Disord Tech. 2008;21(8):540-6.

Vender JR, Rekito AJ, Harrison SJ, McDonnell DE. The evolution of posterior cervical and occipitocervical fusion and instrumentation. Neurosurg Focus. 2004;16(1):E9.

Wright NM. Posterior C2 fixation using bilateral, crossing C2 laminar screws: case series and technical note. J Spinal Disord Tech. 2004;17(2):158-62.

14

Técnicas de Fixação da Coluna Cervical Alta

Erasmo Zardo e Carlos Marcelo Donazar Severo

Na coluna cervical alta, as técnicas de fixação permitem a artrodese do segmento vertebral e, também, em algumas lesões (fratura do processo odontoide, espondilolistese traumática do áxis), a reparação da lesão traumática direta e preservação do movimento.

ARTRODESE DE C1-C2

A artrodese do segmento C1-C2 reduz a rotação da coluna cervical em cerca de 50%, e sempre que possível deve ser evitada para preservar a amplitude do movimento da coluna cervical.[1,2] A artrodese de C1-C2 é indicada na lesão do ligamento transverso, na instabilidade rotatória grave, nas fraturas instáveis do atlas, do áxis, na fratura ou na pseudoartrose do odontoide, e é associada às fixações occipitocervicais.

As técnicas de fixação de C1-C2 foram inicialmente realizadas por meio da cerclagem com fios de aço dos elementos posteriores do segmento C1-C2 associada com o enxerto ósseo. As técnicas de Gallie e de Brooks e a cerclagem dos processos espinhosos (Figs. 14.1, 14.2 e 14.3) foram muito utilizadas, mas seu uso isolado tornou-se raro devido à necessidade da utilização de imobilização externa e ao aparecimento das fixações mais rígidas.[3,4]

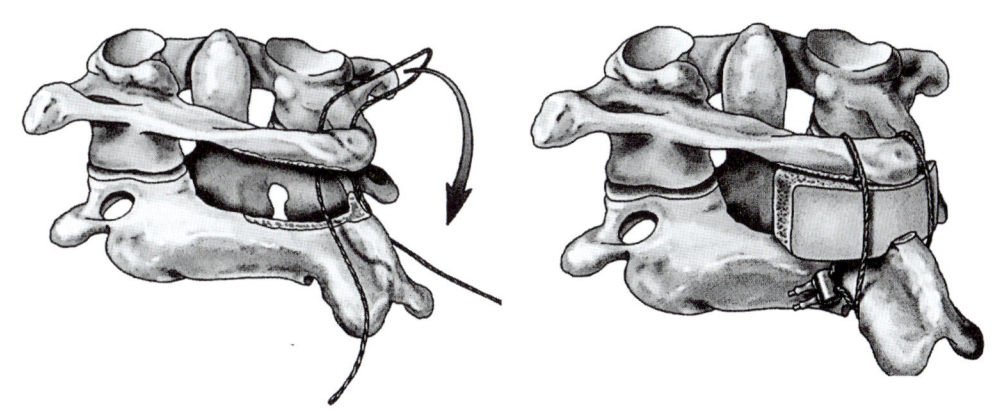

FIGURA 14.1 ■ Técnica de fixação de C1-C2 com cerclagem dos processos espinhosos.

Coluna Vertebral

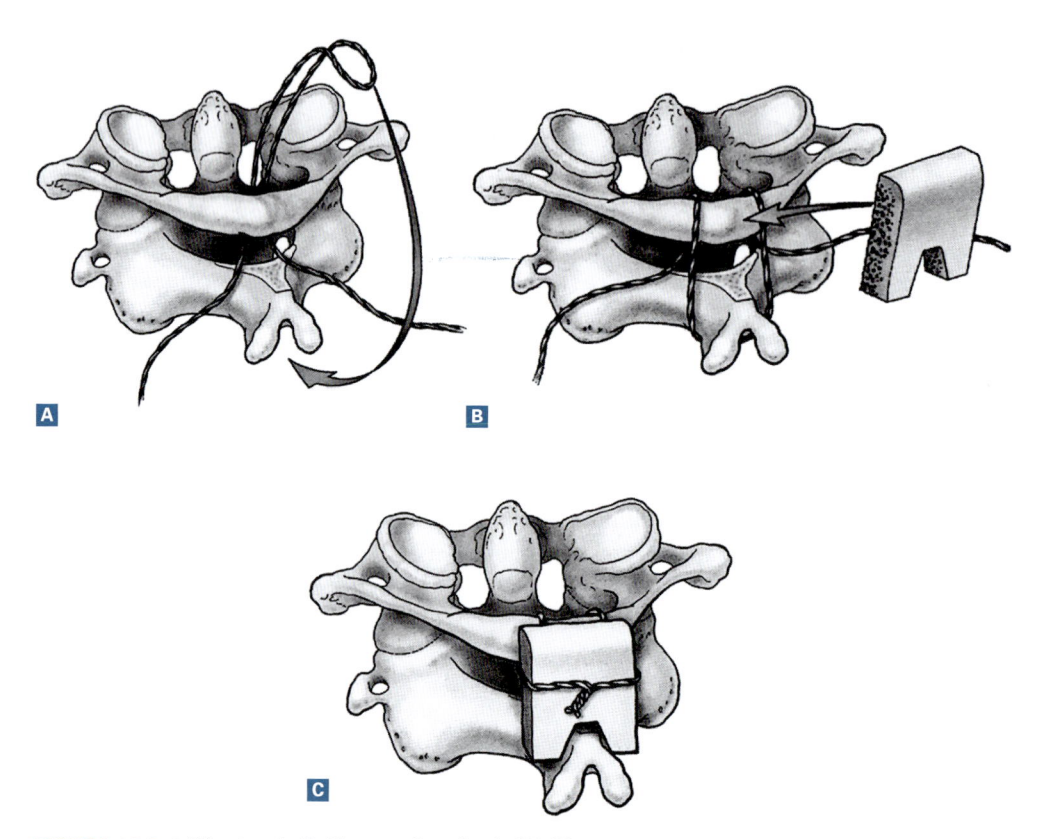

FIGURA 14.2 ■ Técnica de Gallie para fixação de C1-C2.

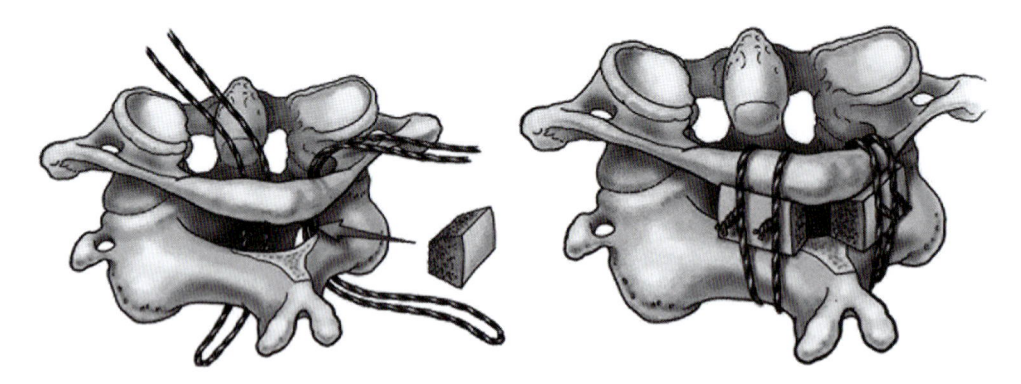

FIGURA 14.3 ■ Técnica de Brooks para fixação de C1-C2.

As técnicas modernas de fixação da articulação C1-C2 utilizam parafusos, hastes ou ganchos, proporcionam maior estabilidade e não necessitam de grande imobilização externa. No entanto, a técnica é mais complexa e pode apresentar maiores complicações quando não for executada corretamente.[3,5,6]

FIXAÇÃO ANTERIOR DE C1-C2 COM PARAFUSOS TRANSARTICULARES

Essa técnica tem sido indicada na falha da artrodese atlantoaxial posterior e na instabilidade atlantoaxial com a destruição dos elementos posteriores, mas pode ser realizada nas situações que requerem a artrodese do segmento C1-C2. A técnica é contraindicada nos pacientes com osteoporose, fratura da faceta articular ou fratura do corpo vertebral de C2.[4]

Por meio de incisão anterior ao nível de C5-C6 e dissecção por planos, a face anterior da articulação C1-C2 é identificada. Após a decorticação da superfície articular, o sulco entre a faceta articular superior e o corpo do áxis é identificado. O ponto de entrada do parafuso é criado e o orifício-piloto é produzido atravessando a superfície articular com angulação de 90° no plano coronal. O orifício-piloto não deve ser direcionado muito lateralmente, a fim de evitar a lesão da artéria vertebral. O parafuso é inserido após o macheamento do orifício-piloto. Em geral, são utilizados parafusos de 3,5 a 4 mm de diâmetro e 22 a 25 mm de comprimento (Fig. 14.4).

FIXAÇÃO POSTERIOR DE C1-C2 COM PARAFUSOS TRANSARTICULARES

A técnica foi descrita por Magerl e Seeman[7] e representou grande avanço do ponto de vista biomecânico em relação às fixações por meio da cerclagem com fios de metal, que podem ser utilizados associados a essa técnica (Figs. 14.5 e 14.6).

A posição da artéria vertebral e a espessura do istmo são de grande importância para a realização correta da técnica, e devem ser avaliadas no pré-operatório por meio de tomografia computadorizada (TC). O risco de lesão da artéria vertebral e a possibilidade

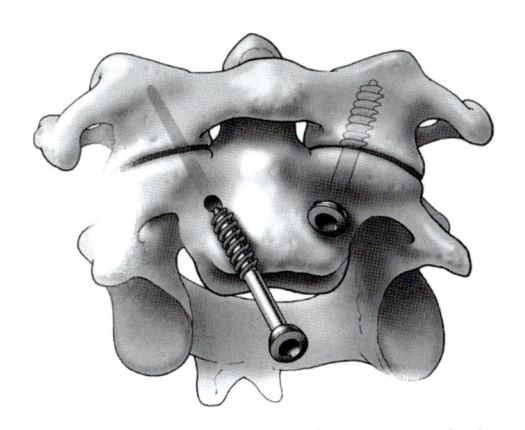

FIGURA 14.4 ■ Fixação atlantoaxial anterior com parafusos transarticulares.

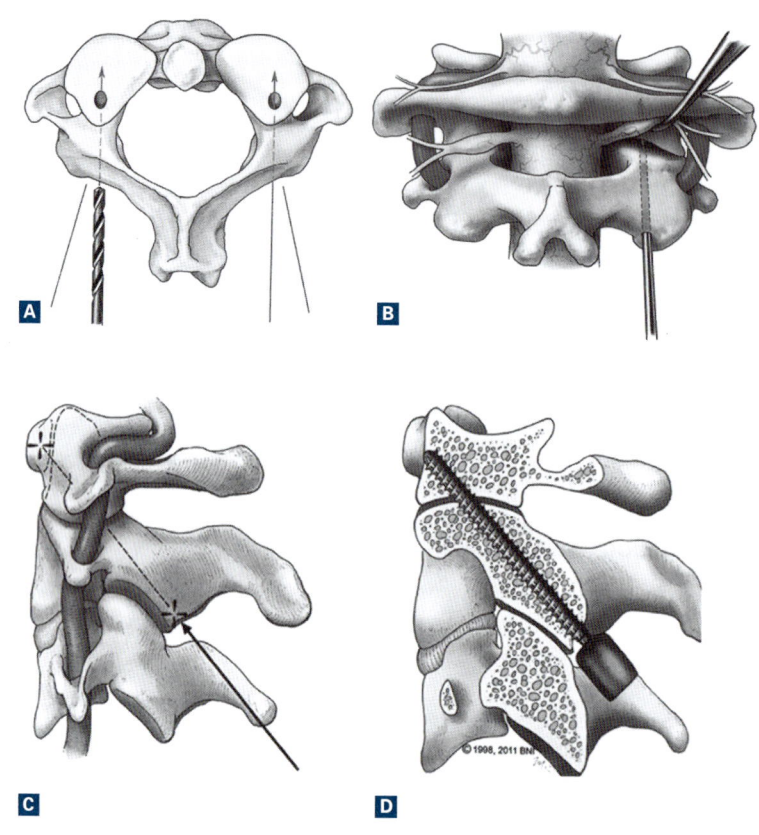

FIGURA 14.5 ■ Detalhes técnicos e referências anatômicas da fixação atlantoaxial posterior com parafuso transarticular.

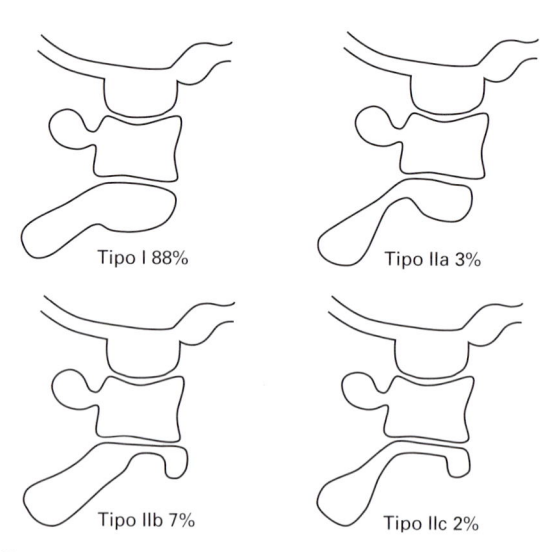

Tipo I 88%

Tipo IIa 3%

Tipo IIb 7%

Tipo IIc 2%

FIGURA 14.6 ■ Classificação da morfologia do istmo e sulco da artéria vertebral ao nível do áxis relacionada com a técnica de fixação transarticular de C1-C2.

da execução da técnica considerando o diâmetro do istmo podem ser avaliados por meio da TC. Uma classificação que considera esses dois parâmetros foi proposta para possibilitar a avaliação da espessura do istmo e a posição do sulco da artéria vertebral e para evitar a lesão da artéria vertebral durante a realização dessa técnica[1,7,8] (ver Fig. 14.6).

A articulação atlantoaxial deve estar reduzida e na posição fisiológica para a realização da técnica. Por meio da abordagem posterior, o orifício-piloto é feito com o ponto de entrada situado a cerca de 3 mm cranialmente à borda inferior da faceta articular de C2 e a 2 mm lateralmente ao sulco laminofacetário de C2 (Fig. 14.7). Por meio da orientação da imagem da fluoroscopia, o orifício-piloto é feito de forma retilínea e anteriormente na direção do arco de C1. Após a medida do comprimento e macheamento do orifício-piloto, o parafuso de 3,5 mm de diâmetro é inserido. Opcionalmente, pode ser utilizado um parafuso canulado, que é inserido sobre o fio-guia colocado previamente com as mesmas características da realização do orifício-piloto. Em geral, o parafuso inserido possui cerca de 40 mm de comprimento.

Essa técnica pode ser utilizada nos pacientes que não possuem o arco neural e não necessitam de grande imobilização pós-operatória (halogesso, gesso Minerva). No entanto, existe o risco de lesão do nervo hipoglosso, da artéria vertebral e da medula espinal.

GANCHOS INTERLAMINARES

Com objetivo de evitar os riscos da passagem dos fios sublaminares, as técnicas de Halifax e, posteriormente, as de Apofix foram desenvolvidas. Os ganchos foram desenvolvidos para atuar como pinças e necessitam da integridade da coluna média e anterior. Essa modalidade de fixação fornece estabilidade mecânica inferior aos sistemas que utilizam parafusos e requerem integridade do arco posterior[9] (Fig. 14.8). Outras técnicas alternativas têm utilizado ganchos no arco de C2 associados com parafuso na massa lateral de C1 (Fig. 14.9).

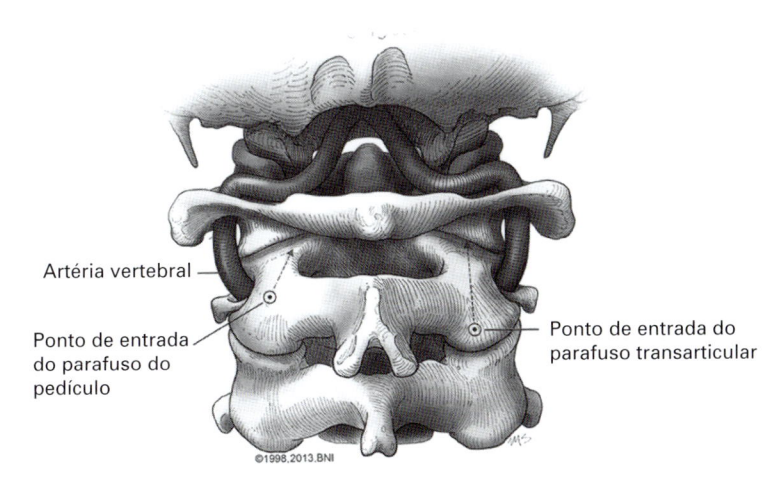

FIGURA 14.7 ■ Desenho ilustrando o ponto de entrada da fixação transarticular de C1-C2 e fixação do pedículo de C2.

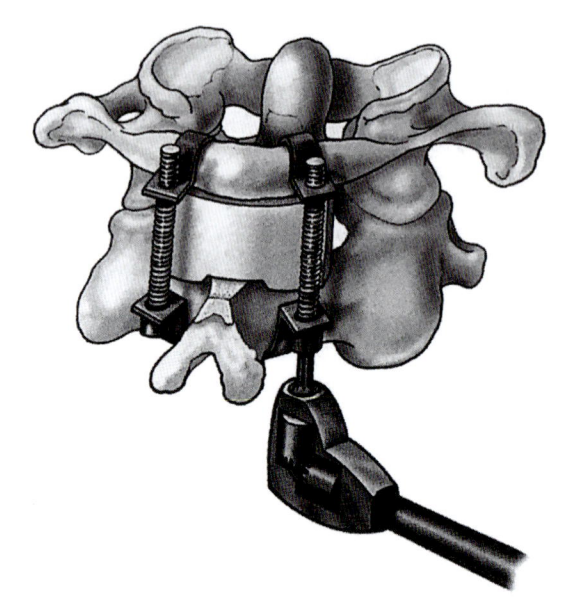

FIGURA 14.8 ■ Fixação de C1-C2 com sistema de ganchos.

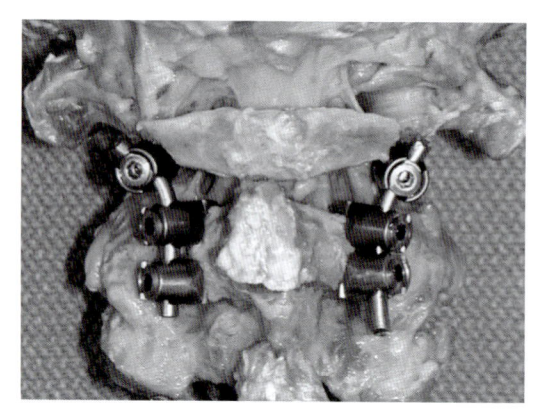

FIGURA 14.9 ■ Fixação de C1-C2 com sistema de ganchos e parafuso em C1.

FIXAÇÃO DE C1-C2 COM SISTEMA DE PARAFUSOS E HASTES

Goel e Laheri[5] utilizaram placas e parafusos monocorticais para a fixação de C1-C2; posteriormente, a técnica foi aprimorada por Harms e Melcher,[6] que utilizaram parafusos poliaxiais na massa lateral de C1 e pedículo de C2 acoplados à haste (Figs. 14.10 e 14.11). Por utilizar uma trajetória mais medial em C2, possui um risco praticamente menor de lesão da artéria vertebral e pode ser usada mesmo quando o desalinhamento de C1-C2 não for passível de correção no posicionamento ou no ato intraoperatório--operatório.

Técnicas de Fixação da Coluna Cervical Alta

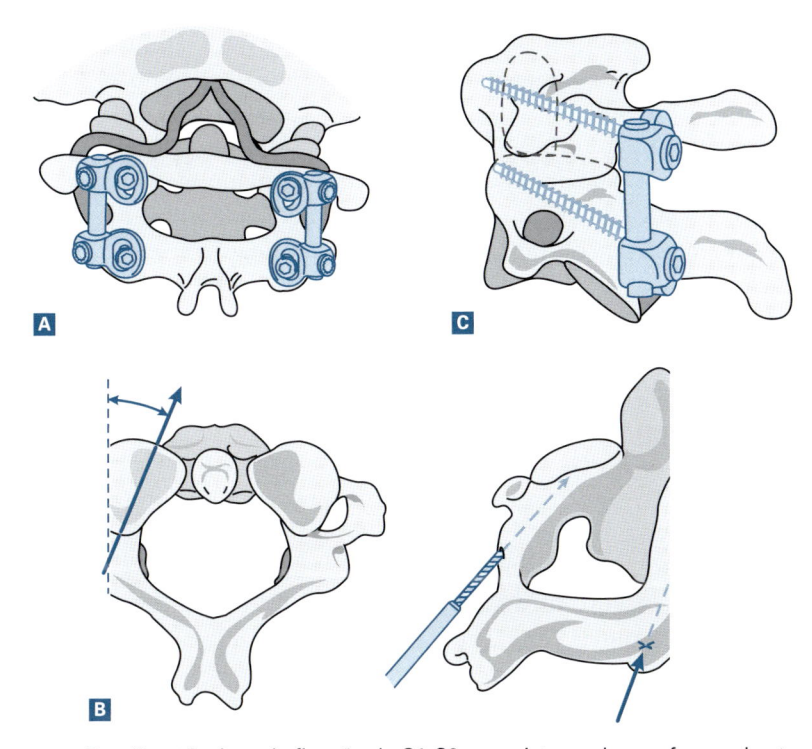

FIGURA 14.10 ■ Detalhes técnicos da fixação de C1-C2 com sistema de parafusos e hastes.

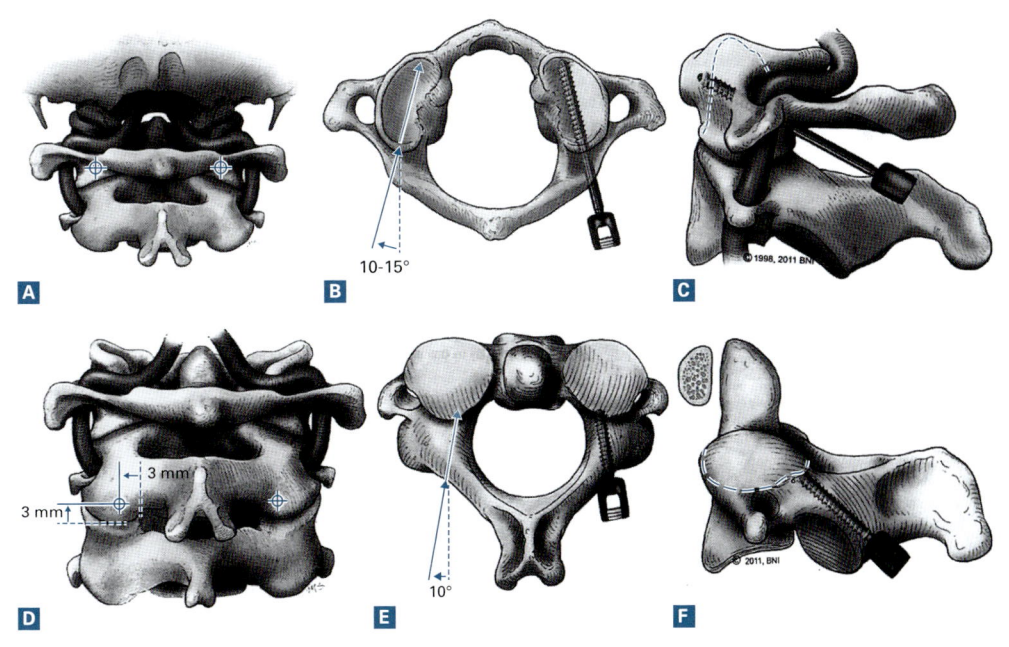

FIGURA 14.11 ■ Referências anatômicas para a colocação do parafuso na massa lateral de C1 e pedículo de C2.

Os parafusos são introduzidos na massa articular de C1. O ponto de entrada é um ponto médio da junção do arco posterior e um ponto médio da porção posteroinferior da massa lateral de C1.[6]

O parafuso é inserido retificado no plano anteroposterior ou discretamente convergente e paralelo ao plano do arco posterior do atlas no plano sagital.

A ressecção de 1 mm do bordo inferior do arco do atlas facilita a inserção do parafuso em posição mais cranial e no ângulo sagital desejado, preservando essas estruturas vasculonervosas. A dissecção do ponto de entrada pode ser tecnicamente difícil devido ao plexo venoso e à raiz de C2 cobrindo a articulação.

O ponto de entrada da perfuração em C2 está situado no ponto médio do maciço articular e direcionado cerca de 25° cranialmente e 15 a 25° medialmente. O comprimento do parafuso deve ser de 14 a 24 mm, devendo-se parar 2 a 3 mm posterior a cortical anterior do corpo de C2 pela radioscopia. Essa é a mesma técnica para osteossíntese primária de C2 nos casos de fratura de Hangman, porém nesses casos deve-se utilizar parafusos de rosca parcial[3,6,10] (ver Fig. 14.11).

O enxerto ósseo pode ser posicionado dentro da articulação C1-C2 como originalmente descrito ou colocado entre o arco posterior de C1 e o processo espinhoso de C2 (associado ou não à amarria C1-C2) para evitar quebra do parafuso de C1 em longo prazo.

FIXAÇÃO TRANSLAMINAR

A colocação dos parafusos translaminares é outra opção de fixação e pode ser utilizada nas situações em que há dificuldade técnica ou variações anatômicas. Nessa técnica, o ponto de entrada dos parafusos é o sulco espinolaminar, e os parafusos são colocados cruzando o interior das lâminas de C2 e, então, conectados com hastes, placas ou parafusos com C1. Os parafusos utilizados são de 3,5 a 4,5 mm de diâmetro e 24 a 26 mm de comprimento[3,10,11] (Fig. 14.12).

OSTEOSSÍNTESE DO PROCESSO ODONTOIDE

A fixação anterior da fratura do processo odontoide[3,12] é um procedimento muito atrativo, pois restabelece a integridade óssea perdida no trauma, sem, contudo, restringir a mobilidade da articulação C1-C2, como ocorre nas técnicas de artrodese. Trata-se de uma osteossíntese primária em casos de fratura do tipo II do processo odontoide (raríssimos casos em fraturas do tipo III, quando o traço de fratura tem a angulação apropriada) (Fig. 14.13).

A osteossíntese do processo odontoide está contraindicada nas fraturas do processo odontoide associadas à fratura cominutiva da articulação atlantoaxial, à fratura instável do atlas, à fratura com traço oblíquo e descendente no sentido posteroanterior, às fraturas do tipo II atípicas (cominutivas ou oblíquas no plano frontal), às fraturas irredutíveis, à lesão do ligamento transverso, à presença acentuada de cifose que limita a extensão da coluna cervical, à estenose do canal vertebral ou à fratura patológica.

Técnicas de Fixação da Coluna Cervical Alta

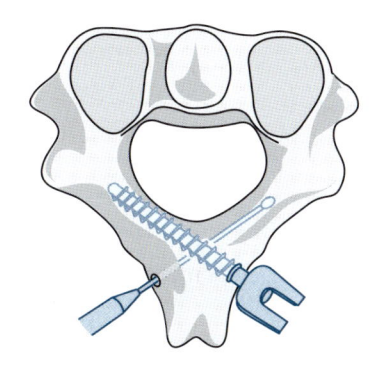

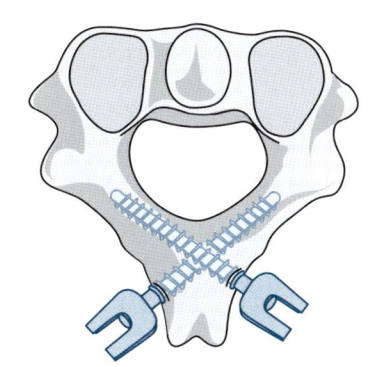

FIGURA 14.12 ■ Fixação translaminar de C2.

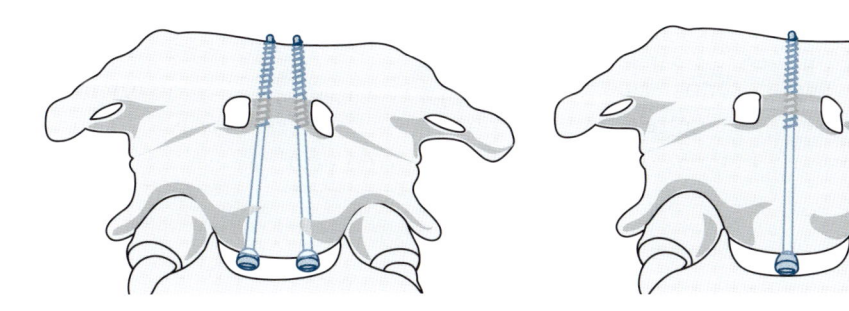

FIGURA 14.13 ■ Osteossíntese do processo odontoide com parafusos.

O posicionamento do paciente e a obtenção da redução da fratura são os passos iniciais do procedimento. São utilizados dois aparelhos de fluoroscopia para a observação da redução da fratura e dos passos técnicos da osteossíntese no plano coronal e sagital (Fig. 14.14).

É utilizado um fio de Kirschner para simular a trajetória do parafuso em perfil e para definir a altura da sua incisão de pele (em geral, entre C4 e C6) (Fig. 14.15). Após a incisão da pele e a dissecção por planos, o bordo inferior de C2 é identificado, e o ponto de entrada do parafuso a ser utilizado é determinado. A osteossíntese pode ser realizada por meio de um ou dois parafusos, dependendo das características anatômicas dos pacientes (Figs. 14.16, 14.17 e 14.18). O diâmetro do processo odontoide pode não ser suficiente para a colocação de dois parafusos de 3,5 mm de diâmetro. Em um estudo de amostra da nossa população, foi observado que cerca de 65% dos indivíduos comportavam dois parafusos de 3,5 mm utilizando o macheamento do orifício-piloto para a sua inserção.[12]

Após a determinação do ponto de entrada, é introduzido o fio de Kirschner de 2 mm de diâmetro na base de C2, e, sob o controle da fluoroscopia, o fio de Kirschner atravessa a linha de fratura e avança até a extremidade proximal do odontoide. O trajeto do parafuso a ser inserido (da base de C2 até a extremidade do processo odontoide)

306 Coluna Vertebral

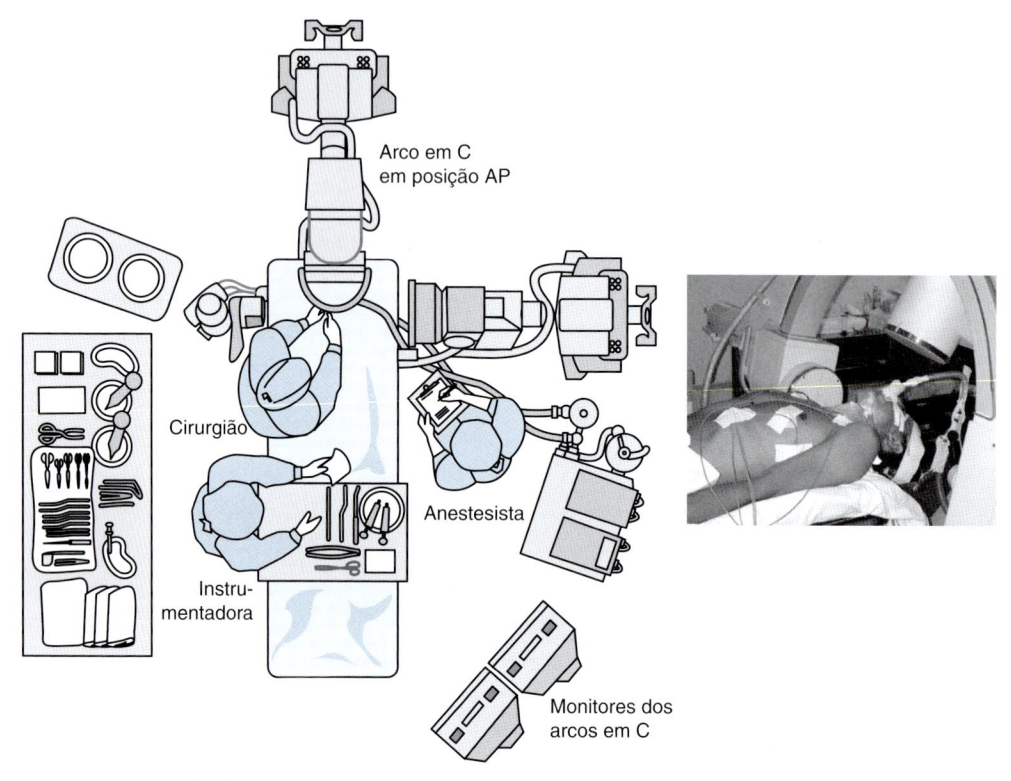

FIGURA 14.14 ■ Posicionamento dos arcos em C e do paciente para a realização da osteossíntese com parafusos.

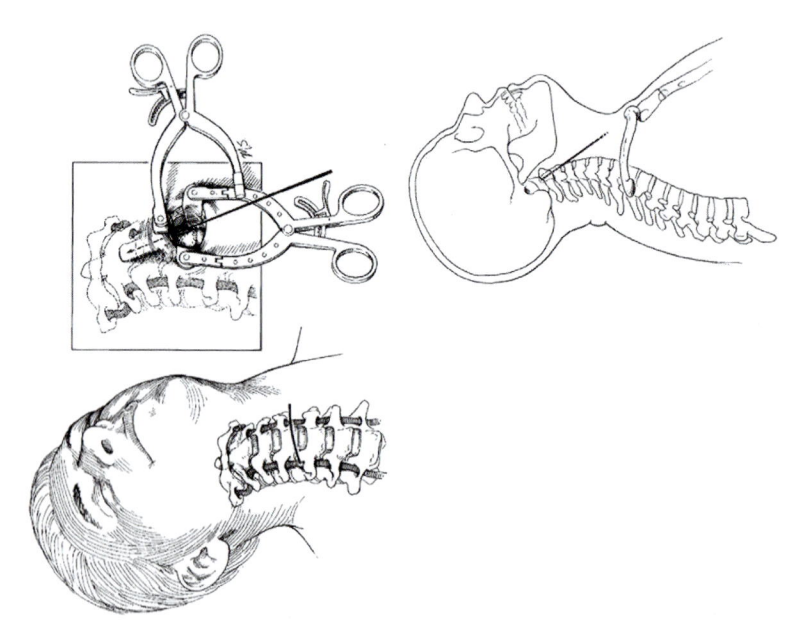

FIGURA 14.15 ■ Identificação do ponto da abordagem para realização da osteossíntese.

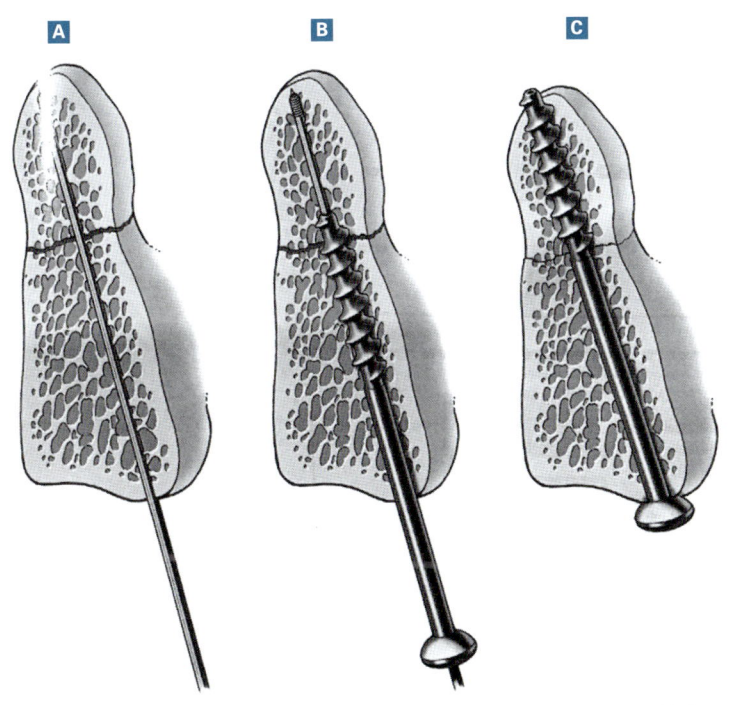

Técnicas de Fixação da Coluna Cervical Alta 307

FIGURA 14.16 ■ Passos técnicos da osteossíntese do processo odontoide: **(A)** fio-guia colocado; **(B)** parafuso canulado passando pelo fio-guia; **(C)** fixação final.

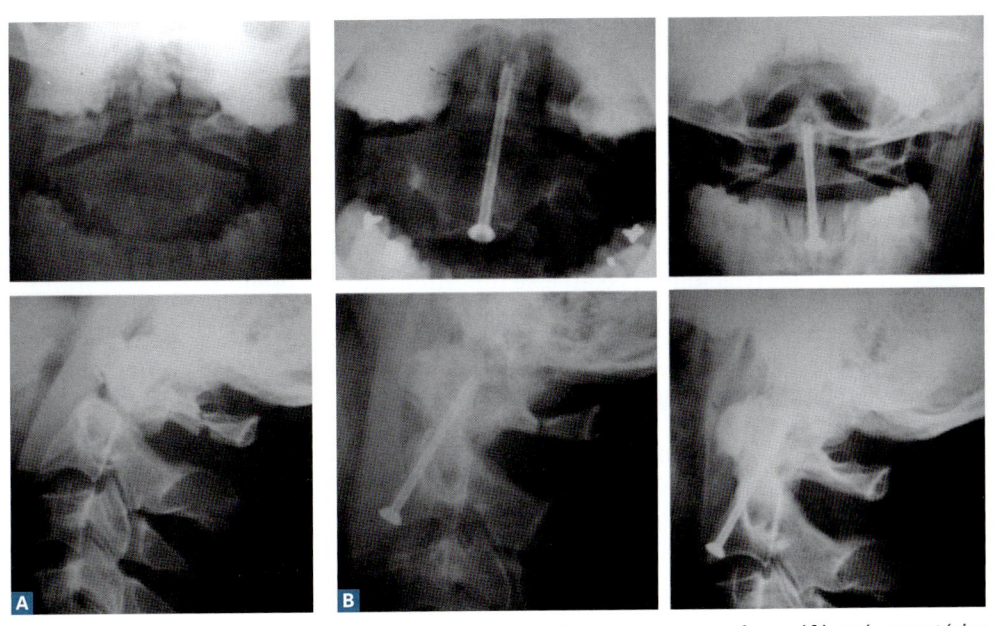

FIGURA 14.17 ■ Osteossíntese do processo odontoide com um parafuso: **(A)** pré-operatório; **(B)** pós-operatório.

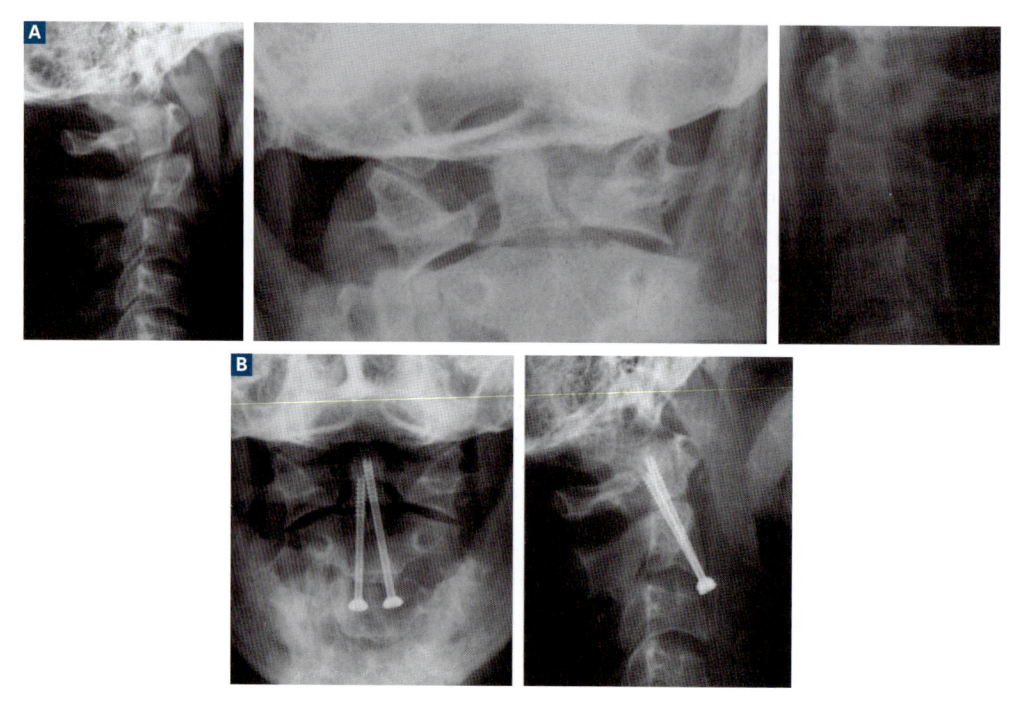

FIGURA 14.18 ■ Osteossíntese do processo odontoide com dois parafusos: **(A)** pré-operatório; **(B)** pós-operatório.

é mensurado, e o preparo do orifício-piloto é realizado, de modo que o parafuso faça compressão interfragmentária ao nível da fratura. Pode ser utilizado parafuso de diâmetro de 3,5 mm do tipo cortical, parafuso esponjoso de 4 mm, parafuso de Herbert ou parafuso canulado.[3]

Após a colocação dos parafusos, a redução e a estabilidade da fratura são observadas, e a ferida cirúrgica é fechada por planos. No pós-operatório, é utilizado apenas o colar cervical até a consolidação radiológica da fratura.

As complicações relacionadas com esse procedimento são pseudoartrose da fratura, lesões nervosas, lesões do esôfago e da traqueia, hemorragia e obstrução das vias aéreas.

OSTEOSSÍNTESE DE C2 COM PARAFUSO

A colocação de parafuso ao nível do *pars articularis* de C2 permite a compressão interfragmentária da fratura do *pars articularis* que ocorre no áxis, possibilitando a osteossíntese direta da fratura sem a necessidade da realização de artrodese com a preservação dos movimentos do segmento vertebral afetados. A articulação C1-C2 é preservada com essa técnica, assim como as lesões de C2 associadas ou não com a luxação de C2-C3. Essa técnica de osteossíntese direta do áxis está indicada nas fraturas instáveis que acometem o *pars articularis* do áxis e nas fraturas associadas com luxação de C2-C3 (fratura do enforcado do tipo III).

Os parafusos devem ser inseridos através do istmo de C2 para evitar a lesão da artéria vertebral. Por meio da abordagem posterior, a faceta articular de C2 e o istmo são expostos, e a dissecção deve avançar até a parte medial do istmo para identificar a sua borda medial. O local da perfuração está localizado na parte média da linha das superfícies articulares superior e inferior. A perfuração do orifício-piloto é realizada com broca de 2,5 mm orientada 25° cranialmente e 15 a 25° medialmente. A técnica de colocação do parafuso deve permitir a compressão interfragmentária, e pode ser utilizado parafuso cortical de 3,5 mm de diâmetro, parafuso esponjoso ou parafuso canulado, geralmente com 30 a 35 mm de comprimento[13,14] (Figs. 14.19 e 14.20).

ARTRODESE ANTERIOR DE C2-C3 COM PARAFUSOS

A artrodese anterior de C2-C3 está indicada em raras situações (espondilolistese traumática do áxis ou tumores) e pode ser realizada por meio da técnica clássica que utiliza as placas e os parafusos para a fixação anterior da coluna cervical. No entanto, a aplicação das placas de fixação cervical anterior pode apresentar dificuldade técnica relacionada com a anatomia local e a exposição anterior do segmento C2-C3 para a colocação dos implantes. A dificuldade intraoperatória relacionada com esse procedimento motivou o desenvolvimento da técnica que realiza a artrodese de C2-C3 com a utilização de parafusos inseridos no sentido caudocranial entre os corpos de C3-C2 (Figs. 14.21 e 14.22), atuando como parafusos de compressão com a interposição de enxerto ósseo entre os corpos vertebrais.

Os estudos biomecânicos realizados mostraram que essa técnica não apresentou diferença estatística nos testes de flexão e rotação quando comparada com a fixação

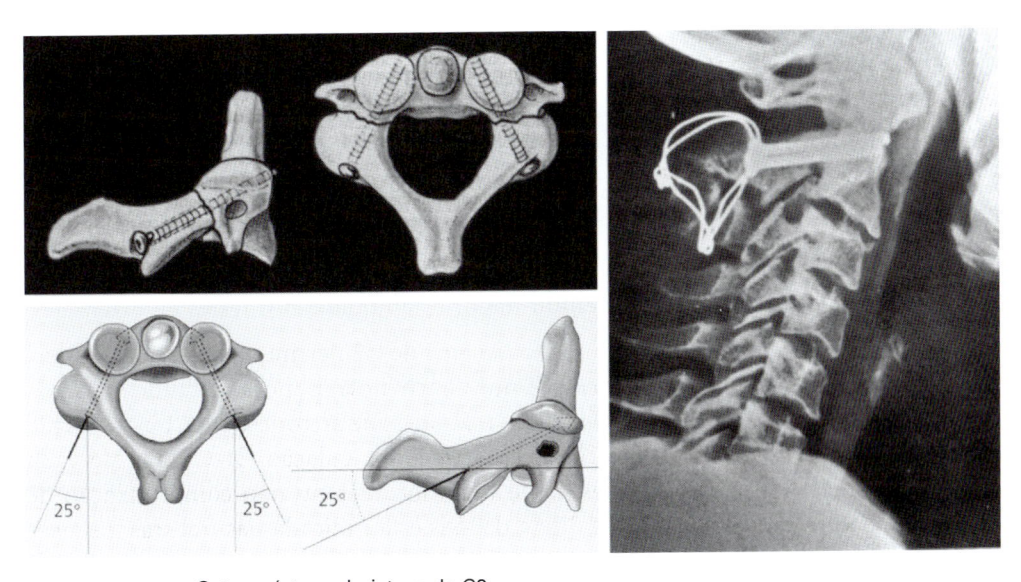

FIGURA 14.19 ■ Osteossíntese do istmo de C2.

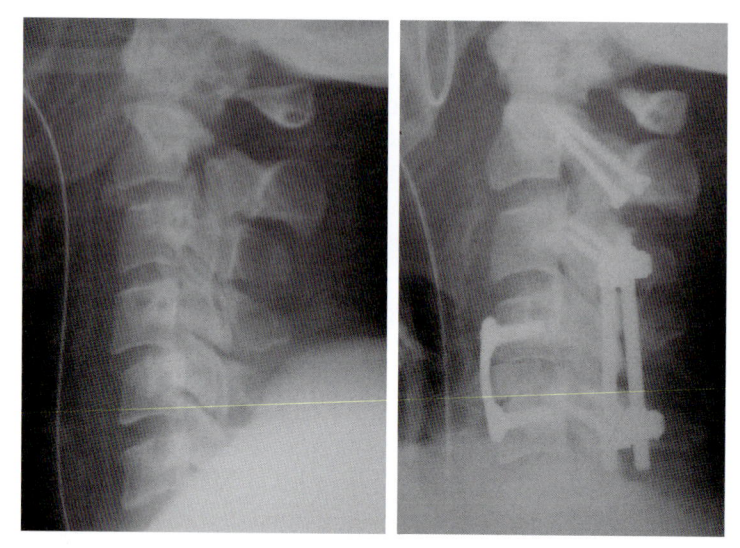

FIGURA 14.20 ■ Pré e pós-operatório da osteossíntese do istmo de C2.

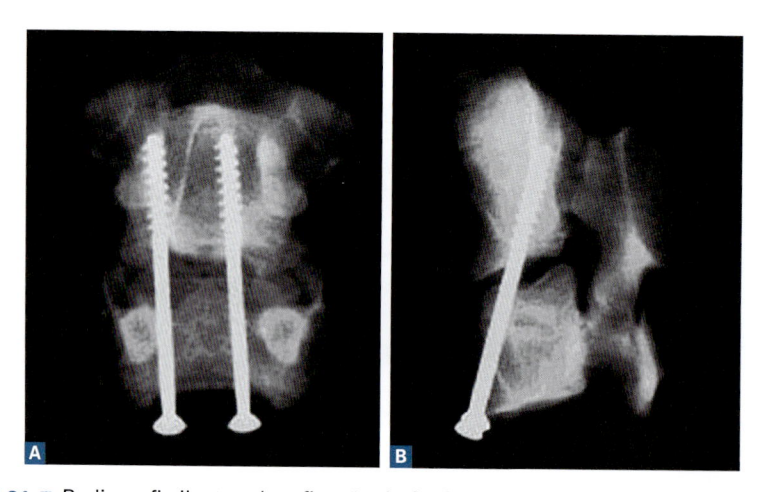

FIGURA 14.21 ■ Radiografia ilustrando a fixação de C2-C3 com parafusos.

com placa cervical anterior, e apresentou maior estabilidade nos testes de extensão e inclinação lateral.[15]

A artrodese anterior de C2-C3 é realizada por meio da abordagem anterior da coluna cervical, com exposição do segmento C2-C3, retirada do disco intervertebral e colocação de enxerto ósseo corticoesponjoso ou espaçador no espaço discal. O ponto de entrada da perfuração do orifício-piloto é a base de C2, e o orifício-piloto é feito nos sentidos anteroposterior e caudocranial na direção do corpo de C2 sob visualização fluoroscópica para orientar o seu direcionamento. Podem ser utilizados parafusos corticais de 3,5 mm, parafusos esponjosos de 4 mm ou parafusos canulados.[15]

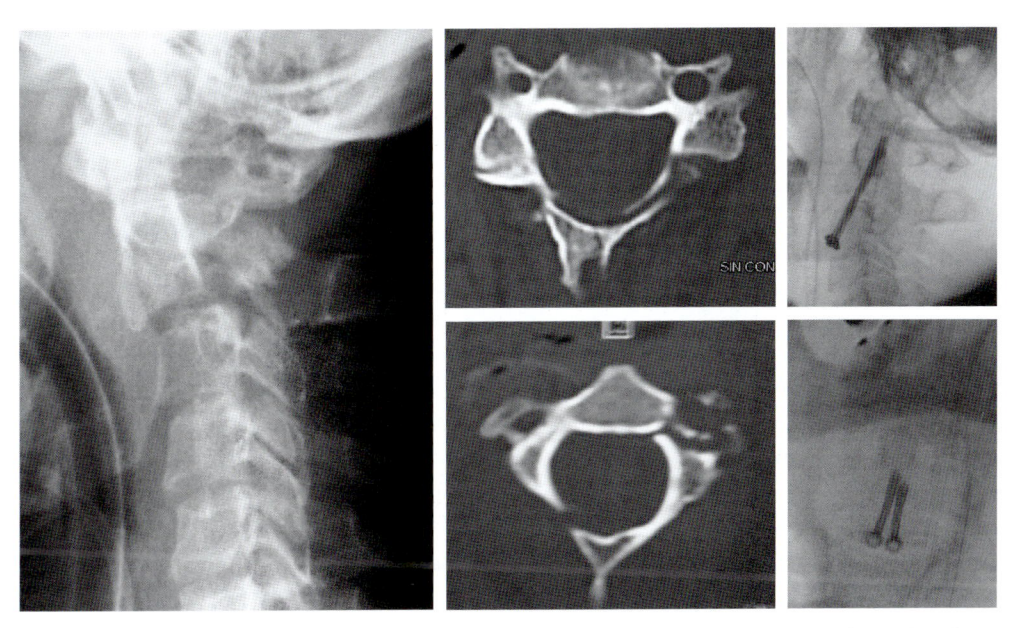

FIGURA 14.22 ■ Fixação de C2-C3 por meio de parafusos. (Cortesia do Dr. Marcelo Gruemberg).

REFERÊNCIAS

1. Grob D. Transarticular screw fixation for atlanto-occipital dislocation. Spine (Phila Pa 1976). 2001;26(6):703-7.
2. Sasso RC, Jeanneret B, Fischer K, Magerl F. Occipitocervical fusion with posterior plate and screw instrumentation. A long-term follow-up study. Spine (Phila Pa 1976). 1994;19(20):2364-8.
3. Apfelbaum RI. Screw fixation of the upper cervical spine: indications and techniques. Contemp Neurosurg. 1994;16(7):1-8.
4. Gonzalez LF, Crawford NR, Chamberlain RH, Perez Garza LE, Preul MC, Sonntag VK, et al. Craniovertebral junction fixation with transarticular screws: biomechanical analysis of a novel technique. J Neurosurg. 2003;98(2 Suppl):202-9.
5. Goel A, Laheri V. Plate and screw fixation for atlanto-axial subluxation. Acta Neurochir (Wien). 1994;129(1-2):47-53.
6. Harms J, Melcher RP. Posterior C1-C2 fusion with polyaxial screw and rod fixation. Spine (Phila Pa 1976). 2001;26(22):2467-71.
7. Magerl F, Seeman PS. Stable posterior fusion of the atlas and axis by transarticular screw fixation. In: Kehr P, Weidner A, editors. Cervical spine. Berlin: Springer-Verlag; 1986. p. 322-7.
8. Nogueira-Barbosa MH, Defino HL. Multiplanar reconstructions of helical computed tomography in planning of atlanto-axial transarticular fixation. Eur Spine J. 2005;14(5):493-500.
9. Reis MT, Nottmeier EW, Reyes PM, Baek S, Crawford NR. Biomechanical analysis of a novel hook-screw technique for C1-C2 stabilization. J Neurosurg Spine. 2012;17(3):220-6.
10. La Marca F, Zubay G, Morrison T, Karahalios D. Cadaveric study for placement of occipital condyle screws: technique and effects on surrounding anatomic structures. J Neurosurg Spine. 2008;9(4):347-53.
11. Wright NM. Posterior C2 fixation using bilateral, crossing C2 laminar screws: case series and technical note. J Spinal Disord Tech. 2004;17(2):158-62.

12. Daher MT, Daher S, Nogueira-Barbosa MH, Defino HL. Computed tomographic evaluation of odontoid process: implications for anterior screw fixation of odontoid fractures in an adult population. Eur Spine J. 2011;20(11):1908-14.
13. Roy-Camille R, Mazel C, Saillant G. Treatment of cervical spine injuries by posterior osteosynthesis plates and screws. In: Kehr P, Weidner A, editors. Cervical spine. Berlin: Springer-Verlag; 1986. p. 163-74.
14. Vender JR, Rekito AJ, Harrison SJ, McDonnell DE. The evolution of posterior cervical and occipitocervical fusion and instrumentation. Neurosurg Focus. 2004;16(1):E9.
15. Defino HL, Néri OJ, Shimano AC. Anterior C2-C3 fixation with screws: proposal of a new technique and comparative mechanical assays. Eur Spine J. 2006;15(7):1159-64.

Leitura recomendada

Uribe JS, Ramos E, Vale F. Feasibility of occipital condyle screw placement for occipitocervical fixation: a cadaveric study and description of a novel technique. J Spinal Disord Tech. 2008;21(8):540-6.

15
Técnicas de Fixação da Coluna Cervical Baixa

Luciano Miller Reis Rodrigues e Leonardo Yukio Jorge Asano

As técnicas de fixação para o tratamento das lesões das fraturas cervicais são utilizadas há várias décadas, variando desde a aplicação de enxerto autólogo até métodos mais modernos de instrumentação e fixação rígida.

No início do século XX, a abordagem por via anterior da coluna cervical foi desenvolvida com a finalidade de tratar o acometimento vertebral da tuberculose. Em 1942, foi descrita a técnica de amarria posterior com fios de aço e artrodese com a utilização de osso autólogo.[1] Desde então, foram propostas várias alterações na técnica, como a técnica de amarria tripla de Bohlman[2] e a técnica de amarria oblíqua de faceta de Robinson e Southwick.[3]

A técnica de discectomia e artrodese cervical anterior, descrita por Smith e Robinson[4] no ano de 1958, tornou-se uma abordagem de excelente acesso à coluna cervical subaxial e, hoje, assim como a corpectomia cervical anterior, é considerada uma das cirurgias mais bem-sucedidas da coluna vertebral. Bailey e Badgley[5] descreveram uma técnica de fusão com a abordagem anterior de estabilização da coluna cervical utilizando enxerto ósseo. Cloward[6] relatou uma técnica de redução anterior da luxação com descompressão da medula e raízes nervosas e fusão dos corpos vertebrais usando uma cavilha óssea em formato de cilindro. Com o relato de Caspar[7] sobre um novo sistema de placa para fixação anterior da coluna cervical, o tratamento das lesões cervicais teve um grande avanço. Consistia em distratores e placas de osteossíntese com parafusos de fixação de tamanhos variados. O sistema de Caspar, quando associado a enxerto ósseo, promove a estabilização imediata da coluna sem a necessidade de imobilização por halo no pós-operatório. Uma desvantagem é o risco de lesão neurológica caso o parafuso usado na fixação atravesse a cortical posterior do corpo vertebral. Moscher e colaboradores,[8] em 1986, introduziram um sistema de placa anterior com fixação do parafuso no córtex anterior do corpo vertebral sem a necessidade de passar o parafuso por meio da cortical posterior, reduzindo o risco de lesão neurológica.

Sutterlin e colaboradores[9] documentaram a técnica de amarrias posteriores com as vantagens de restabelecer as bandas de tensão posteriores, de relativa facilidade de execução e de baixo custo. Também houve a utilização de fixação interna das fraturas cervicais com o uso de parafusos de massa lateral, originalmente descrita por Roy-Camille e colaboradores,[10] trazendo o benefício da estabilização também no plano rotacional, dispensando a aplicação de imobilização externa.

O objetivo deste capítulo é descrever as técnicas cirúrgicas no manejo das lesões cervicais subaxiais. Essas lesões podem ser tratadas por vias anterior, posterior ou combinadas. A técnica a ser utilizada depende do paciente, do tipo de lesão, do grau de instabilidade e da experiência do cirurgião.[11] As metas do tratamento cirúrgico dessas lesões consistem em descompressão dos elementos neurais, alinhamento ósseo e estabilização da coluna vertebral. Fraturas da coluna cervical subaxial representam um grande desafio terapêutico.

TÉCNICAS DE FIXAÇÃO

Descompressão anterior e artrodese

Após a abordagem anterior descrita por Smith e Robinson,[4] o nível cirúrgico deve ser confirmado por meio das imagens de fluoroscopia com o uso de um marcador no espaço discal ou no corpo vertebral. Ocorrem a identificação dos músculos longos do pescoço e o seu afastamento, a fim de proteger o esôfago e a bainha carotídea. Realiza-se, então, a discectomia, iniciando com a incisão do ânulo fibroso por meio de uma lâmina nº 15, e remove-se o material discal e a placa terminal cartilaginosa utilizando curetas e pinças Love. Os processos unciformes são os parâmetros de limite lateral da descompressão (evitar lesão à artéria vertebral) e o ligamento longitudinal posterior, o limite dorsal (Fig. 15.1). Após a discectomia realizada, a abertura do espaço discal é promovida com a utilização de pinos de distração colocados nos corpos vertebrais superior e inferior no terço médio do corpo vertebral para evitar dificuldade de fixação dos parafusos na placa cervical que devem ficar próximos da placa terminal (Fig. 15.2). Deve-se ter o cuidado de evitar a tração excessiva, que pode provocar lesões adicionais. As superfícies terminais devem estar paralelas para que haja um adequado encaixe do enxerto ou do dispositivo intersomático. Após a colocação do enxerto, a distração é

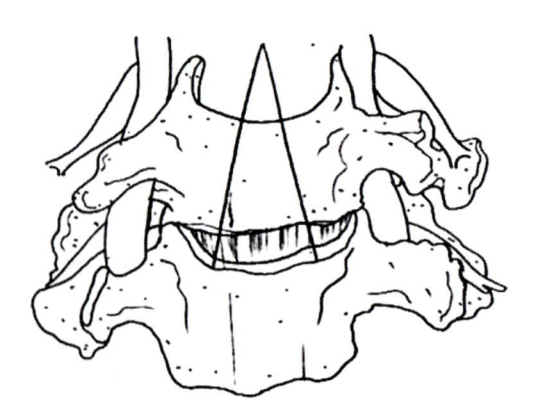

FIGURA 15.1 ■ Processos unciformes. A discectomia deve iniciar da borda lateral para medial dos unciformes.

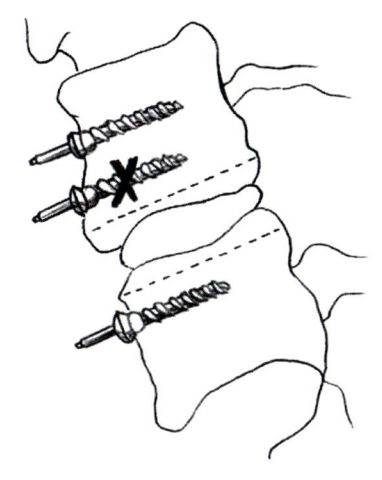

FIGURA 15.2 ■ Colocação do pino de Caspar. Em razão da necessidade de uma melhor preparação da placa terminal inferior da vértebra cranial, o pino de Caspar proximal deve ser colocado distante da placa terminal inferior. Se os pinos de Caspar forem colocados de modo convergente, pode ocorrer relativa cifose do espaço discal com a distração. Se forem colocados de forma divergente, pode ocorrer relativa lordose segmentar.

retirada e checa-se a estabilização do implante. Este deve aparecer bem ajustado, centrado no espaço discal.

Para agregar estabilização ao segmento, uma placa anterior é utilizada rente à borda anterior dos corpos vertebrais. Os parafusos são fixados com angulação medial, com o cuidado de não romper a placa terminal adjacente. Idealmente, a placa deve estar situada pelo menos 5 mm acima e abaixo do nível discal; se a placa exceder esse limite, pode aumentar o risco de degeneração do disco adjacente (Fig. 15.3).[12]

A corpectomia tem papel no tratamento das fraturas cervicais, lesões em flexocompressão com comprometimento ventral do canal medular e lesões medulares centrais por trauma em hiperextensão. Do mesmo modo que a técnica anterior, deve-se evitar se estender para as laterais das articulações uncovertebrais e posterior ao ligamento longitudinal posterior. Após a realização da discectomia anterior acima e abaixo da vértebra fraturada, o corpo vertebral é removido com curetas ou uma broca e pinça Kerrison. Para oferecer uma descompressão adequada da medula com segurança, é removido pelo menos um terço do corpo vertebral. Para manter uma maior integridade estrutural, pode ser preservada a porção lateral do corpo vertebral, dependendo da natureza da compressão medular e da presença de anormalidade anatômica das artérias vertebrais. Após uma distração e realinhamento, preparam-se as placas terminais em formato de domo com uma profundidade de 3 mm em direção cefálica e 2 mm caudal. Um enxerto estrutural (fíbula ou tricortical da crista ilíaca) ou um dispositivo intersomático com osso autólogo é preparado e inserido no espaço sob tração, devendo iniciar a colocação do enxerto na parte proximal e, após, a impacção da porção distal do enxerto (Fig. 15.4). Em seguida, libera-se a tração, que é fixada com a utilização de uma placa anterior, agregando maior estabilidade.[13]

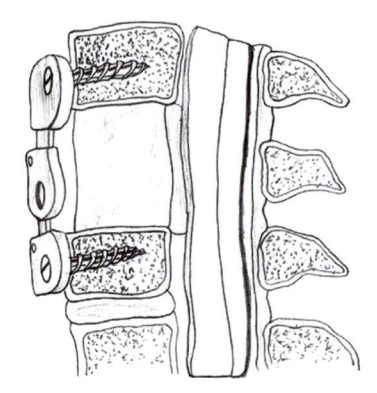

FIGURA 15.3 ■ Placa cervical anterior.

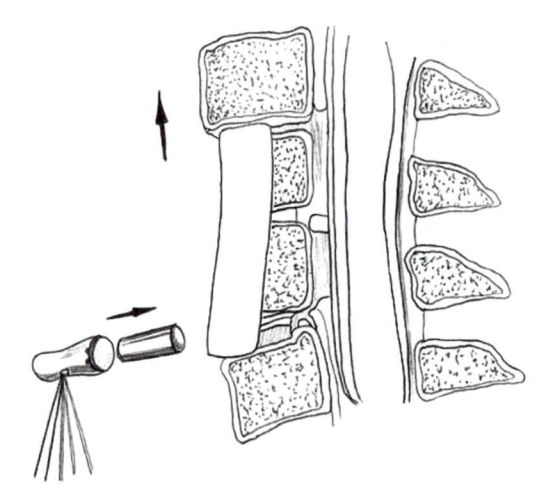

FIGURA 15.4 ■ Corpectomia. Após distração, a porção superior do enxerto é colocada primeiro e, em seguida, a porção inferior é gentilmente posicionada.

Amarria com fios de aço

Algumas técnicas de artrodese cervical posterior por meio de amarria com fios foram descritas na literatura: Rogers,[1] Bohlman[2] e amarria facetária. Essas técnicas têm como princípio em comum o fato de atuarem como uma banda de tensão. A rigidez da construção da amarria depende da maneira como o fio é aplicado, da integridade dos elementos ósseos posteriores, da força da interface fio-osso, das características de fadiga do fio e da extensão da lesão. Essa técnica necessita de aplicação de órteses (colar cervical, colete halo) até a consolidação óssea, por exigir o uso de enxerto ósseo e não promover uma estabilização imediata dos segmentos envolvidos, principalmente no mecanismo em extensão e rotação.

A técnica de Rogers,[1] descrita em 1942, é realizada por meio da passagem de um fio por um orifício confeccionado na junção do processo espinhoso com as lâminas nos níveis selecionados e depois tensionados (Fig. 15.5). Após decorticar os processos espinhosos, as lâminas e as articulações, o enxerto de osso é colocado na área apropriada para ser fundido.

A técnica de amarria tripla descrita por Bohlman[2] consiste na passagem do primeiro fio conforme a técnica de Rogers,[1] e os outros dois fios são passados pelos mesmos orifícios e servem para comprimir dois enxertos corticoesponjosos do ilíaco contra a lâmina e o processo espinhoso (Fig. 15.6).

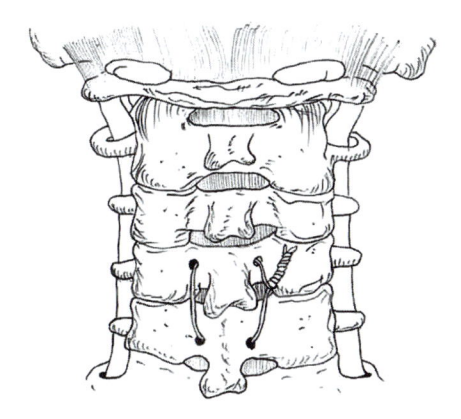

FIGURA 15.5 ■ Técnica de Rogers.

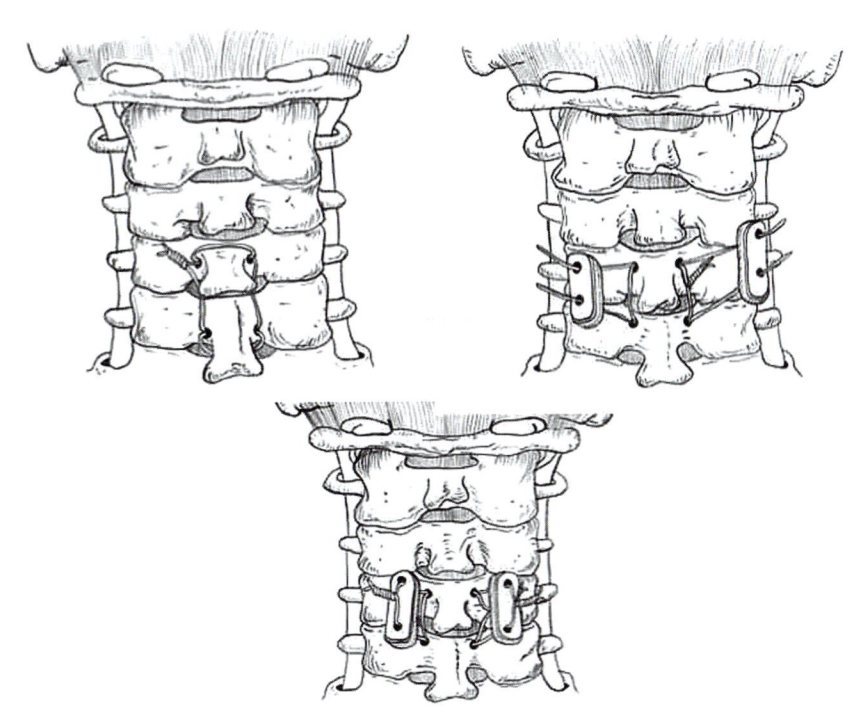

FIGURA 15.6 ■ Técnica de amarria tripla de Bohlman.

Na abordagem da amarria facetária, realizam-se furos nas facetas inferiores com o auxílio de um Penfield nas articulações facetárias para proteger a broca. Fios são colocados através dos furos da direção cranial para caudal e passados e amarrados ao redor do enxerto corticoesponjoso (Fig. 15.7).[14]

Parafusos de massa lateral

No planejamento cirúrgico, o estudo por imagens é fundamental para avaliar a lesão óssea, vascular e neural e identificar presença de variação anômala das artérias vertebrais. O paciente é posicionado em decúbito ventral, e sua cabeça é presa na posição adequada por grampos de Mayfield.

Realiza-se incisão de pele na linha média com controle adequado de hemostasia, mantendo a integridade do ligamento nucal. Com a dissecção profunda, visualiza-se a margem lateral da articulação facetária, expondo as massas laterais. Tomar o cuidado de não desinserir tecidos moles ou ligamentos posteriores. A redução da fratura deve, essencialmente, ser obtida antes da implantação dos parafusos, e pode ser feita por tração craniana antes da cirurgia ou no intraoperatório. Deve ser evitada a tração excessiva para não produzir lesão adicional. Há diversas técnicas de inserção do parafuso de massa lateral, sendo as mais utilizadas as técnicas de Magerl e a de Roy-Camille (Fig. 15.8).[10,15] Realiza-se o ponto de entrada com broca em angulação conforme a técnica escolhida. Os parafusos de massa lateral são inseridos, e as barras moldadas na lordose anatômica são colocadas. Como a massa lateral da vértebra C7 é mais alongada e afilada em relação às outras vértebras cervicais, a colocação dos parafusos torna-se mais difícil; assim, pode-se optar pela inserção do parafuso pedicular. Na inserção desse parafuso, deve-se realizar laminoforaminotomia para a palpação da superfície interna do pedículo (Fig. 15.9).[16]

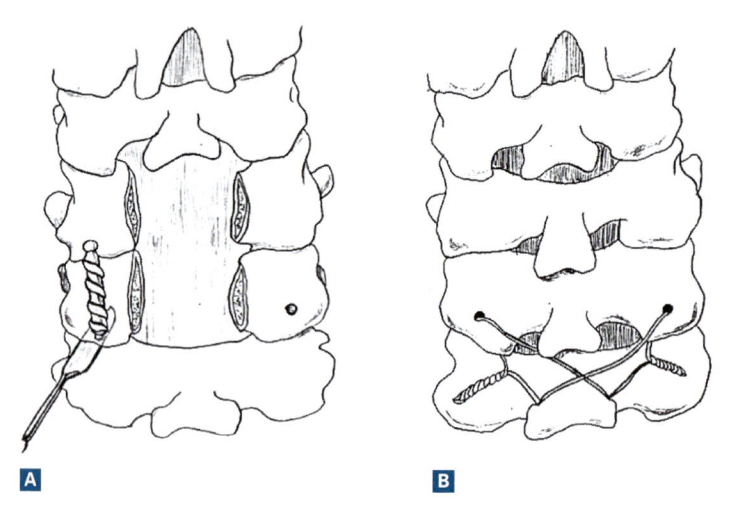

FIGURA 15.7 ■ Técnica de amarria facetária. **(A)** O furo é drilado no plano sagital na porção média do processo articular inferior em direção à superfície articular. **(B)** Os fios facetários podem ser presos no processo espinhoso quando a lâmina desse nível for deficiente.

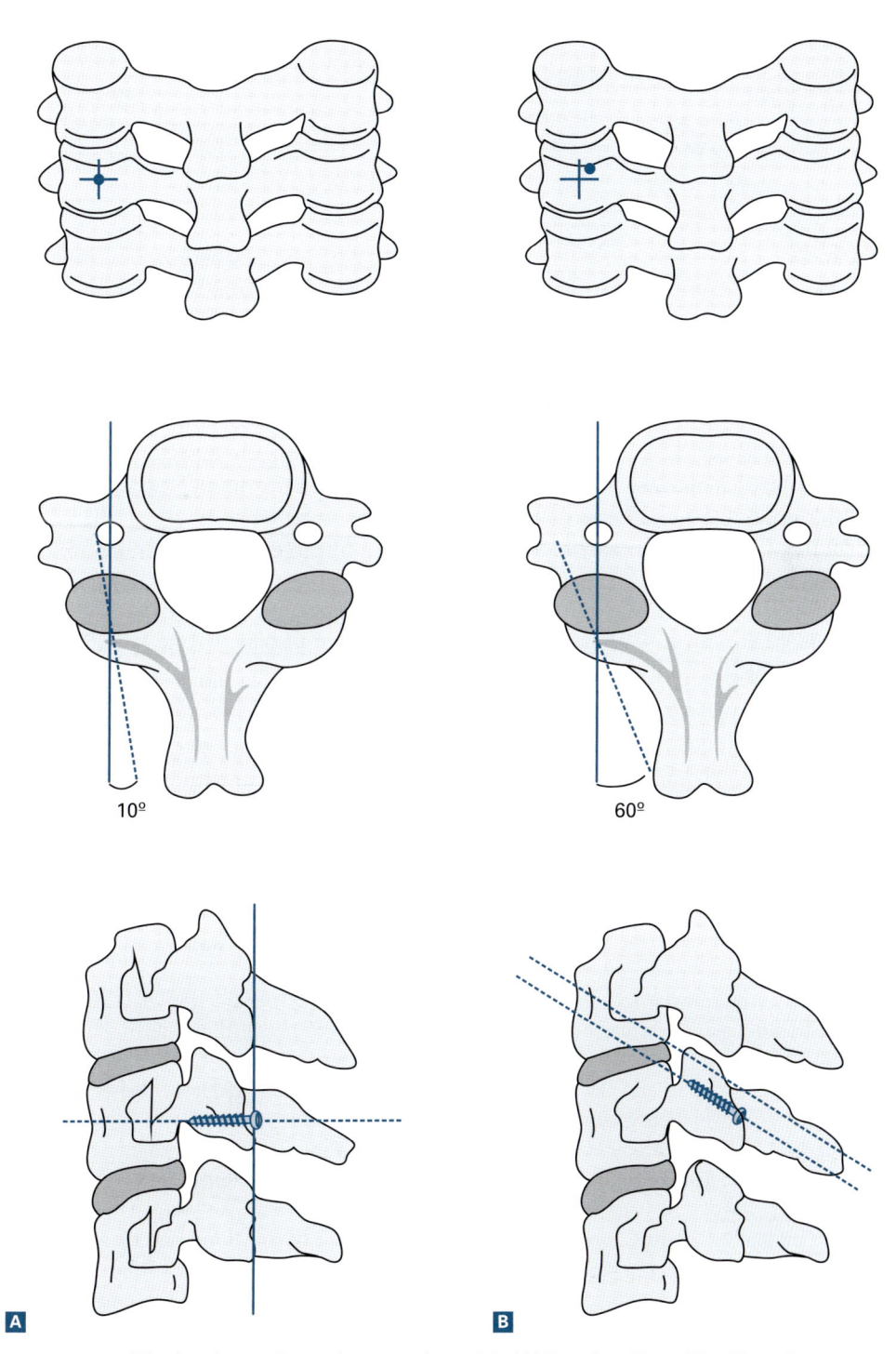

FIGURA 15.8 ■ Técnica de parafusos de massa lateral de **(A)** Roy-Camille; e **(B)** e Magerl.

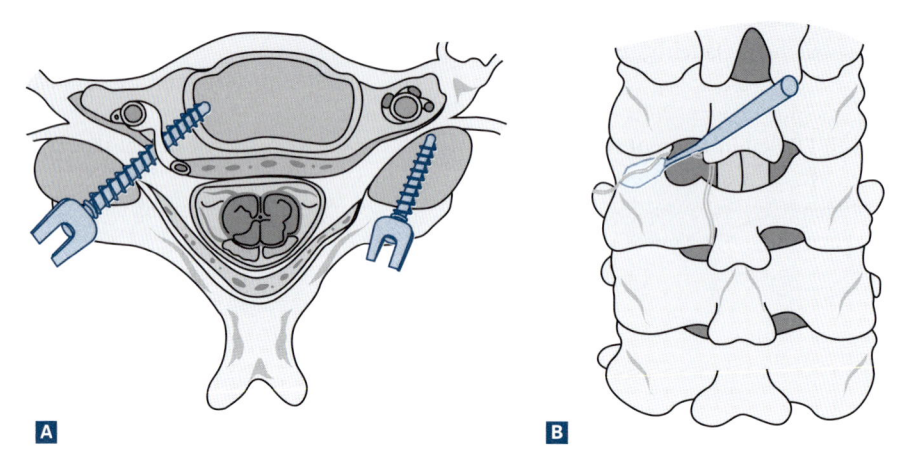

FIGURA 15.9 ■ **(A)** Parafuso pedicular cervical. **(B)** Palpação da parede superior e medial do pedículo por meio da laminoforaminotomia com sonda.

REFERÊNCIAS

1. Rogers W. Treatment of facture dislocations of the cervical spine. J Bone Joint Surg. 1942. 24(2):245-58.
2. Bohlman H. Acute fractures and dislocations of the cervical spine. J Bone Joint Surg. 1979. 61(8): 1119-41.
3. Robinson R, Southwick W. Indications and techniques for early stabilisation of the neck in some fracture dislocations of the cervical spine. South Med J. 960. 53:565-579.
4. Smith G, Robinson R. The treatment of certain cervical spine disorders by anterior removal of the intervertebral disc and interbody fusion. J Bone Joint Surg Am. 1958. 40-A(3):606-24.
5. Bailey R, Badgley RF. Stabilization of the cervical spine by anterior fusion. J Bone Joint Surg 1960; 42A:565-94.
6. Cloward RB. The anterior approach for remoal of ruptured cervical disks. J Neurosurg. 1958; 15(6):602-14.
7. Caspar W. Anterior cervical fusion and interbody stabiization with the trapezial osteosyntethic plate technique. In: Aesculap Scientific information leaflet S-039. Burlingame: Aesculap Instruments; 1986.
8. Morscher E, Sutter F, Jenny H, Olerud S. Die vordere Verplattung der Halswirbelsäule mit dem Hohlschrauben-Plattensystem aus Titanium. Chirurg. 1986;57(11):702-7.
9. Sutterlin CE 3rd, McAfee PC, Warden KE, Rey RM Jr, Farey ID. A biomechanical evaluation of cervical spinal stabilization methods in a bovine model. Spine (Phila Pa 1976). 1988;13(7): 795-802.
10. Roy-Camille R, Gallant C, Bertreaux D. Early management of spinal injuries. In: McKibben B, editor. Recent advances in orthopedics. Edinburgh: Churchill-Livingstone; 1979. p. 57-87.
11. Slone RM, McEnery KW, Bridewell KH, Montgomery WJ. Fixation techniques and instrumentation used in the cervical spine. Radiol Clin North Am. 1995;33(2):213-32.
12. Garrildo B, Wilhite J, Nakano M, Crawford C, Baldus C, Riew KD, et al. Adjacent-level cervical ossification after Bryan cervical disc arthroplasty compared with anterior cervical discectomy and fusion. J Bone Joint Surg Am. 2011;93(13):1185-9.

13. Eck J, Vaccaro A. Corpectomia cervical anterior. In: Eck J, Vaccaro A. Atlas de cirurgia da coluna vertebral. Rio de Janeiro: Di Livros; 2015. p. 119.
14. Ulrich C, Woersdoerfer O, Kalff R, Claes L, Wilke HJ. Biomechanics of fixation systems to the cervical spine. Spine (Phila Pa 1976). 1991;16(3 Suppl):S4-9.
15. Magerl FP. Stabilization of the lower thoracic and lumbar spine with external skeletal fixation. Clin Orthop Relat Res. 1984;(189):125-41.
16. Abdullah K, Nowacki AS, Steinmetz MP, Wang JC, Mroz TE. Factors affecting lateral mass screw placement at C-7. J Neurosurg Spine. 2011;14(3):405-11.

16
Técnicas de Fixação Posterior das Colunas Torácica e Lombar

Helton L. A. Defino e Romulo Pedroza Pinheiro

Os elementos posteriores (lâmina, processo espinhoso, processo transverso) das colunas torácica e lombar podem ser utilizados para a ancoragem de implantes dos sistemas de fixação vertebral, e historicamente foram os elementos anatômicos inicialmente utilizados para as fixações desses segmentos da coluna vertebral. Os ganchos (pediculares, laminares, processo transverso) (Fig. 16.1) e a cerclagem sublaminar ainda são utilizados, especialmente no tratamento das deformidades da coluna vertebral, e versões modernas dessa modalidade de fixação foram desenvolvidas com a substituição dos fios de aço ou titânio por bandas de poliéster.

No âmbito das lesões traumáticas, o pedículo vertebral tem sido o elemento da vértebra mais utilizado para a ancoragem dos implantes, e somente os detalhes da técnica de fixação pedicular serão descritos. As fixações pediculares são realizadas nas abordagens abertas e, também, por meio da abordagem percutânea, pois a cirurgia minimamente invasiva tem recebido grande aceitação e destaque no âmbito do tratamento das lesões traumáticas da coluna vertebral.

Os parafusos pediculares apresentam resultados superiores quando comparados com outros métodos de fixação da coluna vertebral. No entanto, nos ossos osteoporóticos, os estudos *in vitro* demonstraram que o sistema de ganchos associados com parafuso na lâmina apresenta resultados semelhantes,[1-3] bem como os parafusos corticais quando comparados com os parafusos pediculares nos ossos osteoporóticos (Fig. 16.2).

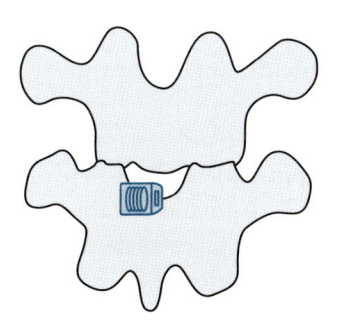

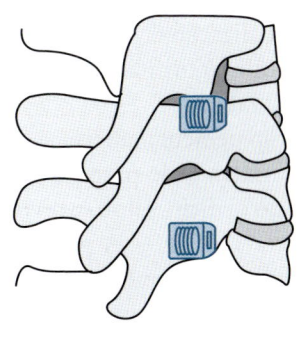

FIGURA 16.1 ■ Ganchos ancorados na lâmina, no pedículo e no processo transverso.

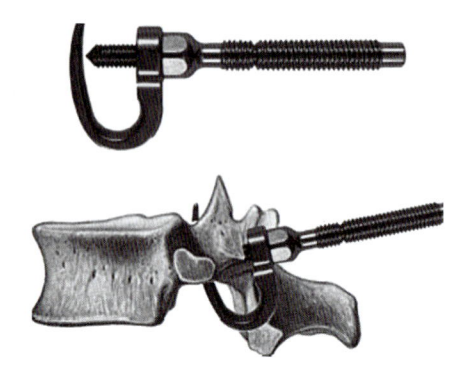

FIGURA 16.2 ■ Gancho com fixação laminar.

Em alguns casos, os ganchos apresentam indicação preferencial, como nas situações em que os pedículos apresentam dimensões reduzidas que não comportam parafusos pediculares, e também nos ossos osteoporóticos.

FIXAÇÃO PEDICULAR ABERTA

Os sistemas de fixação pedicular têm sido os mais utilizados para a estabilização posterior das lesões traumáticas das colunas torácica e lombar, e, independentemente do tipo de sistema de fixação utilizado, a colocação do implante no interior do pedículo vertebral é o fundamento da técnica de fixação.

A colocação dos implantes ao longo da coluna vertebral deve considerar as variações da morfologia dos pedículos vertebrais nas diferentes regiões da coluna vertebral (ver Capítulo 6, Figs. 6.5 e 6.6) e, também, as variações individuais, sendo importante a avaliação pré-operatória por meio de radiografias ou tomografia computadorizada das características anatômicas e dimensões dos pedículos vertebrais a serem instrumentados. O diâmetro dos pedículos vertebrais apresenta diminuição das dimensões de T1 a T4 e aumento das dimensões de T4 até os pedículos vertebrais caudais.[4]

O procedimento de inserção do parafuso no pedículo da coluna torácica deve ter início com a avaliação pré-operatória dos pedículos vertebrais a serem instrumentados por meio dos exames de imagem. O segmento vertebral é exposto por meio da abordagem posterior, e as referências anatômicas (processo transverso e superfície articular) são expostas. A remoção da faceta articular inferior da vértebra superior auxilia na melhor visualização das referências anatômicas e na identificação do ponto de entrada da perfuração do orifício-piloto. A base da faceta articular superior é uma importante referência anatômica.

Na fixação pedicular aberta, as referências anatômicas são utilizadas para determinar o ponto de entrada do preparo do orifício-piloto. O ponto de entrada depende do tipo de trajeto do orifício-piloto e do implante no interior do pedículo vertebral: anatômico ou retilíneo (Fig. 16.3). A perfuração retilínea (paralela à placa vertebral da vértebra instrumentada) aumenta a resistência do parafuso pedicular em 27%, comparada com o trajeto anatômico (bissetriz do eixo sagital do pedículo, geralmente 15° no sentido craniocaudal).[5]

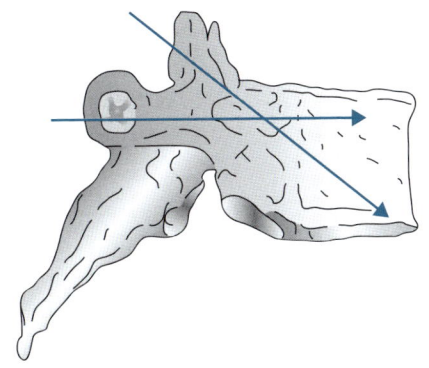

FIGURA 16.3 ■ Perfuração retilínea e anatômica do pedículo torácico.

Na coluna torácica, o ponto de entrada está, de modo geral, localizado imediatamente abaixo da borda da faceta articular superior, cerca de 3 mm lateral ao centro da articulação e próximo da base do processo transverso (Fig. 16.4). O orifício-piloto deve acompanhar o eixo do pedículo e apresenta angulação de 7 a 10° no sentido medial. Na coluna torácica, o ponto de entrada da perfuração apresenta variações de acordo com o tipo do trajeto (retilíneo ou anatômico), e existem pequenas variações nos diferentes níveis vertebrais (Fig. 16.5).

O ponto de entrada da perfuração apresenta pequena variação ao longo da coluna torácica. A partir de T12, na direção proximal de T7-T8, existe a tendência da localização mais medial e cefálica do ponto de entrada. Proximal a T7-T8, em direção a T1, a localização do ponto de entrada tende a estar localizado mais caudal e lateral. Na coluna torácica, o ponto de entrada não deve ultrapassar a parte média da faceta articular devido ao risco de invasão do canal vertebral.

O ponto de entrada da perfuração para a técnica retilínea está localizado na junção entre o processo transverso e a lâmina de T1-T5, no ponto médio da faceta articular de T7-T9, na junção do processo transverso, da lâmina e da faceta em T10, imediatamente medial ao *pars articularis* em T11 e ao nível do *pars lateral* em T12. Na coluna torácica, o

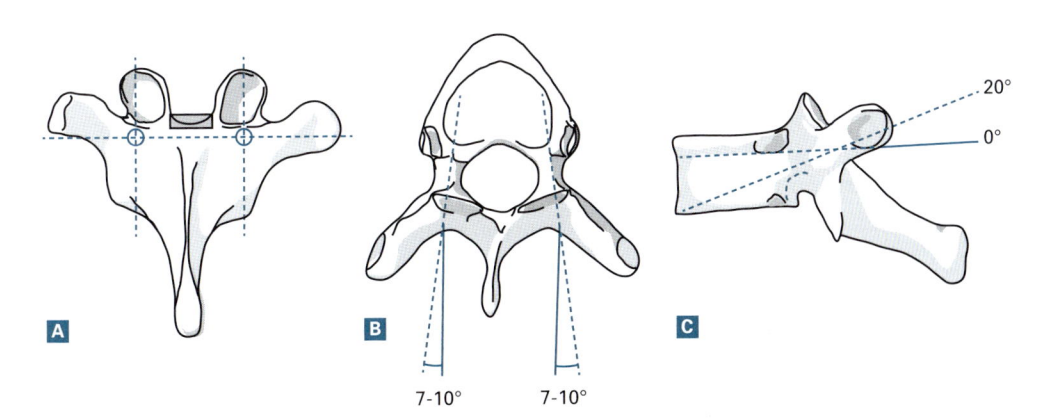

FIGURA 16.4 ■ Referências anatômicas do pedículo torácico.

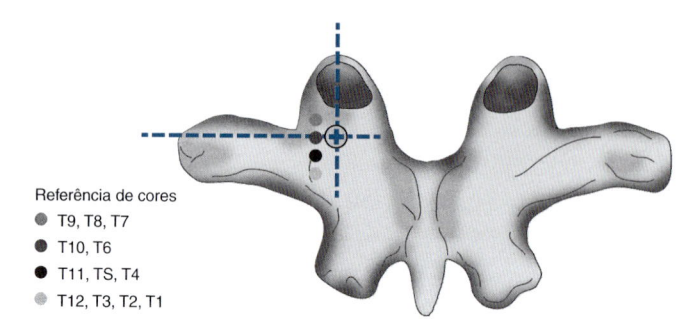

Referência de cores
- T9, T8, T7
- T10, T6
- T11, TS, T4
- T12, T3, T2, T1

FIGURA 16.5 ■ Pontos de entrada da perfuração dos pedículos vertebrais.

ponto de entrada não deve ultrapassar a parte média da faceta articular devido ao risco de invasão do canal vertebral.

Na coluna lombar, o eixo do pedículo apresenta projeção na intersecção da linha que tangencia a borda lateral da faceta articular e a linha que passa pelo meio do processo transverso, sendo esta a referência anatômica do ponto de entrada do orifício-piloto (Figs. 16.6 e 16.7). Na transição toracolombar, o orifício-piloto deve estar direcionado cerca de 5° medialmente e cerca de 10 a 15° de L2 para L5.

No sacro, o ponto de entrada está localizado na intersecção da linha que tangencia a borda lateral da faceta articular de S1 com a linha que tangencia a borda inferior dessa faceta (Fig. 16.8). O parafuso pedicular de S1 pode ser unicortical, bicortical ou tricortical. A fixação bicortical segue a trajetória-padrão paralela à placa vertebral de S1 com convergência medial para evitar a lesão dos vasos ilíacos. Na fixação tricortical, o parafuso está direcionado para o promontório sacral, de modo que fica ancorado na cortical posterior, na cortical anterior e na placa vertebral (Fig. 16.9). A utilização da fixação tricortical permite a colocação de parafusos mais longos e com maior torque de inserção.

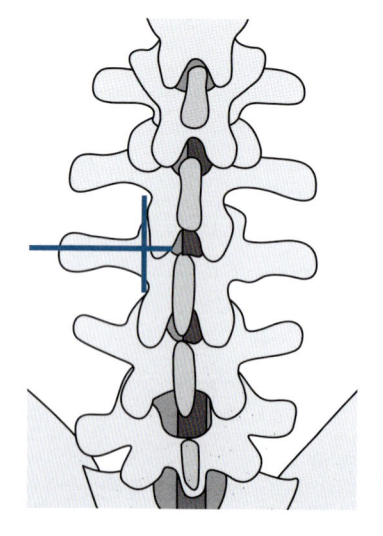

FIGURA 16.6 ■ Referências anatômicas do pedículo lombar.

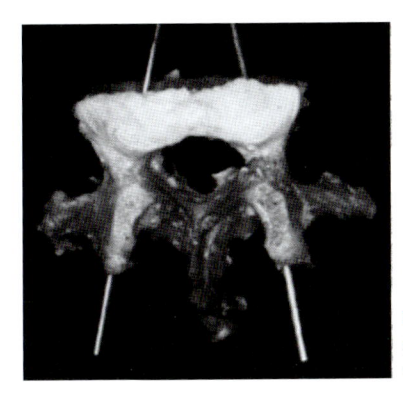

FIGURA 16.7 ■ Projeção do eixo do pedículo nos elementos vertebrais posteriores.

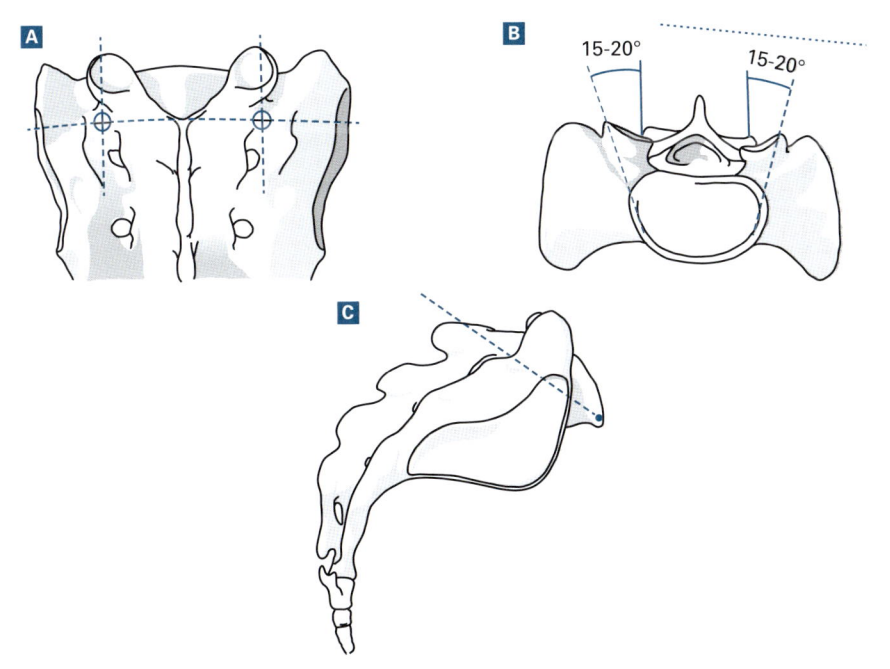

FIGURA 16.8 ■ Referências anatômicas do pedículo de S1.

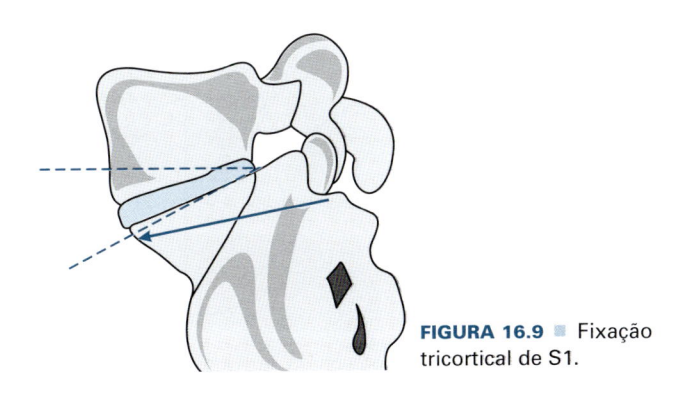

FIGURA 16.9 ■ Fixação tricortical de S1.

A resistência dos parafusos pediculares ao arrancamento é influenciada pelo diâmetro do orifício-piloto e pelo seu macheamento. Esses detalhes técnicos são de grande importância durante a técnica de preparo do orifício-piloto. O diâmetro do orifício-piloto menor que o diâmetro interno do parafuso promove maior contato da interface entre o osso e o implante e aumenta a resistência ao arrancamento.[6-8]

A profundidade da colocação dos implantes pediculares aumenta a sua resistência ao arrancamento, bem como à ancoragem na cortical anterior da vértebra. No entanto, o risco da ruptura da cortical anterior e de lesão das estruturas adjacentes deve ser avaliado. A inserção do parafuso pedicular em 80% do comprimento do pedículo é 32,55 vezes mais resistente que a inserção de 50%, e é suficiente para proporcionar a resistência mecânica necessária[9] (Fig. 16.10).

A trajetória do orifício piloto também apresenta importância biomecânica na resistência biomecânica dos parafusos pediculares. A trajetória retilínea e convergente 30% no plano coronal aumentam a resistência ao arrancamento em cerca de 28,6%[10] (Fig. 16.11).

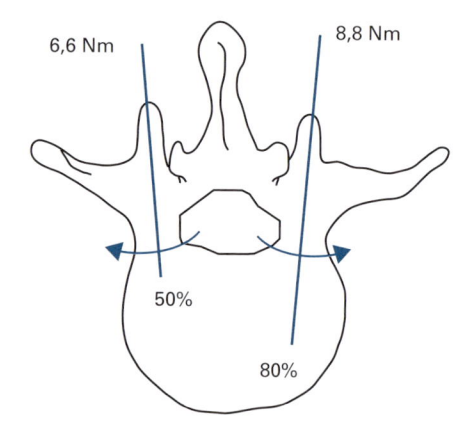

FIGURA 16.10 ■ Profundidade da colocação do implante no pedículo e resistência ao arrancamento.

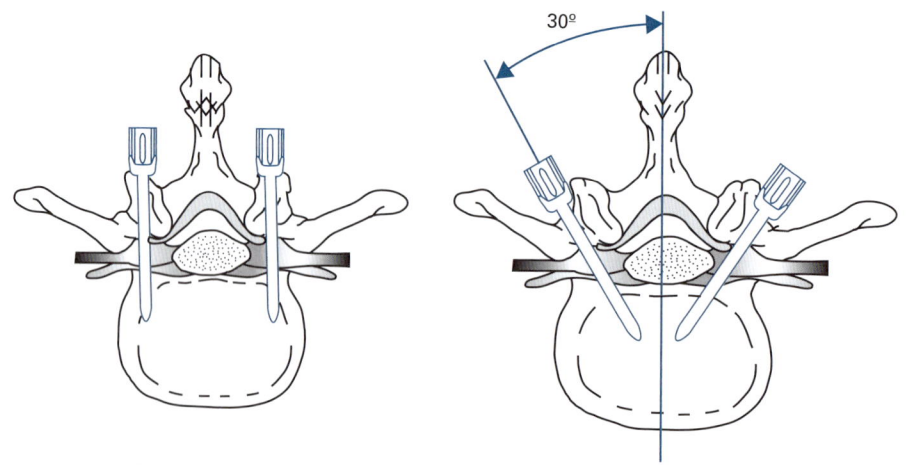

FIGURA 16.11 ■ Trajetória retilínea e convergente dos parafusos pediculares.

O macheamento do orifício-piloto ajuda na obtenção da correta trajetória e permite a verificação da integridade das paredes do orifício-piloto. No entanto, o macheamento reduz a resistência ao arrancamento do parafuso pedicular, e deve ser realizado com o diâmetro de 1 mm inferior ao diâmetro do parafuso para a manutenção da sua força ao arrancamento.[6,8,11] A colocação e a retirada dos parafusos pediculares reduzem a sua resistência ao arrancamento e são diretamente proporcionais ao número das reinserções.[12,13]

O ponto de entrada é localizado e marcado com instrumento pontiagudo ou broca de alta rotação para romper a cortical posterior da vértebra e visualizar o osso esponjoso do pedículo vertebral. O orifício-piloto pode ser preparado utilizando sonda ou brocas, e a integridade das suas paredes deve ser inspecionada antes da colocação dos parafusos. Após a medida do comprimento do parafuso a ser utilizado, o orifício-piloto opcionalmente pode ser macheado, desde que o diâmetro do macho seja inferior ao parafuso a ser inserido, e, finalmente, o parafuso é inserido no pedículo vertebral.

Existem muitas técnicas disponíveis para auxiliar na inserção precisa dos parafusos no interior do pedículo vertebral. A inserção dos parafusos pode ocorrer somente por meio da orientação anatômica e experiência do cirurgião (*free hand technique*) ou pode ser assistida por meio da fluoroscopia e navegação por meio de tomografia computadorizada ou fluoroscopia. A fluoroscopia proporciona imagem em tempo real para a localização do ponto de entrada e preparo do orifício-piloto. Como desvantagens, a fluoroscopia não proporciona a imagem tridimensional e emite considerável quantidade de radiação, que é nociva ao paciente e ao cirurgião. A eletromiografia também auxilia na acurácia da inserção dos parafusos pediculares. Existem, ainda, dispositivos denominados "guia cirúrgico dinâmico", que utilizam a condutividade elétrica para auxiliar no trajeto no osso esponjoso do pedículo e permitem a obtenção de grande acurácia sem a utilização da radiação.[13-15]

Embora a técnica de fixação pedicular seja bem estabelecida e universalmente realizada, foi demonstrado que as taxas de mau posicionamento dos parafusos pediculares variam de 5 a 41% na coluna lombar. Mesmo os cirurgiões experientes que utilizam fluoroscopia realizam a inserção medial (5%) ou inferomedial (15%) dos parafusos pediculares.[2] Foi demonstrado que a perfuração medial do pedículo vertebral > 4 mm pode colocar em risco os elementos neurais (Gelalis). Cerca de 4% dos pacientes requerem reoperação devido ao mau posicionamento dos parafusos pediculares.[15]

FIXAÇÃO PEDICULAR PERCUTÂNEA

A técnica da inserção percutânea dos parafusos pediculares foi desenvolvida para evitar a lesão da musculatura paravertebral ocasionada pela exposição cirúrgica aberta convencional. Essa técnica apresenta menor morbidade, sangramento e descolamento dos tecidos moles.

A técnica da colocação percutânea dos parafusos pediculares na coluna lombar é realizada por meio de pequena incisão na pele, seguida da introdução de fios de Kirschner ou agulha de Jamshidi orientadas pela utilização (Fig. 16.12).

Coluna Vertebral

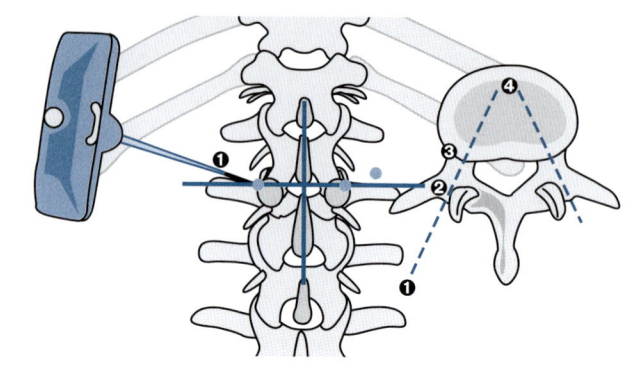

FIGURA 16.12 ■ Referências anatômicas para a colocação percutânea da agulha de Jamshidi.

O passo inicial para a realização da colocação percutânea dos parafusos é o posicionamento do paciente e do fluoroscópio para a obtenção de imagens de boa qualidade com a vértebra a ser instrumentada bem-posicionada e centrada no plano coronal e sagital (anteroposterior e perfil) (Fig. 16.13).

Após a localização da vértebra, uma incisão de 1 a 2 cm é realizada lateralmente à projeção no plano coronal do pedículo vertebral a ser instrumentado. A fáscia e a musculatura são divulsionados por meio de dilatadores ou dissecção romba para a localização do processo transverso.

A agulha de Jamshidi (ou o fio de Kirschner) é posicionada no ponto de entrada (3 horas da posição do relógio para o pedículo do lado direito e 9 horas para o pedículo do lado esquerdo). Após a observação da posição craniocaudal da agulha de Jamshidi (ou do fio de Kirschner), ela é introduzida até que a sua extremidade esteja localizada imediatamente medial à imagem do pedículo vertebral na projeção anteroposterior (Figs. 16.14 e 16.15). Nesse momento, é realizada imagem no perfil, e a extremidade da agulha (ou do fio de Kirschner) deve estar localizada na borda posterior do corpo vertebral. A agulha (ou o fio de Kirschner) é introduzida cerca de 3 a 4 mm através da parede posterior

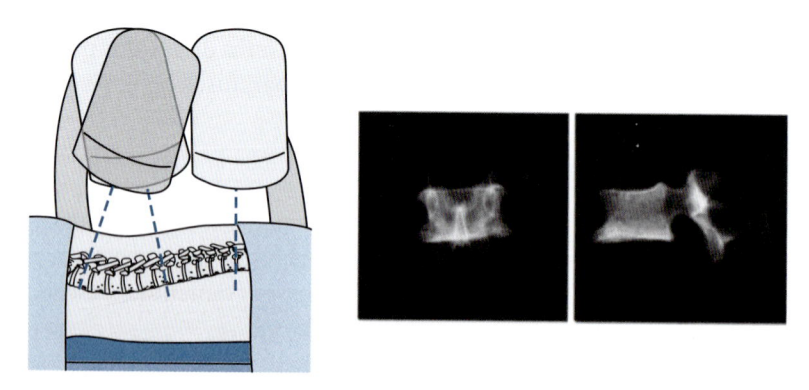

FIGURA 16.13 ■ Imagens do fluoroscópio ilustrando a aquisição das imagens da vértebra bem-posicionada no plano coronal e sagital.

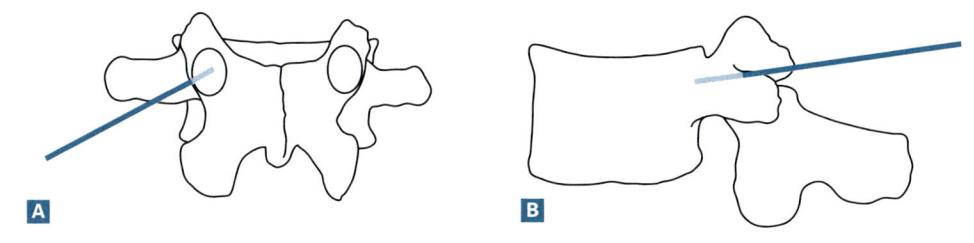

FIGURA 16.14 ■ Posicionamento inicial da agulha de Jamshidi (azul-escuro) e trajeto após a sua inserção (azul-claro) para a confirmação do posicionamento.

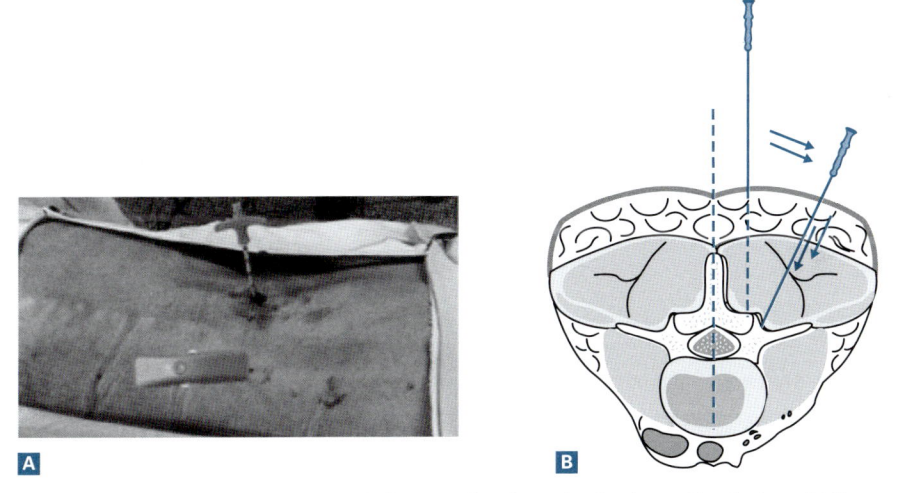

FIGURA 16.15 ■ Fotografia intraoperatória ilustrando a introdução da agulha de Jamshidi.

do corpo vertebral, e o seu posicionamento é observado no perfil. Um fio de Kirschner é introduzido no interior da agulha e orienta o macheamento do orifício-piloto e a colocação dos parafusos.

Após a colocação dos parafusos, a barra do sistema que conecta os parafusos é inserida por meio de incisão adicional com a ajuda de um compasso para a sua introdução, ou pode ser inserida utilizando a incisão para a colocação do parafuso da extremidade (Figs. 16.16 e 16.17).

Complicações

A colocação dos parafusos pediculares na região lombar e lombossacral não é isenta de complicações, e taxas de complicação de até 54% são relatadas.[14,16] As complicações podem ser biomecânicas (soltura dos implantes, pseudoartrose devido à insuficiência mecânica), neurológicas (lesão da medula espinal ou das raízes nervosas) ou hemorrágicas (lesão dos grandes vasos). Entre as complicações, destacam-se as infecções profundas, a quebra dos implantes e as lesões das estruturas nervosas e vasculares. As complicações podem ser evitadas com o aprendizado correto da técnica, experiência do cirurgião e observação dos princípios biomecânicos.[8,14]

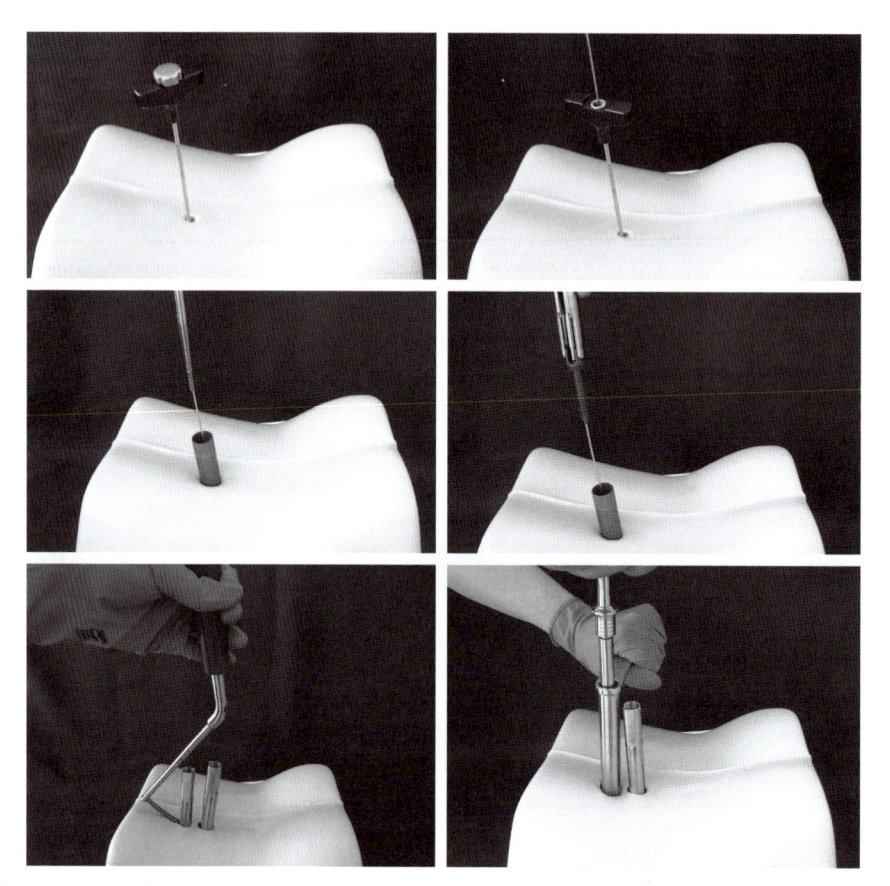

FIGURA 16.16 ■ Principais passos técnicos da colocação percutânea dos parafusos pediculares: inserção da agulha de Jamshidi, fio-guia, macheamento, colocação do parafuso pedicular, introdução da barra e ajuste final do sistema.

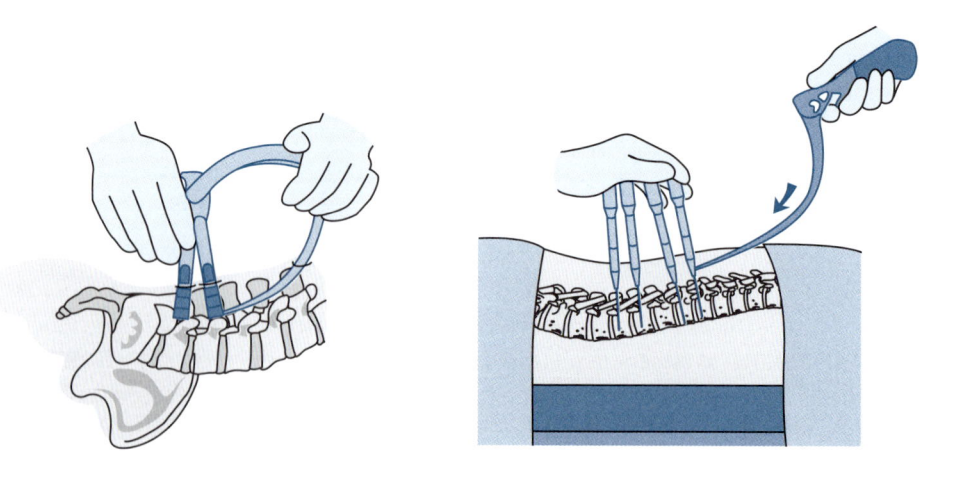

FIGURA 16.17 ■ Colocação das barras do sistema de fixação percutânea.

Parafusos corticais

A utilização de parafusos nos ossos osteoporóticos está relacionada com complicações decorrentes da interface entre o tecido ósseo e o implante, que resultam em soltura dos implantes e perda da fixação. Com o objetivo de contornar os problemas relacionados com a utilização dos parafusos pediculares nos ossos osteoporóticos, as técnicas utilizadas para contornar esse problema têm atuado no sentido de modificar o desenho dos implantes ou reforçar o corpo vertebral com materiais. Um método alternativo para melhorar a qualidade da interface entre o tecido ósseo e o implante e aumentar a ancoragem do implante é a alteração da trajetória e do local de ancoragem do implante na vértebra (Fig. 16.18). O parafuso cortical foi desenvolvido para ser ancorado exclusivamente no osso cortical do pedículo vertebral, ao contrário do parafuso pedicular, cuja ancoragem ocorre no osso cortical e esponjoso do pedículo vertebral. A resistência desse parafuso ao arrancamento é superior nos ossos osteoporóticos.[17-19]

A trajetória do parafuso cortical possui direção caudocefálica e lateral com ancoragem no osso cortical da vértebra, sem envolvimento com o osso esponjoso. Para a realização dessa técnica, foi desenvolvido um novo parafuso, mais curto e com menor diâmetro.

Técnica cirúrgica

O segmento vertebral é exposto por meio de incisão na linha média, e os afastadores são colocados sobre a faceta articular superior por meio de dissecção romba da musculatura (Fig. 16.19).

O ponto de entrada da perfuração está localizado na parte inferior do processo transverso, cerca de 3 a 5 mm medial à borda lateral do *pars articularis* (ponto médio da faceta articular inferior). O orifício-piloto é feito com broca de 2,2 mm, a cerca de 20° lateralmente e 30 a 45° na direção cefálica. O ponto de entrada fica localizado no teto do forame vertebral (Fig. 16.20).

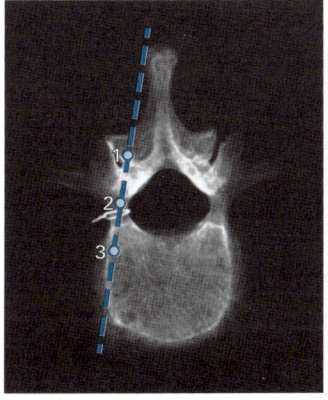

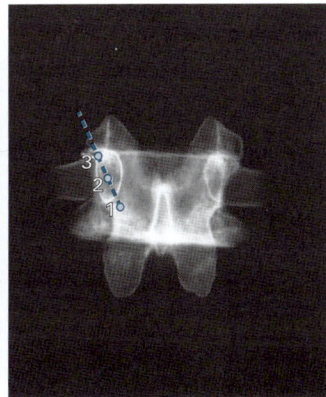

Vista axial   Vista anteroposterior   Vista lateral

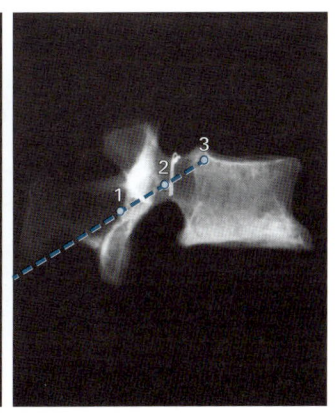

FIGURA 16.18 ■ Trajetória do parafuso cortical.

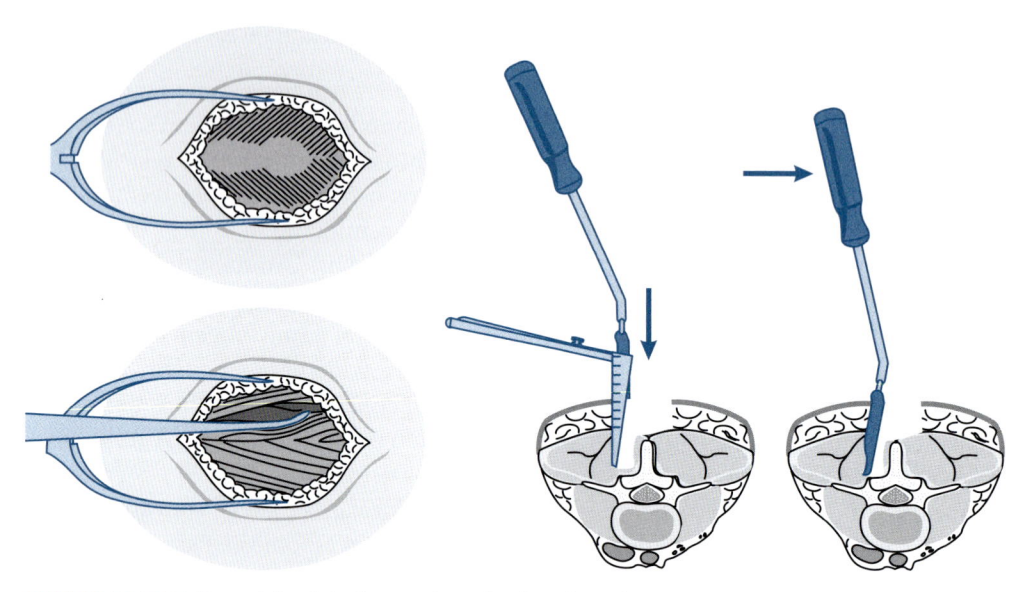

FIGURA 16.19 ■ Exposição cirúrgica e colocação dos afastadores.

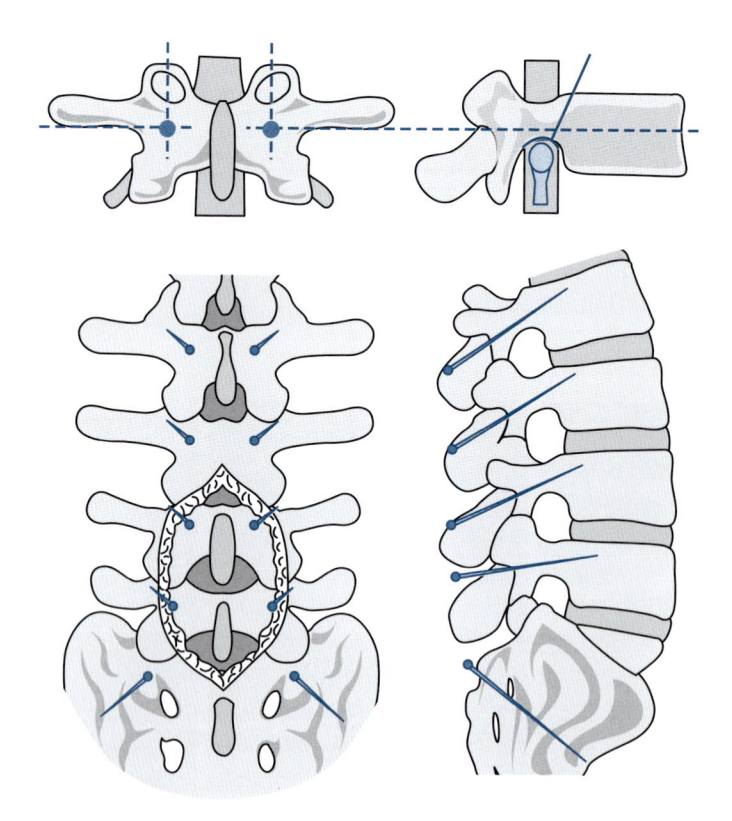

FIGURA 16.20 ■ Referências anatômicas para o preparo do orifício-piloto e posicionamento dos parafusos corticais.

Após o preparo do orifício-piloto, o macheamento é realizado de acordo com o diâmetro do parafuso. Diferentemente do pedículo vertebral, o macheamento deve ser do mesmo diâmetro do parafuso a ser utilizado, de acordo com a técnica da colocação dos parafusos corticais.

Ao nível de S1, o ponto de entrada está localizado no ponto médio entre a articulação L5-S1 e o primeiro forame sacral. A direção da perfuração pode ser para cima ou para baixo, pois o osso cortical da asa do sacro permite a ancoragem bicortical de modo flexível (Fig. 16.21).

Após a colocação dos parafusos, as barras do sistema são acopladas, e os demais procedimentos (descompressão, colocação de espaçadores) são realizados quando necessário (Fig. 16.22).

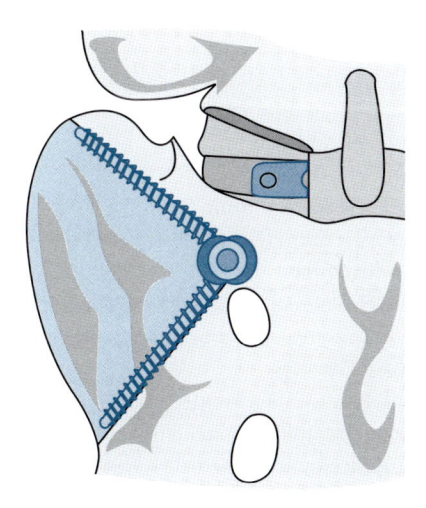

FIGURA 16.21 ■ Parafuso cortical em S1.

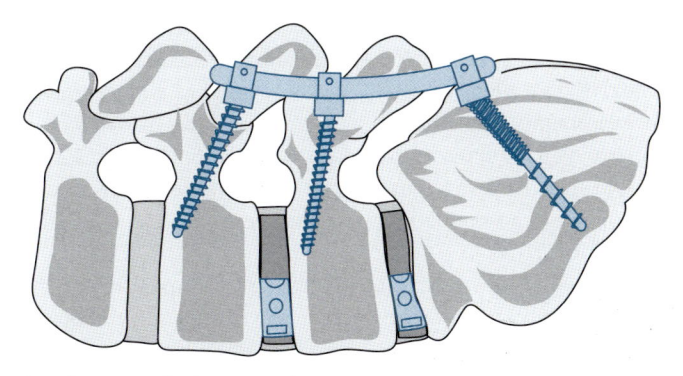

FIGURA 16.22 ■ Parafusos corticais com as barras.

REFERÊNCIAS

1. An HS, Singh K, Vaccaro AR, Wang G, Yoshida H, Eck J, et al. Biomechanical evaluation of contemporary posterior spinal internal fixation configurations in an unstable burst-fracture calf spine model: special references of hook configurations and pedicle screws. Spine (Phila Pa 1976). 2004;29(3):257-62.
2. Kosmopoulos V, Schizas C. Pedicle screw placement accuracy: a meta-analysis. Spine (Phila Pa 1976). 2007;32(3):E111-20.
3. Parker JW, Lane JR, Karaikovic EE, Gaines RW. Successful short-segment instrumentation and fusion for thoracolumbar spine fractures: a consecutive 41/2-year series. Spine (Phila Pa 1976). 2000;25(9):1157-70.
4. Defino HLA, Mauad Filho J. Estudo morfométrico do pedículo das vértebras torácicas e lombares. Rev Bras Ortop. 1999;34(1/2):97-108.
5. Lehman RA, Polly DW, Kuklo TR, Cunningham B, Kirk KL, Belmont PJ Jr. Straight-forward versus anatomic trajectory technique of pedicle screw fixation: a biomechanical analysis. Spine (Phila Pa 1976). 2003:28(18):2058-65.
6. Carmouche JJ, Molinari RW, Gerlinger T, Devine J, Patience T. Effects of pilot hole preparation technique on pedicle screw fixation in different regions of the osteoporotic thoracic and lumbar spine. J Neurosurg Spine. 2005;3(5):364-70.
7. Pfeiffer M, Gilbertson LG, Goel VK, Griss P, Keller JC, Ryken TC, et al. Effect of specimen fixation method on pullout tests of pedicle screws. Spine (Phila Pa 1976). 1996;21(9):1037-44.
8. Silva P, Rosa RC, Shimano AC, Defino HL. Effect of pilot hole on biomechanical and in vivo pedicle screw-bone interface. Eur Spine J. 2013;22(8): 1829-36.
9. Krag MH, Beynnon BD, Pope MH, DeCoster TA. Depth insertion of transpedicular vertebral screws into human vertebrae: effect upon screw-vertebra interface strength. J Spinal Disord. 1988;1(4): 287-94.
10. Barber JW, Boden SD, Ganey T, Hutton WC. Biomechanical study of lumbar pedicle screws: does convergence affect axial pullout strength? J Spinal Disord. 1998;11(3):215-20.
11. Cho W, Cho SK, Wu C: The biomechanics of pedicle screw-based instrumentation. J Bone Joint Surg Br. 2010;92(8):1061-5.
12. Defino HL, Rosa RC, Silva P, Shimano AC, Albuquerque de Paula FJ, Volpon JB. Mechanical performance of cylindrical and dual-core pedicle screws after repeated insertion. Spine (Phila Pa 1976). 2012;37(14):1187-91.
13. Aoude AA, Fortin M, Figueiredo R, Jarzem P, Ouellet J, Weber MH. Methods to determine pedicle screw placement accuracy in spine surgery: a systematic review. Eur Spine J. 2015;24(5):990-1004.
14. Gelalis ID, Paschos NK, Pakos EE, Politis AN, Arnaoutoglou CM, Karageorgos AC, et al. Accuracy of pedicle screw placement: a systematic review of prospective in vivo studies comparing free hand, fluoroscopy guidance and navigation techniques. Eur Spine J. 2012;21(2):247-55.
15. Tian NF, Huang QS, Zhou P, Zhou Y, Wu RK, Lou Y, et al. Pedicle screw insertion accuracy with different assisted methods: a systematic review and meta-analysis of comparative studies. Eur Spine J. 2011;20(6):846-59.
16. Kim YJ, Lenke LG, Cho SK, Bridwell KH, Sides B, Blanke K.Comparative analysis of pedicle screw versus hook instrumentation in posterior spinal fusion of adolescent idiopathic scoliosis. Spine (Phila Pa 1976). 2004;29(18):2040-8.
17. Bielecki M, Kunert P, Prokopienko M, Nowak A, Czernicki T, Marchel A. Midline lumbar fusion using cortical bone trajectory screws. Preliminary report. Wideochir Inne Tech Maloinwazyjne. 2016;11(3):156-63.

18. Sansur CA, Caffes NM, Ibrahimi DM, Pratt NL, Lewis EM, Murgatroyd AA,et al. Biomechanical fixation properties of cortical versustranspedicular screws in the osteoporotic lumbar spine: an in vitro human cadaveric model. J Neurosurg Spine. 2016;25(4):467-76.
19. Santoni BG, Hynes RA, McGilvray KC, Rodriguez-Canessa G, Lyons AS, Henson MA, et al. Cortical bone trajectory for lumbar pedicle screws. Spine J. 2009;9(5):366-73.

17

Fixação Espinopélvica

André Luiz Loyelo Barcellos, Alderico Girão Campos de Barros
e Rodrigo José Fernandes da Costa

As fixações que se estendem desde a coluna vertebral até a pelve são denominadas fixações espinopélvicas. No passado, a variedade de implantes disponíveis para serem utilizados na estabilização das lesões sacrais e da pelve era limitada. A maioria dos implantes era adaptada da região toracolombar e extremidades e não controlava a instabilidade multidirecional presente em muitos padrões de lesões. Devido a isso, não raramente, a associação de métodos insatisfatórios de estabilização e a incerteza de resultados da descompressão neurológica tinham como consequência o manejo conservador das fraturas do sacro e da pelve, com a aceitação de longos períodos de imobilização, deformidades residuais, dor crônica e pouca melhora do quadro neurológico. Entretanto, nos últimos anos, o avanço nos métodos diagnósticos de imagem e dos materiais e técnicas cirúrgicas viabilizou uma abordagem operatória com vantagens biomecânicas para o tratamento dessas lesões.[1]

As tentativas iniciais de fixação de fratura do sacro foram feitas com fios sublaminares. Porém, a ineficácia dessa técnica, no que diz respeito à estabilização e à resistência às forças deformantes nos planos axial e sagital, conduzia a desfechos limitados. Foi após o surgimento da técnica de Galveston que os sistemas de fixação espinopélvicos adquiriram os melhores resultados pós-operatórios. Como avanço em relação a essa técnica, surgiram os parafusos de ilíaco, posicionados entre a tábua interna e externa da asa ilíaca, acoplados por meio de haste de conexão aos parafusos pediculares das vértebras lombares e sacral, aumentando significativamente a estabilidade e a rigidez do sistema. A utilização dos parafusos de ilíaco e os conectores transversais reduziram consideravelmente a complexidade da realização da técnica de fixação e reduziram os índices de pseudoartrose em cerca de 5%.[2] O parafuso S2-ilíaco representa o mais recente avanço dessa técnica de fixação. Nessa técnica, o parafuso é inserido através do sacro no osso ilíaco, e apresenta a vantagem de reduzir a proeminência dos implantes e eliminar a utilização do conector transversal.[3] A ampla modularidade, as diferentes formas de conexão às hastes longitudinais, as menores taxas de pseudoartrose e as vantagens biomecânicas desse sistema de fixação tornaram o parafuso S2-ilíaco o método de eleição para a estabilização espinopélvica.[4,5] Devido à sua complexidade anatômica e ao papel de conexão entre a coluna vertebral e o anel pélvico posterior, o sacro é a peça fundamental tanto na estabilidade do anel pélvico posterior quanto na estabilidade espinopélvica.

ANATOMIA

A pelve é formada, na sua porção anterior, pelos ramos isquiáticos e púbicos, separados por um disco fibrocartilaginoso que compõe a sínfise púbica. A porção posterior da pelve é composta pelo sacro e pelos dois ossos ilíacos (ílio, ísquio e púbis), unidos pelas articulações sacroilíacas. As articulações sacroilíacas são estabilizadas pelos ligamentos sacroespinais, conectando a crista lateral do sacro à espinha isquiática; pelos ligamentos sacrotuberais, unindo a região lateral do sacro e a espinha ilíaca posterossuperior à tuberosidade isquiática; pelos ligamentos iliolombares, ligando as apófises tranversas de L4 e L5 à região da crista ilíaca; e pelos ligamentos sacroilíacos.[6] Na posição sentada, a carga corporal é sustentada por uma coluna óssea que vai da tuberosidade isquiática às

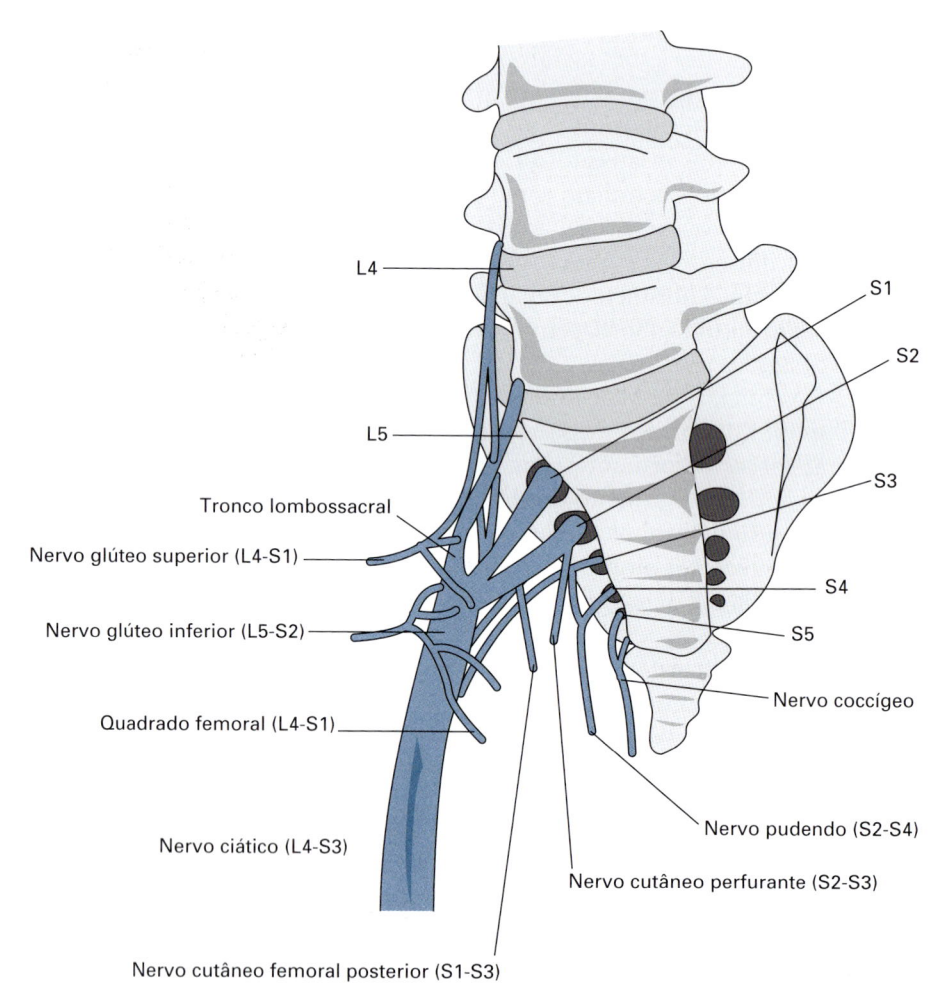

FIGURA 17.1 ■ Aspecto anterior da sintopia anatômica entre estruturas neurológicas e ósseas do sacro.

articulações sacroilíacas. Na posição ortostática, a carga é sustentada por uma segunda coluna óssea que se estende do acetábulo às articulações sacroilíacas. A porção anterior do anel pélvico, estabilizada pelos ligamentos da sínfise, representa menos de 15% da estabilidade total da pelve. A secção isolada dos ligamentos da sínfise leva a uma abertura inferior a 2,5 cm e não gera nenhuma instabilidade em qualquer plano. O nervo ciático, as artérias glúteas superior e inferior e o nervo e a artéria pudenda interna emergem da pelve através da incisura isquiática maior. A artéria obturadora e o nervo obturador atravessam a pelve através do forame obturatório. O reto está localizado anterior ao sacro, e a bexiga, a vagina e a uretra estão posteriores à sínfise púbica.

O sacro é formado pela fusão de cinco corpos vertebrais embrionários e conecta a coluna lombar com a pelve posterior, e é envolvido por uma complexa arquitetura óssea e estrutura ligamentar. Devido à integridade das estruturas ligamentares, o sacro possui um papel de "pedra fundamental" na estabilização do anel pélvico. Essa função é mais bem entendida ao projetar a pelve em uma visão *outlet*, na qual o anel pélvico é submetido às forças axiais, e está encaixado entre os ilíacos. A integridade desse segmento assegura o alinhamento lombopélvico fisiológico. A forma cifótica do sacro proporciona a base para a lordose lombar fisiológica e possui uma inclinação em torno de 45 graus em relação ao plano horizontal. Por ser uma zona de transição anatômica, as angulações da lordose lombar, a inclinação sacral e a integridade das articulações facetárias lombossacrais são determinantes na quantidade de força de cisalhamento que atua na junção lombossacral. A incidência pélvica está estritamente relacionada às forças de cisalhamento exercidas por meio da junção espinopélvica, podendo influenciar no tipo de instrumentação escolhida. Os pacientes portadores de fraturas sacrais complexas com incidência pélvica elevada podem requerer construções biomecanicamente mais resistentes. O conhecimento da anatomia dos elementos posteriores da coluna lombar e da pelve é fundamental para a instrumentação com parafusos pediculares e de ilíaco durante as técnicas de estabilização espinopélvica. O corpo de S1, principalmente a porção subcondral do platô superior, apresenta a maior densidade óssea do sacro. Grande parte da asa do sacro sofre diminuição de densidade óssea com o envelhecimento, tornando essa área propícia à ocorrência de fraturas sacrais por insuficiência.[7]

Geralmente, existem quatro grandes forames ventrais na junção do corpo com a asa do sacro, associados a quatro forames dorsais menores. Aproximadamente 10% das pessoas apresentam vértebra de transição, seja lombarização do segmento sacral superior ou sacralização da última vértebra lombar. O ílio se articula bilateralmente com as porções laterais de S1 e S2 e, parcialmente, com S3. O saco dural geralmente termina ao nível de S2. As raízes motoras sacrais emergem dos forames ventrais para atingirem seus órgãos-alvo. A raiz de S1 ocupa cerca de 30 a 50% do espaço do forame, e essa proporção vai diminuindo progressivamente nos forames sacrais mais distais, com a raiz de S4 ocupando apenas um sexto do espaço do forame ventral, o que torna o déficit neurológico de raízes sacrais baixas menos provável, devido ao maior espaço disponível.[8] As raízes sacrais de S2 a S4, em conjunto com o sistema nervoso autônomo, são responsáveis pelas funções sexual, intestinal e urinária.

BIOMECÂNICA

A junção lombossacral é uma região de transição entre os segmentos móvel e rígido da coluna vertebral, em que o sacro e a pelve atuam como uma estrutura única. O sacro possui grande importância biomecânica em virtude da sua posição central. Forças de compressão axial de até três vezes o peso do corpo, forças de cisalhamento e movimentos de flexoextensão e torção são aplicados nesse segmento.[9]

Nas fixações longas, considerável força é aplicada sobre os parafusos de S1, especialmente durante a flexão, e a adição dos parafusos de ilíaco reduz a sobrecarga mecânica sobre os parafusos de S1, com consequente redução da incidência de soltura dos parafusos e suas repercussões biomecânicas e clínicas.[10] O objetivo da utilização da fixação pélvica nas instrumentações longas da coluna vertebral (acima de L2) é reduzir a aplicação de forças sobre os implantes da junção lombossacral e as complicações relacionadas com a soltura dos implantes.

Segundo O'Brien,[11] a unidade sacropélvica foi dividida em três zonas de acordo com o local da fixação (Fig. 17.2):

- zona I: região proximal do sacro – corresponde ao corpo de S1 e à região cefálica da asa do sacro;
- zona II: região desde a margem inferior da asa do sacro, S2 até a área da extremidade do cóccix;
- zona III: ilíaco de ambos os lados.

A resistência mecânica da fixação aumenta progressivamente da zona I para a zona III. O eixo de rotação da unidade sacropélvica está localizado posteriormente ao espaço discal L5-S1, e as instrumentações que se estendem anteriormente ao ponto do eixo de rotação aumentam a resistência biomecânica da fixação[12] (Fig. 17.3).

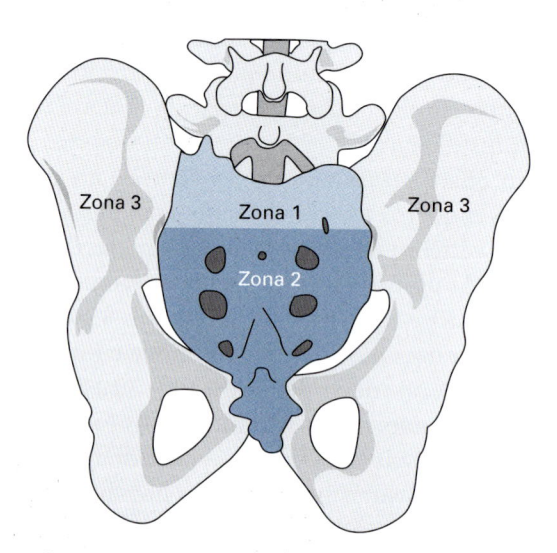

FIGURA 17.2 ■ Esquema ilustrativo das zonas de O'Brien para fixação sacropélvica.

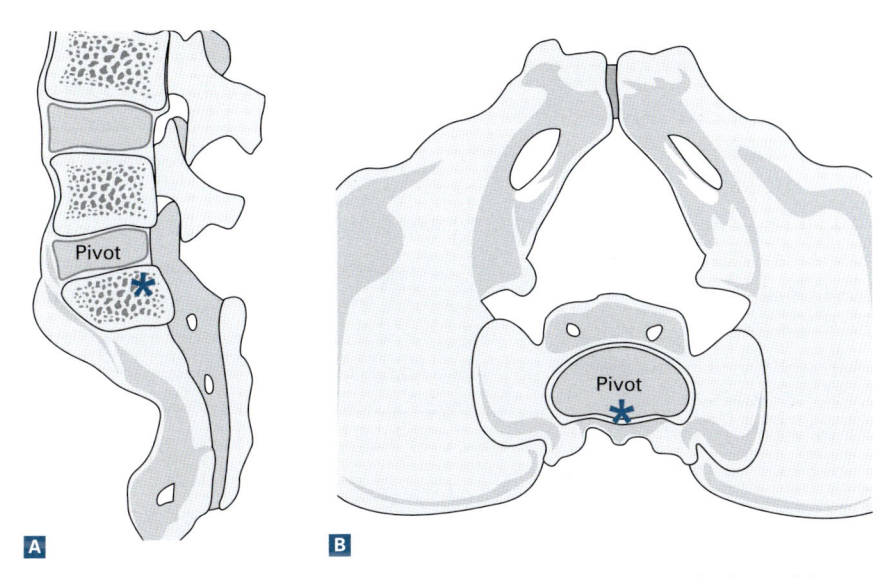

FIGURA 17.3 ■ Ponto do eixo de rotação sacropélvica: **(A)** vista sagital e **(B)** vista axial.

Indicações

A fixação lombopélvica deve ser considerada nas fixações vertebrais longas acima de L2 para o aumento da resistência dos parafusos de S1, nas osteotomias, na correção da obliquidade pélvica, nas espondilolisteses grau 3 ou acima, nas artrodeses lombossacrais de pacientes osteoporóticos e nas lesões traumáticas das vértebras lombares baixas ou do sacro associadas com dissociação espinopélvica.

TÉCNICAS DE FIXAÇÃO

Parafuso pedicular de S1

O parafuso pedicular de S1 pode ser unicortical, bicortical ou tricortical. O parafuso bicortical é a técnica-padrão mais realizada com a trajetória do implante paralela à placa vertebral terminal e convergência medial para evitar a lesão dos vasos ilíacos. O parafuso tricortical é direcionado para a parte medial do promontório sacral, permitindo a ancoragem na cortical dorsal, cortical anterior e cortical da placa vertebral superior.

A introdução do parafuso pedicular de S1 é semelhante à introdução dos parafusos pediculares lombares. No entanto, fatores relacionados com a anatomia local, como a maior distância interpedicular ao nível de S1 ou da crista ilíaca, podem dificultar a sua introdução (Fig. 17.4).

Parafuso de asa do sacro (S2)

O corpo vertebral de S2 é menor que S1 e possui cerca de 60% do seu diâmetro anteroposterior. Também apresenta baixa densidade óssea e, do ponto de vista biomecânico,

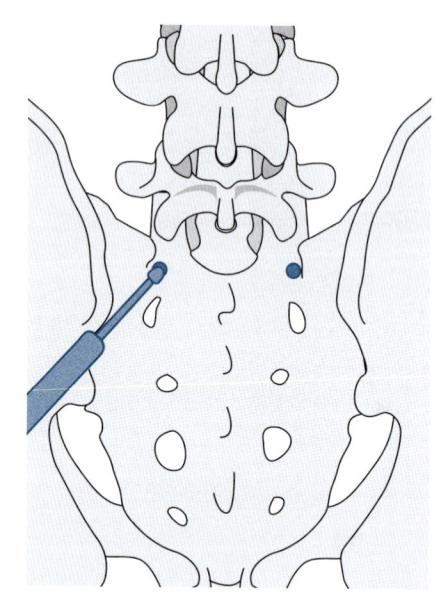

FIGURA 17.4 ■ Ponto de entrada do parafuso pedicular de S1, na porção inferolateral de sua faceta superior.

apresenta menor resistência que os parafusos ilíacos. Os parafusos de S2 podem ser utilizados como complemento do parafuso de S1, especialmente nas situações em que o parafuso de ilíaco não pode ser utilizado[4] (Fig. 17.5). O parafuso de S2 deve ser unicortical devido ao risco de lesão dos vasos ilíacos e do tronco lombossacral pela penetração da cortical anterior.

Técnica de Galveston para fixação do ilíaco

Essa técnica emprega a inserção de hastes no interior do ilíaco utilizando a espinha posterossuperior como ponto de entrada. A haste é angulada 20 a 30° lateralmente à espinha ilíaca posterossuperior e 30 a 35° na direção caudal. A haste é introduzida entre as tábuas do osso ilíaco até aproximadamente 1,5 cm da incisura ciática (Fig. 17.6). A fixação da região espinopélvica é obtida pelo acoplamento da haste por meio de fios sublaminares, ganchos ou parafusos pediculares nas colunas torácica e lombar. Essa técnica proporciona grande resistência à flexão e à inclinação lateral, mas pequena resistência ao arrancamento.[13]

Parafusos de ilíaco

A técnica de parafusos de ilíaco é uma evolução da técnica de Galveston e apresenta vantagens mecânicas e técnicas para a sua realização. A ancoragem dos parafusos no osso esponjoso do ilíaco proporciona maior resistência ao arrancamento, sendo possível a utilização de mais de um parafuso.[4]

Fixação Espinopélvica 345

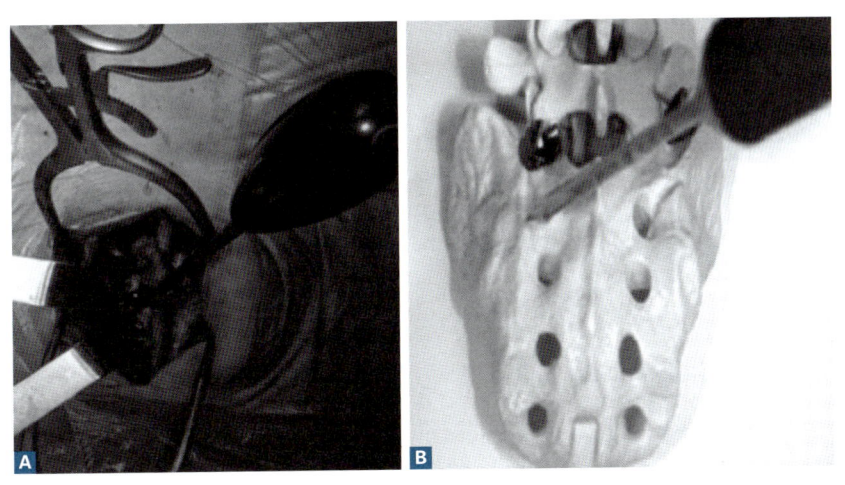

FIGURA 17.5 ■ **(A)** Imagem intraoperatória e **(B)** esquema ilustrativo do ponto de entrada para introdução do parafuso de S2.

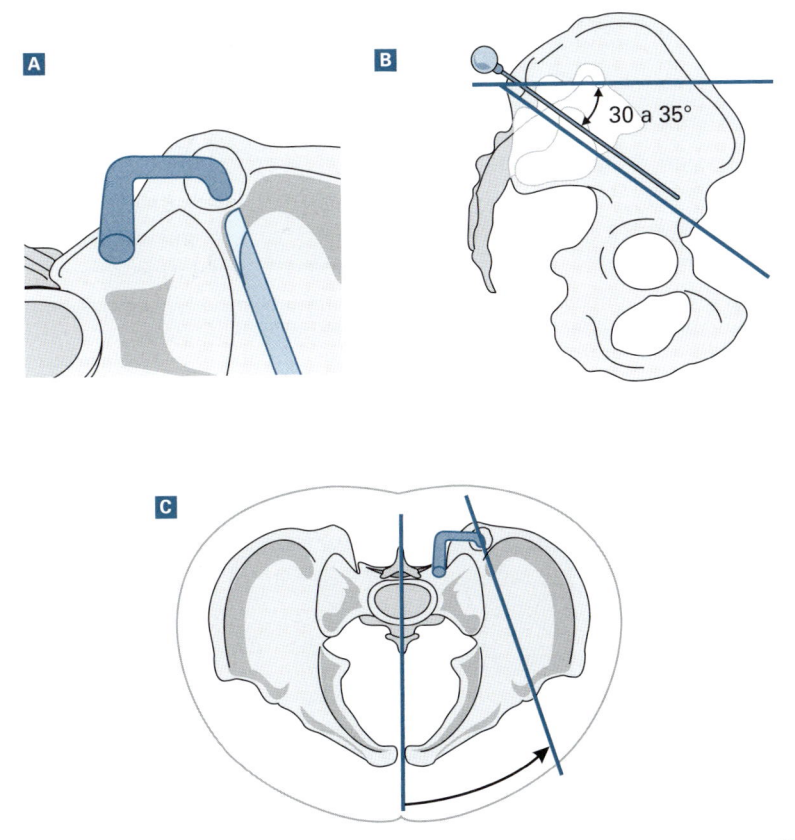

FIGURA 17.6 ■ **(A, B)** Esquema ilustrativo de fixação pélvica pela técnica de Galveston. **(C)** Radiografia em incidência anteroposterior da pelve mostrando instrumentação pélvica do tipo Galveston.
Fonte: Arquivo do Instituto Nacional de Traumatologia e Ortopedia (Into).

Os parafusos são inseridos 1 cm superior e medialmente à espinha ilíaca posterossuperior, que é a região de maior espessura, e permitem melhor ancoragem do implante.[14] Os parafusos de ilíaco são angulados 20 a 45° no sentido caudal e 30 a 45° no sentido lateral e inseridos até o local acima da incisura ciática maior (Fig. 17.7).

Geralmente, são utilizados parafusos de 65 a 80 mm de comprimento, mas parafusos de até 100 mm podem ser utilizados se o trajeto permitir.

A utilização de fluoroscopia pode facilitar a inserção dos parafusos e auxilia, também, a verificar o seu posicionamento. A visualização do sinal da "gota de lágrima" na incidência obturatriz ("*outlet view*") é utilizada como o local de inserção do parafuso (Fig. 17.8).

Parafuso de asa do sacro-ilíaco

Essa técnica é a mais recentemente desenvolvida e consiste na inserção de um parafuso desde S2 até o ilíaco. O ponto de entrada do parafuso está localizado 2 a 4 mm lateral

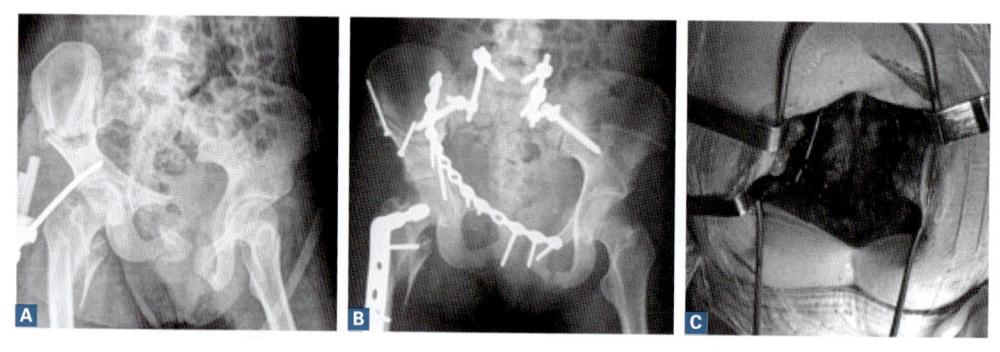

FIGURA 17.7 ■ Fratura complexa do sacro e pelve com instabilidade espinopélvica tratada por meio de fixação lombopélvica, utilizando a técnica de parafuso de ilíaco. **(A)** Radiografia em incidência anteroposterior da pelve evidenciando múltiplas fraturas do anel pélvico; **(B)** radiografia pós-operatória em incidência anteroposterior da pelve; **(C)** imagem intraoperatória.

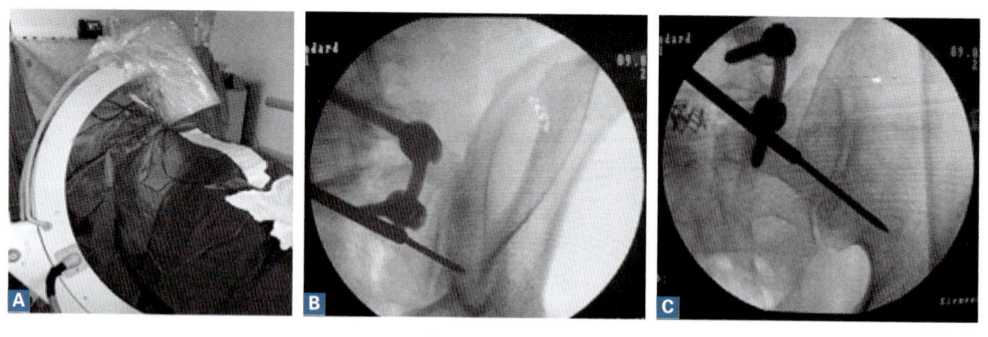

FIGURA 17.8 ■ Sinal da lágrima na incidência obturatriz (*outlet view*). **(A)** Imagem intraoperatória do posicionamento da fluoroscopia para realização da incidência da "gota de lágrima"; **(B)** indicência radiográfica da gota de lágrima mostrando a sonda em correto posicionamento, entre as tábuas interna e externa do ilíaco; **(C)** imagem intraoperatória em incidência anteroposterior da pelve confirmando o posicionamento da sonda próximo da incisura isquiática.

e 4 a 8 mm distal ao forame de S1. O parafuso deve ser angulado 40° lateralmente no plano transverso e 40° caudalmente no plano sagital, direcionado para a espinha ilíaca anterossuperior (Fig. 17.9). O parafuso atravessa a articulação sacroilíaca e apresenta maior resistência ao arrancamento. Essa modalidade de parafuso geralmente apresenta comprimento maior que o parafuso ilíaco, cerca de 20 mm. A fluoroscopia no posicionamento anteroposterior auxilia a inserção do parafuso de S2-ilíaco, permitindo a visualização do parafuso por meio da articulação sacroilíaca.

COMPLICAÇÕES

As estruturas localizadas na incisura ciática, como a artéria glútea e o nervo ciático, podem ser lesadas durante a inserção dos parafusos. A violação da parede medial do ilíaco pode causar lesão das estruturas vasculares da pelve e do intestino.

A soltura e a proeminência dos implantes podem ocorrer com esse tipo de fixação, especialmente nos pacientes com deformidades neuromusculares e de menor idade.

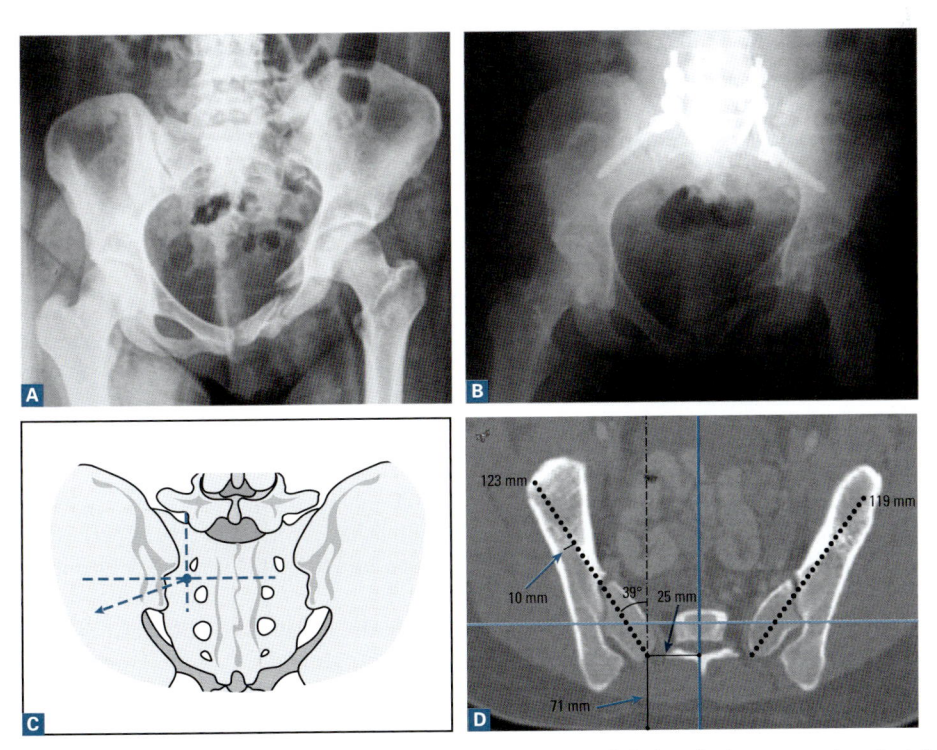

FIGURA 17.9 ■ Paciente politraumatizado com ascensão vertical da hemipelve esquerda e instabilidade espinopélvica com dor importante há 8 meses. Foi realizada osteotomia do sacro com redução do desvio e instrumentação espinopélvica, utilizando parafuso de S2-Ilíaco, que tem como vantagem menor proeminência na pele e ausência de necessidade do uso do conector lateral. **(A)** Radiografia pré-operatória em incidência anteroposterior da pelve; **(B)** radiografia pós-operatória em incidência anteroposterior da pelve mostrando satisfatória redução do desvio vertical; **(C)** esquema ilustrativo do ponto de entrada do parafuso de S2-Ilíaco; **(D)** corte axial da tomografia computadorizada mostrando o correto trajeto do parafuso.

A soltura dos implantes é mais frequente na técnica de Galveston e tem sido menos observada nas fixações utilizando parafusos no ilíaco ou S2-ilíaco.

Devido à extensa exposição cirúrgica para a realização da técnica, infecções são relatadas.[15]

A quebra ou soltura dos implantes pode ocorrer nas situações em que a consolidação da artrodese não ocorre.[16]

REFERÊNCIAS

1. Bridell KH, DeWald RL. Management and surgical treatment of fractures of lumbosacral region and the sacrum. In: Bridell KH, DeWald RL, editors. The texbook of spinal surgery. 3rd ed. Philadelphia: LWW; 2012. p. 1460-73.
2. Kuklo TR, Bridwell KH, Lewis SJ, Baldus C, Blanke K, Iffrig TM, Lenke LG. Minimum 2-year analysis of sacropelvic fixation and L5-S1 fusion using S1 and iliac screws. Spine (Phila Pa 1976). 2001;26(18):1976-83.
3. Sponseller PD, Zimmerman RM, Ko PS, Pull Ter Gunne AF, Mohamed AS, Chang TL, et al. Low profile pelvic fixation with the sacral alar iliac technique in the pediatric population improves results at two-year minimum follow-up. Spine (Phila Pa 1976). 2010;35(20):1887-92.
4. Moshirfar A, Rand FF, Sponseller PD, Parazin SJ, Khanna AJ, Kebaish KM, Stinson JT, et al. Pelvic fixation in spine surgery. Historical overview, indications, biomechanical relevance, and current techniques. J Bone Joint Surg Am. 2005;87 Suppl 2:89-106.
5. Pascal-Moussellard H, Hirsch C, Bonaccorsi R. Osteosynthesis in sacral fracture and lumbosacral dislocation. Orthop Traumatol Surg Res. 2016;102(1 Suppl):S45-57.
6. Vrahas M, Hearn TC, Diangelo D. Ligamentous contributions to pelvic stability. Orthopedics. 1995;18(3):271-4.
7. Bellabarba C, Bransford RJ. Spinopelvic fixation. In: Vialle LR, Bellabarba C, Kandziora F, editors. AOSpine Master Series: Volume 6 – Thoracolumbar spine trauma.Sttugart: Thieme; 2016. p. 152-84.
8. Denis F, Davis S, Comfort T. Sacral fractures: an important problem. Retrospective analysis of 236 cases. Clin Orthop Relat Res. 1988;227:67-81.
9. Glazer PA, Colliou O, Lotz JC, Bradford DS. Biomechanical analysis of lumbosacral fixation. Spine (Phila Pa 1976). 1996;21(10):1211-22.
10. Kuklo TR. Principles for selecting fusion levels in adult spinal deformity with particular attention to lumbar curves and double major curves. Spine (Phila Pa 1976). 2006;31(19 Suppl):S132-8.
11. O'Brien MF. Sacropelvic fixation in spinal deformity. In: DeWald RL. Spinal deformities: the comprehensive text. New York: Thieme; 2003. p. 601-14.
12. McCord DH, Cunningham BW, Shono Y, Myers JJ, McAfee PC. Biomechanical analysis of lumbosacral fixation. Spine (Phila Pa 1976). 1992;17(8 Suppl):S235-43.
13. Ahillen EJ, O'Brien JR. Transiliac (galveston) rod placement. In: Kim DH, Vaccaro AR, Whang PG, Kim SD, Se-Hoon K, editors. Lumbosacral and pelvic procedures. Boca Raton: CRC; 2014. p. 233-50.
14. Harrod CC, May CJ, White AP. Iliac screw fixation. In: Kim DH, Vaccaro AR, Whang PG, Kim SD, Se-Hoon K, editors. Lumbosacral and pelvic procedures. Boca Raton: CRC; 2014. p. 251-76.
15. Bellabarba C, Schildhauer TA, Vaccaro AR, Chapman JR. Complications associated with surgical stabilization of high-grade sacral fracture dislocations with spino-pelvic instability. Spine (Phila Pa 1976). 2006;31(11 Suppl):S80-8.

16. Philips JH, Gutheil JP, Knapp DR. Iliac screw fixation in neuromuscular scoliosis. Spine (Phila Pa 1976). 2007;32(14):1566-70.

Leituras recomendadas

Cohen MT, Guimarães JM, Motta Filho GR, Cohen JC, Goldsztjn F, Guimarães FM. Fixação percutânea com parafuso iliossacral na lesão traumática do anel pélvico. Rev Bras. Ortop. 2005;40(1/2): 32-41.

Hak DJ, Baran S, Stahel P. Sacral fractures: current strategies in diagnosis and management. Orthopedics. 2009;32(10):1-7.

Isler B. Lumbosacral lesions associated with pelvic ring injuries. J Orthop Trauma. 1990;4(1):1-6.

Nork SE, Jones CB, Harding SP. Percutaneous stabilization of U- shaped sacral fractures using iliosacral screws: technique and early results. J Orthop Trauma. 2001;15(4):238-46.

Phelan ST, Jones DA, Bishay M. Conservative management of transverse fractures of the sacrum with neurological features. A report of four cases. J Bone Joint Surg Br. 1991;73(6):969-71.

Roy-Camille R, Saillant G, Gagna G, Mazel C. Transverse Farcture of the uper sacrum – Suicidal jumper´s fracture. Spine (Phila Pa 1976). 1985; 10(9):838-45.

Schildhauer TA, Bellabarba C, Nork SE, Barei DP, Routt ML Jr, Chapman JR. Decompression and lumbopelvic fixation for sacral fracture-dislocations with spino-pelvic dissociation. J Orthop Trauma. 2006;20(7):447-57.

Schildhauer TA, Ledoux WR, Chapman JR, Henley MB, Tencer AF, Routt ML Jr. Triangular osteosynthesis and iliosacral screw fixation for unstable sacral fractures: a cadaveric and biomechanical evaluation under cyclic loads. J Orthop Trauma. 2003;17(1):22-31.

Schildhauer TA, McCulloch P, Chapman JR, Mann FA. Anatomic and radiographic considerations for placement os transiliac screws in lumbopelvic fixations. J Spinal Disord Tech. 2002;15(3):199-205.

Strange-Vognsen HH, Lebech A. An unusual type of fracture in the upper sacrum. J Orthop Trauma. 1991;5(2):200-3.

18

Técnicas de Fixação Anterior das Colunas Torácica e Lombar

Rodrigo Amaral, Leonardo Oliveira, Fernanda Fortti, Luis Marchi e Luiz Pimenta

Várias condições patológicas podem afetar a coluna vertebral, destacando-se os tumores primários e metastáticos espinais, osteomielite, espondilose degenerativa e fraturas traumáticas. Os traumas de coluna apresentam-se como um importante fator socioeconômico, com incidência de mais de 150 mil casos por ano somente nos Estados Unidos.[1] Entre eles, 70% ocorrem na transição toracolombar, localizando-se entre T10 e L2. Apesar de sua elevada frequência, ainda não existe consenso na literatura em relação ao tratamento ideal dessas fraturas.[2]

Embora a utilização dos sistemas de fixação posterior predomine no tratamento cirúrgico das fraturas das colunas torácica e lombar por atenderem às exigências biomecânicas da maioria das lesões, existem lesões nas quais a sua utilização isolada é insuficiente. A descompressão direta do canal vertebral e a reconstrução da coluna anterior para o suporte da carga axial são as situações clássicas nas quais a fixação posterior isolada é insuficiente. Os primeiros sistemas de fixação anterior da coluna torácica e lombar foram desenvolvidos para evitar as desvantagens da utilização isolada dos enxertos ósseos utilizados para a reconstrução da coluna anterior ou a necessidade da utilização da fixação posterior associada.[3-5]

Os sistemas de fixação anterior da coluna torácica e lombar foram desenvolvidos em duas modalidades: como dispositivos de fixação estática (placas) ou dispositivos que permitiam a aplicação de forças de compressão ou distração no local da corpectomia. Ambas as modalidades permitiam a estabilização imediata por meio da abordagem anterior isolada, evitando as desvantagens da necessidade de imobilização externa ou realização adicional da abordagem e fixação posterior.[5-7]

O modelo biomecânico sobre o qual o tratamento e os sistemas de fixação vertebral têm sido desenvolvidos considera a coluna vertebral como um sistema excêntrico de carga, no qual a coluna anterior suporta 80% das forças de compressão axial e a coluna posterior suporta as forças de distração.[8-10] Ocorre significativa instabilidade anterior após a realização da corpectomia para a descompressão direta do canal vertebral ou após as fraturas do corpo vertebral com grande cominuição,[11,12] requerendo a reconstrução da coluna anterior por meio de enxertos estruturais ou espaçadores vertebrais (*cages*).[6,13,14] No entanto, a reconstrução isolada da coluna anterior deve considerar a integridade da coluna posterior. Nas lesões traumáticas que acometem a coluna anterior e posterior, como ocorre nas fraturas-luxações com instabilidade rotacional, a reconstrução da coluna anterior deve ser associada com a fixação posterior. A reconstrução isolada da coluna anterior é indicada nas fraturas do tipo explosão com déficit neurológico parcial que requerem a descompressão direta do canal vertebral. Nessa situação, a abordagem anterior direta permite a descompressão do canal vertebral e o restabelecimento imediato da estabilidade por meio da reconstrução da coluna anterior e fixação.[13,15,16]

Os sistemas de fixação anterior das colunas torácica e lombar têm sido aperfeiçoados para permitir estabilidade suficiente associada com a possibilidade da realização de compressão ou distração e com pequeno perfil para evitar a compressão das estruturas vasculares adjacentes.[14,17]

Os espaçadores vertebrais foram introduzidos na reconstrução da coluna anterior com o objetivo de evitar a morbidade relacionada com a utilização dos enxertos estruturais do ilíaco ou da fíbula e de proporcionar o imediato suporte das cargas axiais.[14] Os espaçadores de malha de titânio foram introduzidos por Harms em 1986, e tem sido observado um aperfeiçoamento permanente desses dispositivos com versões que permitem a realização da expansão do dispositivo após a sua ancoragem nos corpos vertebrais ou desenhos com maior área de apoio nas vértebras. Apesar das vantagens biomecânicas da abordagem anterior e da descompressão direta do canal vertebral, a abordagem anterior apresenta morbidade (lesão diafragmática da parede abdominal e de grandes vasos, dor incisional, além de complicações pulmonares relacionadas à deflação pulmonar e à utilização de drenos torácicos), e vários esforços são feitos para a redução da morbidade por meio da realização de abordagens menos invasivas.[18]

A morbidade relacionada à extensão dos procedimentos, ao sangramento significativo, à elevada incidência de complicações intra e pós-operatórias, além de elevados períodos de recuperação levaram à adaptação de técnicas minimamente invasivas para o tratamento das fraturas traumáticas agudas da coluna vertebral, minimizando a perda sanguínea e o risco de infecção, reduzindo o dano colateral à musculatura e aos tecidos moles adjacentes à incisão, diminuindo as complicações e morbidades associadas às cirurgias abertas, além de gerar estabilidade segmentar, restaurar o equilíbrio sagital e coronal, e resgatar o *status* funcional pré-operatório do paciente.[13]

Entre as técnicas minimamente invasivas, destaca-se o acesso lateral *mini-open* à coluna lombar, que combina as vantagens das abordagens anteriores e posteriores ao mesmo tempo em que reduz o risco de lesões dos conteúdos abdominais e torácicos, além de não necessitar da presença de um cirurgião de acesso. A utilização de dilatadores tubulares diminui a divulsão de fibras musculares e de tecidos moles, minimizando incisões e reduzindo o sangramento, enquanto oferece visualização direta das estruturas envolvidas no trauma, permitindo a descompressão ventral dos elementos neurais e a estabilização adequada do segmento espinal.[19]

TÉCNICA CIRÚRGICA

O paciente, sob anestesia geral, é posicionado em decúbito lateral sobre uma mesa radiopaca e dobrável, com o cuidado de posicionar o nível fraturado exatamente sobre a articulação da mesa cirúrgica, com o intuito de aumentar o espaço entre as costelas. Utilizam-se fitas para o correto posicionamento e para a imobilização do paciente, facilitando o acesso e diminuindo complicações neurológicas (Fig 18.1). Os eletrodos para monitoração eletromiográfica e somatossensorial são posicionados para garantir a passagem livre dos instrumentais até o sítio operatório, testando-se as vias motoras antes do início do procedimento.

Para o acesso retroperitoneal, a localização intraoperatória exata da lesão é guiada por fluoroscopia, marcando-se a incisão na pele (5 a 7 cm) paralela à costela sobreposta à lesão (Fig. 18.2). Com o auxílio de um cauterizador monopolar, disseca-se o tecido celular subcutâneo, latíssimo do dorso e musculatura intercostal, com o intuito de expor a costela. Com o cuidado de não lesar o feixe vasculonervoso localizado na borda inferior da costela e a pleura parietal mais profundamente, resseca-se cerca de 6 cm da costela utilizando-se cortador de costela. Após hemostasia dos limites da ressecção, expõe-se a pleura parietal. Com o auxílio do dedo indicador, um plano é criado entre a pleura parietal e a fáscia endotorácica. A pleura é separada livremente tanto na direção cranial quanto caudal, bem como anteriormente, até que a superfície lateral dos corpos vertebrais e espaços discais sejam visualizados (Fig. 18.3). Em seguida, o primeiro dilatador é

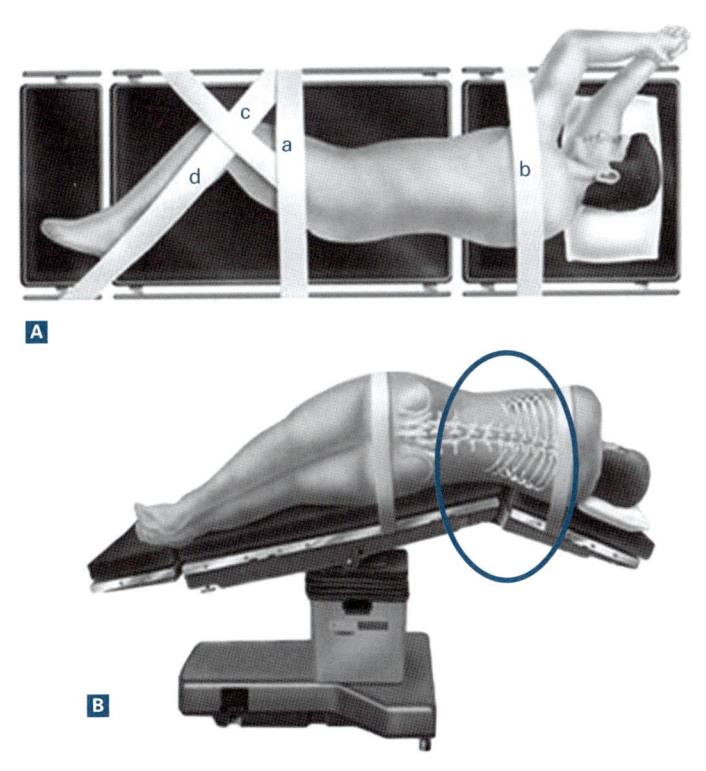

FIGURA 18.1 ■ **(A)** Fitas adesivas utilizadas para o correto posicionamento do paciente na mesa cirúrgica (a, trocanter; b, torácica; c, joelho; d, tibial). **(B)** Círculo evidenciando o nível a ser acessado posicionado sobre a dobra da mesa.

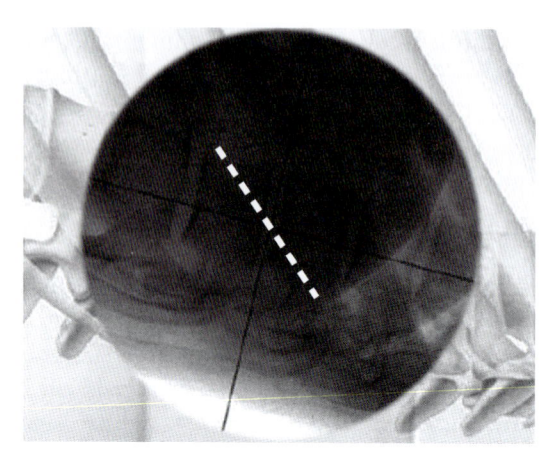

FIGURA 18.2 ■ Localização do nível por meio de fluoroscopia auxiliada por dois fios metálicos. A linha tracejada mostra o local da incisão cirúrgica.

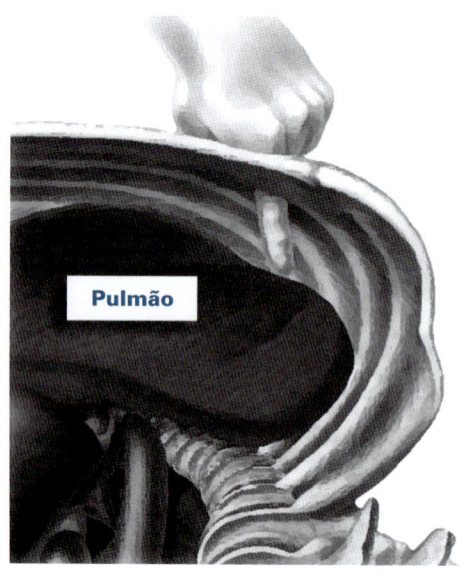

FIGURA 18.3 ■ Manobra utilizando o dedo indicador para criação de um plano entre a pleura visceral e a fáscia endotorácica.

posicionado sobre o corpo vertebral, confirmando-se sempre o correto posicionamento por meio da fluoroscopia (Fig. 18.4).

Uma série de dilatadores tubulares de diâmetro progressivo são inseridos para preparar a inserção do último dilatador (MaXcess® retractor, NuVasive, Inc., CA, Estados Unidos), que possui três lâminas expansíveis e permite a visualização direta (e uma quarta lâmina anterior opcional) e espaço suficiente para o ato cirúrgico. A cirurgia apresenta os mesmos objetivos de uma corpectomia tradicional, realizando-se a

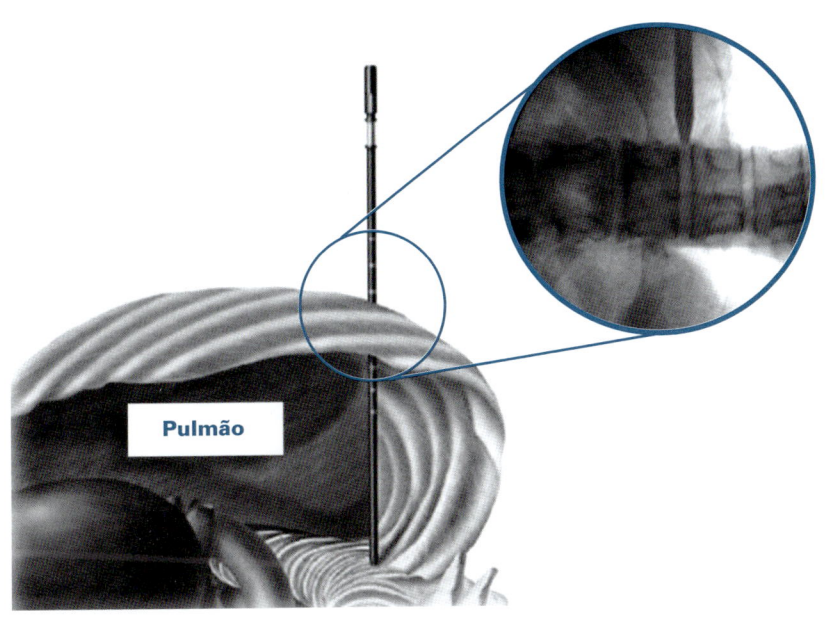

FIGURA 18.4 ■ Confirmação por fluoroscopia do posicionamento do primeiro dilatador.

coagulação dos vasos que cruzam o nível acessado, bem com a discectomia dos discos intervertebrais superior e inferior, utilizando os mesmos instrumentais que a cirurgia tradicional. Atenção deve ser dada aos fragmentos posteriores, certificando-se de que o ligamento longitudinal posterior foi totalmente ressecado, para perfeita descompressão posterior. Os platôs vertebrais são, então, preparados para receber o dispositivo para substituição do corpo vertebral (X-Core®, NuVasive, Inc.), que é realizada utilizando-se uma prótese expansível de titânio, que é ancorada bilateralmente sobre o anel apofisário, permitindo maior estabilidade biomecânica para a reconstrução,[20] além de boa correção da cifose local (Fig. 18.5). Utiliza-se enxerto ósseo tanto dentro quanto em volta da prótese, para facilitar e acelerar o processo de fusão intervertebral. Para maior estabilidade, parafusos pediculares percutâneos são utilizados na suplementação posterior, podendo-se fixar apenas um nível acima e um nível abaixo da fratura (Fig. 18.6). Nos casos em que não há violação da pleura visceral ou identificação de escape de ar, não há necessidade de utilizar dreno de tórax no pós-operatório, e o fechamento da incisão acontece de forma padrão.

RESULTADOS ATUAIS

O estudo de Smith e colaboradores[18] apresenta uma série de 52 pacientes que se submeteram ao procedimento de corpectomia por via lateral. Nesse estudo, os pacientes com fraturas tanto do tipo B quanto do tipo C de Magerl e colaboradores[21] receberam os dispositivos expansíveis de titânio, suplementados por via lateral por meio de placas ou por via posterior utilizando-se parafusos pediculares, além da combinação das duas

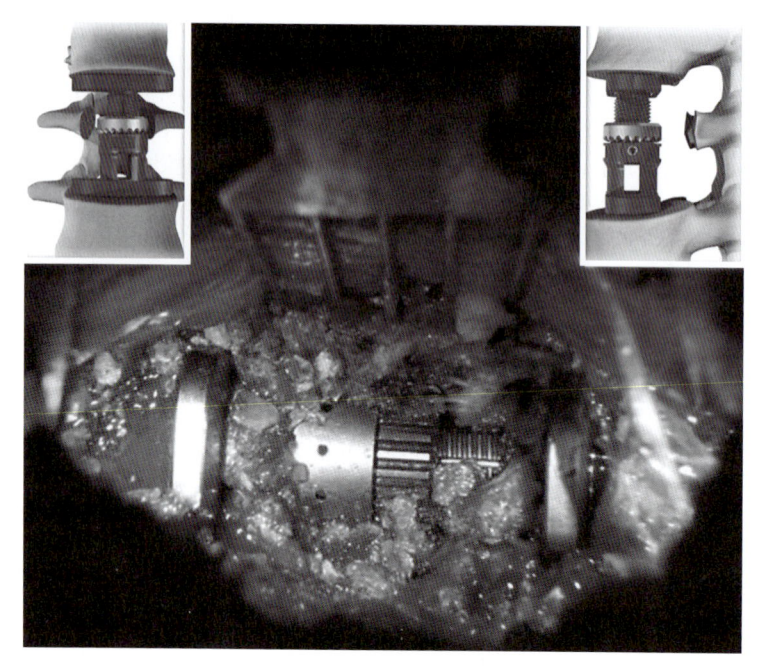

FIGURA 18.5 ■ Visão direta do dispositivo de titânio já posicionado e expandido. Nos cantos superiores, é possível identificar o desenho esquemático da prótese em incidências anteroposterior (à esquerda) e perfil (à direita).

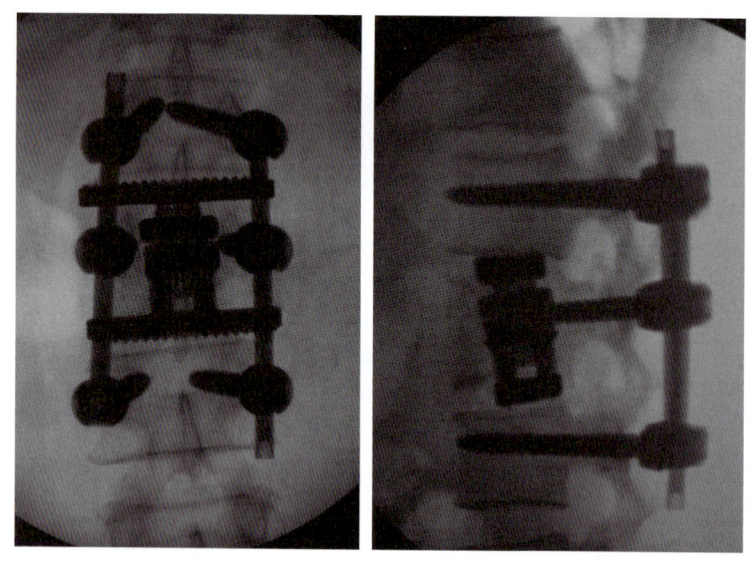

FIGURA 18.6 ■ Fluoroscopia intraoperatória evidenciando a construção final de cirurgia de corpectomia. Observe a suplementação posterior utilizando parafusos pediculares um nível acima e um nível abaixo do nível substituído pela prótese.

fixações. Nos casos de suplementação posterior, a fixação curta foi utilizada em 75% dos casos. Dessa forma, os autores identificaram 128 minutos de tempo operatório médio, 300 mL de sangramento médio, 4 dias de internação média, nenhum caso de subsidência e manutenção ou melhora do *status* neurológico em todos os casos. Como complicações, dois pacientes apresentaram fístula liquórica, dois casos de neuralgia intercostal, dois casos de trombose venosa profunda, um caso de derrame pleural e um caso de infecção.

No estudo de Khan e colaboradores,[22] 25 pacientes foram submetidos à corpectomia em 1 ou 2 níveis para o tratamento de trauma, tumor ou osteomielite por meio do acesso lateral. Nesse estudo, o tempo médio intraoperatório foi de 189 minutos, enquanto o sangramento médio foi de 423 mL, não apresentando complicações ou necessidade de reoperação. Já o estudo de Baaj e colaboradores[23] envolveu 80 pacientes, focando as complicações intraoperatórias, que se apresentaram em 12,5% dos casos com taxa de reoperação de 2,5%. Entre as complicações encontradas, dois casos de fístula liquórica, neuralgia intercostal e trombose venosa profunda, além de um caso de derrame pleural, falha do instrumental, infecção da incisão e hemotórax.

Outros relatos de caso utilizando corpectomia lateral foram publicados na literatura. Uribe e colaboradores[19] fizeram um estudo em cadáver e incluíram quatro casos usando o acesso lateral para realizar corpectomia em nível único entre T11 e L2. O tempo médio de cirurgia foi de 300 minutos, com sangramento médio de 460 mL e 6,3 dias de internação, em média. Como única complicação, foi descrita violação da pleura visceral, com concomitante necessidade de dreno torácico. Nenhum dos pacientes necessitou de reoperação.

Combinando todos esses trabalhos, o tempo operatório médio foi de 151 minutos, com perda sanguínea média de 350 mL e estadia média no hospital chegando a 4 dias. A taxa média de complicação foi de 11,5%, sendo que 2% deles necessitaram de reintervenção cirúrgica. Esses resultados mostram que a corpectomia por via lateral resulta em menor tempo cirúrgico, menos sangramento intraoperatório, menor tempo de estadia hospitalar, além de taxas menores de complicação e de reoperação quando comparadas às das técnicas tradicionais.

CONSIDERAÇÕES FINAIS

A corpectomia realizada por meio do acesso lateral oferece as vantagens de um procedimento minimamente invasivo, evitando as morbidades relacionadas às cirurgias tradicionais abertas, reduzindo o tempo operatório, o sangramento, o tempo de hospitalização e, assim, os custos da cirurgia. A utilização de dilatadores tubulares provoca menor lesão aos músculos e aos tecidos adjacentes, permitindo a inserção de um dispositivo com maior área de contato com o platô vertebral, gerando uma construção mais rígida e biomecanicamente estável, além de acelerar o processo de fusão intersomática e de recuperação do paciente, produzindo resultados clínicos e radiológicos comparáveis aos alcançados pelas técnicas tradicionais.

REFERÊNCIAS

1. Adkins DE, Sandhu FA, Voyadzis JM. Minimally invasive lateral approach to the thoracolumbar junction for corpectomy. J Clin Neurosci. 2013; 20(9):1289-94.
2. Zairi F, Court C, Tropiano P, Charles YP, Tonetti J, Fuentes S, et al. Minimally invasive management of thoraco-lumbar fractures: combined percutaneous fixation and balloon kyphoplasty. Orthop Traumatol Surg Res. 2012;98(6 Suppl):S105-11.
3. Blumenthal SL, Baker J, Dossett A, Selby DK. The role of anterior lumbar fusion for internal disc disruption. Spine (Phila Pa 1976). 1988;13(5):566-9.
4. Burkus JK, Schuler TC, Gornet MF, Zdeblick TA. Anterior lumbar interbody fusion for the management of chronic lower back pain: current strategies and concepts. Orthop Clin North Am. 2004;35(1):25-32.
5. Choi KC, Ryu KS, Lee SH, Kim YH, Lee SJ, Park CK. Biomechanical comparison of anterior lumbar interbody fusion: stand-alone interbody cage versus interbody cage with pedicle screw fixation – a finite element analysis. BMC Musculoskelet Disord. 2013;14:220.
6. Haas N, Blauth M, Tscherne H. Anterior plating in thoracolumbar spine injuries. Indication, technique, and results. Spine (Phila Pa 1976). 1991;16(3 Suppl):S100-11.
7. Min JH, Jang JS, Lee SH. Comparison of anterior- and posterior-approach instrumented lumbar interbody fusion for spondylolisthesis. J Neurosurg Spine. 2007;7(1):21-6.
8. Crawford NR. Biomechanics of lumbar arthroplasty. Neurosurg Clin N Am. 2005;16(4):595-602.
9. Evans JH. Biomechanics of lumbar fusion. Clin Orthop. 1985;(193):38-46.
10. Voor MJ, Mehta S, Wang M, Zhang YM, Mahan J, Johnson JR. Biomechanical evaluation of posterior and anterior lumbar interbody fusion techniques. J Spinal Disord. 1998;11(4):328-34.
11. Denis F. Spinal instability as defined by the three-column spine concept in acute spinal trauma. Clin Orthop. 1984;(189):65-76.
12. Scheer JK, Bakhsheshian J, Fakurnejad S, Oh T, Dahdaleh NS, Smith ZA. Evidence-based medicine of traumatic thoracolumbar burst fractures: a systematic review of operative management across 20 years. Glob Spine J. 2015;5(1):73-82.
13. Amaral R, Marchi L, Oliveira L, Coutinho T, Pimenta L. Acute lumbar burst fracture treated by minimally invasive lateral corpectomy. Case Rep Orthop. 2013;2013:953897.
14. Dai LY, Jiang SD, Wang XY, Jiang LS. A review of the management of thoracolumbar burst fractures. Surg Neurol. 2007;67(3):221-31.
15. McDonough PW, Davis R, Tribus C, Zdeblick TA. The management of acute thoracolumbar burst fractures with anterior corpectomy and Z-plate fixation. Spine (Phila Pa 1976). 2004;29(17):1901-9.
16. Zahra B, Jodoin A, Maurais G, Parent S, Mac-Thiong J-M. Treatment of thoracolumbar burst fractures by means of anterior fusion and cage. J Spinal Disord Tech. 2012;25(1):30-7.
17. Chang KW. A reduction-fixation system for unstable thoracolumbar burst fractures. Spine (Phila Pa 1976). 1992;17(8):879-86.
18. Smith WD, Dakwar E, Le TV, Christian G, Serrano S, Uribe JS. Minimally Invasive Surgery for Traumatic Spinal Pathologies. Spine (Phila Pa 1976). 2010;35(26 Suppl):S338-46.
19. Uribe JS, Dakwar E, Cardona RF, Vale FL. Minimally invasive lateral retropleural thoracolumbar approach: cadaveric feasibility study and report of 4 clinical cases. Neurosurgery. 2011;68(1 Suppl Operative):32-9.
20. Mundis GM, Eastlack RK, Moazzaz P, Turner AWL, Cornwall GB. Contribution of round vs. rectangular expandable cage endcaps to spinal stability in a cadaveric corpectomy model. Int J Spine Surg. 2015;9:53.

21. Magerl F, Aebi M, Gertzbein SD, Harms J, Nazarian S. A comprehensive classification of thoracic and lumbar injuries. Eur Spine J. 1994;3(4):184-201.
22. Khan SN, Cha T, Hoskins JA, Pelton M, Singh K. Minimally invasive thoracolumbar corpectomy and reconstruction. Orthopedics. 2012;35(1):e74-9.
23. Baaj AA, Dakwar E, Le TV, Smith DA, Ramos E, Smith WD, et al. Complications of the mini--open anterolateral approach to the thoracolumbar spine. J Clin Neurosci. 2012;19(9):1265-7.

Leitura recomendada

Eck JC. Minimally invasive corpectomy and posterior stabilization for lumbar burst fracture. Spine J. 2011;11(9):904-8.

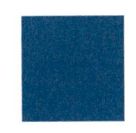

Índice

Números de página seguidos de *f* referem-se a figuras, *q* a quadros e *t* a tabelas.

A

Artrodese, 169-170, 205-206, 289*f*, 297-299, 309-311, 314-316
Atlas, 1*f*, 4*f*, 60-68, 237

C

Coluna cervical alta, 47-91, 297-312
Coluna cervical baixa, 313-321
Coluna lombar, 2*f*, 6*f*, 144*f*
Coluna toracolombar, 9f, 35*f*, 169-170, 240-241
Côndilo occipital, 51-53, 237, 293*f*

D

Deformidades pós-traumáticas, 257-271
   avaliação clínica e de imagem, 263
   causas das deformidades, 258-262
      diagnóstico, 258*f*
      fenômenos biológicos, 258*f*
      tratamento, 258*f*
   incidência pélvica, 258*f*
   indicações cirúrgicas e planejamento, 263-265
   tratamento, 265-270
      osteotomia, 266*f*, 267*f*, 268*f*, 269*f*
Diagnóstico por imagem nas lesões traumáticas, 27-45
   avaliação das lesões traumáticas nas crianças, 41-43
      luxação craniocervical, 42*f*
      pseudosubluxação craniocervical, 43*f*
   indicação do diagnóstico, 27-30
      algoritmos para definir necessidade de avaliação por imagem, 28f, 29f
      situações não recomendadas para avaliação por imagem em crianças, 30*f*
   lesões traumáticas da transição craniocervical, 39-41
      linha de Wackenheim, 39*f*
      método da linha em X, 40*f*
      relação de Powers, 40*f*
   modalidade de diagnóstico, 30-38
      radiografias na avaliação, 31-37
         avaliação dinâmica – radiografias ou fluoroscopia, 36-37
         incidência anteroposterior da transição toracolombar, 35*f*, 36*f*
         radiografias da coluna cervical, 32*f*, 33*f*, 35*f*
         radiografias da coluna toracolombar, 35*f*
         relação anatômica entre o espaço retrofaríngeo e as vértebras cervicais, 34*f*
      ressonância magnética, 37-38
   tomografia computadorizada, 31

F

Fixação espinopélvica, 339-349
  anatomia, 340-341
  biomecânica, 342-343
    indicações, 343f
    ponto do eixo de rotação sacropélvica, 343f
    zonas de O'Brien para fixação sacropélvica, 342f
  complicações, 347-348
  técnicas de fixação, 343-347
    parafuso(s)
  de asa do sacro (S2), 343-344, 345f
    de asa do sacro-ilíaco, 346-347
    de ilíaco, 344-346
    pedicular de S1, 343
    técnica de Galveston para fixação do ilíaco, 344, 345f
Fixação occipitocervical, 289-295
  anatomia e biomecânica, 290-291
    corte transversal do occipital ilustrando a maior espessura na linha média, 290f
    espessura do osso occipital na linha média e na parte mais lateral, 290f
    trajetória da artéria vertebral, 291f
  indicações cirúrgicas, 291-294
    complicações, 294
    fixação occipitocervical para estabilização de luxação atlantoccipital, 292f
    técnica cirúrgica, 291
      colocação de parafuso bilateral no côndilo occipital, 293f
      diferentes modalidades de fixação do occipital, 294f
      posicionamento da cabeça e ilustração da abordagem cirúrgica, 293f
  técnicas da artrodese occipitocervical, 289f
Fluoroscopia, 36-37, 354f, 355f, 356f
Fratura cervical subaxial (C3-C7), 93-119
  abordagem anterior *versus* abordagem posterior, 114
  abordagem combinada, 114-115
  considerações anatômicas, 93-99
    estruturas nervosas, artéria vertebral e estruturas das vértebras da coluna cervical, 95f
    ligamento da coluna cervical, 98f
    massa lateral e o posicionamento e direção da perfuração segundo a técnica de Magerl, 96f
    posicionamento do parafuso no pedículo (esquerda) e maciço articular (direita) da vértebra cervical, 96f
    vista posterior das relações anatômicas da medula e dos nervos espinais, 99f
    vistas superior, posterior e lateral da vértebra cervical, 94f
  diagnóstico e tratamento, 107-113
    lesão do tipo A, 108-110
    lesão do tipo B, 110-112
    lesão do tipo C, 112-113
    parâmetros considerados no tratamento das lesões traumáticas da coluna cervical, 107q
  estabilidade, 104-107
  mecanismo do trauma e classificação, 99-104
    lesão facetária, 101t, 101f
    modificadores, 102t
    morfologia, 102-104
      fluxograma de orientação do diagnóstico das fraturas de C3-C7, 104f
      fraturas do tipo A, 102t, 103f
      lesão do tipo C, 104f
      lesões do tipo B, 103t, 103f
    padrão neurológico, 102t
  redução da luxação, 115-116
Fratura patológica, 247-256
  avaliação da estabilidade da coluna, 251-252
    escala SINS, 252t
    plasmocitoma isolado de coluna, 251f
  estadiamento e diagnóstico oncológico, 249-250

exames de imagem da coluna, 247-249
tratamento, 252-254
Fraturas da transição cervicotorácica, 121-135
   considerações anatômicas, 121-123
      massa lateral da vértebra cervical, 123f
      posicionamento dos implantes no pedículo, 123f
      vista axial C6, C7, T1, 122f
      vista lateral do segmento C6-C7-T1, 122f
   considerações clínicas, 123-125
   tipos de fraturas, 125
   tratamento, 125-133
      abordagem anterior, 130-133
         compressão do canal vertebral, 132f
         fratura dos corpos vertebrais T1 e T3, 133f
         fratura dos processos espinhosos C5-C6, 133f
      abordagem posterior, 128-130
         fratura da transição cervicotorácica, 129f, 130f
         métodos de fixação posterior, 128f
Fraturas das colunas torácicas e lombar, 137-187
   artrodese no tratamento das fraturas da coluna toracolombar, 169-170
   biomecânica, 168-169
   classificação, 147-165
      fraturas do tipo A: compressão do corpo vertebral, 148-151
         grupo A.1: fraturas impactadas, 149
         grupo A.2: *split fractures* (separação), 149
         grupo A.3: Fraturas do tipo explosão, 150-151
      fraturas do tipo B: lesão dos elementos anteriores e posteriores por distração, 151-155
         grupo B.1: ruptura posterior predominantemente ligamentar, 152-153
         grupo B.2: ruptura posterior predominantemente óssea, 154
         grupo B.3: ruptura anterior por meio do disco, 155
      fraturas do tipo C: lesão dos elementos anteriores e posteriores com rotação, 155-158
         grupo C.1: fraturas do tipo A com rotação, 156
         grupo C.2: fraturas do tipo B com rotação, 156
         grupo C.3: lesões por cisalhamento e rotação, 156
      outras classificações, 158-165
         fratura do tipo A0, 161f
         fratura do tipo A1, 161f
         fratura do tipo A2, 161f
         fratura do tipo A3, 162f
         fratura do tipo A4, 162f
         fratura do tipo B1, 162f
         fratura do tipo B2, 163f
         fratura do tipo B3, 163f
         fraturas do tipo C, 164f
   complexo ligamentar que une a costela à coluna vertebral, 139f
   considerações anatômicas, 140-146
      ângulo transverso dos pedículos das vértebras da coluna
         torácica, 141f
         vertebral, 141f
      articulação entre a costela e a vértebra torácica, 145f
      comprimento dos pedículos das vértebras da coluna
         torácica, 142f
         vertebral, 142f
      diâmetro mínimo dos pedículos das vértebras da coluna
         torácica, 142f
         vertebral, 142f
      distribuição das trabéculas no plano sagital no interior do corpo vertebral, 140f
      ligamentos da coluna lombar, 144f
      localização espacial dos planos das articulações das vértebras das colunas
   cervical, 146f
   lombar, 146f
   torácica, 146f

perfuração do pedículo das vértebras
lombares, 143*f*
perfuração do pedículo das vértebras
torácicas, 143*f*
trabéculas
agrupadas, 140*f*
oblíquas inferiores, 140*f*
oblíquas superiores, 140*f*
verticais, 140*f*
curvatura da coluna vertebral, 139*f*
distribuição percentual das fraturas da
coluna vertebral, 138f
fraturas
da coluna torácica, 170-171
por osteoporose, 172-173
instabilidade, 165-167
lesões do disco intervertebral, 167-168
tratamento, 173-183
abordagem anterior, 175-177
fraturas tipo A, 177-180
fraturas tipo B, 180-182
fraturas tipo C, 182-183
técnicas menos invasivas, 177
Fraturas do atlas, 1f, 4f, 60-68, 237

L

Lesões traumáticas da coluna cervical alta,
47-91
aspectos anatômicos e biomecânicos,
47-50
ligamento apical, 48*f*
ligamento transverso, 48*f*
deslocamento rotatório atlantoaxial,
58-60
classificação de Fielding e Hawkins, 59*f*
deslocamento rotatório de C1 sobre C2,
59*f*
radiografia transoral, 59*f*
espondilolistese traumática do áxis, 77-85
classificação de Effendi, 79*f*
procedimento
percutâneo pós-operatório, 84*f*
transoperatório na tomografia
computadorizada, 83*f*
transoperatório percutâneo, 83*f*

radiografia de perfil
em extensão de fratura do tipo II
fixada, 83*f*
em flexão de fratura do tipo II
fixada, 83*f*
tomografia computadorizada
axial, controle pós-operatório
consolidado, 84*f*
em corte sagital, controle
pós-operatório consolidado, 84*f*
tridimensional, controle pós-operatório
consolidado, 84*f*
tratamento com halogesso, 80*f*, 81*f*
fraturas do atlas, 60-68
classificação, 63-64
considerações anatômicas, 60-61
diagnóstico, 64-65
radiografia de coluna cervical
demonstrando instabilidade do
ligamento transverso, 65*f*
tomografia computadorizada
demonstrando fratura de C1,
coronal e sagital, 65*f*
mecanismos de trauma, 61-63
fratura de Jefferson e suas variantes,
63*f*
tratamento, 65-68
fraturas do côndilo occipital, 51-53
fraturas do odontoide, 68-77
corte axial de parafuso centralizado, 73*f*
fratura do tipo II, 68*f*, 76*f*
marcação pré-operatória, 72*f*
radiografia
de perfil, controle de fixação do
parafuso de odontoide, 72*f*
de perfil, fratura de odontoide do
tipo II, 70*f*
de perfil pré-operatória, fratura do
tipo II, 75*f*
transoral, 72*f*, 76*f*, 77*f*
transoral pós-operatório, 75*f*
tomografia computadorizada
tridimensional para controle, 73*f*
instabilidade ligamentar occipitocervical,
53-55
classificação de Traynelis, 55*f*

distância básio-odontoide, 54*f*
índice de Powers, 54*f*
linha de Wackenheim, 54*f*
ressonância magnética coronal e sagital, 53*f*
investigação com exames de imagem, 50-51
lesão do ligamento transverso, 56-58
avulsão de fragmento ósseo, 57*f*
classificação de Dickman, 56*f*
intervalo atlantodental aumentado, 57*f*

M

Medula espinal, 10*f*, 213*f*, 219*f*, 273-287

O

Osteoporose, 172-173, 282

P

Pelve, 189-210
Processo odontoide, 4*f*, 68-77, 239, 304-308

R

Radiografias como modalidade de diagnóstico, 31-37
Reabilitação das lesões traumáticas da medula espinal, 273-287
acessibilidade e fatores ambientais, 285
modificações domiciliares, 285
prescrição de órteses, auxiliares de marcha e tecnologia assistiva, 285
avaliação funcional na lesão medular, 274-278
versão brasileira da SCIM III, 275*q*
complicações e cuidados de reabilitação, 278-284
anemia, 279
bexiga neurogênica, 280
choque, 279-280
complicações respiratórias, 279
deformidades articulares, 282
disautonomia reflexa, 280-281
doença cardiovascular, diabetes e obesidade, 283-284
dor, 283
espasticidade e automatismos, 282-283
hipercalcemia, 279
intestino neurogênico, 280
ossificação heterotópica, 281-282
osteoporose e fraturas, 282
questões psicológicas, 284
sexualidade, 284
siringomielia, 284
trombose venosa profunda, 279
úlceras por pressão, 281
prognóstico funcional de acordo com o nível da lesão medular completa cervical, 274*t*
paraplegia completa, 274*t*

S

Sacro, 189-210
Semiologia das lesões traumáticas, 1-24
avaliação da American Spinal Injury Association, 18-24
avaliação da deficiência, 20*q*
esquema de avaliação neurológica, 19*f*
radiografia em perfil, 22*f*
ressonância magnética da coluna cervical, 22*f*
avaliação da função motora, 12
choque hipovolêmico, 9
choque neurogênico, 9
dermátomos, 11*f*, 12*f*
espondilite anquilosante, 4*f*
espondilose cervical, 5*f*
exame físico, 7
exame neurológico, 9
ferimento cortocontuso na região frontal, 4*f*
fratura(s)
da coluna cervical, 4*f*
da coluna lombar, 2*f*, 6*f*
da coluna torácica, 2*f*
do anel pélvico, 2*f*
do atlas, 1*f*, 4*f*
do corpo vertebral, 8*f*

dos membros superiores e inferiores, 6f
não contíguas da coluna vertebral, 7f
inervação de músculos, 13f
lesão
   completa da medula espinhal, 13-14, 17
   da medula espinhal nos pacientes com espondilose cervical, 5f
   ligamentar, 1f, 8f, 9f
   medular incompleta, 14, 17
   traumática da coluna toracolombar, 9f
luxação do segmento vertebral, 9f
palpação de abertura dolorosa do dorso, 8f
pele da região dorsal da coluna cervical em paciente com luxação em C3-C4 e déficit neurológico, 8f
pele da região dorsal de paciente com fratura toracolombar, 8f
processo odontoide, 4f
reflexos, 14-18
avaliação urológica, 16
choque medular, 14-15
hipertonia, 16
hipotonia, 16
paraplegia, 18
reflexo bulbocavernoso, 15f
reflexos tendinosos, 14
síndrome(s)
   da medula anterior, 18
   da medula posterior, 18
   de Brown-Séquard, 18
   medulares, 17f
tetraplegia, 18
vértebras do segmento toracolombar, segmento distal da medula espinal e raízes nervosas, 10f
vértebras e seguimentos da medula, 10f

T

Técnicas de fixação anterior das colunas torácica e lombar, 351-359
   resultados atuais, 355-357
   técnica cirúrgica, 352-355
     correto posicionamento do paciente na mesa cirúrgica, 353f
     fluoroscopia, 354f, 355f, 356f
Técnicas de fixação da coluna cervical alta, 297-312
   artrodese anterior de C2-C3 com parafusos, 309-311
   artrodese de C1-C2, 297-299
     técnica de
       Brooks para fixação de C1-C2, 298f
       fixação de C1-C2 com cerclagem dos processos espinhosos, 297f
       Gallie para fixação de C1-C2, 298f
   fixação anterior de C1-C2 com parafusos transarticulares, 299
   fixação atlantoaxial anterior com parafusos transarticulares, 299f
   fixação de C1-C2 com sistema de parafusos e hastes, 302-304
     detalhes técnicos da fixação, 303f
     referências anatômicas para a colocação do parafuso na massa lateral de C1 e pedículo de C2, 303f
   fixação posterior de C1-C2 com parafusos transarticulares, 299-301
     classificação da morfologia do istmo e sulco da artéria vertebral ao nível do áxis, 300f
     fixação atlantoaxial posterior com parafuso transarticular, 300f
     ponto de entrada da fixação transarticular de C1-C2 e fixação do pedículo de C2, 301f
     técnica de fixação transarticular de C1-C2, 300f
   fixação translaminar, 304
   ganchos interlaminares, 301-302
     fixação de C1-C2 com sistema de ganchos, 302f
     fixação de C1-C2 com sistema de ganchos e parafuso em C1, 302f
   osteossíntese de C2 com parafuso, 308-309
   istmo de C2, 309
   pré e pós-operatório da osteossíntese do istmo de C2, 310
   osteossíntese do processo odontoide, 304-308

osteossíntese com parafusos, 305f, 306f, 307f, 308f
Técnicas de fixação da coluna cervical baixa, 313-321
  técnicas de fixação, 314-320
    amarria com fios de aço, 316-318
      técnica de
        amarria facetaria, 318f
        amarria tripla de Bohlman, 317f
        Rogers, 317f
    descompressão anterior e artrodese, 314-316
      colocação do pino de Caspar, 315f
      corpectomia, 316f
      placa cervical anterior, 316f
      processos unciformes, 314f
    parafusos de massa lateral, 318-320
      palpação da parede superior e medial do pedículo por meio da laminoforaminotomia com sonda, 320f
      parafuso pedicular cervical, 320f
      técnica de parafusos de massa lateral, 319f
Técnicas de fixação espinopélvica, 343-347
Técnicas de fixação posterior das colunas torácica e lombar, 323-337
  fixação pedicular aberta, 324-329
    fixação tricortical de S1, 327f
    perfuração retilínea e anatômica do pedículo torácico, 325f
    pontos de entrada da perfuração dos pedículos vertebrais, 326f
    profundidade da colocação do implante no pedículo e resistência ao arrancamento, 328f
    projeção do eixo do pedículo nos elementos vertebrais posteriores, 327f
    referências anatômicas
      do pedículo de S1, 327f
      do pedículo lombar, 326f
      do pedículo torácico, 325f
    trajetória retilínea e convergente dos parafusos pediculares, 328f
  fixação pedicular percutânea, 329-335
    colocação das barras do sistema de fixação percutânea, 332f
    complicações, 331
    fluoroscópio ilustrando a aquisição das imagens da vértebra bem-posicionada no plano coronal e sagital, 330f
    introdução da agulha de Jamshidi, 331f, 332f
    parafusos corticais, 333
    posicionamento inicial da agulha de Jamshidi, 331f
    referências anatômicas para a colocação percutânea da agulha de Jamshidi, 330f
    técnica cirúrgica, 333-335
      exposição cirúrgica e colocação dos afastadores, 334f
      parafuso cortical em S1, 335f
      parafusos corticais com as barras, 335f
      preparo do orifício-piloto e posicionamento dos parafusos corticais, 334f
  gancho com fixação laminar, 324f
  ganchos ancorados na lâmina, no pedículo e no processo transverso, 323f
Trauma do sacro e da pelve, 189-210
  avaliação clínica, 192-193
    classificação de Gibbons para lesão neurológica, 192t
  avaliação radiológica, 193-195
    aquisição sagital, ponderada em T2, 195f
    incidência anteroposterior da bacia, 193f
    incidência inlet, 193f
  classificação, 195-198
    fraturas da pelves, 197-198
      lesão do anel pélvico por mecanismo de compressão anteroposterior, 198f
    fraturas do sacro, 195-197
      classificação de Denis, 197f
      classificação de Isler, 197f
      classificação de Roy-Camille, 197f

fratura da zona III da classificação de Denis, 196*f*
considerações anatômicas e biomecânicas, 190-191
   junção sacropélvica, 191*f*
   raízes sacrais com os respectivos forames, 191*f*
   fratura com traço longitudinal e transversal, 190*f*
tratamento, 198-207
   complicações, 207
   fratura complexa do sacro, 203*f*
   fratura do sacro e anel pélvico em crianças, 206-207
   lesão de Morel-Lavallée, 200*f*
   sacroplastia para fratura por insuficiência do sacro, 203-205
     fratura por insuficiência sacral, 204*f*
     técnica cirúrgica de sacroplastia, 205*f*
   técnica de fixação iliossacral, 201*f*
   tendências atuais – artrodese sacroilíaca minimamente invasiva distracional, 205-206
   sequela de fratura sacropélvica, 206*f*
Trauma raquimedular, 211-232
   classificação das lesões medulares, 222
     síndrome
       da cauda equina, 224
       de Brown-Séquard, 223
       do cone medular, 223
       medular anterior, 222-223
       medular central, 222
   considerações anatômicas, 211-217
     corte axial dos tratos espinais, 216*f*
     intumescência cervical e lombar da medula espinal, 213*f*
     medula espinal e das raízes nervosas nos diferentes segmentos da coluna vertebral, 212*f*
     relação anatômica das meninges com a medula espinhal, 214*f*
   considerações clínicas, 219-222
     choque medular, 221
       reflexo bulbocavernoso, 223*f*
     choque neurogênico, 221-222

etimologia e epidemiologia da lesão medular, 217
fisiopatologia da lesão medular, 217-219
   aspecto macroscópico da lesão medular aguda produzida pela queda de peso sobre a medula espinal de ratos, 218*f*
   aspecto macroscópico tardio de lesão da medula espinal provocada por fratura-luxação, 219*f*
   aspecto microscópico de diferentes graus de lesão aguda da medula espinal deratos produzida pela queda de peso sobre a medula espinal, 218*f*
tratamento das lesões medulares, 224-230
   descompressão do canal medular, 228-230
     descompressão medular direta por laminectomia, 230
     fratura do tipo explosão, 230*f*
     fratura-luxação cervical, 229*f*
     tração halocraniana, 229*f*
   tratamento cirúrgico, 227
   tratamento clínico, 226-227
     biológico, 226
     clínico, 226-227
     farmacológico, 226
   tratamento na emergência, 224-226
   tratamento pré-hospitalar, 224
Traumatismos da coluna vertebral na criança, 233-245
   anatomia e desenvolvimento da coluna vertebral na infância, 233-236
     influência do diâmetro da cabeça das crianças durante o transporte dos pacientes com lesão da coluna cervical, 235*f*
     núcleos de ossificação
       de vértebra da coluna cervical baixa, 235*f*
       do atlas, 234*f*
       do áxis, 234*f*
   avaliação inicial e diagnóstico, 236
     exames complementares, 236
   lesões da coluna cervical, 236-240

espondilolistese traumática do áxis
(C2), 238
fratura(s)
da coluna subaxial (C3-C7), 239-240
do atlas (C1), 237
do côndilo occipital, 237
do odontoide, 239
luxação occipitocervical, 237
lesões da coluna toracolombar, 240-241

lesões específicas da infância, 242-244
fratura do limbo, 242
fraturas em múltiplos níveis, 242-243
lesão medular discrepante do nível da fratura, 243
lesão medular sem alterações radiológicas (SCIWORA), 243
maus-tratos, 244